H. Lutz

# Ultraschallfibel Innere Medizin

Harald Lutz

# Ultraschallfibel Innere Medizin

## 3. vollständig überarbeitete und erweiterte Auflage

Unter Mitarbeit von
Bernd Frenzel-Beyme · Josef Deuerling · Klaus Dirks

Mit 511 Abbildungen in 938 Teilabbildungen 226 in Farbe und 49 Tabellen

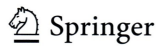

Springer

Professor Dr. med HARALD LUTZ
Neckarstraße 10
95445 Bayreuth


unter Mirarbeit von

Dr. med. BERND FRENZEL-BEYME
Genterstraße 74 Wedding, 13353 Berlin

Dr. med. JOSEF DEUERLING
Heinersgrund 14, 95463 Bindlach

Dr. med. KLAUS DIRKS
Kastanienweg 2, 95445 Bayreuth

ISBN 978-3-540-29320-0 Springer Berlin Heidelberg New York

Bibliografische Information der Deutschen Nationalbibliothek
Die Deutsche Nationalbibliothek verzeichnet diese Publikation in der Deutschen Nationalbibliografie; detaillierte bibliografische Daten sind im Internet über <http://dnb.d-nb.de> abrufbar.

Springer ist ein Unternehmen von Springer Science+Business Media
springer.de
© Springer-Verlag Berlin Heidelberg 2007
Printed in Germany

Die Wiedergabe von Gebrauchsnamen, Handelsnamen, Warenbezeichnungen usw. in diesem Werk berechtigt auch ohne besondere Kennzeichnung nicht zu der Annahme, dass solche Namen im Sinne der Warenzeichen- und Markenschutz-Gesetzgebung als frei zu betrachten wären und daher von jedermann benutzt werden dürften.

Produkthaftung: Für Angaben über Dosierungsanweisungen und Applikationsformen kann vom Verlag keine Gewähr übernommen werden. Derartige Angaben müssen vom jeweiligen Anwender im Einzelfall anhand anderer Literaturstellen auf ihre Richtigkeit überprüft werden.

Editor: Dr. Ute Heilmann
Desk Editor: Wilma McHugh
Herstellung: Verlagsservice Teichmann, 69256 Mauer
Umschlaggestaltung: deblik, Berlin
Gedruckt auf säurefreiem Papier – 21/3151/xq – 5 4 3 2 1 0

# Vorwort zur 3. Auflage

Eine 3. Auflage der Ultraschallfibel nach mehr als 20 Jahren, das bedeutet zunächst ein neues und ein umfangreicheres Buch. Der Inhalt orientiert sich in der 3. Auflage weiterhin an der noch heute geübten Praxis der Ultraschalldiagnostik auf dem Gebiete der Inneren Organe, auch wenn die Fachgebiete heute anders definiert sind. Aus diesem Grunde sind etwa die Kapitel "abführende Harnwege" enthalten, soweit sie die transabdominelle Diagnostik betreffen, ohne damit in das Gebiet der urologischen Ultraschalldiagnostik eindringen zu wollen. Umgekehrt sind Echokardiographie, angiologischer Ultraschall und Ultraschall bei rheumatischen Erkrankungen nicht aufgenommen, da sich diese speziellen Fachrichtungen nicht zuletzt aufgrund der teilweise unterschiedlichen Geräte- und Untersuchungstechniken von Anfang an zu selbstständigen Gebieten der Ultraschalldiagnostik entwickelt haben. Schließlich ist auch das Gebiet der Endosonographie so umfangreich und speziell geworden, dass es einer eigenen Bearbeitung bedarf.

Die Fortschritte in der Technik der Geräte und die Zunahme der Erfahrung der Anwender sind in diesen Jahren enorm gewesen. Es handelt sich ja nicht nur um eine kontinuierliche Weiterentwicklung der Gerätequalität, sondern um mindestens zwei Entwicklungen, die die Möglichkeiten der Ultraschalldiagnostik sprunghaft erweitert haben, nämlich die Integration der Dopplertechnik in das bildgebende Ultraschallverfahren als Duplex- und Triplextechnik sowie die Entwicklung spezifischer Kontrastmittel. Die Einführung dieser Kontrastmittel ist allerdings noch keinesfalls abgeschlossen, und damit ist ihre Anwendung auch noch nicht generell standardisiert. Vielmehr sind hier noch wesentliche Fortschritte zu erwarten, auch wenn die breite Anwendung aus nichtmedizinischen Gründen durchaus schwierig ist.

Dennoch sind die Prinzipien der Ultraschalldiagnostik schon vor vielen Jahren erarbeitet worden und viele Erkenntnisse aus der Zeit der 1. und 2. Auflage der Fibel sind auch heute gültig. Insofern wurde auch der Stil der ursprünglichen Ausgaben beibehalten. Allerdings kann eine Einführung in die Technik nur noch in Stichworten, um nicht zu sagen in Andeutungen erfolgen, da diese sehr komplex geworden ist und teilweise auch in firmenspezifischen Verfahren entwickelt wurde. Sie beruht auch mehr und mehr auf einer ausgefeilten Software-Technik. Andererseits ist aber die Kenntnis der Grundlagen der Methoden für das Verständnis der Möglichkeiten und der Grenzen zwingend.

Die speziellen Kapitel sind einheitlich gegliedert, auch wenn dadurch Wiederholungen vorkommen können. In jedem Organkapitel werden zunächst Untersuchungstechnik und Normalbefunde dargestellt, letztere mit Bezug zu den anatomischen Gegebenheiten, die ja die Basis der Erkennung pathologischer Veränderungen bilden. Aus diesem Grunde wurden der Beschreibung der Ultraschallbefunde bei den verschiedenen Erkrankungen auch Stichworte zu den zugrunde liegenden pathologisch-anatomischen Veränderungen vorangestellt. Dabei werden die Ultraschallbefunde entsprechend den verschiedenen Erkrankungen dargestellt, und anschließend die differenzialdiagnostischen Probleme, der Stellenwert der Methode und die geeigneten weiterführenden Methoden erörtert. Eine positive Einstellung zu den oft nicht ausgenützten Möglichkeiten des Ultraschalls und eine kritische Einstellung zu den derzeitigen Gepflogenheiten, möglicht alle Methoden zugleich einzusetzen, ist dabei keinesfalls unbeabsichtigt. Schließlich liegt der besondere Wert des Ultraschalls darin, dass er von dem behandelnden Arzt in seinem Gebiet selbst eingesetzt werden kann und keiner besonderen Schutzmaßnahmen oder keines besonderen Aufwandes bedarf, als den einer guten Ausbildung.

Dazu etwas beizutragen ist ein Anliegen dieser Fibel.

Allen, die bei der Erstellung des Buches mit Rat und Tat geholfen haben, auch an dieser Stelle herzlichen Dank. Für die Beratung danken wir besonders Herrn R. Sodner. Für die Überlassung von Bildern danken wir Frau Deike Strobel (9.40, 9.43, 9.56a,b und 18.6a) und den Kollegen G. G. Cerri (10.47c), L. J. Fernandez (10.46), H. A. Gharbi (16.11), G. von Klinggräff (21.2b und 21.3), D. Nürnberg (17.8), W. Schwerk (17.6) und M. Stolte (6.3, 6.9b, 6.11b, 6.21d, 11.9b, 11.23b, 11,25c, 11.31b und 11.39b).

Bayreuth                                                                 HARALD LUTZ

# Inhaltsverzeichnis

## Spezielle Diagnostik

# Physikalische Grundlagen

## 1.1
## Definition

Ultraschall ist die Bezeichnung für Schall oberhalb 20.000 Hertz (Hz), also oberhalb des menschlichen Hörvermögens. Frequenzen ab 1 Gigahertz (GHz) werden als Hyperschall, Frequenzen unterhalb 1600 Hz als *Infraschall* bezeichnet.

In der medizinischen Ultraschalldiagnostik werden Frequenzen von etwa 1–30 Megahertz (MHz) angewandt. Der Grund hierfür ist ein Kompromiss zwischen Eindringtiefe und Bildqualität: Ultraschallwellen steigender Frequenz erhöhen das Auflösungsvermögen. Umgekehrt vermindert sich die Eindringtiefe in biologischem Gewebe. Diese Diskrepanz führt zu den verschiedenen (Frequenz-) spezifikationen der Transducer.

## 1.2
## Eigenschaften des (Ultra-) Schalls

(Ultra-) Schall ist eine Form kinetischer Energie: Ein von einer Schallwelle angeregtes Teilchen schwingt um seine Ruhelage und gibt diese Bewegungsenergie seinerseits an benachbarte Teilchen weiter. Auf diese Weise breiten sich die Schallwellen an Materie gebunden aus, nicht jedoch in leerem Raum. In Festörpern geschieht dies in unterschiedlichen Wellenformen einschließlich Scherwellen mit unterschiedlichen Eigenschaften. In Gasen und Flüssigkeiten und auch im Gewebe bewegen sich die Teilchen in der gleichen Richtung, in der sich der Schall ausbreitet (Longitudinalwellen). Diese Eigenschaft ist für die medizinische Diagnostik wesentlich: es existiert im Gewebe nur eine Wellenform mit nur einer Geschwindigkeit.

Die Schallgeschwindigkeit ist in verschiedenen Medien unterschiedlich, abhängig von deren Dichte und Kompressibiltät. Je kleiner beide Größen, desto höher ist die Geschwindigkeit. Die geringe Beeinflussung der Geschwindigkeit durch die Temperatur des Mediums und durch die Ultraschallfrequenz können hier vernachlässigt werden.

Allgemein bekannt sind die unterschiedlichen Geschwindigkeiten in Luft mit etwa 333 m/s und in Wasser von etwa 1490 m/s, ein Wert der näherungsweise auch für biologisches Gewebe gilt. Die folgende einfache Formel zeigt den Zusammenhang zwischen Schallgeschwindigkeit ($c$), Schallfrequenz ($f$) und Wellenlänge ($\lambda$).

$$\lambda = c/f.$$

Die durch die Schallwellen zur Schwingung angeregten Teilchen werden wechselnd komprimiert (*Druckphase*) und dilatiert (*Unterdruckphase*). In Relation zum statischen Druck der ruhenden Teilchen kommt es also während der Schwingung zu einer Phase vermehrten und einer Phase verminderten Druckes. Dieser wechselnde Druck wird als

*Schalldruck* bezeichnet. Die maximale Auslenkung der Teilchen wird als *Schwingungsamplitude*, ihre maximale Geschwindigkeit dabei als *Schallschnelle* bezeichnet. Diese Vorgänge können bei harmonischen Wellen als Sinuskurve dargestellt werden. Dabei entspricht die Länge der Sinuskurve der Wellenlänge und die Amplitude dem Ausmaß der Ablenkung des Teilchens aus der Ruhelage.

Eine weitere Wechselwirkung zwischen der kinetischen Energie der Schallwellen und dem Medium, in dem sie sich ausbreiten, ist die *Absorption*, d. h. die Umwandlung der mechanischer Energie in Wärme (Abb. 1.1 a,b).

Das Ausmaß der Absorption ist abhängig von der *Viskosität* des Mediums und seiner *Relaxationszeit*, die zusammen die so genannte Absorptionskonstante des jeweiligen Mediums ausmachen, und der Schallfrequenz: Lange Relaxationszeit und zunehmende Viskosität des Mediums sowie steigende Frequenz des angewendeten Schalls steigern die Absorption.

Die erste medizinische Anwendung des Energieträgers Ultraschall war übrigens die Wärmetherapie vor allem tiefer gelegener Gewebe und Organe. Die Wärmeerzeugung spielt im Hinblick auf die Sicherheit auch heute eine (limitierende) Rolle in der Diagnostik (s. unten).

Die aus der Lichtoptik besser bekannten Phänomene der *Reflexion, Brechung* und *Beugung* ereignen sich auch bei der Ausbreitung von Schallwellen an akustischen Grenzflächen. Diese entstehen an der Grenze zwischen Medien mit unterschiedlichen akustischen Eigenschaften, d. h. unterschiedlicher akustischer Impedanz. Die *akustische Impedanz* ($z$) kann als Produkt aus Dichte ($d$) und Schallgeschwindigkeit ($c$) definiert werden:

$$z = d \times c.$$

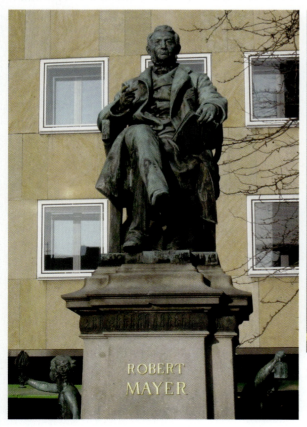
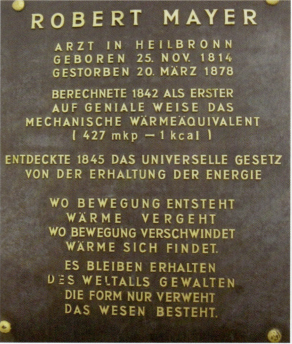

**Abb. 1.1.** Der Arzt Robert Mayer entdeckte das universelle Gesetz von der Erhaltung der Energie. In der Ultraschalldiagnostik bedeutet dies die Umwandlung der kinetischen Energie des Ultraschalls in Wärme

## 1.3
## Piezoelektrischer Effekt, Wandler

Die Erzeugung und der Empfang von Ultraschall erfolgt entsprechend dem 1880 von den Geschwistern Curie entdeckten *piezoelektrischen Effekt* mittels piezoelektrischer Kristalle. Es handelt sich um natürliche Kristalle, z. B. Quarze, mit einem nichtpolaren Kristallgitter. Diese lassen sich als elektromechanische Wandler einsetzen: Entsprechend dem umgekehrten piezoelektrischen Effekt führt ein unterschiedliches elektrisches Potenzial an den gegenüberliegenden Oberflächen des Kristalls zu einer mechanischen Verformung, d. h. die Dicke des Kristalls wird verändert. In einem Feld mit wechselndem Potenzial wird das Kristall zu einer rhythmischen Änderung der Dicke angeregt und gibt diese mechanische Energie an die Umgebung ab (Sendesituation). Umgekehrt führt die durch auftreffende Schallwellen erzeugte mechanische Verformung des Kristalls zu elektrischen Ladungen an der Oberfläche, also einem elektrischen Signal (Empfangssituation, direkter piezoelektrischer Effekt).

Technisch werden heute künstliche Kristalle verwendet, meist in Form von dünnen Keramikplättchen (z. B. Bleizirkoniumtitanat), deren Oberfläche metallisch bedampft ist. Die Dicke des Plättchens bestimmt dabei die Frequenz: Sie wird entsprechend der halben Wellenlänge der gewünschten Frequenz im Kristall gewählt, damit nach einem Zyklus (einer ganzen Wellenlänge) die Welle wieder in der gleichen Phase am Ausgangspunkt und allen nachfolgenden Abschnitten eintrifft (Resonanz). Für höhere Frequenzen sind somit dünnere Plättchen (z. B. 0,2 mm für 10 MHz) notwendig als für niedrige Frequenzen (etwa 0,8 mm für 2,5 MHz).

Abbbildung 1.2 zeigt den grundsätzlichen Aufbau eines einfachen Schallkopfes.

## 1.4
## Energie, Leistung, Intensität

Mit dem Aussenden von (Ultra-) Schall gibt der Wandler Energie an seine Umgebung ab. Die Abgabe von Energie (Joule) pro Zeiteinheit ist seine Leistung ausgedrückt in Joule/s = Watt.

Die Leistung bezogen auf die Fläche (z. B. der Wandleroberfläche) wird als Schallintensität bezeichnet, ausgedrückt in Watt/cm².

## 1.5
## Schallfeld

Das Ultraschallfeld ist die geometrische Beschreibung des vom Ultraschallstrahl erfassten Bereiches (Abb. 1.3). Man unterscheidet das *Nahfeld* (Interferenzfeld, Fresnel-Zone) zwischen der Schallquelle und dem Fokus und das interferenzfreie, divergierende *Fernfeld* (Fraunhofer-Zone) distal des Fokus. Die Form des Nahfeldes und der Divergenzwinkel des Fernfeldes werden von der Geometrie (Apertur) der Schallquelle und der Wellenlänge bestimmt: Eine kleine Apertur verkleinert und verkürzt das Nahfeld und vergrößert den Divergenzwinkel. Eine Erhöhung der Frequenz verlängert das Nahfeld und verschmälert den Divergenzwinkel (vgl. Abb. 1.3).

Die seitliche Begrenzung des Schallfeldes ist naturgemäß nicht scharf, sondern fällt allmählich ab. Häufig wird die –6 db-Grenze zur Beschreibung gewählt.

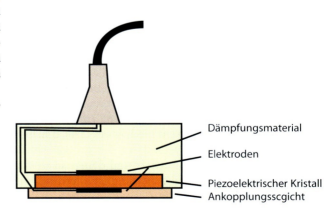

Dämpfungsmaterial

Elektroden

Piezoelektrischer Kristall

Ankopplungsscgicht

**Abb. 1.2.** Schema eines Ultraschallwandlers: Das piezoelektrische Kristall wandelt die durch die Elektroden angelegte elektrische Spannung in Schwingungen, die als Ultraschallwellen ausgesandt werden

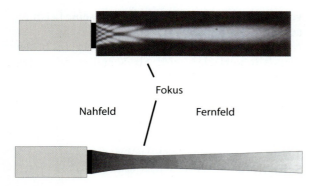

Fokus

Nahfeld          Fernfeld

**Abb. 1.3.** Ultraschallfeld, Originalaufnahme in einer Nebelkammer (oben) und Zeichnung. Bemerkenswert sind das Nahfeld mit Interferenzen und der natürliche Fokus, der das Nahfeld gegen das Fernfeld abgrenzt

## 1.6
## Ultraschall in biologischem Gewebe

Biologisches Gewebe verhält sich gegenüber den Schallwellen ähnlich wie eine Flüssigkeit. Die Schallwellen breiten sich also als Longitudinalwellen aus. Die Schallgeschwindigkeiten liegen zwischen 1470 (Fettgewebe) und 1570 m/s (Muskeln). Die Geräte sind daher auf einen Mittelwert von 1540 m/s ausgelegt. Im Knochen ist die Geschwindigkeit allerdings deutlich höher mit etwa 3600 m/s, was zu typischen Artefakten führen kann (vgl. Abb. 2.24).

Die akustischen Eigenschaften, d. h. die akustischen Impedanzen, der verschiedenen Gewebe sind mit Ausnahme von Knochen einander sehr ähnlich. Sie variieren etwa zwischen Fettgewebe und parenchymatösen Organen wie der Leber noch am ausgeprägtesten um etwa 7%, sonst im Mittel 1–3%. Dadurch ist der Reflexionsquotient an der Grenze verschiedener Organe sehr niedrig <(<<1%), d.h. nur ein kleiner Teil wird reflektiert, der größte Anteil des Schalls wird transmittiert und dringt so weiter in die Tiefe. Der Impedanzsprung ist allerdings an einer Weichteil-Knochen-Grenze deutlich höher (>40%). Zusätzlich ist die Absorption im Knochen besonders hoch, sodass Knochengewebe im Allgemeinen eine Barriere für Ultraschall hoher Frequenzen darstellt. Grenzt ein Organ an Luft, so beträgt

der Impedanzsprung 99,9%, sodass eine Totalreflexion auftritt. (Aus diesem Grunde muss auch der Ultraschallwandler über ein Kopplungsmittel an die Haut angekoppelt werden, um Luftblasen zwischen Wandler und Haut zu vermeiden.)

Aus den gleichen Gründen spielt die *Brechung* bei Auftreffen des Ultraschalls auf eine Grenzfläche in einem Winkel <90° nur eine geringe Rolle, zumal der Schallstrahl ja auch nicht einer idealen geometrischen Linie entspricht (s. oben). Die Brechung trägt aber zur Schwächung des Ultraschallstrahls bei und kann auch Artefakte (s. unten) verursachen.

Nicht zuletzt können Streuung und Brechung z. B. an den Bauchdecken zu einer Verschlechterung der Bildqualität führen.

Bei der Ausbreitung in biologischem Gewebe wird der Ultraschall fortlaufend geschwächt, einerseits infolge Absorption, andererseits durch Reflexion, Streuung und Brechung. Die Schwächung des Ultraschalls durch Absorption beträgt etwa 0,5 db pro Zentimeter Eindringtiefe und pro 1 MHz. Für die Gesamtschwächung kann die Schichtdicke als Maß genommen werden, die die Ultraschallenergie beim Durchlaufen um 50% schwächt. (vgl. Abb. 3.2, 9.18). Bei einem Echoverfahren muss berücksichtigt werden, dass das sehr kleine Echo (Reflexionsfaktor <<1%) den Weg umgekehrt zurücklegen muss! Dadurch und durch Streuung wird die Signalstärke der Echos beim Empfang sehr klein.

Das Gewebe wirkt infolge der frequenzabhängigen Absorption als so genannter Tiefpassfilter, d. h. die Frequenz des (breitbandigen) Ultraschallpulses verschiebt sich in Richtung tiefere Frequenzen.

### 1.6.1
### Biologische Effekte, Sicherheit

Bei der Untersuchung der Wirkung des Ultraschalls auf das Gewebe im Hinblick auf eine mögliche Schädigung eines Patienten durch die Ultraschalldiagnostik werden *thermische* und *nichtthermische* Effekte unterschieden.

Wie oben dargestellt wird die kinetische Energie im Gewebe durch Absorption in Wärme umgewandelt. Das Ausmaß der Absorption und damit der möglichen Erwärmung ist von der Gewebeart abhängig und im Knochengewebe deutlich höher als in den Weichteilen oder parenchymatösen Organen. Die Temperaturerhöhung ist im Wesentlichen abhängig von der am Untersuchungsort absorbierten Energie und damit von der dort vorhandenen mittleren Ultraschallintensität, der Ultraschallfrequenz sowie der Beschallungsdauer. Somit ist sie bei stationären Systemen (Spektraldopler, TM–scan) höher als bei "scannenden" Systemen (B–Bild).

Die maximale Temperaturerhöhung wird andererseits durch die Wärmekonvektion innerhalb des Gewebes begrenzt. Ein Schutz vor Überwärmung besteht darin, dass die an einem Ort im Gewebe erzeugte Erwärmung schnell über das Blutsystem abtransportiert wird, natürlich abhängig vom unterschiedlich ausgeprägten Durchblutungsgrad. Diese Möglichkeit besteht allerdings beim Feten in der frühen Schwangerschaft nicht, sodass hier bestimmte Dopplerverfahren (Spektraldopler) sicherheitshalber vermieden werden müssen.

Zu beachten ist, dass die Endosonographie ein höheres Potenzial einer Überwärmung beinhaltet. Hier wird der Ultraschall in Gewebe mit einer Temperatur von 37° abgegeben (Körperkerntemperatur). Sie liegt bei fieberhaften Patienten noch höher. Weiterhin werden höhere Frequenzen eingesetzt. Schließlich fällt die Schwächung, wie sie bei transkutaner Applikation beim Durchlaufen der Bauchwand geschieht, weg und es ist eine Eigenerwärmung des Transducers möglich.

Insgesamt kann aber davon ausgegangen werden, dass ein Risiko infolge thermischer Effekte bei sinnvollem Einsatz diagnostischer Geräte nicht besteht.

Nichtthermische Effekte werden auch als mechanische Effekte zusammengefasst. Als Cavitation bezeichnet man die Bildung von winzigen Gasbläschen in Flüssigkeiten durch Ultraschall sehr hoher Intensität in der negativen Druckphase (s. oben). Diese Bläschen können unter weiterer Energiezufuhr wachsen, stabil bleiben oder (in der positiven Druckphase) plötzlich kollabieren. Bei einem Kollaps wird die gesamte Energie plötzlich frei, was eine erhebliche lokale Temperaturerhöhung verursacht und damit zu möglichen Schädigungen führen könnte. Das Risiko der Cavitation erscheint zunächst theoretisch, da bei den in der Diagnostik eingesetzten hohen Ultraschallfrequenzen sehr hohe Intensitäten (>100 Watt/cm²!) nötig wären, die von diagnostischen Geräten keinesfalls erreicht werden.

Allerdings können Gasbläschen als so genannte Cavitationskeime dienen. Dadurch ist die Diskussion über dieses Phänomen in Zusammenhang mit der Einführung der Kontrastmittel wieder aufgelebt.

In Zusammenhang mit der Cavitation werden weiterhin die Entstehung freier Radikale und die direkte Schädigung von Zellwänden diskutiert.

Als weiterer nichtthermischer Effekt wird die Wirkung des Ultraschalls auf Flüssigkeit angesehen. Die Ultraschallenergie kann die Flüssigkeit in Bewegung setzen („acoustic streaming"). Theoretisch könnte so eine Schädigung von Zellen in Flüssigkeit durch Scherkräfte oder auch eine Verklumpung von Zellen (z. B. Thrombozyten) verursacht werden.

Insgesamt haben die Erfahrung vieler Jahre und die experimentellen Untersuchungen vieler Autoren keine Schädigung am Menschen durch Ultraschall mit den in der Diagnostik eingesetzten Frequenzen und Intensitäten gezeigt. Entsprechend sind die Ergebnisse der bei wissenschaftlichen Gesellschaften, z. B. der europäischen Gesellschaft (EFSUMB) oder der Weltgesellschaft für Ultraschall in Medizin und Biologie (WFUMB), angesiedelten Komitees für Bioeffekte, die sich seit Beginn der Ultraschalldiagnostik intensiv mit diesen Aspekten der Ultraschalldiagnostik beschäftigen (s. Anhang).

Dennoch sollten Vorsichtsmaßnahmen beachtet werden, wie sie beispielsweise von der britischen Ultraschallgesellschaft vorgeschlagen werden (s. Übersicht). Keinesfalls darf jedoch übersehen werden, dass ein Risiko der Ultraschalldiagnostik für den Patienten nicht in den Eigenschaften des Ultraschall an sich zu suchen ist, sondern in erster Linie dann besteht, wenn die Untersuchung von einem nicht genügend ausgebildeten und erfahrenen Untersucher durchgeführt wird.

Basierend auf ihren Erfahrungen und Publikationen haben sich auch nationale und internationale Verbände mit den geräteseitigen Sicherheitsaspekten befasst und entsprechende Normen festgelegt: in der Norm der internationalen elektrotechnischen Kommission als IEC 1157 entsprechend deutsch DIN EN 61157. (Die Ansätze und Festlegungen verschiedener Fachverbände sind allerdings nicht einheitlich.)

Wesentlich ist die Einführung der Begriffe thermischer Index (TI) und mechanischer Index (MI).

Der TI soll einen groben Anhaltspunkt geben für die mögliche maximale Erwärmung bei längerer Exposition. Er wird weiter spezifiziert abhängig von dem beschallten Gewebe, entsprechend Tabelle 1.1.

**Tabelle 1.1.** Thermaler Index, Definitionen

| | |
|---|---|
| *TIS*: | Oberflächennahes Weichteilgewebe (diese Werte können auch als Anhaltspunkt für die Endosonographie dienen) |
| *TIC*: | Oberflächennaher Knochen (z. B. Beschallung des Schädels bzw. Gehirns) |
| *TIB*: | Knochengewebe im Schallfeld (Fetus!) |

Die Angabe TI=1,0 am Gerät bedeutet, dass bei längerer Exposition eine Erwärmung des beschallten Gewebes von maximal 1°C möglich ist. Da diese Werte aber an einem biologischen Modell gewonnen werden, bieten sie nur einen groben Anhaltspunkt. Abweichungen auch nach oben bis um einen Faktor 2 sind möglich.

Die Angabe am Gerät wird weiterhin spezifiziert nach dem Modus der Ultraschallapplikation. Dabei wird zwischen Ultraschall mit während der Untersuchung bewegtem Schallkopf (B-scan, Farbdoppler) und Applikationen mit *fixiertem Schallkopf* (M-mode, Spektraldoppler) unterschieden.

Der MI soll einen groben Anhaltspunkt für das Auftreten von Cavitation geben. Entscheidend dafür ist der negative Spitzendruck. Er wird für das jeweilige Gerät aufgrund einer Messung im Wasserbad und unter rechnerischer Berücksichtigung der Schallschwächung im Gewebe festgelegt und vom Gerät abhängig von der aktuellen Einstellung korrigiert.

 **Empfehlungen zum sicheren Einsatz der Ultraschallgeräte**

(angelehnt an einige Richtlinien der britischen Gesellschaft für Ultraschall, BMUS)

- Ultraschall sollte nur zu medizinischen Zwecken eingesetzt werden
- Untersuchungen sollen nur von Personen durchgeführt werden, die in der Methode voll ausgebildet sind, einschließlich der Handhabung der Geräte, der Interpretation der Befunde und der Kenntnis über mögliche Gefahren
- Dem Untersucher sollen der Zusammenhang zwischen den verschiedenen Ultraschallverfahren, sowie der Geräteeinstellung und den möglichen Risiken bekannt sein
- Die Untersuchungszeit sollte so kurz wie möglich sein
- Der Schallkopf sollte möglichst kurz in einer Position gehalten werden
- Eine vorbestehende Temperaturerhöhung muss besonders bei Schwangeren beachtet werden
- Bei Feststellung einer Erwärmung von Endosonographiesonden an der Luft sollten diese nicht mehr benutzt werden, insbesondere nicht transvaginal zur Beurteilung eines Feten
- Die erhöhte Sensibilität von bestimmten Geweben soll beachtet werden. Dies gilt fürden Feten bis zur 8. Woche, Kopf, Gehirn und Rückenmark von Feten und Neugeborenen sowie das Auge in jedem Alter. Von einer Untersuchung mittels gepulstem Spektraldoppler oder mit Farbdoppler mit engem Ausschnitt (s. unten) wird hier generell abgeraten
- Bei Geräten, die den TI und MI anzeigen, sollte stets eine niedrige Anfangseinstellung gewählt werde, die nur im Bedarfsfall erhöht wird. Die Grenzen von MI >0,3 (Risiko geringer Schäden an Lunge oder Darmtrakt bei Feten denkbar) ist ebenso zu beachten, wie die Grenze von MI >0,7 (Risiko der Cavitation bei Einsatz von Kontrastmitteln nicht auszuschließen).
- Fehlt die Angabe des MI bzw. TI im Display, so sind die relevanten Einstellungen so niedrig wie möglich zu wählen und die Dauer der Untersuchung ist so kurz wie möglich zu halten

# 1.7
# Echo

Echo ist die Bezeichnung für den reflektierten bzw. (rück-) gestreuten Anteil eines in das Gewebe eingesandten Ultraschallimpulses. Die Echos sind die Informationsträger der Ultraschalldiagnostik.

Reflexionen entstehen an Grenzflächen, z. B. Organoberflächen oder Gefäßwänden, die größer sind als der Durchmesser des auftreffenden Ultraschallstrahls. Grenzflächen in biologischem Gewebe sind gewöhnlich rau relativ zur Wellenlänge (gleiche Größenordnung!). Dadurch wird der Ultraschall nicht einfach reflektiert, sondern rückgestreut. Infolgedessen sind meistens auch Echos von schräg getroffenen Grenzflächen am Wandler zu registrieren und können abgebildet werden (Abb. 1.4 a,b, 1.5).

Streuende Elemente im Gewebe sind wesentlich kleiner als der Durchmesser des aktuellen Schallstrahls. Sie verursachen eine kugelförmige Streuung über einen großen Raumwinkel, sodass auch von Ihnen ein Echo an den Wandler gelangt und zum Bildaufbau beiträgt.

Diese Streuer sind in den Geweben und Organen in unterschiedlicher Dichte und mit unterschiedlichen

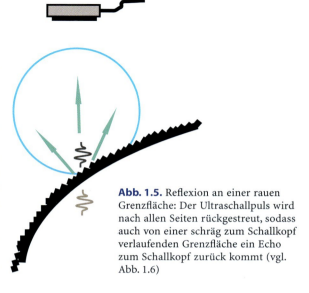

**Abb. 1.5.** Reflexion an einer rauen Grenzfläche: Der Ultraschallpuls wird nach allen Seiten rückgestreut, sodass auch von einer schräg zum Schallkopf verlaufenden Grenzfläche ein Echo zum Schallkopf zurück kommt (vgl. Abb. 1.6)

Reflexionseigenschaften vorhanden. Ihre Dichte ist so hoch, dass sie vom abtastenden Ultraschallstrahl nicht getrennt erfasst werden und somit nicht als eindeutige, unabhängige Bildpunkte dargestellt werden können. Ihre hochfrequenten Signale weisen Laufzeitunterschiede auf und überlagern sich, d.h. sie können sich aufsummieren oder auch auslöschen

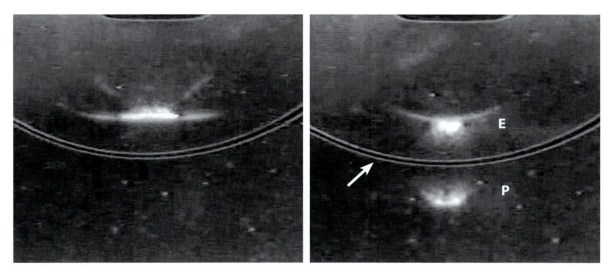

**Abb. 1.4. a** Originalaufnahme eines Ultraschallimpulses in der Nebelkammer. **b** An einem Reflektor (→) wird ein Teil reflektiert und kehrt als Echo (*E*) zum Schallkopf zurück, ein Teil (*P*) wird transmittiert. Zu beachten ist die komplexe Form des Pulses mit Nebenkeulen (a), die sich auf dem weiteren Weg ändert

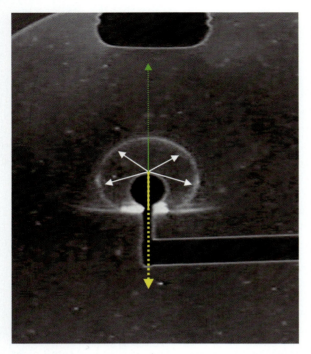

**Abb. 1.6.** Streuung eines Ultraschallimpulses an einem so genannten Streuer (Hindernis mit geringerem Durchmesser als der Durchmesser des Schallstrahls). Echos werden entsprechend dem Ring (→) nach allen Seiten gestreut, sodass ein Echo (entsprechend dem grünen ↑) zum Schallkopf zurück gelangt, während der größere Teil (gelber ↓) weiter in die Tiefe vordringt

(konstruktive oder destruktive Interferenz). Die so entstehenden Bildelemente werden als "Speckle-Muster" bezeichnet.

Diese Echomuster sind nicht immer eindeutigen anatomischen Strukturen zuzuordnen sondern entstehen infolge der Wechselwirkung zwischen dem Ultraschall und dem Gewebe. Sie machen in ihrer Gesamtheit die Echostruktur (s. unten) eines Gewebes bzw. eines Organs aus (Abb. 1.6).

Die Vorstellung, dass jedes im Gewebe entstehende Echo als Bildpunkt im Ultraschallbild abgebildet wird, stellt also eine starke Vereinfachung dar. Tatsächlich entstehen Reflexionen an Gruppen von Streuern, die örtlich nicht aufgelöst werden können.

Das Speckle-Muster ist stark von Geräteeigenschaften abhängig. Besonders ausgeprägt ist es bei schmalbandigen Sendimpulsen und bei geringer Fokussierung. Insgesamt bedeutet dies, dass die Bildpunkte, die im Ultraschallbild eines gesunden Organs, wie der Leber, zu sehen sind, als Speckle anzusehen sind, sofern sie nicht eindeutig anatomischen Strukturen, wie Gefäßwänden zu zuordnen sind. Pathologische Veränderungen, wie die Leberverfettung, würden dann infolge neu entstehender Grenzflächen zusätzliche (echte?) Echos hervorrufen und dadurch zu einer Vermehrung der Bildpunkte, also dem Bild der „hellen Leber" führen.

Aus der Sicht des Anwenders erscheint es plausibler, die Gesamtheit der Bildpunkte als „normale" Echostruktur eines Organs anzusehen, also als das Summenbild der zweifellos komplexen, Echos generierenden Wechselwirkung zwischen dem Ultraschall und dem jeweiligen Gewebe.

Die empfangenen Echos werden zunächst im Hinblick auf ihren Entstehungsort analysiert, um ein maßstabsgerechtes Bild zu konstruieren. Aufgrund der ziemlich gleichmäßigen Schallgeschwindigkeit im Gewebe kann aus der Zeitdauer zwischen ausgesandtem Impuls und empfangenen Echo die Entfernung des Entstehungsortes berechnet werden (Zeit-Weg-Prinzip). Sie werden weiterhin im Hinblick auf ihre Stärke bewertet und als unterschiedlich hohe Amplituden dargestellt (A-scan) oder als unterschiedlich helle Bildpunkte abgebildet (so genannte Grauabstufungstechnik, s. unten). Um ein gleichmäßiges und beurteilbares Bild zu erhalten, ist allerdings ein Ausgleich (so genannter Tiefenausgleich, vgl. Abb. 3.1) auf der Geräteseite eine Voraussetzung, da ja Echos aus größerer Distanz infolge des Intensitätsverlustes im Gewebe von vornehrein schwächer sind, als oberflächennahe.

Weiterhin kann die Frequenz der Echos mit der ausgesandten Frequenz verglichen werden, um auf diese Weise sich bewegende Grenzflächen zu erkennen (s. Abschn. 2.3).

# Gerätetechnik

## 2.1
## Definitionen

Die in der Ultraschalldiagnostik eingesetzten Techniken basieren alle auf der Analyse der im Gewebe entstehenden Echos (s. oben). Die typischen Verfahren sind:
- A-scan (A-mode),
- TM-scan (M-mode),
- B-scan (B-mode),   *Brightness*
- Doppler.

Das eindimensionale **A-scan-Verfahren** (Amplituden-scan) ist die einfachste und älteste Ultraschalltechnik. Die Echos werden als Auslenkung des Elektronenstrahls einer Kathodenstrahlröhre abgebildet, sehr exakt abhängig von ihrer Stärke, also Amplitudenmoduliert. Dieses Verfahren wurde früher vielfältig eingesetzt, etwa in der Ophthalmologie und in der Neurochirurgie zur Erkennung einer Mittellinienverlagerung durch eine Blutung oder bei einem Tumor (Abb. 2.1 a,b).

**B-scan** bezeichnet die helligkeitsmodulierte („brightness") Abbildung der Echos auf einer Bildröhre. Durch Anordnung vieler eindimensionaler Bildzeilen nebeneinander entsteht das zweidimensionale Schnittbild (B-Bild, Abb. 2.2). Die Zusammensetzung des Bildes aus unterschiedlich hellen Bildpunkten wird als *Grauabstufungstechnik* bezeichnet. Früher gab es ein bistabiles Verfahren, bei dem alle Echos oberhalb einer bestimmten Schwelle gleich hell dargestellt wurden (bistabile „Compound-scan-Technik"). Bei den heutigen Geräten erfolgt der Bildaufbau schnell und automatisch mit einer so hohen Bildfolgefrequenz, dass Bewegungsvorgänge (z. B. das Pulsieren von Gefäßen) direkt zu sehen sind. Daher bezeichnet man die Technik auch als schnelles B-Bild oder „Real-time-Verfahren" („Echtzeitverfahren").

Das **TM-scan-Verfahren** („time motion", M-mode) wurde ursprünglich in der Kardiologie eingesetzt. Die von einem einzelnen (eindimensionalen) Ultraschallstrahl erzeugten Echos werden helligkeitsmoduliert bei fixiertem Schallkopf zeitlich fortlaufend, wie ein EKG, aufgezeichnet. Die Echos von festen Grenzflächen addieren sich zeitlich zu Linien. Die Echos von sich bewegenden Strukturen, wie etwa den Herzklappen, addieren sich zu Kurven, die genaue Aussagen über das Ausmaß und die Geschwindigkeit von Bewegungsvorgängen ermöglichen. Dieses Verfahren wird heute in der Echokardiographie vorwiegend nur noch additiv eingesetzt. Es bildet weiterhin die Grundlage der Geräte zur Überwachung der fetalen Herztätigkeit. Beim B-Bild kann es hilfreich sein, um Bewegungsvorgänge bildlich zu dokumentieren (Abb. 2.3).

Die **Dopplerverfahren** beruhen alle auf der Analyse der Dopplerfrequenz, d. h. der Differenz zwischen ausgesandtem Ultraschall und empfangenen Signal (s. unten).

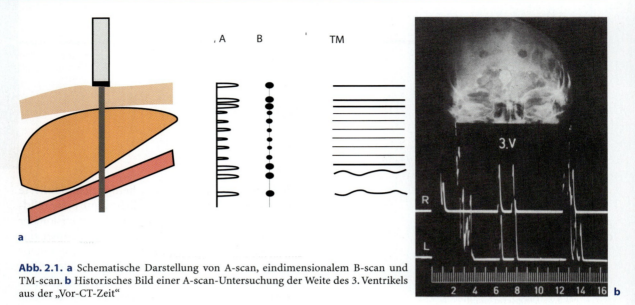

**Abb. 2.1. a** Schematische Darstellung von A-scan, eindimensionalem B-scan und TM-scan. **b** Historisches Bild einer A-scan-Untersuchung der Weite des 3. Ventrikels aus der „Vor-CT-Zeit"

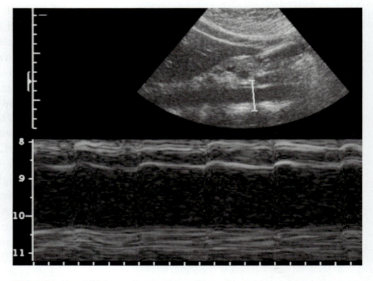

**Abb. 2.2.** B-Bild. In diesem historischen Bild wird die Konstruktion des zweidimensionalen B-Bildes aus vielen Bildzeilen ersichtlich. Heute sind die Zeilen infolge der hervorragenden Bildverarbeitung nicht mehr erkennbar

**Abb. 2.3.** TM-Bild (unten) mit Darstellung der Bewegung der Aorta entsprechend der im B-Bild eingezeichneten Linie (vgl. Abb. 2.1. a,b)

## 2.2
## B-Bild

Der Bildaufbau erfolgt mit mechanischen oder elektronischen *Ultraschallwandlern*, die meistens mit der Hand geführt werden. Der Vorgang wird auch als „Abtastung" bezeichnet. Für die Ultraschallwandler werden synonym die Begriffe *Transducer* und *Schallkopf* verwendet.

Bei mechanischen Wandlern (*mechanische Sektorscanner*) sitzen ein oder mehrere Kristalle auf einer rotierenden oder schwingenden Achse. Erzeugt wird ein sektorförmiges Bild, bei Ultraschallendoskopen auch ein 360°-Bild (Abb. 2.4). Das Verfahren wird vorwiegend noch bei speziellen Geräten wie Endosonden eingesetzt.

Bei elektronischen Wandlern sind viele kleine Wandler in einer Reihe, einzeilig nebeneinander angeordnet. Sie werden elektronisch in Gruppen angesteuert und schreiben so eine Bildzeile nach der anderen („linear array"). Dieser Wandlertyp wird unter Verwendung höherer Frequenzen (>5 MHz) vor allem für oberflächennahe Organe angewandt („small part scanner").

Die Anordnung der Wandler auf einer konvex gekrümmten Oberfläche wird als „curved array" oder „convex array" bezeichnet. Diese Schallköpfe sind heute der Standard in der abdominellen Diagnostik mit dem Vorteil einer größeren Abbildungsbreite in der Tiefe (Abb. 2.5).

Mit der elektronischen Ansteuerung können auch die Wandler auf einer kleinen Oberfläche so angesteuert werden, dass ein sektorförmiges Bild (wie bei einem mechanischen Sektorscanner) entsteht. Diese „Phased-array-Sonden" werden beispielsweise in der Echokardiographie eingesetzt, um bei schmalem akustischen Zugang (Zwischenrippenraum) ein dennoch übersichtliches Bild zu erhalten.

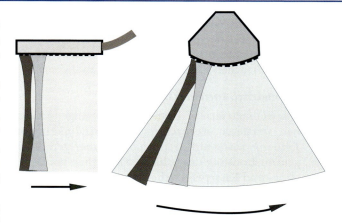

**Abb. 2.5.** Elektronische Schallköpfe. Linear arrays werden hauptsächlich als so genannte „small part scanner" eingesetzt, während der Curved array der Standardschallkopf für die abdominelle Diagnostik geworden ist

### Bildqualität

Die Qualität eines Ultraschallbildes wird von einer Reihe von Parametern beeinflusst, die ihrerseits von den oben kurz skizzierten physikalischen Eigenschaften des Ultraschalls wie des zu untersuchenden Objektes abhängig sind und sich teilweise wechselseitig beeinflussen. Nicht zuletzt wird das Bild vom menschlichen Auge betrachtet und nicht automatisch ausgewertet, sodass auch eine Adaption an das menschliche Sehvermögen notwendig ist.

Die wichtigsten Voraussetzungen für ein gutes Bild sind:
- die geometrisch korrekte Wiedergabe (Geometrietreue),
- die Gleichmäßigkeit (Echos aus 1 cm Distanz müssen mit Echos aus 12 cm verglichen werden können),
- die Abbildungsgröße (das Ultraschallbild soll einen guten Überblick über ein Organ oder eine Region ermöglichen),
- die Bildfrequenz (genügend hoch, um "real time" beobachten zu können),
- die Ortsauflösung, d. h. die Trennung von 2 Objektpunkten,
- die Kontrastauflösung, d. h. die Unterscheidung von verschiedenen Geweben mit gering unterschiedlichen akustischen Eigenschaften (z. B. Tumor in der Leber),

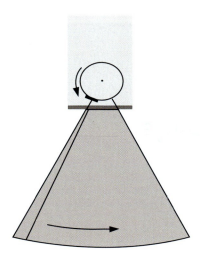

**Abb. 2.4.** Schema eines mechanischen Sektorscanners. Der auf einer rotierenden Achse angebrachte Wandler tastet über ein Fenster die Körperregion sektorförmig ab

Betrachtet man diese Anforderungen vor dem Hintergrund der physikalischen oder technischen Bedingungen, so werden einige Grenzen der Methode sowie Ursachen von Artefakten verständlich.

### Geometrisch korrektes Bild

Die Geometrietreue basiert auf der angenommenen mittleren Ausbreitungsgeschwindigkeit von 1540 m/s sowie auf der Annahme einer geradlinigen Ausbreitung des Schalls. Abgesehen von Knochen- und Knorpelgewebe schwankt die Schalausbreitung nur um ±5%, was im Normalfall nicht stört. Lediglich im Zusammenhang mit Knochen und Knorpel sind Artefakte zu erwarten, wie etwa die ungleichmäßige Darstellung der Lungenoberfläche infolge der Rippen (s. Abb. 2.24).

Die Schallausbreitung ist allgemein ausreichend geradlinig für den Bildaufbau. Bei keilförmigen Strukturen sind geringe Abweichungen experimentell nachzuweisen, die allenfalls bei der Punktion kleiner, tief gelegener Ziele stören können.

### Gleichmäßiges Bild

Ein gleichmäßiges Bild über die gesamte Tiefe lässt sich nur durch Verstärkung der aus größerer Distanz ankommenden Echos nach dem Empfang durch das Gerät erzielen. Dies leisten die Geräte im Prinzip schon fast automatisch. Eine Nachjustierung ist aber von Patient zu Patient z. B. bei einer Untersuchung des Abdomens notwendig. Dabei muss diese gleichmäßig erfolgen, obwohl die Geräte heute vielfach eine für echokardiographische Untersuchungen erforderliche abgestufte Regelung ermöglichen (vgl. Abb. 3.1 a,b). Es ist verständlich, dass diese Verstärkung (TGC, „time gain compensation", synonym: DGC, „depth gain compensation", vgl. Abb. 3.1) nur über die ganze Bildbreite gleichmäßig erfolgen kann. Liegt irgendwo eine Struktur mit geringerer oder vermehrter Schallschwächung, so muss es zwangsläufig hinter dieser Struktur zu einer Fehlregelung kommen (so genannte Schallverstärkung bzw. Schallschatten).

Weiterhin ist auch bei maximaler Verstärkung der entfernten Abschnitte nicht immer eine vollständige Kompensation zu erreichen. In diesem Fall ist für die Abbildungstiefe die Frequenz zu hoch gewählt (vgl. Abb. 3.2 a,b).

Die Gleichmäßigkeit wird auch vom Schallfeld beeinflusst, indem etwa Echos im Fokus punktförmig, Echos von außerhalb strichförmig abgebildet werden (Abb. 2.6).

### Abbildungsgröße

Die Geräte sind auf eine Schallgeschwindigkeit von 1540 m/s ausgelegt. Damit benötigt der Ultraschall knapp 0,2 ms für einen Weg von 30 cm, d. h. für eine Eindringtiefe von 15 cm (Abdomen). Dieser Wert muss noch mit der für den Aufbau eines ganzen Bildes erforderlichen Zeilenzahl multipliziert werden, um den Zeitaufwand für die Konstruktion eines ganzen Bildes zu errechnen. Die Schallgeschwindigkeit begrenzt somit die Abbildungs- oder genauer die Abtastbreite, wenn eine bestimmte Bildfrequenz eingehalten werden muss, um Real time untersuchen zu können (was ja ein besonderer Vorteil des Ultraschalls ist). Eine Verminderung der Zeilendichte würde andererseits wieder zu einem Qualitätsverlust führen.

Somit sind der *Bildbreite* Grenzen gesetzt durch die Schallgeschwindigkeit, insbesondere wenn die Abtastung einer Bildzeile mehrfach erfolgt, um das Bild zu verbessern (s. unten).

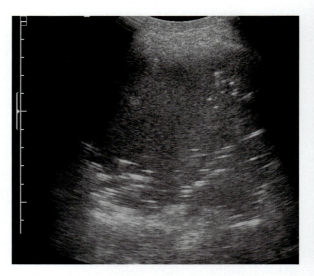

**Abb. 2.6.** Bildqualität: Die Echos in einem Pleuraempyem werden in der Fokuszone punktförmig, in der Tiefe aber strichförmig abgebildet, da dort die laterale Auflösung schlechter ist

Diese Rechnung gilt entsprechend für die *Bildtiefe* (Eindringtiefe), da ja der längere Weg auch mehr Zeit erfordert. Insofern ist es durchaus sinnvoll, die Eindringtiefe stets an die jeweilige Situation anzupassen.

Die Bildtiefe wird weiterhin durch die Schwächung des Ultraschalls im Gewebe begrenzt. Je tiefer die interessierende Region gelegen ist, desto niedriger muss die Frequenz gewählt werden, was automatisch ein weniger gutes Auflösungsvermögen bedeutet.

### Auflösung

Die räumliche Auflösung des Ultraschalls ist komplex: Unterschieden werden muss zwischen der Auflösung in Schallstrahlrichtung (axiale Auflösung) und der Auflösung quer zum Schallstrahl in der Bildebene (laterale Auflösung) und senkrecht zu ihr (Schichtdicke, Z-Ebene).

Die *axiale Auflösung* hängt von der Länge des einzelnen ausgesandten Pulses ab. Die Pulslänge selbst ist abhängig von der Wellenlänge (und damit von der Frequenz) und von der Bandbreite des Wandlers. Breitbandige Wandler ermöglichen kurze Impulse bis hinab zu einer Wellenlänge ($\lambda$). Die axiale Auflösung ist besser als die laterale, die im Fokus bestenfalls 2–3 $\lambda$ erreicht.

Die *laterale Auflösung* ist in verschiedenen Abschnitten des Bildes unterschiedlich, abhängig von der Schallfeldgeometrie, und in der Fokuszone am besten. Somit ist es sinnvoll, den Fokus in die jeweils interessierende Region zu legen. Dazu ist es notwendig, die Geometrie des Schallstrahls („beamforming") zu verändern.

Wie oben gezeigt, besteht bereits zwischen der Nahzone und der Fernzone bei einem planen Schwinger ein natürlicher Fokus. Durch eine konkave Oberfläche der Schwingeroberfläche oder mittels einer akustischen Linse kann die Nahzone verkürzt und der Fokus näher an die Schallquelle gelegt werden. Der Fokusdurchmesser wird dabei schmäler (bessere laterale Auflösung), jedoch nimmt die Divergenz zu (schlechtere Auflösung in der Tiefe).

Bei den elektronischen Schallköpfen wird die Fokussierung durch entsprechend variable Ansteuerung einer Gruppe von Wandlern erreicht, d. h. die außen gelegenen Kristalle werden zuerst, die weiter

innen gelegenen verzögert angeregt (*Sendefokussierung*), sodass die von jedem Kristall ausgehenden Pulse das Zielobjekt gleichphasig erreichen.

Umgekehrt müssen beim Empfang die am mittleren Wandler zuerst ankommenden Echos verzögert werden, bis das Signal vom gleichen Reflektor auch bei den äußeren Kristallen angekommen ist (*Empfangsfokussierung*). Dies bedeutet letztlich, dass die Auflösungsleistung bei diesen Geräten von der elektronischen Leistungsfähigkeit abhängig ist. Je besser kürzere Intervalle noch erfasst und getrennt werden können, desto bessere Ergebnisse sind zu erzielen.

Allerdings wirkt diese elektronische Fokussierung bei den in der Regel einzeiligen Arrays nur in der Ebene der Wandlerreihe (Y-Ebene), nicht quer dazu (Z-Richtung). Jedenfalls führt das breitere Schallfeld in der Z-Richtung zu den Schichtdickenartefakten, z. B. zur nichtechofreien Abbildung kleiner Zysten. Vielfach werden daher die Arrays in der Z-Ebene mittels Linsen oder durch eine konkave Oberfläche auf einen bestimmten Bereich fokussiert (Abb. 2.7). Mit aufwändigeren mehrzeiligen Arrays kann auch in dieser Ebene elektronisch ein schlankeres gleichmäßigeres Schallfeld erzielt werden.

### Kontrastauflösung

Die für die Erkennung von Veränderungen im Gewebe und von Tumorgewebe in einem parenchymatösen Organ erforderliche Kontrastauflösung ist

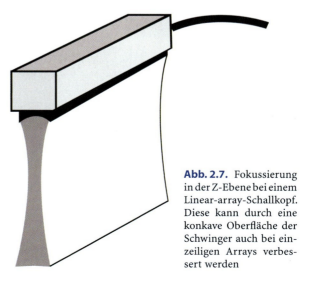

**Abb. 2.7.** Fokussierung in der Z-Ebene bei einem Linear-array-Schallkopf. Diese kann durch eine konkave Oberfläche der Schwinger auch bei einzeiligen Arrays verbessert werden

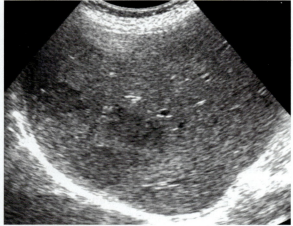

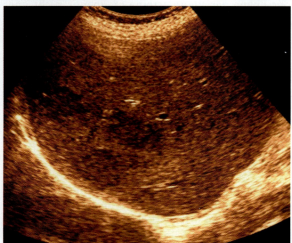

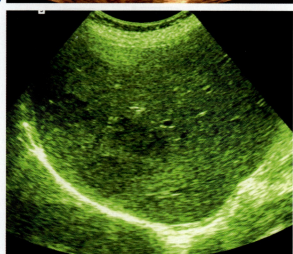

eine komplexe Eigenschaft des jeweiligen Ultra-schallsystems. Neben der allgemeinen Qualität des Ultraschallgerätes, der Qualität (Gleichmäßigkeit) der Schallfelder, mit denen das Bild erzeugt wird, und der Unterdrückung der so genannten Neben-keulen spielen hier die Einstellung des Gerätes und des Monitors eine Rolle. Zur Erkennung geringer Unterschiede der Echostruktur muss die Beleuch-tung des Raumes angepasst sein (nicht zu hell!) und die Geräteeinstellung an den jeweiligen Untersucher adaptiert sein. Bei vielen Geräten besteht daher die Möglichkeit, individuelle Einstellungen zu spei-chern und wieder aufzurufen.

Daneben gibt es immer wieder Versuche, die an sich gute Grauabstufung der Signale, die z. T. die Leistungsfähigkeit des menschlichen Auges mit maximal 60 Graustufen durchaus übersteigt, durch Änderung der Kennlinien, Umsetzung in Farben, Filter usw. besser auszunutzen, d. h. der Leistungs-fähigkeit des menschlichen Auges besser anzupas-sen. Ein Beispiel ist das *Tageslichtverfahren*: Durch rechnergestützte Anhebung der Helligkeit, des Kon-trasts und Kolorierung des originalen B-Bildes soll die Betrachtung der Ultraschallbilder bei Tageslicht und mittels der empfindlicheren Zäpfchen ermög-licht werden. Im Sinne einer „sehphysiologischen Adaptation" der vielen Informationen im Ultra-schallbild soll z. B. die Erkennung geringer Kontra-stunterschiede (Tumorerkennung) verbessert wer-den (Abb. 2.8 a-c).

### Qualitätsverbesserung durch technische Weiterentwicklungen

Voraussetzung für eine weitere Verbesserung der Qualität des Ultraschallbildes ist die immer prä-zisere, detailliertere und zugleich schnellere Erfas-sung der Daten. Das heißt, das analoge Signal eines Echos im Gewebe muss möglichst genau hinsicht-lich seinen Eigenschaften (Phase und Amplitude) erfasst werden. Damit wird eine immer präzisere

**Abb. 2.8 a-c.** Verbesserung des Bildkontrasts (Lebermetasta-sen) durch Umsetzung der Grauwerte in Farbe (Tageslichtbe-trachtung möglich!).

Umwandlung in digitale Daten, und zwar Real time, möglich. Diese bilden die Grundlage für die weiteren Signalverarbeitung zu einem hochwertigen und kontrastreichen Bild ohne Verminderung der Bildrate. Dazu ist die Entwicklung miniaturisierter elektronischer Bausteine und aufwändiger digitaler Algorithmen erforderlich.

So war zunächst die Fokussierung auf eine längere Strecke nur dadurch möglich, dass zuerst ein auf die Nähe fokussierter Puls und anschließend ein zweiter und evtl. dritter Puls auf entferntere Foci ausgesandt wurden. Zwischenzeitlich müssen die jeweils erzeugten Echos empfangen werden. So wird jede Zeile zwei- oder mehrfach abgetastet, was die Bildfrequenz zwangsläufig absenkt (konventionelle Sendefokussierung).

Mit der heutigen Technik ist eine parallele Verarbeitung der Signale durch unterschiedliche Programmierung der Verzögerungselemente bei Empfang der Echos eines einzigen komplexen Pulses möglich (Abb. 2.9 a,b), sodass trotz hoher Bildzeilendichte die Bildfrequenz nicht gesenkt werden muss.

In Form der „*synthetischen Apertur*" wird die Technik mit 2 getrennt gesendeten Pulsen weiterhin auf der Empfängerseite mit dem Ziel einer verbesserten lateralen Auflösung in der Tiefe eingesetzt. Die Echos des ersten Pulses werden von einer Hälfte der geteilten Empfangsapertur zwischengespeichert und dann mit den Echos des zweiten Pulses, die die andere Hälfte der Empfangsapertur aufnimmt, zu einer Bildzeile summiert.

Eine andere Möglichkeit, die Qualität in größerer Distanz zu verbessern, ist die Pulskompression und -modulation. Die so veränderten Pulse enthalten mehr Energie, sodass höhere Frequenzen eingesetzt werden können.

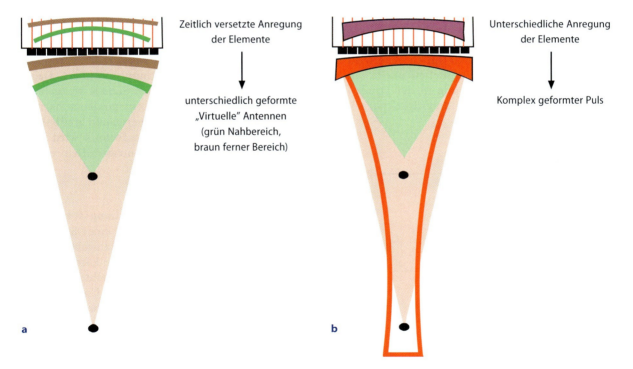

Zeitlich versetzte Anregung der Elemente

unterschiedlich geformte „Virtuelle" Antennen (grün Nahbereich, braun ferner Bereich)

Unterschiedliche Anregung der Elemente

Komplex geformter Puls

a

b

**Abb. 2.9 a,b.** „Beam-forming". **a** Abtastung des nahen Bereiches durch einen auf die Nähe fokussierten Puls (*grün*) und der ferneren Bereiche durch einen zweiten für diese Region fokussierten Puls. Die Form der Pulse wird durch eine Verzögerung der Erregung der zentralen Kristalle gewonnen. Auf diese Weise werden die jeweiligen Reflektoren gleichphasig erreicht. **b** Bei modernen Geräten werden zu dieser „Verschlankung" des Ultraschallstrahls nicht mehr 2 hintereinander ausgesandte Pulse benötigt (was eine Verminderung der Bildfrequenz verursacht), sondern ein komplexer Puls enthält die Eigenschaften insgesamt

Viele dieser Techniken wurden aus der Radartechnik übernommen. Der Krieg (oder besser seine Vermeidung) ist der Vater vieler Entwicklungen. Die von den verschiedenen Firmen für diese neuen Technologien eingeführten Bezeichnungen sind oft eindrucksvoll, aber nicht leicht verständlich. Bei der Auswahl eines Gerätes sollte man sich daher weniger von der Technologie und deren Bezeichnung als von der Qualität des Bildes beeindrucken lassen. Immerhin besitzen die Geräte häufig einen bedienungsfreundlichen Knopf "Bildoptimierung", der eine Bildverbesserung hinsichtlich Helligkeit und Kontrast auf der Basis eines Vergleichs mit einem Gewebemodell und einem Rauschmodell veranlasst. Das Signal-zu-Rausch-Verhältnis (s. Abschn. 2.5) wird auf diese Weise ebenso wie der Kontrast verbessert.

Die wichtigsten und für den Anwender auch sichtbaren Entwicklungen sind wohl die Einführung des "tissue harmonic imaging" (THI) und die Kontrastmittel (s. unten), die spektakulärste ist die 3D-Technik.

### Tissue harmonic imaging

Infolge nichtlinearer Effekte im Gewebe wird das hochfrequente Ultraschallsignal einerseits verzerrt (infolge einer Beschleunigung in der Druck- und einer Verlangsamung in der Unterdruckphase), und andererseits erhält es auf seinem Weg kontinuierlich harmonische Anteile (zwei- und mehrfache Frequenzanteile). Diese höheren Frequenzen entstehen also erst im Gewebe und legen daher einen kürzeren Weg zurück als das ursprünglich ausgesandte Signal. Somit sind höher frequente Signale aus größerer Tiefe zu erhalten. Weiterhin sind die Seitenkeulen, die den Kontrast negativ beeinflussen, schwächer. Zudem passieren diese harmonischen Signale nur auf dem Rückweg die kritischen Bauchdecken, und sie werden generell weniger von Störungen bei schlechten Untersuchungsbedingungen beeinflusst. (Die überwiegende Zahl der Abbildungen des speziellen Teils ist mit dieser Technik hergestellt.)

Die Trennung der harmonischen von den fundamentalen Signalen erfolgt durch einen Bandpassfilter. Dies bringt Nachteile mit sich, da ein schmalbandiger Sendeimpuls notwendig wird mit den Eigenschaften einer geringeren axialen Auflösung und schlechteren Kontrastauflösung. Eine andere Möglichkeit bietet die *Phasen-Inversions-Technik*.

Hierbei werden 2 Pulse ausgesandt mit gleicher Form, aber um 180° versetzter Phase. Beim Empfang werden die Echos beider Impulse addiert. Dabei heben sich die fundamentalen Signale weitgehend auf, während die im Gewebe entstandenen harmonischen Signale sich aufsummieren und breitbandig genutzt werden können. Diese Technik wird auch zur Signalverarbeitung bei Kontrastmitteln eingesetzt (Abb. 2.10).

### 3D- und 4D-Technik

Voraussetzung für eine 3D-Darstellung ist zunächst eine schnelle Datensammlung mit einer Bewegung des Ultraschallwandlers quer zur Scanrichtung über den darzustellenden Bereich. Diese kann mit der Hand ausgeführt werden mit dem Nachteil von geometrischen Verzerrungen. Oder die Untersuchung kann automatisch, d. h. mittels Motoren, erfolgen mit dem Nachteil des höheren Aufwands.

Das Informationsvolumen kann heute so schnell berechnet werden, dass Bewegungen nicht mehr stören, sondern direkt dargestellt werden können. Die zeitliche Dimension führt zu der Bezeichnung 4D-Technik (3D + real time) (Abb. 2.11).

Das dreidimensionale Volumen der untersuchten Region kann verschieden dargestellt wer-

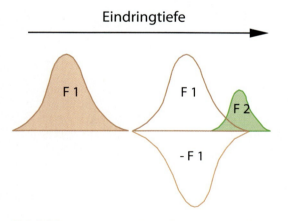

**Eindringtiefe**

F 1

F 1

F 2

- F 1

**Abb. 2.10.** Schematische Darstellung der Puls-Inversions-Technik. Ein Puls (*F 1*) regt bei der Passage des Gewebes harmonische Frequenzen an. Durch Aussenden eines zweiten „negativen" Pulses (—*F 1*) ist es möglich, die fundamentalen Anteile beim Empfang zu subtrahieren und nur die Echos der doppelten harmonischen Frequenz (*F 2*) auszuwerten

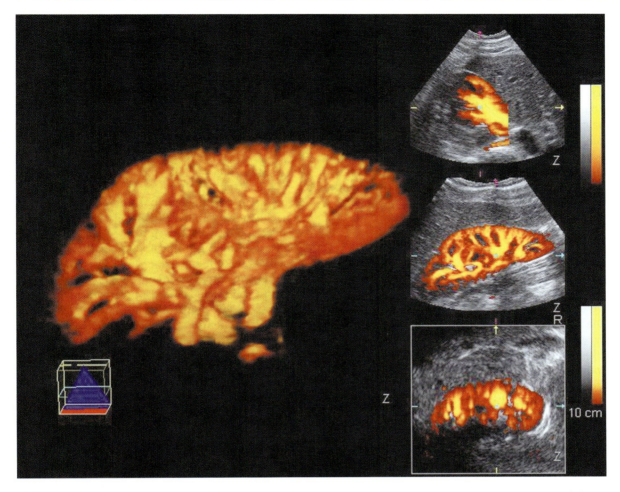

**Abb. 2.11.** 3D-Darstellung der Nierengefäße (Power-Doppler). Aus den Daten lassen sich zusätzlich Bilder in jeder beliebigen Schnittebene darstellen

den, vergleichbar den anderen Bildgebungsverfahren. Eine Darstellung der Oberflächen wird vor allem in der Geburtshilfe, und nicht nur aus medizinischen Gründen, eingesetzt. Weiterhin ist eine transparente Darstellung der untersuchten Region möglich oder die Auswahl einer beliebigen Schnittebene aus dem eingescannten Kubus. Letzteres kann sinnvoll sein zur Darstellung einer Struktur, die mit einer normalen zweidimensionalen Untersuchung nicht ideal abzubilden ist, z. B. ein Gefäß oder ein Gangsystem. Weiterhin sind Volumenberechnungen, etwa zur Therapieplanung möglich.

### Panoramascan

Ein weiteres komplexes Bildverarbeitungsverfahren eröffnet die Möglichkeit zur Abbildung größerer Körperabschnitte. Der Schallkopf wird dazu von Hand in Scanrichtung über die interessierende Körperregion, z. B. die Länge des gesamten Oberschenkels, geführt. Die in Real time und unter Beobachtung auf dem Monitor gewonnenen Bilder werden zu einem Übersichtsbild zusammengefügt. Der Zeitaufwand ist gering. Diese Bilder sind für Demonstrationen gut geeignet. Sie finden sich auch vielfach in diesem Buch (vgl. die Abbildungen zu Kap. 8).

### B-Flow

Der Blutfluss in den Gefäßen wird mit Hilfe eines Autokorrelationsverfahrens insofern sichtbar gemacht, als zwischen Echos von ortsfesten und von beweglichen Streuern unterschieden wird. Letztere können separat verstärkt werden. Sie werden als sich bewegende Echos dargestellt, enthalten aber keine echte Information über die Flussgeschwindigkeit oder das Strömungsprofil, da es sich nicht um ein Dopplerverfahren handelt. Andererseits lässt sich so die innere Oberfläche der Gefäßwände besonders deutlich darstellen.

## 2.3
## Dopplertechniken

Die Grundlage dieser Ultraschallverfahren ist die *Frequenzverschiebung*, die bei der Reflexion des Ultraschalls an einem sich relativ zum Ultraschallwandler bewegenden Reflektor bzw. Streuer entsteht. Das Prinzip, von Doppler 1842 anhand der Rotverschiebung von Sternen entdeckt, ist vor allem aus dem Straßenverkehr (Martinshorn, weniger schön: Radarfalle) geläufig. In der Diagnostik dient die Methode in erster Linie der Beurteilung des fließenden Blutes in den Gefäßen.

Das Ausmaß der Frequenzverschiebung, die so genannte *Dopplerfrequenz (Δf)* hängt ab von
- der Ultraschallfrequenz,
- der Geschwindigkeit der reflektierenden Grenzfläche (den Erythrozyten im Blutstrom) und
- dem Winkel, in dem der Ultraschallimpuls auf die Grenzfläche, also das Blutgefäß, trifft. Dieser wird häufig als Dopplerwinkel bezeichnet.

Es gilt die Formel:

$$\Delta f = 2f \times \frac{v}{c} \times \cos \alpha$$

(*f* bezeichnet die ausgesandte Frequenz, *v* die Geschwindigkeit des Blutflusses, *c* die Schallgeschwindigkeit im Gewebe, *α* den Dopplerwinkel. Der Faktor 2 erklärt sich aus der zweimaligen Fre-

quenzverschiebung, nämlich beim Auftreffen des Schallimpulses *und* beim Reflektieren des Echos).

Bei bekannter Ultraschallfrequenz (*f*), gemessener Dopplerfrequenz (*fd*) und bekanntem Dopplerwinkel sowie standardisierter Schallgeschwindigkeit ($c = 1540$ m/s) kann so die Geschwindigkeit der reflektierenden Grenzfläche, also vorwiegend des Blutflusses berechnet werden, entsprechend:

$$v = \frac{fd}{2f} \times \frac{c}{\cos \alpha}$$

Dabei kann das Ergebnis positiv oder negativ sein, je nachdem ob sich der Blutstrom auf den Wandler zu oder von ihm wegbewegt.

Zwei Bedingungen sind erkennbar, die in der Diagnostik eine Rolle spielen:

Bei einem Dopplerwinkel von 90° wird der cos α 0 und es kommt zu keiner Dopplerverschiebung. In der Praxis sollte der Winkel höchstens < 60° betragen, um brauchbare Ergebnisse zu erzielen: Bei einem konstanten Winkelfehler nimmt der Fehler bei der Berechnung der Geschwindigkeit mit zunehmend spitzerem Winkel immer weiter ab. Beispielsweise bewirkt bei einem Winkel < 60° ein Winkelfehler von 3° eine Fehlberechnung der Flussgeschwindigkeit von < 10%, was in der Praxis akzeptabel ist.

Weiterhin ist die Dopplerfrequenz bei gleichen Bedingungen um so höher, je höher die fundamentale Frequenz ist. Somit muss die Frequenz zur Untersuchung möglichst hoch gewählt werden. Dieser Anforderung steht aber beim gepulsten Doppler (s. unten) die Problematik des Aliasing entgegen.

Die Dopplerfrequenzen liegen bei den häufig eingesetzten Frequenzen zwischen 2 und 8 MHz und den typischen Geschwindigkeiten des Blutes in einer Größenordnung von < 20 MHz, sodass sie für den Untersucher direkt hörbar gemacht werden können.

Die vom Gerät empfangenen Signale werden mit Hilfe eines Phasendetektors demoduliert, d. h. die Dopplerfrequenzen werden von der fundamentalen Frequenz abgetrennt und dann hinsichtlich ihrer Häufigkeit analysiert. Mit Hilfe des Quadratur-Phasendetektors wird zusätzlich die Richtung der Verschiebung durch Vergleich mit einem Referenzsignal festgestellt.

In der Routinediagnostik werden vorwiegend Spektraldopplerverfahren und Farbdopplertechniken eingesetzt.

## 2.3.1
## Spektraldoppler

In einem Blutgefäß bewegen sich die Erythrozyten nicht absolut gleichförmig, sondern die Erythrozyten in der Mitte des Gefäßes haben eine höhere Geschwindigkeit als die am Rande. Die aus dem Gefäß gewonnenen Dopplersignale und die daraus berechneten Geschwindigkeiten weisen somit ein Spektrum unterschiedlicher Geschwindigkeiten auf, die unterschiedlich häufig vorkommen. Zu einem bestimmten Zeitpunkt wird dieses Spektrum abgebildet, indem z. B. die unterschiedlichen Geschwindigkeiten auf der Y-Achse aufgetragen werden und die unterschiedliche Häufigkeit der einzelnen vorkommenden Geschwindigkeiten helligkeitsmoduliert dargestellt wird. Diese spektrale Darstellung wird dann auf der X-Achse zeitlich fortlaufend abgebildet (Abb. 2.12).

Diese Spektralanalyse der Verteilung der Flussgeschwindigkeiten in einem Gefäß wird als Spektraldopplerverfahren bezeichnet. Sie wird nach dem mathematischen Verfahren der "fast Fourier transformation" (FFT) berechnet, benannt nach dem Mathematiker Fourier.

Zwei Verfahren werden eingesetzt, der CW- und der PW- Doppler:

Für den *CW-Doppler* („continuous wave") werden Ultraschallwandler mit 2 getrennten Kristallen eingesetzt. Ein Kristall sendet kontinuierlich, das andere empfängt kontinuierlich. Der Vorteil dieser Methode ist die Möglichkeit, auch sehr hohe Geschwindigkeiten zu analysieren. Der Nachteil ist, dass eine örtliche Zuordnung der Dopplersignale nicht möglich ist. Sie kann somit in erster Linie nur bei bekannter Lokalisation von oberflächennahen Gefäßen eingesetzt werden (Abb. 2.13).

Beim *PW-Doppler* („pulsed wave", synonym: direktionaler Doppler) werden wie beim B-Bild kurze Impulse in das Gewebe geschallt. Anschließend werden nur die Echos aus der gewünschten Distanz (Tiefe) registriert, indem nur für diese ein Zeittor („gate") geöffnet wird. Dieses wird unter Sicht im B-Bild für einen bestimmten Gefäßabschnitt eingestellt. Die Methode ist für die spektrale Analyse von

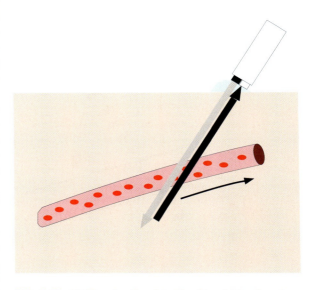

**Abb. 2.13.** CW-Doppler. Der Schallkopf hat 2 Wandler, einen für Dauerschall, einen für (dauernden) Empfang

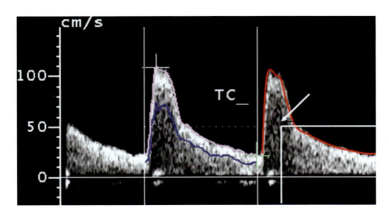

**Abb. 2.12.** Dopplerspektrum. Dargestellt ist das Spektrum einer Arterie mit niedrigem Widerstand (parenchymatöses Organ). Die *rote Linie* entspricht der $v_{max}$, die *blaue* der $v_{mode}$. Der *Pfeil* gibt symbolisch die $v_{mean}$, also die durchschnittliche Geschwindigkeit an

im B-Bild (oder Farbdoppler) dargestellten Gefäßen entwickelt worden (Duplexverfahren, Abb. 2.14).

Das Problem oder die Grenze dieses Verfahrens wird durch die Laufzeit der Ultraschallpulse im Gewebe verursacht. Ein Puls kann immer erst (wie beim B-Bild) ausgesandt werden, wenn die vom vorangehenden Puls erzeugten Echos aus dem gewünschten Messtor angekommen sind. Ihre Laufzeit (T) bestimmt das Zeitintervall zwischen 2 Pulsen, also die so genannte *Pulswiederholungsfrequenz (PRF)*. Besonders bei tief gelegenen Gefäßen und hohen Flussgeschwindigkeiten kommt es zum so genannten Aliasing. Dieses Problem ist aus Filmauf-

nahmen geläufig (scheinbare Rückwärtsbewegung eines Rades). Auch beim gepulsten Doppler werden eine Reihe von Einzelbildern zu einem „Film" über einen Bewegungsablauf zusammengesetzt.

Eine klare Zuordnung der Geschwindigkeiten ist nur bis zu einer oberen Grenze, die durch die PRF bestimmt wird, möglich. Sie beträgt nach beiden Richtungen ½ PRF (so genannte *Nyquist-Grenze*). Oberhalb dieser Grenze wird die Geschwindigkeit falsch zugeordnet, d. h. eine auf den Schallkopf gerichtete hohe Geschwindigkeit wird als niedrige vom Schallkopf wegfließende Bewegung abgebildet („alias" = Aliasing).

Durch Verschiebung der Basislinie („base line shift") kann die Grenze in einer Richtung unter Vernachlässigung der anderen Richtung erweitert werden bis zu 1 PRF. Eine andere Möglichkeit der Abhilfe ist die Wahl einer niedrigeren Frequenz, da (s. oben) dadurch die Dopplerfrequenzen bei gleicher Flussgeschwindigkeit niedriger sind (Abb. 2.15).

### Auswertung des Dopplerspektrums

Die Spektraldopplerverfahren ermöglichen die Beurteilung der Geschwindigkeit des Blutflusses und der Charakteristik. Dabei kann zunächst zwischen einem mehr kontinuierlichen langsamen Fluss in den Venen und dem teilweise schnelleren, jedenfalls pulsatilen Fluss in den Arterien unterschieden werden.

Bei den Arterien wird noch der Fluss bei hohem und bei niedrigem Widerstand unterschieden. Bei hohem Widerstand ist der systolische Anstieg rasch, gefolgt von einem schnellen Abfall und einem kur-

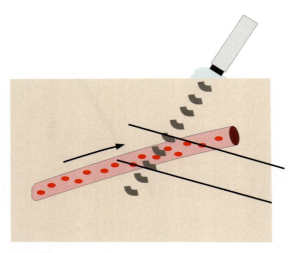

**Abb. 2.14.** PW-Doppler. Der Schallkopf sendet gepulsten Schall aus. In den Pausen zwischen den Pulsen werden die Echos aus einer definierten Tiefe empfangen und ausgewertet

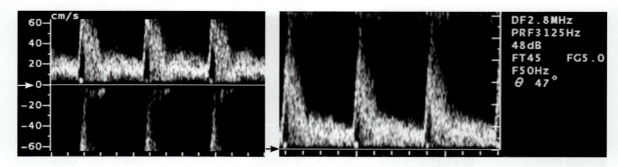

**Abb. 2.15.** Nyquist-Grenze und Aliasing: Im Bild *links* werden die systolischen Spitzengeschwindigkeiten falsch „reverse" dargestellt. Durch Verschieben der Basislinie unter Verzicht auf die Darstellung negativer Flüsse (hier nicht notwendig) kann das Aliasing ausgeglichen werden

zen Rückfluss sowie nach erneutem kurzen Vorwärtsfluss einem fehlenden Flusssignal. Dieses Flusssignal ist typisch für Arterien der Extremitäten in Ruhe, aber auch für die A. mesenterica superior beim nüchternen Menschen. Arterien, die parenchymatöse Organe permanent versorgen, zeigen das charakteristische Profil der Niedrigwiderstandgefäße, gekennzeichnet durch einen hohen diastolischen Fluss (vgl. Abb. 9.1, 9.3, 16.6 a). Dieses Flussprofil ist bei erhöhter Anforderung (Muskelarbeit, Verdauung) oder bei einer entzündlichen Hyperämie im Versorgungsgebiet von Hochwiderstandsarterien zu sehen (vgl. Abb. 14.14).

Eine Schwierigkeit in der Bewertung von Dopplersignalen ist, wie oben begründet, die Winkelabhängigkeit der Methode, was besonders bei abdominellen Gefäßen deutlich wird. Um dieses Problem zu umgehen, werden verschiedene Indizes gebildet. Diese sind, wenn sie nur aus Messungen in einem Gefäß errechnet werden, von einem eventuellen Winkelfehler unabhängig. Besonders gebräuchlich ist der einfache Resistenzindex (*RI*), der aus dem Spitzenwert ($v_{max}$) und dem Minimalwert ($v_{min}$) der Geschwindigkeit nach der Formel

$$ RI = \frac{v_{max} - v_{min}}{v_{max}} $$

gebildet wird. Verbreitet ist auch der Pulsatilitätsindex (*PI*), zu dessen Berechnung noch die über einen Herzzyklus gemittelte Durchschnittsgeschwindigkeit ($v_{avg}$) nach der Formel

$$ PI = \frac{v_{max} - v_{min}}{v_{avg}} $$

herangezogen wird.

Weitere komplexe Indizes sind in Kapitel 9 aufgelistet.

## 2.3.2
## Farbdoppler

Bei der *farbkodierten Duplexsonographie* (FKDS, synonym: „color flow mapping", CFM) werden im vom Untersucher eingestellten Fenster an vielen Messorten (Pixeln) die mittlere Geschwindigkeit und die Richtung vorhandener Bewegungen analysiert und farblich kodiert dargestellt. Besteht keine Dopplerverschiebung wird in dem Pixel der Grauwert des B-Bildes dargestellt.

Technisch wird dies meistens mittels Autokorrelation realisiert, d. h. die Signale eines Pulses entlang einer Farbzeile werden mit den Signalen eines zweiten Pulses verglichen. Die Phasenverschiebung des demodulierten Signals ist dabei ein Maß für die mittlere Geschwindigkeit und informiert auch über die Strömungsrichtung. Zur Verbesserung des Ergebnisses erfolgt die Abtastung mehrfach für jedes Pixel im Farbfenster. Die Zeilendichte wird niedriger gewählt als für ein B-Bild, um die Bildfolgefrequenz trotz mehrfacher Abtastung einer Zeile ausreichend hoch zu halten. Diese ist dennoch deutlich niedriger als bei einem B-Bild.

Eine Alternative ist das Laufzeitanalyseverfahren, das die Laufzeitunterschiede zwischen 2 aufeinanderfolgenden Signalen vergleicht. Die Differenz ist proportional der Geschwindigkeit. Die Methode ist technisch aufwändiger, aber auch genauer bezüglich der Ermittlung der mittleren Geschwindigkeit und bietet eine bessere laterale Auflösung.

Die *Powerdopplertechnik* (synonym: „angiomode", „transparent energy-mode", TEM) verzichtet auf die Richtungsinformation des Dopplersignals. Das in gleicher Weise gewonnene Signal wird hinsichtlich des Energiegehaltes aller Flussanteile, errechnet aus dem Quadrat der Amplitude des Dopplersignals, analysiert und entsprechend seiner Intensität unterschiedlich hell abgebildet. Infolge des Verzichts auf die Richtungsinformation entfällt das Problem des Aliasing, sodass sehr niedrige Pulsrepetitionsfrequenzen gewählt werden können. Damit werden auch sehr langsame Flussgeschwindigkeiten darstellbar, was sich z. B. in der Erkennung von Tumorgefäßen durchaus bewährt hat (Abb. 2.16).

### Einstellung der Farbdoppler – Bilder, Beurteilung

Die grundsätzlichen Probleme und Abhängigkeiten, die bei der Technik des gepulsten Dopplers skizziert wurden, Winkelabhängigkeit und Aliasing, bestehen auch beim Farbdoppler und müssen daher bei der Interpretation beachtet werden.

Es ist daher sinnvoll, die zu untersuchenden Gefäße in einem geeigneten Winkel darzustellen, da bei einem Winkel von 90° keine farbliche Dar-

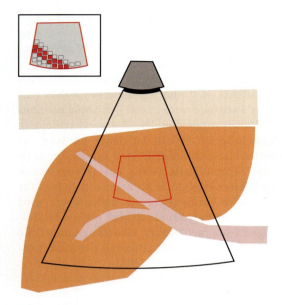

**Abb. 2.16.** Schematische Darstellung des Farbdopplerverfahrens: Im Farbfenster werden bewegte Echos registriert und farbig kodiert abgebildet. Fehlt eine Bewegung, erscheint das B-Bild

noch geeignet ist und dass die Bildfrequenz nicht zu stark abfällt. Insbesondere bestimmt der untere Rand des Farbfensters die benötigte Zeit zum Bildaufbau, da ja die Laufzeit bis zu diesem Punkt und zurück abgewartet werden muss, ehe der nächste Puls ausgesandt werden kann. Diese Distanz limitiert so die PRF und die Bildfrequenz.

In der Anfangseinstellung empfiehlt sich, eine relativ niedrigere Geschwindigkeit (17-24 cm/s), bzw. eine hohe PRF einzustellen, um auch langsamere Flüsse in den Venen zu erfassen. Bei Aliasing in den Arterien kann dann die PRF schrittweise der tatsächlichen Geschwindigkeit angepasst werden. Dabei kann die mittige Basislinie (s. Pulsdoppler) verschoben werden zur Anpassung höherer Flüsse in den Arterien und niedrigerer Flüsse in der begleitenden Vene (Abb. 2.18 a,b).

Die *Verstärkung* des Dopplersignals soll dabei so eingestellt werden, dass das Farbrauschen gerade unterdrückt oder bei der Vermutung fehlender Durchblutung gerade eben erkennbar wird (vgl. Abb. 14.24 b, 15.25). Zu hohe Verstärkung führt zu einem „Verschmieren" der Gefäßgrenzen (so genanntes „blooming", vgl. Abb. 2.25 b).

Bei fehlenden Flusssignalen in einem Gefäß muss stets die eingestellte Geschwindigkeit überprüft werden, bevor ein fehlender Fluss oder eine Thrombose angenommen wird. Dies gilt ebenso für vermutete turbulente Strömungen. Generell muss zusätzlich eine im B-Bild und Farbdoppler vermutete Stenose stets mit dem Spektraldoppler überprüft werden.

Die Kodierung der Farbsignale ist üblicherweise rot/blau (rot entspricht der Flussrichtung auf den

stellung des Blutstromes möglich ist und bei Winkeln > 70° die farbliche Füllung der Gefäße nicht so gut sein kann. Allerdings ist die Farbdarstellung bei modernen Geräten zunehmend weniger empfindlich bezüglich des Winkels. Bei der Darstellung mittels Powerdopplertechnik spielt dieses Problem ohnehin keine Rolle (Abb. 2.17).

Weiterhin soll das Farbfenster so klein sein, dass es für die Darstellung des untersuchten Gefäßes

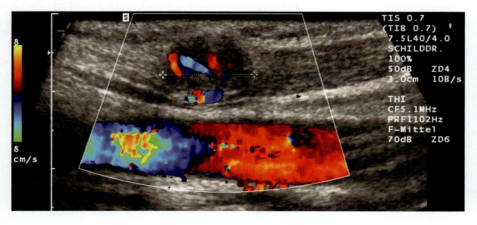

**Abb. 2.17.** Farbdoppler. Die Kodierung erfolgt in Abhängigkeit von der Flussrichtung bezogen auf die Schallquelle. In diesem Beispiel strömt das Blut in der A. carotis communis von rechts nach links und teilweise auf den Schallkopf zu, teilweise von ihm weg. Dazwischen eine freie Grenze, da hier der Winkel 90° beträgt

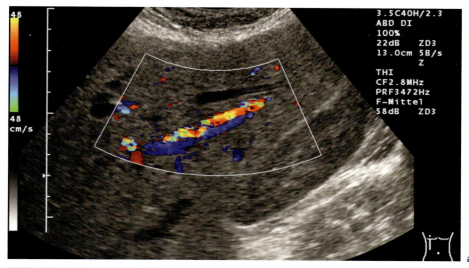

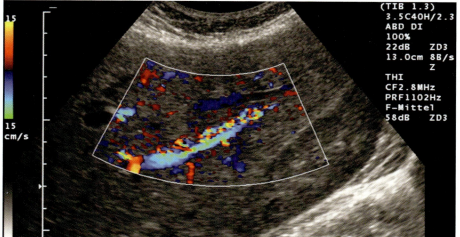

**Abb. 2.18 a,b.** Gefäße mit unterschiedlicher Flussgeschwindigkeit (Morbus Osler mit arteriovenöser Fistel in der Leber). Die „bunte" Darstellung des Flusses im Bild **b** ist keine Turbulenz, sondern Aliasing, wie Bild **a** bei höherer Einstellung beweist. Umgekehrt kann der langsame Fluss in dem vorne gelegenen Pfortaderast nur bei Einstellung **b** dargestellt werden

Schallkopf zu) und kann vom Untersucher umgepolt werden. Dabei wird häufig eine Bildeinstellung versucht, bei der der arterielle Fluss rot dargestellt wird.

Betrachtet man die Spektraldopplerkurve des Flusses in einem arteriellen Gefäß, so wird klar, dass die farbkodierten Flusssignale in der Systole intensiv und in der Diastole schwächer und evtl. sogar gegenläufig sind. Mittels *Persistenz* kann versucht werden, die Spitzenssignale (der Systole) zeitlich verlängert darzustellen, um den Bildeindruck bei kleinen Gefäßen und langsamem Fluss zu verbessern, allerdings unter Verwischung des zeitlichen Ablaufs.

Der *Wandfilter* unterdrückt Farbsignale infolge der (langsamen) Bewegung der Gefäßwände und des Gewebes. Er sollte nicht zu hoch eingestellt werden, um langsame Flüsse nicht zu unterdrücken. Zusätzlich sind Gewebeartefakte in der Umgebung von Stenosen durchaus diagnostisch verwertbar (Vibrationsartefakt). Bei Untersuchung von Venen wird eine Einstellung auf etwa 50–100 Hz, bei Arterien bis 200 Hz empfohlen.

In Organen, auf die die Pulsation des Herzens übertragen wird (z. B. zwerchfellnahe Abschnitte der Leber), dient er der Unterdrückung des so genannten „flashs". Er muss dann relativ hoch eingestellt werden, was die Untersuchung kleiner Gefäße in diesen Regionen erheblich behindert (vgl. Abb. 2.25d).

Generell gelten auch für die farbkodierten Bildelemente die Vorteile hoher Frequenzen (Auflösung) und deren Limitationen (Eindringtiefe). Zusätzlich ermöglicht die von der Frequenz des B-Bildes unabhängige Veränderung der Frequenz für den Farbdoppler eine Beeinflussung der Dopplerfrequenzen (s. oben) und ist damit eine Möglichkeit, Aliasing zu vermeiden (vgl. Abb. 2.15).

Moderne Geräte bieten Voreinstellungen („low flow" – „high flow" oder bezogen auf die zu untersuchende Region, z. B. Extremitäten usw.) und vereinfachen so die korrekte Bedienung erheblich.

Das farbkodierte Bild ermöglicht zunächst eine bessere Erkennung von Gefäßen als das B-Bild. Zusätzlich kann der Fluss in den Gefäßen einschließlich seiner Richtung nachgewiesen oder ausgeschlossen werden. Die Kodierung der Farbe entsprechend der Geschwindigkeit als mehr oder weniger hell ist dagegen nur ein sehr grober Anhalt. Das gilt auch für die *Varianz* als Anhalt für die Bandbreite der im jeweiligen „gate" gefundenen Geschwindigkeiten. Diese wird bei machen Geräten durch Beimischung einer weiteren Farbe (grün) angezeigt. Grundsätzlich ist für eine mehr quantitative Bewertung des Blutflusses die ergänzende Untersuchung mit dem Spektraldoppler (Triplex) notwendig.

So sind *Stenosen* eines Gefäßes oft schon im B-Bild zu erkennen. Bei der zusätzlichen Farbdoppleruntersuchung sind dann in der Stenose eine Flussbeschleunigung an der helleren Farbe und vor allem eine turbulente Strömung, die in den poststenotischen Bereich reicht, zu sehen. Eine quantitative Einschätzung des Stenosegrades ist aber nur mittels Spektraldoppler aufgrund der Messung der Geschwindigkeit vor ($v1$) und in der Stenose ($v2$) möglich (vgl. Abb. 15.20, 15.21). Aufgrund der Konstanz des Volumenflusses (Kontinuitätsgesetz) gilt die Beziehung:

$$ST = 100 \times (1 - v1/v2).$$

(*ST* Stenosegrad in %).

Bei einer Geschwindigkeit von 50 cm/s prästenotisch und 200 cm/s in der Stenose errechnet sich so ein Stenosegrad von 75%. Voraussetzung für die Berechnung sind eine genaue Einstellung des Winkels und kein abzweigendes Gefäß im unmittelbaren Bereich der Stenose.

Der Powerdoppler ist empfindlicher für die Beurteilung langsamer Flüsse in kleinen Gefäßen. Er wird daher gerne für die Erkennung der Durchblutung von Geweben und Tumoren eingesetzt (vgl. Abb. 16.5). Informationen über Flussrichtung und Flussgeschwindigkeit müssen, soweit gewünscht, zusätzlich mittels Spektraldoppler gewonnen werden.

## 2.4
## Kontrastmittel

Kontrastmittel wurden in die Ultraschalldiagnostik relativ spät eingeführt, obwohl der Wunsch unter den Anwendern schon lange bestanden hatte. Einerseits wurde die Notwendigkeit bzw. der Nutzen von Kontrastmitteln bei verschiedenen Fragestellungen bald erkannt, beispielsweise in der Echokardiographie zur Erkennung von Kurzschlüssen, in der Angiologie zur Verbesserung der nativ schwachen Signale aus den Gefäßen oder in der Geburtshilfe zur Darstellung der Tuben. Andererseits war aus dem erheblichen Nutzen von Kontrastmitteln bei anderen bildgebenden Verfahren schon deduktiv eine Verbesserung auch in der Ultraschalldiagnostik zu erwarten.

Dem entsprechend wurden gerade in der Echokardiographie schon früh Versuche mit Kontrastmitteln unternommen, wobei physiologische Kochsalzlösung, vor Applikation geschüttelt, das einfachste Kontrastmittel darstellte.

Inzwischen wurden Kontrastmitteln in Form von Mikrobläschen entwickelt. Die zunächst in der Echokardiographie eingesetzten Präparate, die nicht kapillargängig waren, könnten als Kontrastmittel der ersten Generation bezeichnet werden. Später wurden kapillargängige Kontrastmittel entwickelt, die die Lunge passieren konnten und damit bei venöser Applikation für die Diagnostik der Organe im großen Kreislauf einsetzbar waren. Sie könnten entsprechend als Kontrastmittel der zweiten Generation benannt werden.

Üblicherweise werden aber die kapillargängigen Kontrastmittel, die ein schlecht diffundierendes Gas enthalten und in eine relativ stabile Hülle eingekapselt sind, als Kontrastmittel der zweiten Generation bezeichnet.

Die Idee war zunächst, auf diese Weise stärkere Signale aus den Gefäßen zu erhalten, also Mikrobläschen einzusetzen, die ein starkes Streusignal (Echo) geben, wenn sie von einem Ultraschallpuls getroffen werden. Da diese Partikel aber in der Größenordnung von Erythrozyten sein müssen, um intravasal eingesetzt werden zu können, kommen nur Mikrobläschen (2–10 µm), die ein Gas enthalten, aus physikalischen Gründen in Betracht. Dabei gelingt es zunächst, mit solchen Mikrobläschen um bis zu 30 db (also um den Faktor 1000!) stärkere Signale aus den Blutgefäßen zu erhalten. Es handelt sich also um in den Gefäßen verbleibende Kontrastmittel. Daher wurde auch vielfach die Bezeichnung „Signalverstärker" vorgeschlagen. Dabei wird allerdings kein vorhandenes Signal verstärkt, sondern ein starkes Signal erzeugt.

Die weitere Forschung hat gezeigt, dass die Mikrobläschen bei erhöhtem Schalldruck ein zunehmend nichtlineares Verhalten zeigen. Sie werden zunächst zur Oszillation angeregt und senden dabei harmonische Signale aus. Bei hohem Schalldruck können sie zerstört werden und senden dabei ein sehr starkes und sehr kurzes Signal aus, was als *stimulierte akustische Emission (SAE)* bezeichnet wird.

Aufgrund dieses nichtlinearen Verhaltens der Mikrobläschen wurden Techniken entwickelt, die z. B. der des THI entsprechen (s. oben). Das Ziel ist die Darstellung der Signale des Kontrastmittels und die Unterdrückung der übrigen Echos. Unterschieden werden dabei außerdem so genannte „Low-MI-Techniken", bei denen die Mikrobläschen nicht zerstört werden und eine möglichst lange Untersuchungszeit resultiert, von Techniken mit höherem MI. Bei höherem MI sind die Unterschiede zwischen Gewebe- und Kontrastmittelsignalen geringer und die Lebensdauer der Mikrobläschen ist kürzer. Schließlich wurde anfangs bei den mehr instabilen Kontrastmitteln eine Technik mit hohem MI praktiziert. Mit einem schnellen Schwenk des Schallkopfes, etwa über die Leber, wurden die Mikrobläschen zerstört. Sie sandten dabei ein starkes Signal

aus (SAE). Der abgespeicherte Schwenk wurde anschließend Bild für Bild betrachtet und hinsichtlich der homogenen oder inhomogenen Verteilung der Mikrobläschen vor der Zerstörung ausgewertet (Tumordiagnostik).

Voraussetzung für die Anwendung ist, dass für den Einsatz von Kontrastmitteln ein spezifisches Programm im Gerät installiert ist, und zwar unterschiedlich für jedes eingesetzte Kontrastmittel.

Der Einsatz der Kontrastmittel hat zweifellos neue Möglichkeiten für die Ultraschalldiagnostik eröffnet. Zunächst wurde die Beurteilbarkeit der Durchblutung deutlich verfeinert, also etwa die Erkennung von Durchblutungsstörungen und Organinfarkten. Die Möglichkeiten gehen über die ursprünglichen Ziele einer besseren Darstellung von kleinen Gefäßen und langsamen Flüssen hinaus. So eröffnet die Beurteilung des zeitlichen Ablaufs von Anflutung und Auswaschen eines Kontrastmittelbolus in einem Organ einen Informationsgewinn über physiologische und pathologische Abläufe. Diese Dynamik kann quantitativ gemessen werden, indem ein Messvolumen in dem interessierenden Organ festgelegt wird und zeitlich fortlaufend die Helligkeit der Pixel (als Maß für ihre Intensität) in dieser „region of interest" (ROI) registriert wird. Dieser Ablauf kann dann als Kurve zeitabhängig dargestellt werden.

Die Gefäßarchitektur von Tumoren kann genauer analysiert werden, was die differenzialdiagnostische Beurteilung und die Beurteilung eines Therapieeffektes ermöglicht.

Kontrastmittel verändern, d. h. verbessern weiterhin infolge unterschiedlicher Durchblutung den Kontrast zwischen verschiedenen Geweben, also zwischen Tumoren und dem Parenchym eines Organs. So können beispielsweise Metastasen in der Leber erkannt werden, die ohne Kontrastmittel nicht zu erkennen gewesen wären (vgl. Abb. 9.54). Damit erhält letztlich auch der Begriff „Kontrastmittel" wieder seine ursprüngliche Bedeutung.

Die weitere Forschung richtet sich schließlich auf die Entwicklung von Mikrobläschen, die, mit entsprechenden Oberflächenmarkern versehen, selektiv in bestimmte Zielstrukturen gelangen (Organe, Teilstrukturen, Zellverbände), was diagnostisch und auch therapeutisch genutzt werden kann.

*Sicherheitsaspekte*

Generell kann ein bildgebendes Verfahren bei der Anwendung eines intravasalen Kontrastmittels nicht mehr als absolut „nichtinvasiv" angesehen werden. Die lange Geschichte der Kontrastmittel in der Radiologie bestätigt diese Feststellung. Dementsprechend muss auch bei Kontrastmitteluntersuchungen in der Ultraschalldiagnostik der Sicherheitsaspekt beachtet werden.

Denkbar sind prinzipiell Überempfindlichkeitsreaktionen. Als spezielle Möglichkeit einer Schädigung wird die Möglichkeit der Ruptur kleinster Gefäße bei der Beschallung der Mikrobläschen diskutiert.

Beobachtet wurden seit Markteinführung vorwiegend harmlosere Reaktionen wie Hautrötungen, aber auch Blutdruckabfall und Bradykardie mit in einzelnen Fällen ernsten und fatalen Folgen (Infarkte, Todesfälle) in zeitlichem Zusammenhang mit der Kontrastmittelgabe.

Konsequenterweise soll daher das Kontrastmittel bei Patienten mit aktuellen Symptomen einer schweren koronaren Herzerkrankung oder einer kürzlichen Verschlechterung dieser Erkrankung nicht angewandt werden.

Generelle und standardisierte Empfehlungen zum Einsatz von Kontrastmitteln im Bereich der in diesem Buch behandelten Organe und Erkrankungen bestehen bisher nur im Hinblick auf Lebertumoren (s. Kap. 9). Gesicherte Anwendungen der

> **Empfehlungen der EFSUMB zur Sicherheit von Kontrastmitteln**
>
> Die Europäische Gesellschaft für Ultraschall in der Medizin (EFSUMB) empfiehlt in ihren Richtlinien (s. Anhang) aus mehr theoretischen Überlegungen, die Ultraschalluntersuchung mit Kontrastmitteln an Geweben mit hoher Empfindlichkeit gegenüber mikrovaskulären Schädigungen nicht durchzuführen. Genannt werden das Gehirn bei direktem Kontakt, das Auge und neugeborene Kinder. Weiterhin soll innerhalb 24 h vor einer Schockwellentherapie kein Kontrastmittel appliziert werden. Auf die regelmäßige Publikationen der Europäischen Gesellschaft und der Weltgesellschaft wird gerade in Zusammenhang mit den relativ neu eingeführten Kontrastmitteln ausdrücklich hingewiesen.

Kontrastmittel werden zunächst in erster Linie zur Erkennung von Durchblutungsstörungen gesehen, z. B. zur Erkennung von Infarkten oder von Gefäßabrissen bei Traumen.

Die Kontrastmittel können weiterhin extravasal eingesetzt werden, z. B. in den Tuben oder den Uretern.

## 2.5 Artefakte

Bildelemente, die keine reale Entsprechung im abgebildeten Objekt, also der untersuchten Region haben, werden als Artefakte bezeichnet.

Artefakte entstehen in erster Linie, weil die Bildkonstruktion auf Annahmen basiert, die tatsächlich nur näherungsweise stimmen. Diese Annahmen sind zunächst die gleichmäßige Schallgeschwindigkeit, mit der sich der Ultraschall geradlinig längs der Schallachse bewegt und die gleichmäßige Dämpfung im Gewebe, die über die gesamte Bildbreite einheitlich vom Gerät mittels Tiefenausgleich kompensiert werden kann. Weiterhin wird angenommen, dass der Ultraschallpuls keine nennenswerte Ausdehnung hat und dass der Wandler nur Echos registriert und auf der aktuellen Bildzeile abbildet, die auf der Schallachse entstanden sind. Abweichungen von diesen Annahmen führen zu objektbedingten (z. B. Wiederholungsartefakte) oder gerätebedingten Artefakten (z. B. Schallverstärkung).

Artefakte können die Bildqualität verschlechtern und so zu unbefriedigenden Ergebnissen oder zu falsch-negativen Diagnosen führen. Sie können auch die Erkennung bestimmter Veränderungen erleichtern (Steindiagnostik), aber auch falsch-positive Diagnosen verursachen.

Wichtige, häufig vorkommende Artefakte sollen im Folgenden kurz besprochen werden:

### 2.5.1 B-Bild-Artefakte

*Schallschatten*

Hinter Strukturen, die eine totale oder subtotale Schwächung des Ultraschalls durch Reflexion oder

Absorption verursachen, sind keine Echos zu erhalten. Diese im Bild schwarze Zone wird als *Schallschatten* bezeichnet. Er entsteht hinter Knochen, Verkalkungen, metallischen und nichtmetallischen Fremdkörpern und Luft bzw. Gas. Ist der Bereich völlig echofrei, wird der Schallschatten als komplett bezeichnet. Finden sich noch stark abgeschwächten Echos, so wird er als inkomplett bezeichnet. Ursache dafür sind z. B. Steine mit geringem Durchmesser, an denen ein Teil der Energie vorbei führt (vgl. Abb. 10.12), oder dünnes Knochengewebe, das keine vollständige Absorption verursacht. Bei einem *schmutzigen Schatten* handelt es sich um einen Schallschatten, der von weiteren Artefakten überlagert wird. Dieser doppelte Artefakt ist für Gasblasen charakteristisch.

Der Reflektor selbst verursacht einen starken (Eintritts-) Reflex. Bei glatter Oberfläche und schrägem Auftreffen kann der Reflex (das Echo) allerdings aus der aktuellen Schallebene reflektiert werden, sodass er dann nicht abgebildet wird und der Schatten scheinbar aus dem Nichts heraus entsteht.

Untersuchungstechnisch bedeutet der Schallschatten, dass aus der betroffenen Region keine Information zu gewinnen ist, es sei denn, das Hindernis ist zu „umgehen". Andererseits ist der hinter Steinen, Verkalkungen oder Fremdkörpern entstehende Schallschatten ein wichtiger diagnostischer und differenzialdiagnostischer Hinweis (Abb. 2.19 a-c).

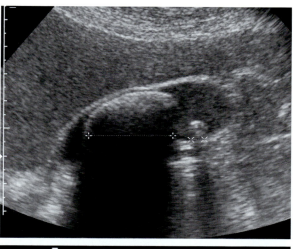

a

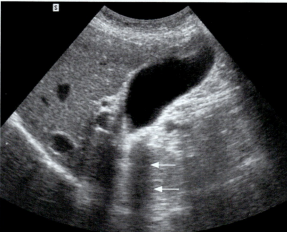

b

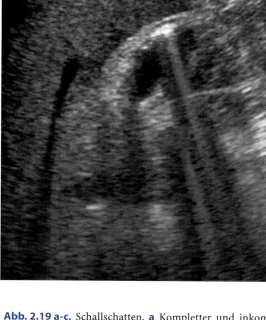

c

**Abb. 2.19 a-c.** Schallschatten. **a** Kompletter und inkompletter Schallschatten hinter unterschiedlich großen Steinen. **b** Schallschatten links als Seitenkantenartefakt an der glatten Gallenblasenwand zu interpretieren, während der 2. Schatten (→) auf einen Stein im Infundibulum weist. Im Fundus der Gallenblase weitere Artefakte: Mehrfachechos. **c** Schmutziger Schatten, da der Schallschatten hinter einer Luftblase in der Gallenblase durch einen zweiten Artefakt, einen Kometenschweifartefakt, überlagert ist

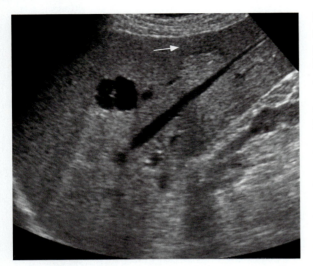

**Abb. 2.20.** Schallverstärkung hinter einer (septierten) Zyste, begleitet von einem nur sehr schwachen Seitenkantenartefakt. Eine zweite Zyste ventral ist nur an der Schallverstärkung zu erkennen, da sie selbst durch Wiederholungsechos verdeckt ist (→).

### (Distale) Schallverstärkung

Ist die Dämpfung in einem Bereich des Untersuchungsgebietes geringer als in der Umgebung, so wird der Bereich hinter diesem Abschnitt durch den Tiefenausgleich am Gerät relativ zu stark angehoben, d. h. die Echos werden zu stark abgebildet. Die Bezeichnung „Schallverstärkung" ist nicht ganz korrekt, da ja der Schall nicht verstärkt wird. Sie ist aber allgemein akzeptiert.

Die Schallverstärkung ist typischerweise hinter Flüssigkeit zu sehen, also hinter Zysten (Abb. 2.20). Der Artefakt ist aber differenzialdiagnostisch mit Vorsicht zu bewerten, da eine Schallverstärkung auch hinter soliden fokalen Läsionen, also Tumoren gesehen wird (vgl. Abb. 9.42 a).

### Randschatten (Tangentialartefakt)

Trifft der Ultraschallpuls tangential die Seite einer runden oder ovalen, glatt begrenzten Läsion, so wird diese schlecht oder nicht abgebildet, und dahinter entsteht ein schmaler Schallschatten. Die Ursache ist wohl eine Ablenkung des Schalls durch Brechung.

Dieser Artefakt ist typisch für glatt begrenzte Zysten und findet sich häufig zusammen mit der Schallverstärkung. Er ist auch hinter Tumoren mit außen glatter Kapsel zu sehen und gilt in der Diagnostik von Mammatumoren als Zeichen einer benignen Läsion, nicht aber bei einem HCC (vgl. Abb. 2.19 b, 2.20 sowie Abb. 10.23)

### Schichtdickenartefakt

Bei Zysten mit einem kleineren Durchmesser als der Durchmesser des Ultraschallstrahles werden feine Echos aus dem Rand der Läsion vom Gerät mittig in der Läsion abgebildet und täuschen so Binnenechos vor (Abb. 2.21). Der Artefakt wird vor allem infolge der schlechteren lateralen Auflösung in der Z-Richtung beobachtet.

Aus diesem Grund kann die Diagnose kleiner Zysten erschwert sein.

### Wiederholungsechos (Reverberationsartefakt)

Wiederholungsechos sind sehr komplexe Artefakte. Sie entstehen, wenn ein starker Reflektor, z. B. in den Bauchdecken, ein starkes Echo verursacht, das vom Schallkopf zunächst richtig registriert, aber auch teilweise wieder reflektiert wird. Es trifft dann erneut auf die reflektierende Schicht und wird ein weiteres Mal reflektiert.

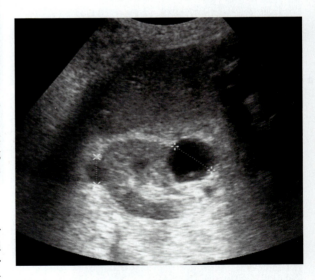

**Abb. 2.21.** Schichtdickenartefakt. Die kleinere (15 mm) der beiden Zysten erscheint nicht echofrei, da der Schallstrahl einen größeren Durchmesser hat als sie. Hinter den Zysten Schallverstärkung.

Nach doppelter Laufzeit trifft es am Schallkopf erneut ein. Das Gerät bildet es dann in doppelter Entfernung noch einmal ab. Dieses Phänomen kann sich mehrfach wiederholen, sodass die gleiche Struktur immer wieder und dabei immer schwächer abgebildet wird. Im Prinzip geschieht dies auch bei schwächeren Echos aus den oberen Schichten.

Schließlich kann die Wiederholung auch zwischen 2 oberflächennahen Schichten auftreten, wobei dann immer wieder auch ein transmittierter Anteil als Signal an den Wandler gelangt und als Echo falsch, d. h. zu tief abgebildet wird.

Die Wiederholungsechos verschlechtern das Bild vor allem oberflächennah. Die Echos werden besonders in echofreien Bezirken sichtbar, also in Zysten. Sie können, da sie vorwiegend in den Bauchdecken entstehen, leicht als Artefakte identifiziert werden, indem die fragliche Zyste bei der Atmung beobachtet wird. Sie verschiebt sich mit der Atmung, während die Mehrfachechos aus den Bauchdecken ihre Position nicht verändern (Abb. 2.22 a-d).

### Spiegelartefakt

Der Spiegelartefakt ist ebenfalls ein Mehrfacheecho, das an einem tiefer liegenden starken Reflektor, z. B. der Lungenoberfläche hinter der Leber, entsteht. Der von ihm zur Seite reflektierte Puls erzeugt Echos, die auf dem gleichen Weg zum Wandler zurückkommen und im Bild fälschlich in gerader Linie hinter dem Reflektor abgebildet werden.

Diese Artefakte führen zu einer Wiederholung der Echostruktur der Leber hinter dem Zwerchfell im Bereich der Lunge. So kann sogar ein Tumor, der in der Leber liegt, dort abgebildet werden. Bei Kenntnis dieses Phänomens ist eine Fehlinterpretation vermeidbar (vgl. Abb. 2.22 a-d).

### Kometenschweifartefakt („ring down")

Hinter Luftblasen, aber auch Fremdkörpern (Nadelspitze) und Kristallen entstehen helle Streifen, die aus vielen kurz hintereinander gelegenen Bildpunkten bestehen. Die Entstehung ist etwas umstritten. Möglicherweise handelt es sich ebenfalls um Wiederholungsechos zwischen sehr nahe beieinander liegenden Grenzflächen oder in den Objekten selbst. Aber auch die Anregung zu einer Schwingung dieser Objekte durch den auftreffenden Puls, die dann selbst ein kurzes Signal aussenden, wird diskutiert (Abb. 2.23).

Diagnostisch sind diese Artefakte sehr typisch für Luftblasen. Sie überlagern den durch diese verursachten Schallschatten (schmutziger Schatten). Weiterhin werden sie bei Cholesterose der Gallenblase beobachtet und bei der Kontrolle von Punktionsnadeln (vgl. Abb. 5.2 d, 10.25).

### Überreichweite

Bei besonders guter Schallleitung infolge geringer Dämpfung können Echos aus einem Bereich jenseits der eingestellten Bildtiefe zum Schallkopf zurückgelangen und eine Bildzeile zu spät und am falschen Ort abgebildet werden.

Diese Echos fallen in sonst echofreien Regionen (Blase, große Zysten) auf. Sie müssen evtl. durch einen anderen Schallweg eliminiert bzw. erkannt werden.

### Nebenkeulenartefakt

Treffen die seitlich abgehenden Nebenkeulen auf einen starken Reflektor oder Streuer, so können dessen Echos von der Seite auf den Wandler treffen. Sie werden dann aber fälschlich in Richtung der Hauptkeule, also des „normalen" Schallstrahls abgebildet. Es handelt sich um nicht real positionierte Bildelemente ähnlich wie bei der Überreichweite.

Diese Artefakte verfälschen das Bild. Sie werden bei modernen Geräten durch aufwändige Berechnungen unterdrückt.

### Geometrische Verzeichnung

Wie oben beschrieben, geschieht die Bildkonstruktion aufgrund der Annahme einer gleichmäßigen Schallgeschwindigkeit im Gewebe. Weicht die Geschwindigkeit in bestimmten Geweben erheblich ab, so führt das zu Verzeichnungen. Besonders sichtbar wird dies hinter Knorpelgewebe, etwa den Rippen. Wie in Abb. 2.24 dargestellt, erscheint der Eintrittsreflex an der Lungenoberfläche dadurch wellig.

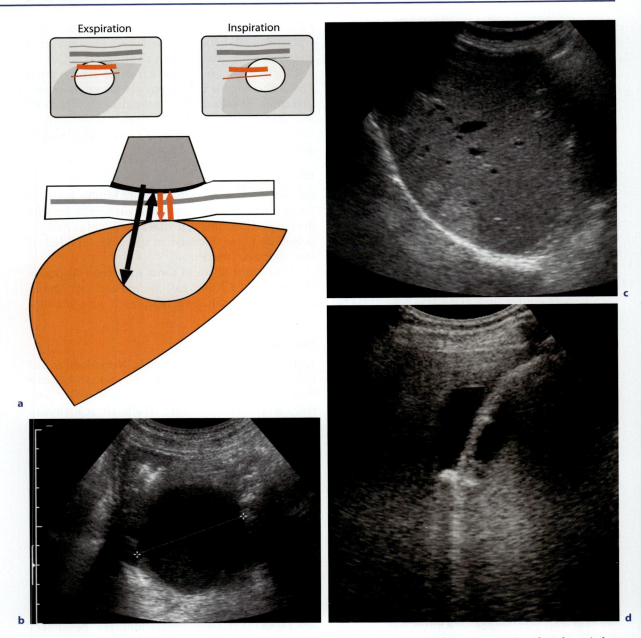

**Abb. 2.22. a** Wiederholungsechos entstehen durch eine Mehrfachreflexion an starken Reflektoren untereinander oder zwischen Grenzfläche und dem Wandler selbst. In letzterem Fall kann die Natur der Artefakte unter Beobachtung der Verschiebung der Leberzyste bei der Atmung erkannt werden. Da die Artefakte in den Bauchdecken entstehen bewegen sie sich bei der Atmung nicht. **b** Manchmal sind sie auch an der Form zu erkennen, wie allerdings nur teilweise in der Pankreaspseudozyste. **c** Spiegelung des Leberparenchyms samt Hämangiom am Zwerchfell. Sie entsteht durch Mehrfachreflexion zwischen Lebergewebe und Lungenoberfläche. **d** Scheinbare Verdopplung der Gallenblase nebst Stein infolge Mehrfachreflexion (Spiegelung) an Darmgas

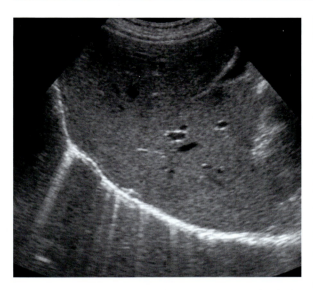

**Abb. 2.23.** Kometenschweifartefakte an der Lungenoberfläche hinter dem Zwerchfell (so genanntes Auroraphänomen)

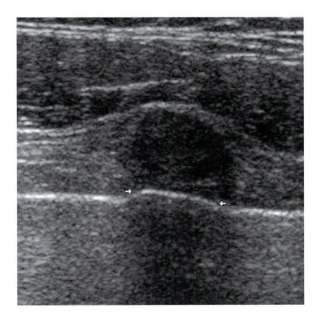

**Abb. 2.24.** Geometrische Verzerrung infolge hoher Schallgeschwindigkeit im Knorpelgewebe. Der Eingangsreflex der Lungenoberfläche erscheint unregelmäßig

## 2.5.2
## Dopplerartefakte

### Vibrationsartefakt

Besonders bei Stenosen führt der pulsatile Fluss zu Bewegungen im umgebenden Gewebe, die dann richtig als Farbpixels dargestellt werden.

Vibrationsartefakte weisen auf hochgradige Stenosen hin. Sie sind gegen das Farbrauschen bei zu hoher Verstärkung abzugrenzen (Abb. 2.25 a-d).

### Flash-Artefakt

Im Prinzip entspricht dieser Artefakt dem unter dem Vibrationseffekt beschriebenen Problem: Die Pulsation des Herzens wird auf angrenzende Gewebe übertragen und führt zur kurzzeitigen (in der Systole) intensiven Farbkodierung vieler oder aller Pixels im Dopplerfenster (Abb. 2.25d.

Diese können durch den Wandfilter (s. S. 23) reduziert werden. Dadurch wird aber die Untersuchung von Gefäßen mit langsamen Flüssen stark behindert.

### Twinkling-Artefakt

Unter bestimmten Umständen sind an Steinen, speziell Nierensteinen und fleckförmigen Verkalkungen, die im Dopplerfenster liegen, farbig kodierte Pixel mit irregulärem Muster zu sehen.

Diagnostisch kann dies zum Auffinden von kleinen Steinen in der nichtgestauten Niere genutzt werden. Eine Verwechslung mit einem Gefäß ist nicht möglich (vgl. Abb. 11.26, 16.28).

### Aliasing

Bei Geschwindigkeiten oberhalb der Nyquist-Grenze (s. S. 20) kommt es zu einer falschen Darstellung, d. h. schnelle Flüsse werden als langsame Flüsse in die Gegenrichtung abgebildet (vgl. Abb. 2.15).

### Blooming

Die Verstärkung der Farbsignale („color-gain") führt zu einer Verbreiterung der Farbsignale und dadurch zu einem „Verschmieren" der Gefäßgren-

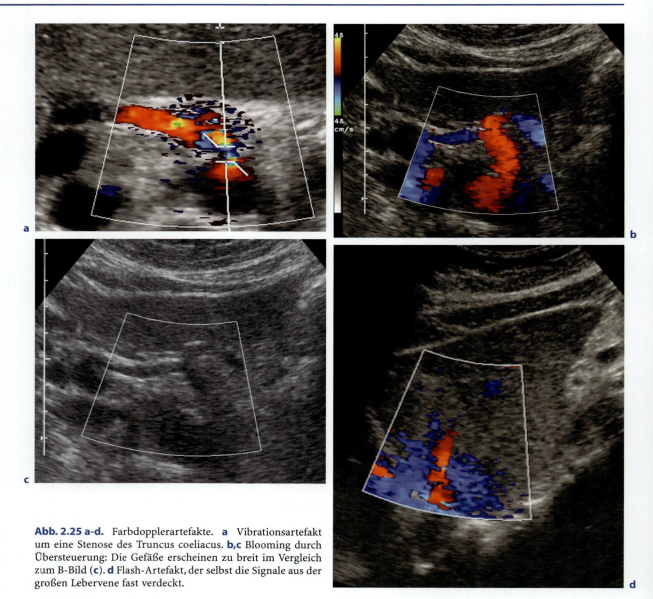

**Abb. 2.25 a-d.** Farbdopplerartefakte. **a** Vibrationsartefakt um eine Stenose des Truncus coeliacus. **b,c** Blooming durch Übersteuerung: Die Gefäße erscheinen zu breit im Vergleich zum B-Bild (**c**). **d** Flash-Artefakt, der selbst die Signale aus der großen Lebervene fast verdeckt.

zen. Die Gefäße erscheinen breiter, und die Gefäßwände sind nicht exakt dargestellt (Abb. 2.25 b).

**Änderung des Winkels**

Ändert sich der Einschallwinkel über 90° hinaus, so ändert sich auch das Vorzeichen der Dopplerfrequenz, d. h. ein Fluss auf die Schallquelle zu wird zu einem Fluss von der Schallquelle weg. Bei 90° ist kein Dopplersignal vorhanden, also keine Farbe im Gefäß zu sehen. Dies ist eine regelrechte Abbildung, sodass beim Farbumschlag in einem geradlinig verlaufenden Gefäß, bei dem der Schallkopf in der Mitte aufgesetzt ist (vgl. Abb. 2.17, 11.27) nicht von einem Artefakt gesprochen werden kann.

# Untersuchungstechnik

## (allgemeine Regeln, Tipps)

INHALT

## 3.1
## Anwendungsbereich

Prinzipiell sind alle Körperregionen einer Ultraschalluntersuchung zugänglich, die nicht hinter Knochen oder permanent lufthaltigem Geweben liegen. Die Oberfläche von Knochen (Frakturen, Osteolysen) und der Lunge (infiltrative Veränderungen) kann noch beurteilt werden. Auch können Untersuchungen durch dünne Knochen durchgeführt werden (Pädiatrie).

Insgesamt sind somit vorwiegend die Strukturen des Halses, der Thoraxwand und des Mediastinums (insbesondere das Herz), des Abdomens, Retroperitoneums und kleinen Beckens Gegenstand von Ultraschalluntersuchungen, weiterhin die Extremitäten (vorwiegend auf dem Gebiete der Angiologie, Neurologie und der Orthopädie) und die Haut selbst.

Schließlich können mittels der Endosonographie, also der Anwendung von in Hohlorganen eingeführten Ultraschallsonden, Hindernisse umgangen werden, wie z. B. die lufthaltige Lunge bei der Endosonographie des Ösophagus.

## 3.2
## Geräte

Moderne Ultraschallgeräte sind vielseitig anwendbar. Mit beispielsweise 2 Schallsonden (z. B. Curved array 2–5 MHz für Abdomen, Linear array >5 MHz für „small parts") lassen sich abgesehen von der Endosonographie gewöhnlich alle genannten Anwendungsbereiche der transkutanen B-scan-Ultraschalldiagnostik durchführen. Lediglich für – physikalisch gesehen – extreme Bedingungen sind zusätzliche Schallsonden notwendig, etwa für die sehr hohen Frequenzen bei dermatologischen oder ophthalmologischen Untersuchungen.

Für die angiologischen Untersuchungen müssen die Dopplertechniken integriert sein. Für Kontrastmitteluntersuchungen werden spezielle Programme (Software) benötigt.

Wesentlich ist die Auswahl des richtigen Schallkopfes für die jeweilige Untersuchung. Für größere Untersuchungsbereiche und der dann notwendigen größeren Eindringtiefe, also etwa am Abdomen, sind zunächst Wandler mit niedrigeren Frequenzen und größerer Bildbreite vorzuziehen, nach gegenwärtigem Stand der Technik ein Curved array. Ergänzend ist oft die gezielte Untersuchung mit einem so genannten „Small-part-Scanner" (höhere Frequenz, kleinerer Bildausschnitt, geringere Eindringtiefe) sinnvoll. Diese Schallköpfe sind von vornherein für die Untersuchung etwa der Schilddrüse oder des Skrotums notwendig.

Die B-Bild-Technik stellt bei den in diesem Buch behandelten Verfahren die Basis der Untersuchung insgesamt dar. Die zusätzliche Doppleruntersuchung wird , wenn nötig, in der Regel ergänzend und anschließend durchgeführt.

(Angaben zu den jeweiligen Organen im entsprechenden Abschnitt.)

## 3.3
### Geräteeinstellung

Die Einstellung ist bei den modernen Geräten trotz vieler verschiedener Möglichkeiten einfacher geworden. Zunächst ist bei der Ersteinstellung eine Standardeinstellung für jedes Untersuchungsgebiet in Zusammenarbeit mit dem Einweiser festzulegen; dies kann für jeden Benutzer individuell geschehen.

Ausgehend von diesen Standardeinstellungen sind bei jeder Untersuchung nur wenige Anpassungen notwendig. Zunächst ist der *MI* zu beachten, der möglichst niedrig eingestellt sein sollte (z. B. 0,6; s. S. 6).

Anschließend wird an den jeweiligen Patienten der *Tiefenausgleich*, also die tiefenabhängige Verstärkung der Echos am Gerät, angepasst. So soll ein gleichmäßiges Bild erreicht werden. Ist die notwendige Verstärkung der tiefen Abschnitte so hoch, dass das Verstärkerrauschen das Bild stört, ist die Ultraschallfrequenz zu hoch gewählt und sollte, wenn möglich, abgesenkt werden (Abb. 3.2 a,b). Eventuell ist noch durch Erhöhung des MI ein besseres Ergebnis zu erzielen.

Die Einstellung des Tiefenausgleichs soll im Abdomen gleichmäßig erfolgen. (Die Regler am Gerät, die unterschiedliche Einstellungen zulassen, sind für die Echokardiographie notwendig, Abb. 3.1 a,b). Vermieden werden sollten eine zu starke Anhebung der mittleren Abschnitte und eine zu geringe Verstärkung im Nahbereich (vgl. Abb. 9.36). Die heutigen Geräte lassen aber krasse Fehleinstellungen kaum mehr zu.

Weiterhin muss der *Bildschirmausschnitt (Tiefe)* stets an die aktuelle Untersuchungsregion angepasst werden, da sonst dorsale Abschnitte nicht mehr dargestellt werden oder umgekehrt der Untersuchungsbereich auf dem Bildschirm zu klein abgebildet wird.

Die Möglichkeit des Heranzoomens (*Zoom*) von Bildausschnitten ist wichtig zur Dokumentation. Sie sollte erst nach korrekter Einstellung des interessierenden Bereichs genutzt werden.

Schließlich ist darauf zu achten dass der *Fokus* stets auf die interessierende Region eingestellt wird, da dieser Bereich die beste Auflösung bietet.

Dienlich ist im Zweifelsfall der oft vorhandene Knopf *Bildoptimierung*, der seine Bezeichnung zu Recht trägt.

## 3.4
### Kopplungsmittel

Ein Kopplungsmittel ist erforderlich, um einen guten akustischen Kontakt zwischen Schallkopf und Haut herzustellen. Luftblasen zwischen Haut und Oberfläche des Wandlers führen zu Schallschatten (vgl. Abb. 10.44).

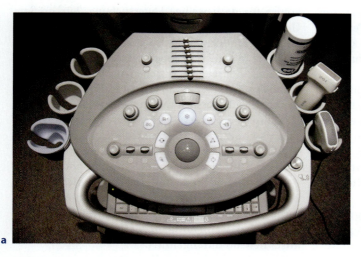
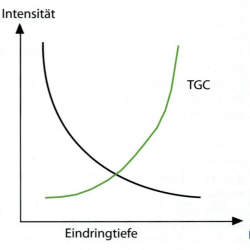

**Abb. 3.1 a,b.** Tiefenausgleich. **a** Gerät mit Schiebereglern. **b** Schema: Der (logarithmische) Abfall der Energie im Gewebe muss nach Empfang der Echos am Gerät tiefenabhängig ausgeglichen werden (TGC, vgl. Abb. 3.2 a,b)

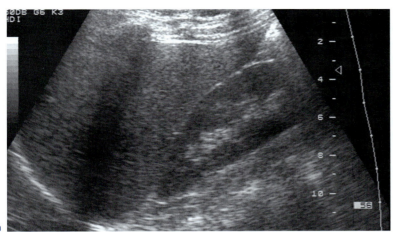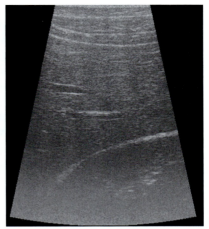

**Abb. 3.2 a,b.** Tiefenausgleich. **a** Korrekt eingestelltes Bild der Leber mit graphischer Darstellung des Tiefenausgleichs. **b** In diesem Fall ist die Untersuchungsfrequenz (7,5 MHz) zu hoch. Der hohe Energieverlust ist nicht auszugleichen. Unten im Bild wird das Verstärkerrauschen sichtbar

In der Regel werden kommerzielle Kontaktgele verwendet. In akustischer Hinsicht ist natürlich auch Wasser geeignet, das aber zu schnell abfließt. Für eine kurze Untersuchung, etwa bei einer Punktion, genügt aber durchaus ein Desinfektionsspray. Die Art der eingesetzten Sprays sollte vorsichtshalber mit dem Gerätehersteller abgesprochen werden, damit der Kunststoff des Schallkopfes nicht geschädigt wird.

## 3.5
## Vorbereitung

Im Allgemeinen ist eine Vorbereitung des Patienten nicht erforderlich. Die Untersuchung bestimmter Hohlorgane ist allerdings in gefülltem Zustand einfacher und sicherer, sodass etwa die Gallenblase (Fastenperiode) oder die Harnblase (Trinken) möglichst in vollem Zustand untersucht werden sollten.

Bei der Untersuchung des Abdomens stellen gasgefüllte Abschnitte des Magen-Darm-Trakts ein unangenehmes Hindernis dar. Daher werden Vorschläge diskutiert, wie dieses Hindernis minimiert werden kann. Ihr Wert ist allerdings nicht eindeutig erwiesen. Im Einzelnen wird empfohlen:

- 4–6 h Fasten (gut für Gallenblase und Magen, fraglich für den Darm),
- diätetische Regeln (Vermeiden blähender Speisen 2 Tage vor der Untersuchung),
- Bewegung vor der Untersuchung, z. B. Spaziergang (wenn möglich),
- Medikamente mit entblähender Wirkung.

> ### Schallkopfhygiene
>
> Der Schallkopf kommt bei der Untersuchung in direkten Kontakt zu der (gesunden) Haut des Patienten. Die Übertragung von Hautkeimen auf den nächsten Patienten ist somit möglich. Daher sind entsprechende hygienische Vorsichtsmaßnahmen erforderlich.
>
> Folgende Maßnahmen sind zu empfehlen:
>
> - Reinigung (Entfernung des restlichen Gels) und Wischdesinfektion nach jeder Untersuchung,
> - Desinfektion nach Untersuchung eines infektiösen Patienten,
> - Schutzhülle (Folie) bei Wunden, Hautkrankheiten und bei Untersuchung an kritischen Stellen (perineal),
> - eingehende Reinigung und Desinfektion am Ende des Untersuchungstages.
> - Dabei empfiehlt es sich, die Anwendung eines geeigneten Desinfektionsmittels mit dem Gerätehersteller bezüglich der Verträglichkeit seitens des Gerätes (Kunststoffe!) abzusprechen.

Eine Alternative stellt das Trinken von Flüssigkeit mit Zusatz eines Entschäumers vor der Untersuchung dar, unter Ausnutzung des dann kontrolliert gefüllten Magens als Schallfenster (z. B. zum Pankreas). Bewährte Möglichkeiten sind weiterhin die Untersuchung im Stehen und die kurzfristige Wiederholung der Untersuchung.

(Über spezielle Vorbereitung bei bestimmten Untersuchungen siehe die entsprechenden Kapitel.)

## 3.6
## Lagerung des Patienten

Für die Untersuchung der hier behandelten Fragestellungen liegt der Patient gewöhnlich auf dem Rücken. Eine Verbesserung des Ergebnisses wird nicht selten durch Umlagerung erzielt (z. B. distaler Gallengang bei nach links gedrehtem Patienten oder Niere in Bauchlage von dorsal; s. entsprechende Kapitel).

Geräteseitig ist eine bestimmte Lagerung des Patienten grundsätzlich nicht erforderlich, was im praktischen Betrieb zu wenig ausgenützt wird. So sind die Untersuchungsverhältnisse im Abdomen bei Untersuchung im Stehen manchmal besser. Die Untersuchung im Liegen und Stehen kann zusätzliche Informationen bringen (Gallenblase: Umlagerung von Steinen, Leber: Chamäleonphänomen, „Wanderniere" usw.). Für einen Patienten im Rollstuhl und für das Personal ist es oft einfacher und komfortabler, etwa den Hals in Sitzposition zu untersuchen, als den Patienten mit Aufwand auf die Untersuchungsliege umzulagern.

## 3.7
## Generelle Empfehlungen zur Durchführung der Untersuchung

Die Ultraschalluntersuchung wird stets als ausgesprochen „untersucherabhängige" Methode apostrophiert. Insofern soll die international in Zusammenarbeit mit der WHO aufgestellte Regel: „Die Ultraschalluntersuchung darf nur von ausgebildeten Untersuchern durchgeführt werden" hier doch einmal als an sich selbstverständliche Voraussetzung erwähnt werden.

In Folgendem werden 10 goldenen Regeln aufgestellt, die bei jeder Untersuchung beachtet werden sollten.

### Zehn Goldene Regeln

1. *Fragestellung und Anamnese müssen dem Untersucher bekannt sein.*
   Eine gezielte Fragestellung erbringt stets bessere Ergebnisse als das ungezielte so genannte Screening. Der Vorteil der Ultraschalldiagnostik ist, dass die Untersuchung vom behandelnden Arzt ausgeführt werden kann, der sowohl den Patienten kennt als auch Spezialist in dem betroffene Fachgebiet ist, was genutzt werden muss. Schließlich bietet die Untersuchung selbst die Gelegenheit, in Ruhe mit dem Patienten über sein Problem zu sprechen.

2. *Die Einstellungen des Gerätes sollen stets überprüft werden.*
   Dies gilt besonders in unklaren Situationen, da diese durch Fehleinstellung oder Artefakte verursacht sein können. So sollte z. B. bei einer Untersuchung im Abdomen stets zunächst an der Leber die korrekte Einstellung überprüft werden.

3. *Die Untersuchung soll stets systematisch durchgeführt werden.*
   Auch bei einem tastbaren Prozess oder einem bestimmten Schmerzpunkt ist es besser, die Untersuchung in der gewohnten systematischen Weise durchzuführen und nicht den Schallkopf zuerst im Bereich der vermuteten Störung aufzusetzen.

4. *Die Untersuchung soll stets an einer anatomisch klaren Stelle beginnen.*
   Im Abdomen beginnt man am besten mit der Untersuchung der Leber, die stets eindeutig zu identifizieren ist (und die Überprüfung der korrekten Einstellung s. unter 2. ermöglicht). Von dort aus geht man in die schwieriger zu beurteilenden Gebiete vor, etwa in die Pankreasregion oder den Mittelbauch.

5. *Die Bewegungen des Schallkopfes sollen stets langsam und systematisch erfolgen. Wenn sich der Patient bewegt, z. B. atmet, soll der Schallkopf nicht bewegt werden.*
   Die Schallköpfe können leicht in alle Richtun-

gen bewegt, gekippt (um die Quer- und Längsachse) und gedreht werden. Führt man diese Bewegungen zugleich und unkoordiniert aus, geht leicht die Orientierung verloren. Daher sollte vor allem der weniger erfahrene Untersucher stets nur *eine* kontrollierte Bewegung ausführen, also den Schallkopf in einer bestimmten Ebene (z. B. Längsschnitt) verschieben, in eine andere Ebene drehen, oder um die Längsachse oder die Querachse kippen (vgl. Abb. 9.1,2).

6. *Bekannte anatomische Strukturen zur Orientierung, normale Strukturen zum Vergleich nutzen.* Typische Beispiele sind die Orientierung an den Gefäßen und der Vergleich der einen Niere mit der anderen, des Leberparenchyms mit dem Parenchym der Nieren oder ein veränderter Abschnitt der Bauchwand mit einem gesunden.

7. *Jedes Organ und jeder Befund (Tumor!) muss in mindestens 2 Ebenen dargestellt werden.* Die Untersuchung in 2 Ebenen schützt vor dem Übersehen von Befunden (Nieren!). Bei Darstellung pathologischer Befunde schützt sie vor Fehlinterpretationen (s. Abb. 10.36).

8. *Stets bei unklaren Befunden an Artefakte denken.* Artefakte können pathologische Befunde verschleiern oder vortäuschen, was vor einer Diagnosestellung beachtet werden muss (vgl. Abb. 2.21).

9. *Während der Untersuchung gezielte Palpation zum Auffinden von Schmerzpunkten und zur Prüfung der Konsistenz von Organen.* Die gezielte Palpation dient z. B. zur Erkennung der Konsistenz der Leber, zur Erkennung von Zysten und zum Wegdrücken von Gas. Besonders geeignet ist die Palpation unter Sicht oder der Druck mit dem Schallkopf selbst, den echten Schmerzpunkt zu finden, da der Patient nicht realisiert, dass man den wahren Schmerzpunkt sucht.

10. *Die Untersuchung muss stets vollständig durchgeführt werden, auch wenn schon früh ein pathologischer Befund gesehen wird.* Die Gefahr, einen wichtigen Befund nicht zu erkennen besteht besonders dann, wenn man meint, den Grund der Beschwerden schon erkannt zu haben, z. B. wenn man bei Bauchschmerzen einen Gallenstein findet und dann den Tumor im Pankreas nicht mehr sucht ("impertinente Diagnose").

## 3.8 Dokumentation

Grundsätzlich ist zu empfehlen, jeden Ultraschallbefund schriftlich und bildlich zu dokumentieren. Dafür sprechen vorwiegend medizinische (Kontrolluntersuchungen) und forensische Gründe. In verschiedenen Situationen ist die Dokumentierung auch verbindlich vorgeschrieben, z. B. in Zusammenhang mit der Abrechnung.

Der schriftlichen Befundes soll folgende Punkte enthalten:
- Fragestellung/Indikation,
- Aufzählung der untersuchten Organe und Regionen,
- Beschreibung pathologischer Veränderungen,
- Diagnose bzw. Beurteilung.

Die Angabe der Fragestellung, evtl. mit Hinweisen auf die Indikation, sollte immer erfolgen. Sie ist vor allem bei Zuweisungen wichtig, d. h. wenn der untersuchende Arzt nicht der behandelnde Arzt ist.

Die Aufzählung der untersuchten Organe ist ebenfalls gegenüber dem zuweisenden Arzt wichtig, auch im internen Betrieb einer Klinik, damit nicht fälschlich angenommen wird, dass bestimmte Organe untersucht worden sind (beispielsweise bei der Fragestellung Gallenstein die Nieren).

Eine Beschreibung der pathologischen Befunde dient nicht zuletzt der eigenen Kontrolle im Hinblick auf die Vollständigkeit. Sie sollte verständlich sein, d. h. Fachausdrücke der Ultraschalldiagnostiker (z. B. echoreich, echoarm) sollten nur, wenn notwendig und dann korrekt angewandt werden.

Eine ausführliche Beschreibung normaler Befunde erscheint dagegen überflüssig. Ohnehin wird sie vielfach automatisiert über ein Befundungssystem erstellt.

Die abschließende Beurteilung muss für jeden Arzt verständlich sein, auch wenn er mit der Methode Ultraschall nicht vertraut ist.

Die Beurteilung soll eine Bewertung enthalten, also etwa die Sicherheit der getroffenen Diagnose klar machen (z. B. Pankreaskarzinom oder Verdacht auf Pankreaskarzinom, Differenzialdiagnose Pankreatitis), damit sie von dem behandelnden Kollegen auch richtig eingestuft werden kann.

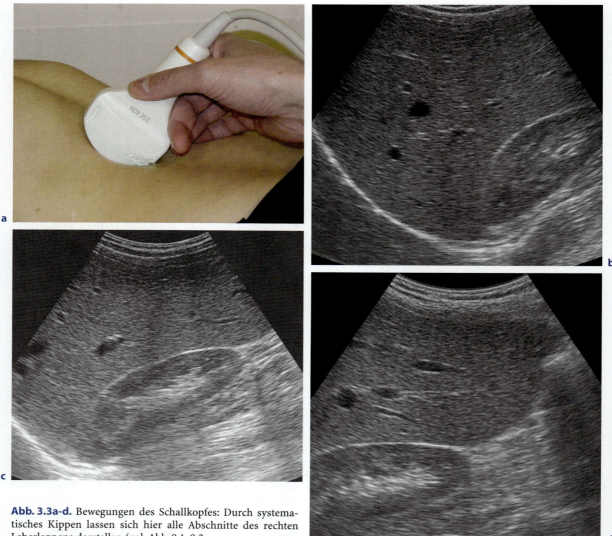

**Abb. 3.3a-d.** Bewegungen des Schallkopfes: Durch systematisches Kippen lassen sich hier alle Abschnitte des rechten Leberlappens darstellen (vgl. Abb. 9.1, 9.2

Die bildliche Dokumentation ist ebenfalls aus medizinischen und letztlich forensischen Gründen notwendig, auch wenn sie aus anderen Gründen nicht vorgeschrieben ist. Sie dient der Demonstration des Befundes gegenüber Kollegen und zuweisendem Arzt, dem Vergleich bei Kontrollen und nicht zuletzt dem Nachweis einer qualitativ korrekten Untersuchung mit einem qualitativ ausreichenden Gerät.

Das Argument, ein einzelnes Schnittbild beweise nicht die korrekte, also vollständige Untersuchung des gesamten Organs ist zwar richtig, widerspricht aber nicht der Notwendigkeit zur bildlichen Dokumentation. Ein Bild beweist immerhin die korrekte Darstellung des Organs und kann damit auch als Indiz einer vollständigen Untersuchung gewertet werden.

Das Ultraschall-B-Bild ermöglicht die Beurteilung von Organen, Tumoren, Flüssigkeitsansammlungen sowie sonstigen Strukturen nach folgenden Gesichtspunkten:

● Vorhandensein,
● Lage,
● Größe,
● Kontur (repräsentiert Form und Oberflächenbeschaffenheit),
● Beweglichkeit (z. B. mit der Atmung),
● Konsistenz (mit Hilfe der gezielten Palpation),
● Echostruktur,
● Dämpfung bzw. Schalleitung.

Die ersten 4 Gesichtspunkte sind allgemein und auch allgemein verständlich. Das Fehlen eines Organs (Aplasie) oder die Verlagerung (Dystopie) sind in jedem Fall nachweisbar.

Die Ausmessung von *Größen* ist exakt möglich und orientiert sich in der Bewertung an anatomischen Normalwerten. Die Volumenberechnung aus der Ellipsoidformel

$$V = \pi/6 \times a \times b \times c,$$

annäherungsweise:
$$V = 0.5 \times a \times b \times c$$

ist bei den nichtidealen (mathematisch gesehen) Formen der Organe nur ein Näherungswert, der für die Routine durchaus ausreicht. Organe mit komplexen und variierenden Formen, wie die Leber, sind naturgemäß schwieriger exakt auszumessen. Der systematische Messfehler durch Annahme einer konstanten Ausbreitungsgeschwindigkeit des Schalls im Gewebe ist für die Routine unerheblich.

Die Beurteilung der *Kontur* dient dem Erkennen einer Formänderung des Organs oder eines Gefäßes infolge Schrumpfung, Schwellung oder Ausbuchtung (Aneurysma). Sie gibt weiterhin einen Eindruck von der Oberfläche und der Abgrenzung von Organen oder Tumoren. Ein Tumor kann glatt begrenzt sein oder unscharf in die Umgebung infiltrieren. Die Organoberfläche kann im Krankheitsfall höckerig werden.

Die Möglichkeit die Oberfläche eines Organs, eines Tumors oder einer anderen Struktur zu beurteilen, wird durch das Auflösungsvermögen begrenzt, d. h. Veränderungen < 1 mm sind je nach Leistung des Gerätes und der Frequenz nicht mehr erkennbar. Weiterhin entstehen an den Oberflächen Grenzflächenechos aus physikalischen Gründen. Diese verdecken bei dünnen Strukturen die eigentliche (echoarme) Gewebestruktur (z. B. Zwerchfell, Gallenblasenwand, Magenwand).

Die fehlende *Beweglichkeit* kann als Hinweis auf einen in die Umgebung infiltrierenden entzündlichen oder neoplastischen Prozess oder auch auf Verwachsungen gewertet werden.

Die Beurteilung der *Konsistenz* eines Organs kann mittels Palpation unter Sicht festgestellt werden. So lässt sich beispielsweise der Leberunterrand normalerweise eindrücken, während die zirrhotische Leber als Ganzes ausweicht.

Die Beurteilung der *Echostruktur* eines Organs oder Tumors ist dagegen „ultraschallspezifisch". Für das Verständnis ist daher ein Grundwissen über die Konstruktion eines Ultraschallbildes wichtig. Es setzt sich aus einzelnen Bildpunkten zusammen. Diese werden allgemein als *Echos* bezeichnet. Bei der so genannten Grauabstufungstechnik werden diese Echos entsprechend der Stärke des ursprünglichen Signals unterschiedlich hell dargestellt (Abb. 4.1). Das einzelne Echo hat also die Qualitäten:

● schwach,
● mittelstark,
● stark.

Die Echostruktur eines Organs bezeichnet die gesamten Echos, die im Schnittbild des Organs oder der zu beurteilenden Region vorhanden sind und nicht einer bestimmten anatomischen Teilstruktur zuzuordnen sind, z. B. einem Gefäß. Die Echostruktur besteht somit aus vielen Echos. Diese können spärlich oder reichlich vorhanden sein. Es ergeben sich die Qualitäten:

● echoarm,
● mitteldicht,
● echoreich (synonym: echodicht).

Allerdings kann eine echoarme Struktur sowohl durch wenige stärkere Echos als auch durch viele, aber schwache Echos verursacht sein. Dies wird bei der oben genannten Beschreibung aber gewöhnlich nicht differenziert (Abb. 4.1 a-c). Weiterhin erfolgt die Beurteilung vielfach im Vergleich zur Umgebung, etwa Tumorgewebe in einem parenchymatösen Organ. Die Bezeichnungen sind dann relativ zum Bezugsorgan bzw. -gewebe zu werten (vgl. Abb. 9.1d, 9.6d).

Weiterhin können die Echos gleichmäßig oder ungleichmäßig verteilt sein, sodass diese Qualitäten ebenfalls beschrieben werden müssen, als:

● homogen oder
● inhomogen.

Auch hier ist anzumerken, dass eine inhomogene Echostruktur sowohl durch die ungleichmäßige Verteilung gleichstarker Echos als auch durch die annähernd gleichmäßige Verteilung unterschiedlich starker Echos zu Stande kommen kann. Auch dieser Unterschied wird in der Praxis vernachlässigt.

Die Echostruktur wird somit durch 2 Adjektive korrekt beschrieben, beispielsweise als "homogen, echoarm" (vgl. Abb. 4.2 a-c).

Die *Schallleitung* bzw. *-dämpfung* in einem Gewebeabschnitt kann ebenfalls beurteilt werden. Sie stellt eine ultraschalltypische Eigenschaft dar. Die Dämpfung ist in einem flüssigkeitsreichen Organ (Ödem) geringer und damit die Schallleitung besser als in einem Organ mit viel Bindegewebe (Fibrose, Zirrhose). Die Beurteilung ist aber schwierig und erfordert Erfahrung. Als extreme Veränderung in dieser Hinsicht können Schallschatten und Schallverstärkung betrachtet werden. Diese Erscheinungen werden aber bereits den Artefakten zugerechnet (s. S. 26; zur Beurteilung des Farbdopplers s. S. 22).

## 4.1 Gewebecharakterisierung

Selbstverständlich wird schon seit langer Zeit versucht, die Echostruktur quantitativ zu erfassen und so zu objektivieren. Dazu bietet sich die Auswertung des ursprünglichen Hochfrequenzsignals an, wobei verschiedene akustische Eigenschaften gemessen werden können, beispielsweise auch die Dämpfung. Alternativ können die Grauwerte statistisch ausgewertet werden, z. B. im Hinblick auf Helligkeit und Varianz (also Homogenität), was einer Objektivierung der oben besprochenen, subjektiv zu beurteilenden Parameter entspricht. Zusätzlich ist der Vergleich mit normalem Referenzgewebe möglich. In Studien konnte der Nutzen dieser Verfahren durchaus gezeigt werden. Es gibt aber auch eine Reihe von Problemen, die bisher verhindert haben, dass diese Verfahren in der Routine breite Anwendung finden.

## 4.2 Ultraschallbefunde bei typischen pathologisch-anatomischen Veränderungen

Das Ultraschallbild bildet ein Organ oder einen Gewebeabschnitt mit einer häufig typischen Echostruktur ab. Es ist daher zu erwarten, dass

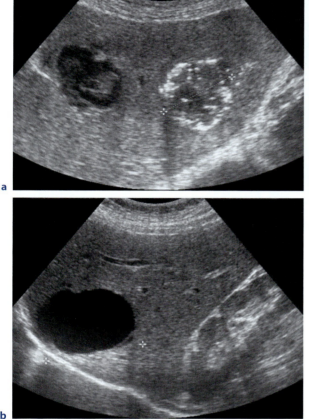

a

b

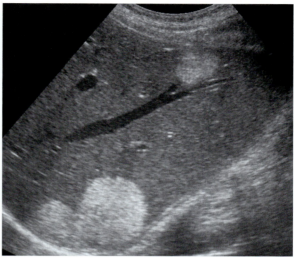

c

**Abb. 4.2 a-c.** Echo und Echostruktur. **a** Starke Echos in einem Abszess verglichen zu den schwachen Echos des Leberparenchyms. **b** Die Zyste ist echfrei, das Parenchym der Leber und der Niere ist mäßig echoarm und gleichmäßig. Im Zentrum der Niere echodichte Struktur. **c** Zum Vergleich die echoarme bis mitteldichte Struktur des Leberparenchyms und eine echoreiche Struktur des Tumorgewebes. Die Gefäße sind echofrei (Venen!)

krankhafte Veränderungen zu einer Änderung der Echostruktur führen, und nicht etwa nur aufgrund einer Vergrößerung oder Formveränderung zu erkennen sind. Dies hat sich empirisch in den Jahren der Entwicklung der Methode auch bestätigt.

Die Frage ist nun, inwieweit Veränderungen für bestimmte Erkrankungen so charakteristisch sind, dass eine definitive Diagnose aufgrund des Echobildes gestellt werden kann.

Insbesondere im Hinblick auf maligne Erkrankungen wurden zu dieser Fragestellung sehr viele Untersuchungen durchgeführt. Die Ergebnisse waren nicht immer befriedigend, da sich ja zeigen musste, dass die Echostruktur kein Abbild des histologischen Aufbaus des Gewebes darstellt, sondern die akustischen Eigenschaften des Gewebes wiedergibt. Ein eindrucksvolles Beispiel dafür

ist das schon vor vielen Jahren beschriebene Chamäleonphänomen. Hierbei handelt es sich um das Phänomen, dass Hämangiome in der Leber bei Untersuchung im Liegen und im Stehen eine unterschiedliche Echodichte aufweisen, im Gegensatz zu Karzinomen (Abb. 4.2 a,b). Dies lässt sich bei unverändertem feingeweblichen Aufbau nur durch einen veränderten Flüssigkeitsgehalt bzw. eine veränderte Durchblutung erklären. Weiterhin reicht das Auflösungsvermögen des Ultraschalls nicht bis in den mikroskopischen Bereich, sondern erreicht bestenfalls die Größenordnung einer Wellenlänge, also bei 5 MHz 770 µm.

Dennoch muss sich der Untersucher stets vergegenwärtigen, welche (makroskopischen) pathologisch-anatomischen Veränderungen bei bestimmten Erkrankungen zu erwarten sind und dementspre-

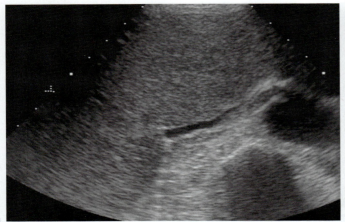
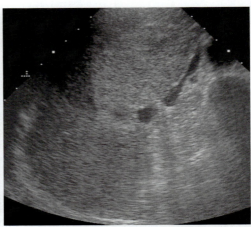

a

b

**Abb. 4.2 a,b.** Die Strukturdichte des Hämangioms in der Leber ändert sich abhängig von der Körperlage (**b** im Stehen!), so genanntes Chamäleonphänomen

chend im Echobild wieder erkannt werden müssen, um eine Diagnose zu stellen.

Dabei soll die Beurteilung stets den klinischen Hintergrund einbeziehen.

Im Folgenden soll die Problematik der Erkennung pathologisch-anatomischer Veränderungen im Ultraschallbild an 2 Krankheitstypen kurz skizziert werden.

### 4.2.1
### Entzündliche Veränderungen

Pathologisch-anatomisch sind entzündliche Prozesse gekennzeichnet durch
- Erweiterung der kleinen Gefäße und Hyperämie (Rötung, Erwärmung),
- Austritt von proteinreicher Flüssigkeit ins Interstitium (Schwellung, Ödem, Exsudat),
- Ansammlung von Leukozyten unterschiedlichen Typs abhängig von der Phase der Erkrankung.

Sonographisch kann die Hyperämie evtl. mit dem Farbdoppler qualitativ erfasst werden. Mittels Spektraldoppler ist weiterhin ein vermehrter Fluss in der zuführenden Arterie erkennbar, wenn diese darstellbar ist.

Die Schwellung eines Organs kann leicht festgestellt werden, z. B. bei akutem Nierenschaden. Ist der Normalwert aber sehr variabel, bleibt das ödematöse Organ evtl. im normalen Bereich (Pankreas!). Das Ödem, also der vermehrte Flüssigkeitsgehalt verursacht gewöhnlich eine echoarme Struktur, also wird das Organ echoärmer als es normalerweise ist. Dies kann aber maskiert werden, wenn zusätzliche akustische Grenzflächen entstehen.

Besonders gut erkennbar sind Exsudate. Dabei sind seröse Exsudate echofrei, während fibrinöse Exsudate oft fadenförmige Echos in der Flüssigkeit verursachen. Purulente und hämorrhagische Exsudate zeigen zusätzlich feine Binnenechos (vgl. Abb. 7.13).

Typische Komplikationen sind die Bildung von Abszessen, Empyemen und Nekrosen (bei Keimbesiedlung gangränös).

Sonographisch sind *Abszesse* selten echofrei, meist echoarm, wobei die Echostruktur vom Alter des Abszesses abhängt. Nur Gasreflexe sind gewissermaßen pathognomonisch. In anderen Fällen fällt der Abszess zunächst als fokale Läsion auf, bei allerdings meist eindeutigem klinischen Hintergrund. Ist die Abgrenzung von einem Tumor nicht von vornherein möglich, können mittels Farbdoppler das Fehlen von Gefäßsignalen im Abszess und ein hyperämischer Randsaum differenzialdiagnostisch bewertet werden.

*Empyeme* sind nicht immer von andersartigen Flüssigkeiten zu unterscheiden (s. Abb. 7.10, 10.22); in manchen Fällen sind sie völlig echofrei (die Demonstration sehr feiner Echos in Flüssigkeit hängt auch von der Qualität des Gerätes ab).

Als besondere Verlaufsform sind *granulomatöse Entzündungen* anzusehen. Die Granulome können unter der sonographischen Auflösungsgrenze liegen, sodass allenfalls uncharakteristische Organveränderungen zu sehen sind (vgl. Abb. 10.10).

In der Abheilungsphase kann es zu Vernarbungen und in Hohlräumen oder Hohlorganen zu Verwachsungen kommen.

Sonographisch sind *Verwachsungen* in Flüssigkeit gut zu sehen. An anderer Stelle sind sie nicht direkt zu erkennen, sondern allenfalls aufgrund sekundärer Veränderungen zu vermuten, etwa bei eingeschränkter Beweglichkeit (s. Abb. 7.9b).

Im ungünstigen Fall wird eine Entzündung chronisch, oft verbunden mit einer Fibrosierung, einer Schrumpfung und einem Funktionsverlust.

Sonographisch sind diese Veränderungen im Anfangsstadium nicht zu erfassen. Eine Schrumpfung (z. B. der Nieren) ist ein Spätsymptom, ebenso wie ein Organumbau (Zirrhose).

Die Vermehrung des Bindegewebes in einem Organ kann zwar zu einer dichteren Echostruktur führen, die Veränderungen sind aber nur diskret und daher nicht zuverlässig zu erkennen. Möglicherweise entwickelt sich die *Elastographie* zu einem Verfahren, die Fibrosierung eines Organs, wie z. B. der Leber, frühzeitig nachzuweisen.

Veränderungen der Durchblutung sind ebenfalls erst in einem fortgeschrittenen Stadium zu erfassen. Hier können möglicherweise Kontrastmittelverfahren in der Zukunft eine Erweiterung der diagnostischen Möglichkeiten bieten.

Die Dysfunktion eines Organs kann zwar zu auch sonographisch erkennbaren Veränderungen führen, diese bleiben aber bezüglich der Ursache meist unspezifisch.

## 4.2.2
## Maligne Prozesse

Beim Nachweis umschriebener Veränderungen ist die Erkennung oder der Ausschluss maligner Prozesse besonders wichtig. Aus diesem Grund wurden sehr viele Studien durchgeführt, um die sonographischen Kriterien der Malignität herauszufinden.

Betrachtet man zunächst die pathologisch-anatomische Basis, so liegen die Kriterien teilweise im zellulären, also mikroskopischen Bereich, wie beispielsweise die Entdifferenzierung der Zellen, verschobene Zell-Kern-Relation, gehäufte Mitosen oder ungleichmäßige Größe. Kriterien des malignen Tumors im makroskopischen Bereich sind das infiltrative Wachstum und die Invasion von Gefäßen mit Bildung lymphogener und hämatogener Metastasen. Schließlich müssen die malignen Tumoren ein eigenes Gefäßsystem aufbauen, das aus meist dünnen, nicht geradlinig verlaufenden und unsystematisch angeordneten Gefäßen besteht, die vom Rand aus in den Tumor führen.

Sonographisch sind die histologischen Kriterien nicht direkt zu erfassen. Allerdings wird die *echoarme* und *inhomogene* Struktur als sonographisches Abbild des ungegliederten und regellosen Wachstums eines malignen Tumors angesehen. Tatsächlich sind besonders maligne Lymphome sehr echoarm, aber relativ homogen strukturiert. Karzinome sind nicht ganz so echoarm, jedoch mehr inhomogen. Die ungleichmäßige Echostruktur wird allerdings erst ab einer gewissen Größe überhaupt erkennbar.

Eine gleichartige Echostruktur ist auch bei manchen benignen Tumoren zu finden. Ihre Echostruktur kann mit zunehmender Vergrößerung ebenfalls unregelmäßiger werden, was durch sekundäre Veränderung, wie Einblutungen, Nekrosen oder Vernarbungen verursacht wird. Umgekehrt zeigen auch maligne Tumoren (z. B. Metastasen eines Kolonkarzinoms, vgl. Abb. 9.51) in einigen Fällen eine echodichte Struktur.

Zusätzliche Informationen können aus der Analyse der *Tumorgefäße* gewonnen werden. Sowohl die bildliche Darstellung eines chaotischen Gefäßmusters als auch Veränderungen des Flussprofils können bei manchen Tumoren als Zeichen eines malignen Prozesses bewertet werden. Bei bestimmten Tumoren ist ein charakterisierender Durchblutungstyp mittels Kontrastmitteluntersuchung zu erkennen. Allerdings müssen der Tumor und seine Gefäße dazu eine gewisse Mindestgröße aufweisen. Bei kleinen Tumoren liegen besonders die zentralen Gefäße noch unterhalb des Auflösungsbereiches der Methode. Dennoch bietet die Weiterentwicklung der Dopplertechnik gute Aussichten, in der Differenzierung zwischen malignen und benignen Prozessen Fortschritte zu erzielen.

Die im makroskopischen Bereich gelegenen Eigenschaften maligner Prozesse können dagegen zumindest teilweise sonographisch abgebildet werden (s. Übersicht).

**Table 4.1.** Sonographische Kriterien eines malignen Prozesses

● Sichere Kriterien:
 – Nachweis des infiltrativen Wachstums
 – Nachweis von Metastasen
● Verdächtige Zeichen (mit absteigender Wertigkeit):
 – Chaotisches Gefäßmuster
 – Hoher RI im Tumorgefäß
 – Versorgungstyp (bei bestimmten Tumoren)
 – Unregelmäßige Echostruktur
 – Echoarme Struktur
 – Unregelmäßige Kontur

Umgekehrt muss aber festgestellt werden, dass das Fehlen der genannten Zeichen einen malignen Prozess nicht mit Sicherheit ausschließt. So gilt etwa der Nachweis einer Kapsel mit glatter Begrenzung (Seitenkantenartefakt!) als Kriterium der Benignität, ist aber auch bei malignen Tumoren (HCC!) zu finden (Abb. 4.3, Tab. 4.1)

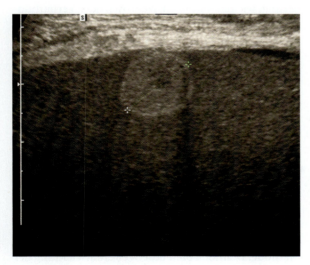

**Abb. 4.3.** Gut abgekapselter Tumor, glatt begrenzt und angedeutet Seitenkantenartefakt: Es handelt sich doch um eine Metastase eines Pankreaskarzinoms!

Für bestimmte Tumoren wurden Scores entwickelt, z. B. für Mammakarzinome. Anhand einer standardisierten Bewertung von Größe, Form, Abgrenzung, Rand, Echostruktur und Schattenbildung mit Punkten werden so in der Unterscheidung zwischen malignen und benignen Läsionen bessere Ergebnisse erzielt.

### 4.2.3
### Lymphknoten

Ein besonderes Problem stellen in diesem Zusammenhang die Lymphknoten dar. Insbesondere nach Feststellung eines Primärtumors ist die Frage nach regionalen Lymphknotenmetastasen für die Therapieplanung wesentlich.

Wie bei allen bildgebenden Verfahren wird auch in der Ultraschalldiagnostik zunächst die Vergrößerung der Lymphknoten als Malignitätskriterium angesehen. Es hat sich jedoch gezeigt, dass Lymphknoten in der Umgebung eines Tumors auch entzündlich vergrößert sein können. Weiterhin sind betroffene Lymphknoten nicht von Anfang an eindeutig vergrößert. So zeigte eine umfassende Untersuchung an Lymphknoten bei kolorektalen Karzinomen im Durchschnitt einen Größenunterschied von nur 1–2 mm im Vergleich zu den nichtkarzinomatösen Lymphknoten. Zusätzlich besteht ja auch die Möglichkeit von Mikrometastasen – nur mikroskopisch erkennbaren Tumorzellverbänden – in Lymphknoten.

Als weitere sonographische Zeichen eines malignen Lymphknotens werden die runde Form und der nicht mehr sichtbare Hilus (Fehlen des *Hilus-Zeichen*) angesehen. Die Abrundung, das so genannte *Solbiati-Zeichen* (Verhältnis Längs- zu Querachse 1,5:1), ist ein recht gutes Kriterium. Allerdings führen besonders chronisch entzündliche Erkrankungen wie ein Morbus Boeck oder die Tuberkulose zu ähnlichen Veränderungen.

Eine unregelmäßige Struktur ist wiederum nur an deutlich vergrößerten Lymphknoten zu erkennen.

Ein weiteres zuverlässiges Kriterium ist der *Kapseldurchbruch*. Ein vergleichbarer Befund wird sonst nur bei abszedierender Lymphadenitis gesehen, also z. B. bei Tuberkulose. Der klinische Hintergrund dürfte dann aber in der Regel eindeutig sein.

Als zunehmend wichtig wird die Doppleruntersuchung bei verdächtigen Lymphknoten eingeschätzt. Eine irreguläre Gefäßarchitektur mit von der Kapsel ausgehenden Tumorgefäßen ist typisch für Karzinommetastasen. Ebenso gilt ein RI >0,8 als wichtiges Kriterium. Umgekehrt zeigen beson-ders die malignen Lymphome häufig eine normale Gefäßarchitektur, sodass ein Normalbefund kein zuverlässiges Kriterium für die Benignität darstellt (Abb. 4.4 a-f). Bei Kontrastmitteluntersuchung sind in der arteriellen Phase bei den Lymphomen zahlreiche kurzstreckige und feine Gefäßsignale zu sehen.

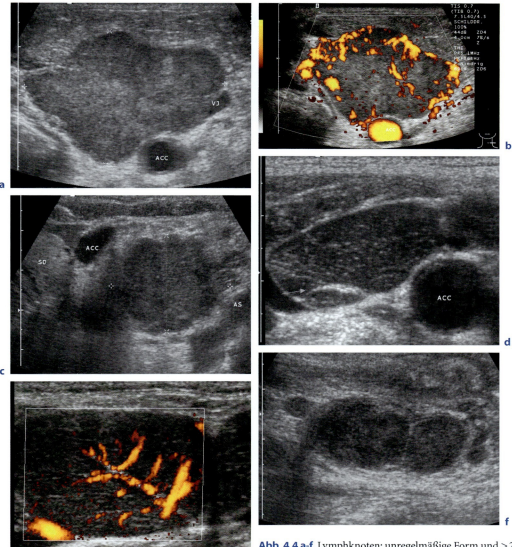

**Abb. 4.4 a-f.** Lymphknoten: unregelmäßige Form und > 2 cm als Zeichen der Malignität. **a** Kolonkarzinommetastase. **b** Zusätzlich irreguläre „basket like pattern" der Gefäße. **c** Kapselausbrüche bei kleinzelligem Bronchialkarzinom. **d,e** Verdrängung und Verschmälerung des Hilus, jedoch geordnete Gefäßarchitektur bei niedrig malignem Non-Hodgkin-Lymphom. **f** Formal Kriterien der Malignität, aber auch bei abszedierender Lymphadenitis zu beobachten

In der Parenchymphase wird eine diffus retikuläre Anreicherung beschrieben. Insgesamt können die in Tabelle 4.2 gelisteten folgenden Kriterien als Zeichen eines malignen Lymphknoten gewertet werden.

Erste Studien mit Kontrastmitteln klingen optimistisch im Hinblick auf das Erkennen von malignen Lymphknoten aufgrund einer fehlenden Kontrastierung. Es ist jedoch aus der Zeit der Darstellung der Lymphknoten mit Röntgenkontrastmitteln noch bekannt, dass Aussparungen von Kontrastmitteln auch bei umschriebenen Fetteinlagerungen zu erwarten sind. Weiterhin sind sie bei Nekrosen und Vernarbungen zu sehen. Insofern muss der Nutzen der Kontrastmitteluntersuchung in dieser Fragestellung noch weiter überprüft werden.

**Table 4.2.** Kriterien für eine malignen Lymphknoten

- Hohe Wahrscheinlichkeit für Metastase:
  - Kapseldurchbruch (Ausnahme Abszedierung)
  - Querer Durchmesser > 20 mm
  - Solbiati-Index < 1,5
  - Chaotisches Gefäßmuster
  - Unregelmäßige Oberfläche bei vergrößertem Lymphknoten
- Verdächtig:
  - Irreguläre Echostruktur
  - Fehlendes Hiluszeichen
  - Echoarme Struktur
  - Fehlende Verschieblichkeit (aber auch bei Entzündungen vorhanden!)

Im Prinzip können alle perkutanen Punktionen ultraschallgezielt durchgeführt werden, wenn das Punktionsziel im Ultraschallbild dargestellt werden kann. Dementsprechend wird die Methode aus diagnostischer und therapeutischer Indikation vielfältig angewandt. Typische Anwendungen sind:

- die diagnostische und therapeutische Punktion pathologischer Flüssigkeitsansammlungen einschließlich des Einlegens von Drains (Aszites, Pleura, Zysten, Abszesse),
- die Durchführung klassischer "blinder" Punktionstechniken unter Ultraschallkontrolle (perkutane Leberbiopsie),
- die diagnostische Feinnadelpunktion zur Diagnose von Tumoren
- die perkutane Behandlung benigner und maligner Läsionen mittels chemischer oder physikalischer Methoden (z. B. Alkoholinjektion von Schilddrüsenadenomen, Hochfrequenzthermoablation/RITA von Lebertumoren oder die Behandlung von Echinokokkuszysten nach dem PAIR-Protokoll).

Die Methode wurde ursprünglich als ultraschallgezielte Feinnadelbiopsie zur Diagnostik von Tumoren entwickelt. "Feinnadel" bezeichnet dabei Nadeln mit einem Durchmesser <1 mm. Das Prinzip der dabei angewandten Punktionstechnik kann auf alle perkutanen Punktionsverfahren übertragen wer-

den. Lediglich die eingesetzten Punktionskanülen sind natürlich verschieden.

## 5.1
## Ultraschallgezielte Feinnadelpunktion

### 5.1.1
### Vorsichtsmaßnahmen und Risiken

Die ultraschallgezielte Feinnadelpunktion ist eine *invasive* diagnostische Methode, sodass die notwendigen Vorsichtmaßnahmen und Kontraindikationen beachtet werden müssen. Die Indikation ist streng zu stellen. Der Patient muss über das Vorgehen und das Risiko aufgeklärt werden und diese Aufklärung bestätigen bzw. seine Einwilligung gemäß den allgemein gültigen Regeln erklären.

Wie bei anderen Eingriffen wird die Überprüfung des Gerinnungssystems mit globalen Labortests vor der Punktion verlangt.

**Kontraindikationen**

- Gerinnungsstörung
- Phäochromozytom (differenzialdiagnostische Möglichkeit eines derartigen Tumors wegen der möglichen Auslösung einer hypertensiven Krise)
- Echinokokkuszyste (Gefahr des Schocks und vor allem der Aussaat von Skolizes bei vitalem Parasit, Ausnahme: Verfahren nach dem PAIR-Protokoll zur Therapie)
- Verdacht auf Aneurysma (Blutungsrisiko)
- Verdacht auf Haemangiosarkom

**Mögliche Risiken**

- Blutung
- Verschleppung infektiösen Materials
- Perforation eines Hohlorgans
- Verschleppung von Tumorzellen in den Stichkanal
- Begünstigung einer Metastasierung

Eine relevante Blutung kann bei intaktem Gerinnungssystem, korrekter Durchführung und ausschließlicher Anwendung von sehr dünnen Nadeln vermieden werden. Bei den Nadeln ist zu beachten, dass eine Nadel zum Ausstanzen eines Biopsiezylinders bei gleichem Durchmesser traumatischer ist als eine Nadel mit normalem Schliff, wie sie zur Gewinnung von Material zur zytologischen Beurteilung verwendet wird. Die Stanzkanüle stanzt ein rundes Loch, während der zuletzt genannte Nadeltyp nur eine schlitzförmige Verletzung gleichen Durchmessers verursacht.

Weiterhin muss der vorgesehene Nadelweg vor der Punktion besonders bei Patienten mit chronischen Lebererkrankungen sorgfältig im Hinblick auf kaliberstarke Kollateralgefäße überprüft werden. Dabei ist darauf zu achten, dass oberflächliche Gefäße nicht durch den Transducer komprimiert werden und dadurch dem Nachweis entgehen (Abb. 5.1).

Weiterhin muss der Punktionsweg bei parenchymatösen Organen, wie der Leber, so gewählt wer-

den, dass zwischen dem punktierten Tumor und der Leberoberfläche ein Parenchymabschnitt liegt.

Die Punktion durch den Magen oder den Dünndarm stellt beim Einsatz von dünnen Nadeln im Allgemeinen kein Risiko dar, da es sich um eine muskuläre Wand handelt und der Nadeldurchmesser in der Größenordnung einer zur chirurgischen Naht verwendeten Nadel liegt.

Das Risiko, infektiöses Material zu verschleppen, wurde zunächst überschätzt. Inzwischen wird die Methode sogar gezielt zur therapeutischen Punktion von Abszessen eingesetzt. Es sollte jedoch vermieden werden, durch den Dickdarm zu punktieren. Bei der Punktion entzündeter Lymphknoten ist eine Verschiebung der Haut über dem Lymphknoten während der Punktion eine sinnvolle Vorsichtsmaßnahme, um eine spätere Fistelung (Tuberkulose!) zu vermeiden. Empfohlen wird weiterhin, nicht durch die Pleura in das Abdomen zu punktieren.

Die Verschleppung von Tumorzellen ist ein nicht auszuschließendes Risiko, wie durch systematische Untersuchungen und kasuistische Mitteilungen gezeigt wurde. So wurden beispielsweise Stichkanalmetastasen bei Biopsie von hepatozellulären Karzinomen in 0,75% gefunden, wobei sich eine Abhängigkeit vom Nadeltyp ergab. Letztlich stellt die Punktion eine Manipulation am Tumor dar, durch die Tumorzellen mobilisiert und verschleppt werden können. Dies ist der Grund dafür, die Indikation streng zu stellen und das Verfahren nur einzusetzen, wenn mit keiner nichtinvasiven Methode eine therapierelevante Klärung möglich ist. Ist eine invasive, d. h. bioptische Klärung zwingend erforderlich, so ist die Feinnadelpunktion wohl die schonendste Methode.

### 5.1.2
### Punktionstechnik

Nach Desinfektion der Haut wird die Punktion unter streng sterilen Kautelen durchgeführt. Bei schnellen Punktionen genügt oft die Desinfektionsflüssigkeit zur Ankopplung des Schallkopfes. Andernfalls kann z. B. ein steriles Kathetergleitmittel zur Ankopplung verwendet werden.

Bei der Durchführung ist zwischen der Technik der so genannten Freihandpunktion und der Benutzung eines Biopsieschallkopfes zu unterscheiden.

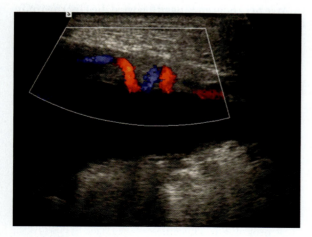

**Abb. 5.1.** Ultraschallgezielte Punktion: Der Nadelweg sollte stets auf Gefäße untersucht werden (Interkostalarterien bei Pleuraerguss)

Ein *Biopsieschallkopf* ist heute gewöhnlich ein Schallkopf mit einer seitlich angebrachten Nadelführung. Die in diese Führung eingespannte Nadel wird von der Seite in den im Ultraschallbild dargestellten Untersuchungsbereich eingeführt. Der vorgesehene Punktionsweg wird vom Gerät in das Bild eingezeichnet.

Besonders für den weniger erfahrenen Untersucher und bei kleinen Punktionszielen ist diese Methode gut geeignet. Sie hat allerdings den Nachteil eines höheren Aufwands, da längere und evtl. spezielle Nadeln benötigt werden und der Schallkopf

samt Punktionseinrichtung steril angewendet werden muss, also z. B. steril eingehüllt werden muss.

Bei der für den geübten Untersucher unproblematisch und schnell durchführbaren *Freihandpunktion* werden zunächst der Nadelweg unter Sicht ausgewählt und die Einstichstelle markiert. Die Punktionsnadel wird dann unter Kontrolle mit dem seitlich versetzt aufgesetzten Schallkopf in das Ziel geführt (Abb. 5.2 a-d). Spezielle Nadeln sind für die Gewinnung von zytologischem Material nicht erforderlich. Auch muss der Schallkopf, der ja die Nadel und die Einstichstelle nicht berührt, nicht unbedingt steril eingehüllt werden.

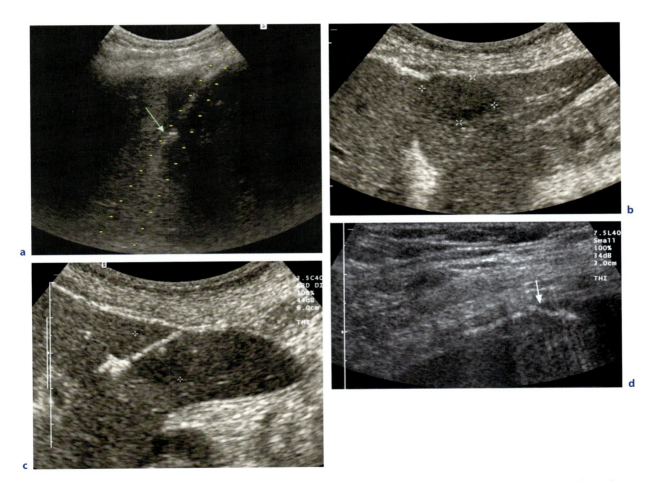

**Abb. 5.2 a-d.** Feinnadelbiopsie. **a** Biopsieschallkopf mit Anzeige des Nadelweges. **b,c** Freihandpunktion mit Darstellung der Nadel mit versetztem Schallkopf. Dabei ist bei oberflächlichen Läsionen (24 × 16 mm) der Weg durch gesundes Parenchym zu suchen! (Die vergleichsweise mäßige Qualität der Bilder ergibt sich durch das Abheben der Haut vom Schallkopf durch die Nadel.) **d** Mittels Freihandpunktion können auch kleine und schwierige Punktionsziele erreicht werden, wie eine verdickten Pleura bei Erguss bei einem Mesotheliom (→)

Die Frage, ob besser Zellen zur zytologischen Untersuchung aspiriert oder ein dünner Biopsiezylinder zur histologischen Beurteilung gewonnen werden soll, ist letztlich nicht eindeutig zu beantworten, da beide Verfahren Vor- und Nachteile aufweisen. Die Punktion zur zytologischen Beurteilung wird fächerförmig im Punktionsziel unter Aspiration durchgeführt, wodurch ein größerer Bereich erfasst werden kann (Abb. 5.3). Für die Stanzbiopsien sind spezielle (teurere) Nadeln erforderlich, und eine automatisch arbeitende Biopsievorrichtung ist empfehlenswert.

Das Verfahren sollte in Zusammenarbeit mit dem begutachtenden Pathologen festgelegt werden. Dabei wird von erfahrenen Autoren besonders bei der Aspirationszytologie die Anwesenheit des Pathologen empfohlen, um sofort prüfen zu können, ob das gewonnene Material zur Beurteilung ausreichend ist.

Biopsiezylinder werden wie üblich behandelt. Aspiriertes Material wird auf einen Objektträger ausgespritzt und vorsichtig mit einem zweiten geschliffenen Gläschen oder der Nadel ausgestrichen, luftgetrocknet oder mit einem Spray fixiert.

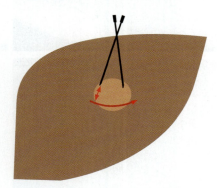

**Abb. 5.3.** Prinzip der fächerförmigen Punktion zur Aspirationszytologie. Die Nadel wird im Ziel unter Aspiration jeweils vorgeschoben und nach kurzem Zurückziehen in anderem Winkel mehrfach wieder in die Läsion vorgeschoben

### 5.1.3
### Nachsorge

Bei Punktionen im Bauchraum ist eine 6-stündige Nachsorge zu gewährleisten. Dies bedeutet natürlich nicht, dass die Punktion bei kooperativen Patienten nicht ambulant durchgeführt werden kann.

### 5.1.4
### Fehlermöglichkeiten

Fehlermöglichkeiten werden zunächst durch das Verfehlen des Punktionszieles durch den Untersucher verursacht. Zu bedenken ist, dass die korrekte Abbildung von anatomischen Strukturen auf der Annahme einer gleichmäßigen und geradlinigen Schallausbreitung beruht. Tatsächlich muss aber mit einer ungleichmäßigen Schallgeschwindigkeit, also mit einem Schwankungsbereich von etwa 10% und auch einer Abweichung von der geradlinigen Ausbreitung in einem allerdings geringen Winkel gerechnet werden. Insofern ist es sinnvoll, die Lage der Nadelspitze im Punktionsziel unter Ultraschallsicht zu kontrollieren, um bei entfernten und kleinen Punktionszielen ein Verfehlen des Punktionszieles zu vermeiden. Häufig wird eine Fehlpunktion durch ein zu tiefes Einführen der Nadel verursacht.

Bei größeren Tumoren sollte die Punktion nicht in das Zentrum, sondern in die Peripherie geführt werden, da sonst vorwiegend nekrotisches Material, das nicht beurteilbar ist, gewonnen wird.

Schließlich muss berücksichtigt werden, dass auch die Beurteilung durch den Pathologen mit einer Fehlerquote behaftet ist. Aufgrund von Studien muss von einer Fehlerrate von etwa 10–15% insgesamt ausgegangen werden. Zum Erzielen besserer Resultate bietet sich vor dem Einsatz invasiverer Verfahren eine Wiederholung der Punktion an.

# Hals

## Indikationen

- Schildrüsenerkrankungen
- Nebenschilddrüsenadenom
- Malignes Lymphom
- Tastbare Prozesse und Schwellungen
  - Lymphknoten
  - Halszysten
  - Tumoren
  - Abszesse

## 6.1
## Untersuchungstechnik

### Gerät

Zur Anwendung kommen Linear array und Curved array Schallköpfe mit mindestens 5 MHz, möglichst 7,5- bis 10 MHz (so genannte „small part scanner"). Die aktive Abbildungslänge der Schallköpfe sollte mindestens die Abbildung eines Schilddrüsenlappens mit Umgebung zulassen (> 3,5 cm).

Bei im Prinzip weniger geeigneten Schallköpfen mit z. B. Artefakten im Transducer-nahen Bereich und bei oberflächennahen kleinen Läsionen verbessert eine Wasservorlaufstrecke, z. B. in Form eines mit Wasser gefüllten Säckchens oder eines geeigneten Kunststoffblockes die Bildqualität.

Dieses Hilfsmittel ist auch geeignet, wenn sehr große Strumen mittels eines längeren Schallkopfes, wie er sonst in der abdominellen Diagnostik verwendet wird, zur Dokumentation der gesamten Schilddrüse in einem Bild verwendet wird.

Die Dopplertechnik ist zur Differenzierung von Knoten in der Schilddrüse und bei manchen diffusen Schilddrüsenerkrankungen wichtig. Sie ist weiterhin zur Beurteilung vergrößerter Lymphknoten wesentlich. Schließlich wird sie zur Einschätzung der Gefäße in Beziehung zu raumfordernden Prozessen eingesetzt.

Grundsätzlich soll auch die Dopplertechnik am Hals die hohe Qualität eines Small-part-Scanners bieten. Die geringe notwendige Eindringtiefe kommt der Dopplertechnik hinsichtlich Ultraschallfrequenz und Bildfolge (Farbdoppler) genauso zugute wie der B-Bild-Technik.

### Vorbereitung

Nicht erforderlich.

### Lagerung

Rückenlage mit überstrecktem Hals, evtl. durch Lagerung über eine Nackenrolle.

### Untersuchungsgang

Die Untersuchung der Schilddrüse und der übrigen Strukturen erfolgt zunächst im Querschnitt: Der zur

Abbildung der gesamten Breite des Halses meist zu schmale Schallkopf wird unterhalb des Kehlkopfes und seitlich so aufgesetzt, dass einerseits die Luftreflexe in der Trachea, die die Mittellinie markieren, und andererseits die großen Gefäße im Bild zur Orientierung zu sehen sind. Der Schallkopf wird im Querschnitt nach kaudal bis zum Jugulum verschoben. Ergänzend kann die Untersuchung in Längsschnitten mit den Halsmuskeln und Gefäßen als Orientierungshilfen erfolgen.

Es schließt sich die Doppleruntersuchung der gesamten Schilddrüse an, soweit notwendig, oder einzelner Knoten sowie von vergrößerten Lymphknoten und sonstigen Raumforderungen (Frab- und Powerdoppler). Bei Morbus Basedow folgt ergänzend die Analyse des Flusses in den zuführenden Arterien der Schilddrüse.

### Messungen

Die Messung jeden Schilddrüsenlappens erfolgt in allen 3 Ebenen zur Berechnung des Volumens nach der Ellipsoidformel:

$$V = a \times b \times c \times \pi/6,$$

und Addition der Volumina beider Lappen unter Vernachlässigung des Isthmus. Der Grenzwert beträgt bei Männern 25, bei Frauen 20 ml (vgl. Abb. 6.1 a-c).

Aufgrund verschiedener Studien wurden abweichende, gering tiefere oder höhere Korrekturfaktoren (0,479–0,53) angegeben, ohne dass sich daraus Konsequenzen für die Praxis ergeben.

Neuerdings wird auch die Volumenbestimmung mittels 3D-Darstellung empfohlen, da sie sich als genauer und vor allem als mit geringerer Interobserver-Varianz belastet erwies. Dies spielt vielleicht bei Kindern eine Rolle. In der Erwachsenenmedizin dürfte die einfache Berechnung nach der Formel:

$$V = a \times b \times c \times 0,5$$

genügen. Allerdings muss die Messung des sagittalen Durchmessers im Längsschnitt dringend empfohlen

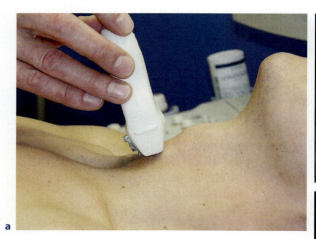

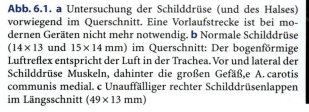

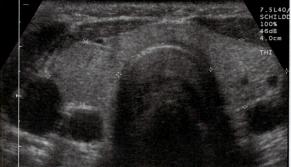

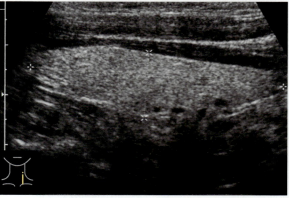

**Abb. 6.1. a** Untersuchung der Schilddrüse (und des Halses) vorwiegend im Querschnitt. Eine Vorlaufstrecke ist bei modernen Geräten nicht mehr notwendig. **b** Normale Schilddrüse (14×13 und 15×14 mm) im Querschnitt: Der bogenförmige Luftreflex entspricht der Luft in der Trachea. Vor und lateral der Schilddrüse Muskeln, dahinter die großen Gefäß‚e A. carotis communis medial. **c** Unauffälliger rechter Schilddrüsenlappen im Längsschnitt (49×13 mm)

werden, um Fehlmessungen infolge eines gekippten Schallkopfes zu vermeiden.

### Dokumentation

Die unauffällige oder diffus vergrößerte Schilddrüse wird im Querschnitt mit Messdaten abgebildet, wenn apparativ möglich, durch „Montage" in einem Bild oder mittels Panorama-Scan. Weiterhin werden alle pathologischen Befunde dokumentiert.

### Untersuchungshindernisse

Nicht vorhanden.

## 6.2
## Normalbefund

### 6.2.1
### Topographisch-anatomische Vorbemerkungen

Die viszeralen Strukturen des Halses liegen im vorderen Drittel. Oben begrenzt das Zungenbein „funktionell" den Halsbereich, unten anatomisch eindeutig die Schlüsselbeine und das Jugulum des Brustbeins. Die Organe und viszeralen Strukturen sind in einen Fasziensack eingehüllt, wobei die verschiedenen Blätter Hohlräume bilden, die für die Ausbreitung von Entzündungen bedeutsam sind. Von vorne nach hinten findet sich hinter Haut, Unterhaut und den in die Haut einstrahlenden Muskelfasern des Platysmas zunächst die oberflächliche Halsfaszie. Seitlich hüllt sie den M. sternocleidomastoideus ein.

Hinter ihr liegt das mit Fettgewebe ausgefüllte Spatium suprasternale. Nach hinten wird dieser spaltförmige Raum von der mittleren Faszie begrenzt, die zwischen dem Zungenbein und den medialen Anteilen der Schlüsselbeine ausgespannt ist. Es reicht seitlich bis zu den Mm. omohyoidei und hüllt diese ein. Hinter ihr liegen die viszeralen Strukturen des Halses. Diese werden nach hinten von der tiefen Faszie gegen die Wirbelsäule und die Halsmuskulatur abgegrenzt. Der vor der Trachea und hinter der mittleren Faszie gelegene Raum wird als Spatium praetracheale, der hinter dem Ösophagus und vor der tiefen (prävertebralen) Faszie gelegene Raum als Retroviszeralraum bezeichnet. Beide haben unmittelbare Verbindung zum Mediastinum.

Carotis communis, V. jugularis interna und N. vagus sind von einer Faszienhülle gut gegen die Umgebung abgegrenzt (Vagina carotica). Die Teilungsstelle der A. carotis communis liegt in Höhe des 4. HWK, d. h. etwa in Höhe des oberen Randes des Schildknorpels, der allerdings mit zunehmendem Alter tiefer tritt.

Der vom Unterkiefer zum Zungenbein ziehende M. mylohyoideus grenzt das Trigonum submandibulare nach unten zum Hals ab. An seinem hinteren Rand liegen die Glandula submandibularis und die Nodi lymphatici submandibulares. Drüse und Unterkieferdreieck sind mit dem sublingualen Raum verbunden, sodass sich Entzündungen aus diesem Bereich in das Trigonum submandibulare ausbreiten können.

Die Mm. sternocleidomastoidei teilen den Halsbereich in die vorderen und die seitlichen Regionen.

Am Unterrand des 6. HWK oder etwas tiefer, und bezogen auf die Trachea in Höhe des Ringknorpels, geht der Pharynx in den Ösophagus über. Der zervikale Abschnitt verläuft hinter der Trachea und kann nicht zuletzt bei voroperierten Patienten als Orientierungsstruktur dienen.

Die Lymphknoten im Halsbereich sind zahlreich und machen fast 60% der gesamten Lymphknoten aus. Sie können in oberflächliche und tiefe Gruppen und zusätzlich in vordere und seitliche Gruppen unterteilt werden. Die vorderen oberflächlichen liegen entlang der V. jugularis anterior, die seitlichen vor dem M. sternocleidomastoideus. Die vorderen Lymphknoten der tiefen Gruppen liegen an der Trachea und der Schilddrüse, die lateralen entlang der V. jugularis interna, supraklavikulär und entlang des N. accessorius.

### Schilddrüse

Die H-förmige Schilddrüse liegt mit ihren beiden Lappen seitlich der Trachea und medial des Gefäßstranges. Die beiden Lappen sind durch den Isthmus in Höhe des 2. bis 3. Trachealrings prätracheal verbunden. Der obere Pol der Schilddrüsenlappen ist spitz, der untere mehr rundlich geformt.

Sie hat eine innere und äußere bindegewebige Kapsel, dazwischen verlaufen die versorgenden Gefäße.

Die arterielle Blutversorgung erfolgt über 4 Gefäße, je 2 Aa. thyreoideae inferiores und superiores. Die unteren Schilddrüsenarterien entspringen als stärkste Äste jeweils dem Truncus thyreocervicalis und ziehen bogenförmig hinter den Aa. carotes communes zur dorsalen Seite des unteren Pols, wo sie sich unmittelbar nach Eintritt in die Kapsel in 3 Äste aufteilen.

Die oberen Arterien ziehen als erste Abzweigungen aus den Aa. carotes externae von oben zum oberen Pol. Sie können sich schon vor Erreichen der Kapsel in mehrere Äste aufteilen.

Die oberen Schilddrüsenvenen verlaufen parallel zur entsprechenden Arterie und münden in die V. jugularis interna. Inkonstant verlaufen mittlere Schilddrüsenvenen annähernd quer und münden ebenfalls in die Vv. jugulares internae. Die unteren Venen verlaufen ziemlich medial, vereinigen sich manchmal in die V. thyreoidea ima, überkreuzen ventral die Trachea und münden in die V. anonyma oder auch die Vv. jugulares internae ein.

Feingeweblich besteht die Schilddrüse aus durch Septen unterteilten Läppchen. Jedes enthält 20–30 Follikel, deren Füllungszustand Rückschlüsse auf die Funktion zulässt und, nebenbei, für die „echographische Struktur" entscheidend ist (vgl. Abb. 6.3 a-c).

Die Größe der Schilddrüsenlappen wird, bei variabler Form, mit jeweils etwa 5–6(8)×2–4×1–2,5 cm angegeben, wobei der rechte Lappen etwas größer ist. Das Gewicht beträgt bis zu 20 (Frauen) - 25 g.

### Nebenschilddrüsen

Die normalerweise 4 Epithelkörperchen finden sich paarweise der Hinterfläche des oberen bzw. unteren Pols der Schilddrüsenlappen anliegend und zwischen der inneren und äußeren Kapsel der Schilddrüse. Sie sind oval und etwa 4–9 mm groß.

Die oberen liegen gewöhnlich in Höhe des Ringknorpels in der Rinne zwischen Pharynx und Schilddrüse. Die unteren befinden sich in Höhe des unteren Drittels der Schilddrüsenlappen, manchmal auch außerhalb der Kapsel nahe den Aa. Thyreideae inf.

### 6.2.2
### Varianten und Anomalien

*Laterale Halszysten* entstehen bei unvollständiger Rückbildung des Sinus cervicalis, der sich aus der 2., 3. und 4. Kiemenfurche entwickelt. Jenachdem liegen dann die lateralen Zysten unmittelbar unterhalb des Unterkiefers oder weiter kaudal am Vorderrand des M. sternocleidomastoideus. Der Sinus cervicalis kann auch durch unvollständige Abdeckung der Kiemenfurchen mit der Hautoberfläche verbunden bleiben, sodass *laterale Halsfisteln* entstehen.

*Mediane Halszysten* entwickeln sich aus versprengten Epithelinseln des Ductus thyreoglossus. Sie liegen in der Medianlinie. Aus ihnen können sich *mediane Halsfisteln* sekundär entwickeln.

Die Ausprägung des Isthmus der *Schilddrüse* variiert stark. Er kann auch ganz fehlen. Andererseits kann ein unterschiedlich langer Strang als Processus pyramidalis nach kranial verlaufen.

Diese Variante erklärt sich entwicklungsgeschichtlich ebenso aus der unvollständigen Rückbildung des Ductus thyreoglossus, wie akzessorische ektope Schilddrüsenlappen oberhalb oder unterhalb des Zungenbeins.

Selten findet man im Erwachsenenalter nur einen Schilddrüsenlappen angelegt.

Varianten und Anomalien der Gefäße treten nicht selten auf. Dazu gehört die A. thyreoidea ima als 5. Arterie, die aus der Aorta selbst oder dem Truncus brachiocephalicus entspringt und zum Isthmus zieht. Varianten der unteren Schilddrüsenarterien sind Abgänge aus der A. subclavia oder ein gemeinsamer Ursprung mit der A. vertebralis. Selten fehlen sie ganz.

Auf die Variationen der Venen wurde oben hingewiesen.

Varianten der Zahl (3–5, sehr selten weniger oder mehr) und der Lage der *Epithelkörperchen* (vor allem des unteren Paares) sind häufig. Das untere Paar kann bis ins Mediastinum zusammen mit dem Thymus absteigen, aber auch fast in Höhe der oberen Epithelkörperchen liegen. Die Lagevariationen schließen „schilddrüsenferne Lokalisationen" an der Karotis oder der Trachea oder hinter dem Ösophagus ein.

Natürlich wird ihre Lage auch von einer vergrößerten Schilddrüse beeinflusst.

## 6.2.3
## Ultraschallbefund

**Ultraschallbefund**

Von den Strukturen des vorderen Halses sind zunächst die Haut, das subkutane Fettgewebe und die echoarmen Muskeln gut gegeneinander abzugrenzen und zu identifizieren. Die Faszien selbst lassen sich dagegen nicht identifizieren. Kranial ist die Glandula submandibularis als unterschiedlich großes echodichtes Gebilde zu erkennen. Ihre Echostruktur kann als Referenz zur Beurteilung der sonographischen Schilddrüsenstruktur herangezogen werden. Lateral sind die Hauptgefäße und die abgehenden Äste schon im B-Bild darzustellen. Mittels Dopplertechnik können auch kleinere Gefäße und ihre Strömungsrichtung dargestellt und die Flusssignale der Gefäße festgestellt werden.

In der Mitte dienen die Vorderwand der Trachea und vor allem die starken Echos, die an der Luft in der Trachea entstehen der Orientierung. Mittels eines seitlich aufgesetzten Schallkopfes kann der Ösophagus hinter der Schilddrüse im Längs- und Querschnitt als tubuläre Struktur bzw. Ringfigur gut abgegrenzt werden (Abb. 6.31 b).

Mindestens einzelne, häufig auch mehrere Lymphknoten im Halsbereich sind mit hochauflösenden Geräten regelmäßig erkennbar. Ein Durchmesser < 5 mm gilt als normal, wobei die Größe der gesunden Lymphknoten stark schwankt. Die Form ist oval mit einem Verhältnis des Längs- zum Querdurchmesser von 2. Zentral bzw. hilär sind starke Echos sichtbar (Hiluszeichen). Peripher ist die Echostruktur mitteldicht oder echoarm.

**Dopplerbefund**

Dopplersonographisch sind bei diesen kleinen Lymphknoten nur manchmal Gefäße darstellbar. Im positiven Fall sind sie vom Hilus aus verzweigt. Der RI liegt, wenn messbar, im Mittel < 0,7.

**Ultraschallbefund**

Mit zunehmendem Alter, ausgeprägter bei Diabetes oder Adipositas, wird eine Verbreiterung des hilären Fettanteils in den Lymphknoten beobachtet. Dieser Befund wird auch als „lipomatöse Atrophie" oder Lipomatose der Lymphknoten bezeichnet. Er hat keine klinische Bedeutung. Die dadurch echodichteren Lymphknoten grenzen sich aber schwerer gegen die Umgebung ab.

Bei Kindern lassen sich die noch großen Tonsillen mittels seitlich am Unterkiefer aufgesetzten Schallkopfes als kugelförmige echoarme Gebilde identifizieren.

### Schilddrüse

Die Schilddrüse weist bei normalgroßen Follikeln eine gleichmäßige echodichte Struktur in allen Abschnitten auf (s. Abb. 6.3). Der Isthmus variiert in seiner Stärke. Ein Lobus pyramidalis muss gesucht werden.

Im Parenchym sind allenfalls peripher kurze Gefäßabschnitte im B-Bild zu erkennen. Seitlich oder mehr dorsal der Lappen sind die großen Gefäße sichtbar (vgl. Abb. 6.1 a-c).

**Dopplerbefund**

Mittels Doppleruntersuchung fällt die normalerweise gute Durchblutung der Schilddrüse ins Auge. Die zuführenden Arterien lassen sich mehr an der dorsalen Seite mindestens kurzstreckig darstellen (vgl. Abb. 6.8). Die maximale Geschwindigkeit ($V_{max}$) liegt im Mittel bei 20–25 cm/s, in jedem Fall < 40 cm/s.

### Nebenschilddrüse

Die Epithelkörperchen lassen sich allenfalls mit sehr gut auflösenden Geräten, bei normaler Schilddrüse und wenn sie an typischer Stelle liegen, als 4 - 6 mm große echoarme Knötchen darstellen.

## 6.3
## Pathologische Befunde

### 6.3.1
### Schilddrüse

#### Die vergrößerte Schilddrüse (Struma)

In Jodmangelgebieten ist die vergrößerte Schilddrüse ein häufiges Symptom. Andere Erkrankungen, die zu einer Vergrößerung der Schilddrüse, einer Struma, führen sind vergleichsweise seltener.

Der Entwicklung der *Jodmangelstruma* ist Folge eines komplexen pathogenetischen Mechanismus: Bei Jodmangel entstehen im Schilddrüsengewebe eine Reihe von Wachstumsfaktoren, die eine Hyperplasie der Follikelzellen anregen und auch, für die Entstehung der Struma weniger bedeutend, die Proliferation des Bindegewebes stimulieren. Andererseits bewirkt das thyreoideastimulierende Hormon (TSH) bei Jodmangel eine Hypertrophie der Follikelzellen.

Der Verlauf dieser Erkrankung erklärt sich weiterhin aus der funktionellen Inhomogenität der Schilddrüsenzellen. Diese reagieren auf den durch Jodmangel ausgelösten Wachstumsreiz unterschiedlich schnell. Weiterhin sind einige Zellen autonom, also nicht im übergeordneten Regelkreis beeinflussbar. So wird einerseits die knotige Umwandlung der Jodmangelstrumen im Verlauf der Erkrankung infolge unterschiedlich schnellen Wachstums der Follikel verständlich und andererseits das vermehrte Auftreten von diffusen oder knotigen Autonomien. Schließlich kommt es auch zu degenerativen Veränderungen mit Bindegewebsvermehrung und Entstehung von zystischen Veränderungen (vgl. Abb. 6.4).

**Ultraschallbefund**

Sonographisch findet sich zunächst eine mäßige, gleichmäßige Vergrößerung der Schilddrüse. Die Echostruktur bleibt homogen und echodicht, was dem Begriff der *Struma parenchymatosa* entspricht (Abb. 6.2).

Bei weiterer Vergrößerung über Jahre hinweg durch weiterbestehenden Jodmangel wird die Struktur inhomogen, und es bilden sich abgrenzbare hyperplastische Knoten heraus. Deren Echostruktur ist echodicht oder noch echodichter als das umgebende Gewebe, was histologisch dem normo – oder makrofollikulären Zustand dieser Knoten entspricht (Abb. 6.3 a-c). Bindegewebezüge sind ebenfalls echodicht und tragen zur insgesamt inhomogenen Echostruktur bei. Zystische, degenerative Läsionen stellen sich dagegen echofrei dar und sind als solche abgrenzbar (s. unten). Kalkeinlagerungen verursachen einzelne starke Echos. So entsteht insgesamt das sonographisch inhomogene Bild der *Struma nodosa* (Abb. 6.4 a-c).

#### Schilddrüsenautonomie

Autonome Schilddrüsenzellen sind vom übergeordneten Regelkreis unabhängig. Einzelne autonome Zellen sind auch in der gesunden Schilddrüse nachweisbar, was ohne klinische Bedeutung bleibt. Jodmangel stimuliert die Proliferation der autonomen Zellen. Die Chance der Entwicklung einer klinisch bedeutsamen Autonomie wächst also mit der Dauer des Jodmangels, der Größe der Jodmangelstruma und dem Lebensalter. Die Dekompensation kann durch plötzlich gesteigerte Jodzufuhr (Medikamente!) provoziert werden. Die kritische Größe des autonomen Gewebes liegt etwa bei 5–10 ml (bei Jodmangel).

Vor allem bei Kindern und Jugendlichen spielen auch andere Ursachen für die Entstehung einer Autonomie eine Rolle, etwa eine Mutation im Bereich des TSH-Rezeptors.

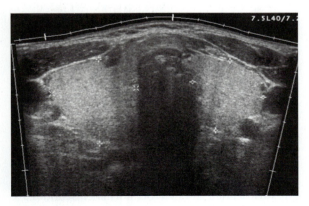

**Abb. 6.2.** Struma diffusa (33×33 und 28×28 mm, etwa 56 ml): homogene dichte Echostruktur, Gefäße nach lateral verdrängt

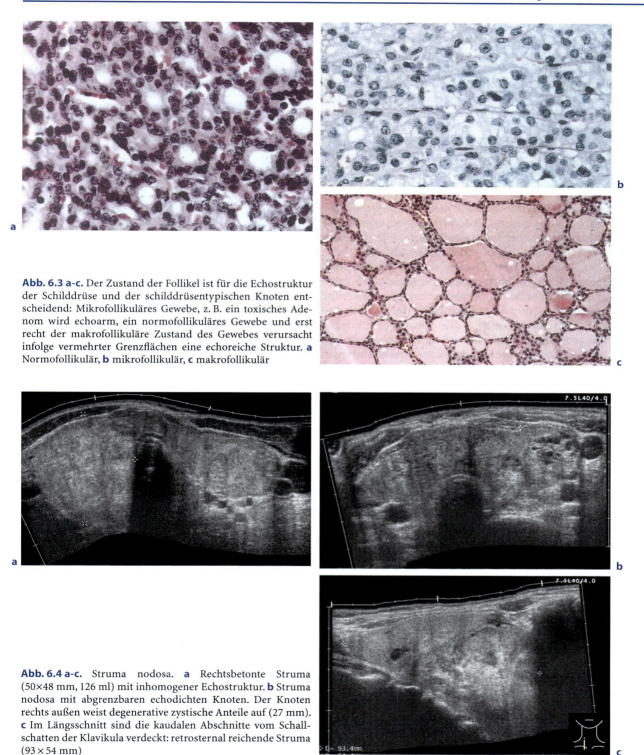

**Abb. 6.3 a-c.** Der Zustand der Follikel ist für die Echostruktur der Schilddrüse und der schilddrüsentypischen Knoten entscheidend: Mikrofollikuläres Gewebe, z. B. ein toxisches Adenom wird echoarm, ein normofollikuläres Gewebe und erst recht der makrofollikuläre Zustand des Gewebes verursacht infolge vermehrter Grenzflächen eine echoreiche Struktur. **a** Normofollikulär, **b** mikrofollikulär, **c** makrofollikulär

**Abb. 6.4 a-c.** Struma nodosa. **a** Rechtsbetonte Struma (50×48 mm, 126 ml) mit inhomogener Echostruktur. **b** Struma nodosa mit abgrenzbaren echodichten Knoten. Der Knoten rechts außen weist degenerative zystische Anteile auf (27 mm). **c** Im Längsschnitt sind die kaudalen Abschnitte vom Schallschatten der Klavikula verdeckt: retrosternal reichende Struma (93 × 54 mm)

Die Schilddrüsenautonomie kann unifokal (etwa 25%), multifokal (etwa 50%) oder diffus (etwa 25%) auftreten.

Bei *multifokaler Autonomie* muss jeder darstellbare Knoten für sich bewertet werden, da naturgemäß Knoten unterschiedlicher Funktion und Dignität nebeneinander vorkommen können.

### Ultraschallbefund

Knoten aus autonomem Gewebe, also toxische Adenome, sind sonographisch zu rund 2/3 echoarm, aber teilweise mehr oder weniger echodicht. Sie weisen, wie die meisten Adenome, einen echoarmen Randsaum, den so genannten „Halo" auf. Dieser ist aber bei echoarmen Adenomen oft nicht zu erkennen. Der betroffene Lappen ist vor allem in sagittaler Richtung gering vergrößert (Abb. 6.5 a, vgl. Abb. 6.44 a,b).

### Dopplerbefund

Mittels Farbdoppler erweist sich dieser Halo als Gefäßring. Dieses Phänomen wird als „Randhyperperfusion" oder „periphere Hypervaskularität" oder „hyperämischer Saum" bezeichnet. Es findet sich bei der Mehrzahl aller Adenome, kann also nicht als Kennzeichen eines autonomen Adenoms angesehen werden.

Dagegen können vermehrte Dopplersignale im Knoten selbst, bewertet im Vergleich zum umgebenden Schilddrüsengewebe, als Hinweis auf die Überfunktion des heißen Knotens gewertet werden. Diese ist bei >90% der toxischen Adenome nachzuweisen und nur selten in benignen nichttoxischen Knoten zu beobachten. Ein sensitives Gerät und eine Mindestgröße des Knotens von etwa 5 mm sind Voraussetzung für diese Dopplerdiagnostik (Abb. 6.5 b, vgl. Abb. 6.44 a,b).

Diese Hypervaskularität ist auch ein guter Parameter, um den Effekt einer Behandlung durch perkutane Alkoholinstillation zu kontrollieren: Infolge der Vernarbung wird die Struktur des Knotens echodichter und die vermehrten Dopplersignale verschwinden.

Differenzialdiagnostisch bedeutsam ist, dass bei den höher differenzierten Karzinomen der Schilddrüse ebenfalls vermehrt Dopplersignale in der Tumorläsion gesehen werden.

### Ultraschallbefund

Die diffuse Autonomie ist sonographisch nicht sicher zu erfassen, da sie nicht zu einer charakteristischen Veränderung der Echostruktur der Schilddrüse führt. Verdächtig sind eine echoarme, inhomogene Struktur und eine vermehrte Durchblutung (Abb. 6.6 a,b).

## Autoimmunerkrankungen der Schilddrüse

### Morbus Basedow (Immunhyperthyreose)

Pathogenetisch liegen dem Morbus Basedow komplexe immunologische und auch genetische Faktoren zugrunde. Aufgrund extrathyreoidaler Manifestationen, insbesondere der endokrinen Orbitopathie,

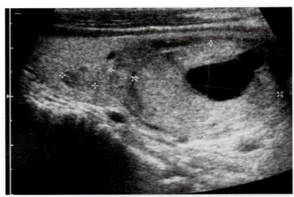

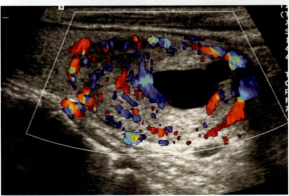

**Abb. 6.5 a,b.** Großes toxisches Adenom links (29 × 20 mm, „dekompensiert"). **a** Die Echostruktur gleicht der Restschilddrüse und grenzt sich durch einen Halo ab. Zentral zystische Degeneration. **b** Im Farbdoppler Gefäßring und vermehrte Durchblutung des Knotens (vgl. Abb. 6.14 a,b)

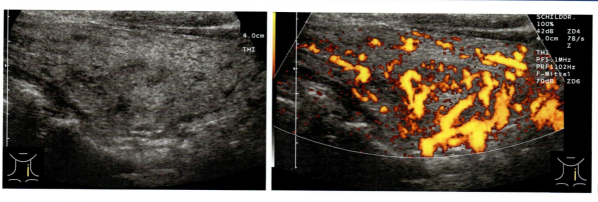

**Abb. 6.6 a,b.** Diffuse Autonomie. Auffallend sind bei wenig vergrößerter Schilddrüse (rechter Lappen längs) die inhomogene echoarme Struktur (**a**, B-Bild) und die vermehrten Dopplersignale (**b**, Powerdoppler) als keinesfalls beweisende Symptome

sowie des prätibialen Myxödems unterscheidet sich diese Erkrankung schon klinisch von anderen, einer Hyperthyreose zugrunde liegenden Erkrankungen (vgl. Tabelle 6.1).

**Tabelle 6.1.** Differenzialdiagnose der vergrößerten Schilddrüse (Struma)

| Bezeichnung | Vergrößerung | Echostruktur | Funktion |
|---|---|---|---|
| Struma paren-chymatosa (Jodmangel, selten strumigene Substanzen) | Mäßig | Echodicht, gleichmäßig | Euthyreot |
| Struma nodo-sa (Jodmangel) | Mittelgradig bis erheblich | Echodicht, inhomogen, Knoten | Euthyreot (evtl. latent hyperthyreot) |
| Struma maligna | Asymmetrisch | Tumorge-webe echoarm | Meist euthyreot (Zweit-erkrankung!) |
| Morbus Basedow | Mäßig, symmetrisch | Insgesamt echoarm, hypervas-kulär | Hyperthyreot |
| Akute und subakute Thyreoiditis | Gering | Echoarme, hypovasku-läre Herde | Höchstens passager hy-perthyreot |
| Immunthyreo-iditis (Hashi-moto-Struma) | Gering, passager | Echoarm, hypervas-kulär | Initial evtl. hyper-, später hypothyreot |

**Ultraschallbefund**

Sonographisch ist die echoarme und oft gering inhomogene Struktur der symmetrisch und mäßig vergrößerten Schilddrüse charakteristisch. Die Echostruktur der Basedow-Struma gleicht der Echostruktur der umgebenden Muskeln im intra-individuellen Vergleich. Verursacht wird dieses sonographische Bild beim Morbus Basedow durch die leeren Follikel (mikrofolliküläres Muster). Auch die Hyperämie und andere entzündliche Veränderungen tragen zu der echoarmen Struktur bei (Abb. 6.7).

Diese Echostruktur ist homogen in der gesamten Schilddrüse vorhanden, es sei denn, es bestanden bereits vor der Erkrankung knotige Veränderungen oder es entwickelt sich in einer Basedow-Struma ein Tumor.

Das echoarme Muster ist nicht selten schon vor Eintreten der klinischen Symptomatik (bei Screening-Untersuchungen) zu beobachten, manchmal tritt es auch erst einige Zeit nach klinischer Manifestation auf. Der Vorhersagewert der echoarmen Struktur für eine Autoimmunerkrankung der Schilddrüse liegt bei 95%. Die echoarme Struktur geht mit der entzündlichen Aktivität zurück. Sie korreliert weniger mit der Überfunktion. Jedenfalls normalisiert sie sich nicht zeitgleich mit der medikamentös erreichten Euthyreose.

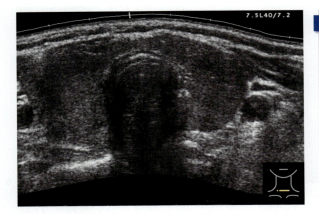

**Abb. 6.7.** Morbus Basedow. Mäßig vergrößerte, rundliche Schilddrüse mit echoarmer Struktur (kein Kontrast zur Muskulatur!). Das Bild ist absolut charakteristisch

### Dopplerbefund

Bei der Farbdoppleruntersuchung fällt die Hyperämie der gesamten Schilddrüse ins Auge, von manchen Autoren als „vaskuläres Inferno" apostrophiert. Die Spitzengeschwindigkeit in den zuführenden Arterien steigt auf 100 cm/s und mehr. Innerhalb der Drüse selbst werden Geschwindigkeiten von 30 cm/s gemessen (Abb. 6.8 a,b). Diese Veränderungen korrelieren mit der Aktivität des immunologisch-entzündlichen Krankheitsprozesses und weniger mit der Funktion. Jedenfalls spricht ein Fortbestehen der Veränderungen unter oder nach einer bezüglich der Funktion erfolgreichen thyreostatischen Therapie für ein hohes Rezidivrisiko. Ein Abfallen des RI auf < 0,6 oder der $V_{max}$ auf < 40 cm/s gilt dagegen als prognostisch günstig.

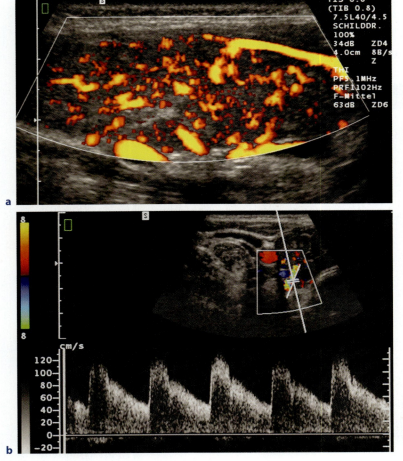

**Abb. 6.8 a,b.** Morbus Basedow. **a** Längsschnitt linker Lappen mit deutlich vermehrten Gefäßsignalen. **b** Spektraldoppler der Schilddrüsenarterie: Die Geschwindigkeit ist deutlich erhöht ($V_{peak}$ >110 cm/s)

Knoten in der Basedow-Schilddrüse sind isoliert für sich zu bewerten. Mit der Möglichkeit eines
malignen (papillären) Schilddrüsenkarzinoms muss
prinzipiell gerechnet werden.

### Autoimmunthyreoiditis Hashimoto
### (chronisch lymphozytäre Thyreoiditis)

Die schleichend beginnende Autoimmunerkrankung
ist durch lympho- und plasmazelluläre Infiltrate
gekennzeichnet sowie durch eine immunvermittelte
Zerstörung der Follikel. Initial kann eine vorüber-
gehende Überfunktion bestehen, allmählich führt
die Erkrankung aber zur Unterfunktion. Sie dürfte
beim Erwachsenen deren häufigste Ursache sein.
Vor allem initial kann eine leichte Vergrößerung
der Schilddrüse beobachtet werden (hypertrophe
Form), auf Dauer ist eine progrediente Verkleinerung festzustellen (atrophische Verlaufsform).

**Ultraschallbefund**

Im B-Bild ist wieder eine echoarme Struktur der
gesamten gering vergrößerten, normal großen oder
meist verkleinerten Schilddrüse zu sehen. Diese
Veränderung setzt dem Verlauf der Erkrankung
entsprechend sehr allmählich ein. Sie wird wohl
hauptsächlich durch die zelluläre Infiltration verursacht und korreliert somit mit der Ausprägung
der entzündlichen Veränderungen. Vernarbungen
können bei längerem Verlauf zu einer mehr inhomogenen Struktur führen (Abb. 6.9 a-c).
    Auch unter Therapie bleibt die Echostruktur
echoarm.

**Dopplerbefund**

Die Farbdoppleruntersuchung zeigt zumindest im
aktiven Stadium (hohe Antikörper) eine deutliche Vermehrung der Dopplersignale, wenn auch
nicht so ausgeprägt wie beim Morbus Basedow
(vgl. Abb. 6.9 a-c). Dieser graduelle Unterschied
reicht nicht, aus im anfänglichen Stadium mit
Hyperthyreose beide Erkrankungen sicher zu
unterscheiden. Allerdings scheint die Spitzengeschwindigkeit in den Schilddrüsenarterien nicht
erhöht zu sein.

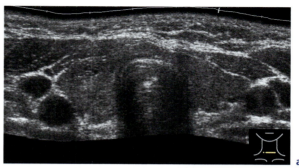
a

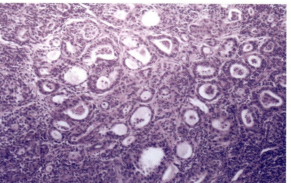
b

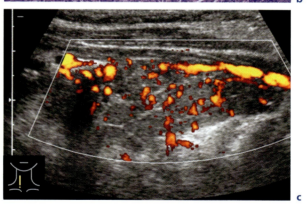
c

**Abb. 6.9 a-c.** Autoimmunthyreoiditis (Hashimoto). **a** Die
Schilddrüse ist nicht vergrößert, die Struktur echoarm (Vergleich zu den Muskeln). **b** Das histologische Bild zeigt eine
rundzellige Infiltration zwischen den Follikeln als Ursache
der echoarmen Struktur. **c** Der Längsschnitt rechts zeigt eine
Unterteilung der Struktur durch echodichte Bänder und eine
mäßig vermehrte Durchblutung (Powerdoppler)

Auch bei dieser Erkrankung sind abgrenzbare
Knoten gesondert zu betrachten. Beachtet werden
muss dabei die erhöhte Inzidenz von malignen Lymphomen bei langjähriger Hashimoto-Thyreoiditis.

### Die kleine Schilddrüse

Im Erwachsenenalter spielen angeborene Störungen keine diagnostische Rolle, da sie gewöhnlich bereits im Kindesalter festgestellt werden – zumindest wenn sie eine Unterfunktion bedingen. Immerhin kann gelegentlich eine auffallend kleine, sonst sonographisch unauffällige Schilddrüse gesehen werden, sodass auch bei leerer Anamnese eine Hypoplasie, evtl. verbunden mit einer latenten Hypothyreose diskutiert werden kann. Ebenso kann eine einseitige Aplasie bei normaler Funktion auch einmal zufällig im Erwachsenenalter entdeckt werden. Der vorhandene Lappen ist dann groß und rundlich.

Meistens ist eine kleine Schilddrüse beim Erwachsenen Folge einer vorausgegangenen Schilddrüsenerkrankung, d. h. erworben. Am häufigsten ist dies eine evtl. auch latent verlaufene atrophische Immunthyreoiditis. Ursächlich kann in selteneren Fällen eine andere Form einer Thyreoiditis zugrunde liegen (Abb. 6.10 a,b).

Dass bei einer zu kleinen oder teilweise fehlenden Schilddrüse zunächst nach einer Operationsnarbe gesucht werden muss, ist selbstverständlich.

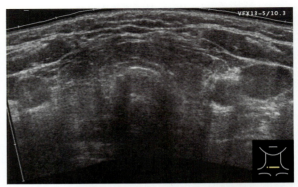
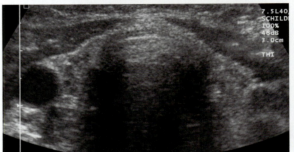

**Abb. 6.10 a,b.** Die verkleinerte Schilddrüse. **a** Die echoarme Struktur weist auf eine „ausgebrannte" Autoimmunthyreoiditis. **b** Echodichte Struktur, wie z. B. bei Zustand nach Bestrahlung

#### Ultraschallbefund

Das B-Bild zeigt bei Immunthyreoiditis, wie oben beschrieben, eine auffallend echoarme Struktur der Schilddrüse. Bei vernarbenden Prozessen nach anderen entzündlichen Erkrankungen kann die Struktur auch echodicht bleiben.

Nach zurückliegender perkutaner Strahlentherapie im Kopf- und Halsbereich, etwa wegen eines malignen Lymphoms, sieht man kleine Schilddrüsen mit echoreicher Struktur. Eine latente oder manifeste Hypothyreose kann als Folge dieser Therapie auftreten (s. S. 84).

### Entzündliche Schilddrüsenerkrankungen

Bei der Immunthyreoiditis und der Autoimmunhyperthyreose stehen immunologische Vorgänge pathogenetisch im Vordergrund, sodass sie unter diesem vorherrschenden Aspekt gesondert besprochen werden. Zu den entzündlichen Erkrankungen der Schilddrüse gehören noch die akute eitrige Thyreoiditis, die subakute Thyreoiditis und die Riedel-Thyreoiditis. Spezifische Thyreoiditiden durch Befall mit Viren oder anderen atypischen Erregern sind extrem selten, sodass nur kasuistische Mitteilungen gelegentlich zu lesen sind.

#### Akute eitrige Thyreoiditis

Eine akut eitrige, hämatogen entstandene Thyreoiditis ist ein extrem seltenes Krankheitsbild. Häufiger handelt es sich bei einer „typischen Symptomatik" mit Spontan- und Schluckschmerzen, Hautrötung, Schwellung und Druckempfindlichkeit um eine Entzündung der Halsweichteile mit Verdrängung der Schilddrüse zur Seite oder nach hinten.

Eine akute Entzündung der Schilddrüse selbst sollte sonographisch nur dann diagnostiziert werden, wenn bei entsprechender klinischer Symptomatik eine Schwellung eines Schilddrüsenabschnitts mit Auflockerung der Echostruktur (entzündliches Ödem!) und echoarme bis echofreie Herde (Einschmelzungen) gefunden werden (vgl. Abb. 6.41 a,b).

### Subakute Thyreoiditis de Quervain

Die Ätiologie dieser am häufigsten bei Frauen im mittleren Alter auftretenden Erkrankung ist noch unklar. Aufgrund des oft zeitlichen Zusammenhangs mit Infekten der oberen Luftwege wird eine virale Genese angenommen. Klinisch treten häufig in die Kiefer oder die Ohren ausstrahlende Schmerzen auf. Der befallene Schilddrüsenabschnitt ist druckempfindlich. Die Punktion ergibt eine granulomatöse Entzündung mit mehrkernigen Riesenzellen (vgl. Abb. 6.11 b).

Eine chronischer verlaufende, schmerzarme oder schmerzfreie Form wird diskutiert.

#### Ultraschallbefund

Im B-Bild sind unscharf begrenzte echoarme Areale kennzeichnend. Der betroffene Lappen ist vor allem in sagittaler Richtung gering vergrößert.

Meist findet sich nur ein etwa 1–2 cm großer Bezirk. Nur selten erfasst die Veränderung einen ganzen Lappen (Abb. 6.11 a-c).

#### Dopplerbefund

Dopplersonographisch ist die Durchblutung des entzündeten Bereiches eher reduziert, diejenige des umgebenden Gewebes normal (Abb. 6.11 c). Die $V_{max}$ in den Schilddrüsenarterien liegt im normalen Bereich.

### Invasiv-sklerosierende Thyreoiditis (Riedel-Struma)

Dabei handelt es sich um eine extrem seltene Erkrankung mit bindegewebiger Infiltration („eisenharter Tastbefund") und fortschreitender Zerstörung des Schilddrüsengewebes. Die Schilddrüse ist knotig vergrößert und zunehmend mit der Umgebung verwachsen.

#### Ultraschallbefund

In Fallberichten werden relative große, echoarme (hyalines Bindegewebe) und etwas unscharf begrenzte knotige Herde beschrieben.

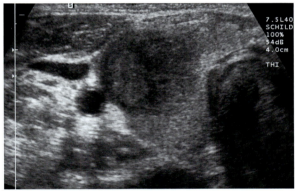

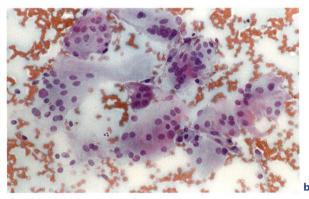

**Abb. 6.11 a-c.** Thyreoiditis de Quervain. **a** Unscharf begrenzter echoarmer Bezirk im linken Schilddrüsenlappen. **b** Punktionszytologie mit pathognomonischen mehrkernigen Riesenzellen. **c** Keine auffällige Hypervaskularität in dem echoärmeren Bezirk (Powerdoppler)

## Umschriebene Veränderungen

In diesem Abschnitt werden fokale Läsionen in der sonst gesunden Schilddrüse besprochen. Diese fokalen Läsionen finden sich naturgemäß auch, evtl. sogar häufiger, in einer durch eine andere Erkrankung (Jodmangelstruma, Morbus Basedow) veränderten Schilddrüse. Sie sind dann zunächst unabhängig von der zweiten Erkrankung zu beurteilen und bewerten. Bei multiplem Auftreten wird die eingehende Untersuchung der dominierenden Läsion empfohlen. Dies schließt keinesfalls das gleichzeitige Auftreten beispielsweise eines größeren autonomen follikulären Adenoms und eines kleineren papillären Karzinoms aus.

### Zystische Läsionen

Echte seröse oder kolloidhaltige Zysten der Schilddrüse sind selten im Vergleich zu zystisch degenerierten Knoten.

Eine typische Komplikation von Schilddrüsenzysten und zystischen Abschnitten solider Läsionen ist die Einblutung. Sie ereignet sich beispielsweise beim Sport oder einer anderen plötzlichen Anstrengung, aber auch spontan, und führt den Patienten wegen des plötzlich eintretenden Schmerzes häufig zum Arzt.

### Ultraschallbefund

Typisch sind im akuten Stadium disseminierte, schwebende, kräftige und etwas atypisch geformte Echos in der Läsion. Sie sedimentieren im weiteren Verlauf und sind an der Rückwand als – dopplersignalfreie – Komplexe noch zu sehen oder verschwinden scheinbar (Abb. 6.13 a,b). Eine Punktion ergibt braune Flüssigkeit (Schokoladenzyste!) und befreit den Patienten von den Schmerzen, wenn auch nicht von der Zyste oder einem Rezidiv!

### Ultraschallbefund

Sie dürfen also nur sonographisch diagnostiziert werden, wenn sie die typischen Kriterien eindeutig erfüllen. Diese sind die runde bis ovale oder durch umgebende Strukturen begrenzte Form, die scharfe Abgrenzung bei allenfalls sehr dünnen feine Wandechos und der echofreie Inhalt, der natürlich auch frei von Dopplersignalen ist, sowie die dorsale Schallverstärkung.

Zystisch degenerierte Knoten sind dann anzunehmen, wenn sich solide Anteile finden. Diese können sehr klein sein und nur wie eine dünne, unregelmäßige Kapsel imponieren. Schon eine (scheinbare) Septierung sollte vorsichtig bewertet werden. Für die weitere Bewertung der degenerierten Knoten ist dann die Echostruktur der soliden Anteile maßgebend (Abb. 6.12 a,b).

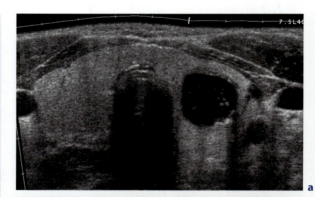
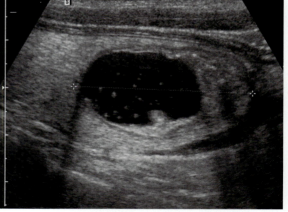

**Abb. 6.12 a,b.** Zystische Läsion. **a** Scheinbar glatt begrenzte Zyste rechts mit einzelnen Binnenechos. Lateral ist aber ein schmaler „solider" Saum zu erkennen. **b** Im Längsschnitt wird klarer, dass es sich um einen zystisch degenerierten Knoten handelt (37 mm)

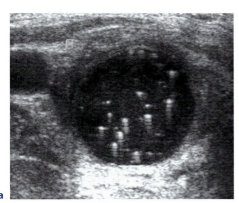

a

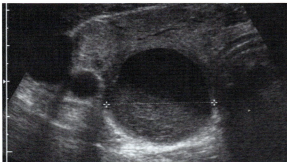

b

**Abb. 6.13 a,b.** So genannte Schokoladenzyste. **a** Schwebende Echos mit Artefakten. **b** Sedimentiertes Blut bei einer späteren Kontrolle (29 mm)

### Solide Läsionen (Knoten)

In der Schilddrüsendiagnostik wird der Begriff „Knoten" gerne und viel benutzt. Er wurde wohl ursprünglich für einen entsprechenden Tastbefund geprägt und für die Darstellung eines umschriebenen, gut abgegrenzten Herdes in einem bildgebenden Verfahren, wie der Sonographie, beibehalten. Er ist als rein deskriptiv zu werten, da er nichts über die Art (Tumor oder nichttumoröser Prozess) oder gar die Dignität des fokalen Prozesses aussagt. Knoten sind überaus häufig (im Alter bis 50%).

### Ultraschallbefund

Im B-Bild zeigen Knoten eine unterschiedliche Echostruktur. Sie sind echoarm, echogleich oder echodicht. Dies entspricht dem mikrofollikulären, normofollikulären oder makrofollikulären Zustand der sie bildenden Follikel Allerdings zeigt auch Fremdgewebe (Tumorgewebe) eine echoarme sonographische Struktur (Abb. 6.14 a,b, 6.15, 6.16 a,b, vgl. Abb. 6.3 a-c).

Normofollikuläre, also echogleiche Knoten sind wegen des fehlenden Kontrastes schwerer zu erkennen. Manchmal ist dies nur während der „Real-time-Untersuchung" aufgrund der dabei erkennbaren unterschiedlichen Konsistenz möglich. Oft erleichtert auch der echoarme Halo die Erkennung.

Dieser Halo ist bei vielen Knoten als echoarmer Ring zu sehen. Naturgemäß fällt er bei echoarmen Knoten weniger auf, da er gegen das echoarme Muster des eigentlichen Knotens nicht kontrastiert (Abb. 6.17 a,b, vgl. Abb. 6.14 a,b, 6.15).

Als Zeichen degenerativer Veränderungen finden sich relativ häufig echofreie Abschnitte (zystische Degeneration) oder intensive einzelne oder bogenförmig angeordnete Echos (Verkalkungen), die manchmal sogar einen Schallschatten verursachen. Weder dürfen die teilweise echofreie Struktur als „Zyste" interpretiert werden, noch die Kalkechos als „echoreiche" Struktur eines Knotens (vgl. Abb. 6.5 a,b, 6.15, 6.17 a,b)!

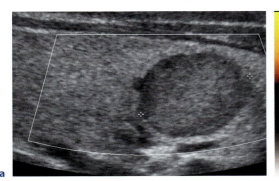

a

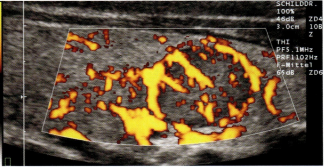

b

**Abb. 6.14 a,b.** Echoarmer Knoten (autonomes Adenom, 16 mm). **a** Im B-Bild fällt ein deutlicher Halo auf. **b** Der Knoten ist im Powerdoppler hyperämisch

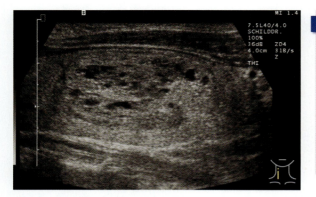

**Abb. 6.15.** Mäßig echodichter Knoten (echogleich zur Schilddrüse) mit Halo und degenerativen Veränderungen

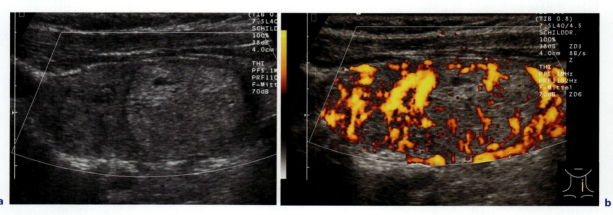

**Abb. 6.16 a,b.** Adenom (szintigraphisch kalt). **a** Echodichter Knoten mit Halo (B-Bild). **b** Im Powerdoppler ist der Gefäßring erkennbar, der Knoten selbst ist hypovaskulär

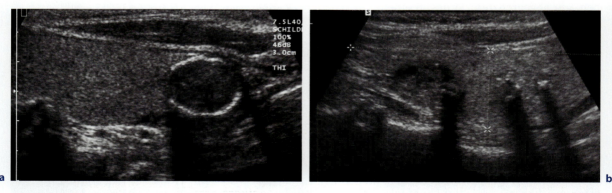

**Abb. 6.17 a,b.** Verkalkungen. **a** Knoten mit Kalkschale. Infolgedessen ist seine Struktur nicht sicher zu beurteilen. Die Seitenkantenartefakte sprechen für glatte Begrenzung (Längsschnitt). **b** Fleckförmige Verkalkung in der Peripherie eines echoarmen Knotens sowie in 2 kleineren Läsionen (degenerativ), normal große Schilddrüse (59×18 mm, Längsschnitt)

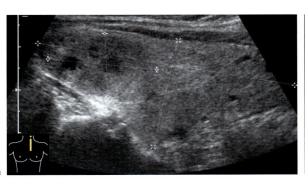
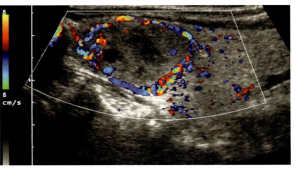

a                                                                                    b

**Abb. 6.18 a,b.** Inhomogener mäßig echoarmer Knoten. Der Halo ist allenfalls angedeutet im B-Bild (**a**), jedoch mittels FKDS eindeutig (**b**). Der Befund spricht für einen benignen Knoten

### Adenomatöse Knoten

Adenomatöse Knoten sind knotig umgewandelte makrofollikuläre Abschnitte von Schilddrüsengewebe (vgl. Abb. 6.3 c), die vorwiegend und oft mehrfach in Jodmangelstrumen auftreten. Es handelt sich also nicht um eine Neoplasie, sondern um einen hyperplastischen Prozess.

#### Ultraschallbefund

Im B-Bild sind sie echogleich oder echodicht. Ein Halo ist häufig erkennbar. Im Verlauf der weiteren Entwicklung der zugrunde liegenden Jodmangelstruma sind echofreie Bezirke als Zeichen der zystischen Degeneration und starke Echos an Verkalkungen zu beobachten (vgl. Abb. 6.4 a-c, 6.15).

#### Dopplerbefund

Mittels Farbdoppler ist evtl. eine Hypervaskularität um den Knoten zu sehen. Eine Vermehrung von Dopplersignalen in dem Knoten ist untypisch.

### Follikuläre Adenome

Follikuläre Adenome sind benigne Tumore, die gekennzeichnet sind durch eine Kapsel und verdrängendes Wachstum mit Kompression des umgebenden Gewebes. Sie sind mikrofollikulär aufgebaut,

zeigen aber auch einen normofollikulären Aufbau oder ein mehr trabekuläres oder pleomorphes Wachstum. Bezüglich ihrer Funktion sind sie uneinheitlich. Die autonomen Adenome gehören in diese Gruppe (s. oben).

#### Ultraschallbefund

Im B-Bild sind sie in der Regel rundlich und echoarm (vgl. Abb. 6.5 a,b, 6.14 a,b, 6.18 a,b, 6.44 a). Adenome mit dichterer Echostruktur sind eher selten (vgl. Abb. 6.16 a,b). Ein Halo grenzt sich bei den echoarmen Adenomen schlechter ab (vgl. Abb. 6.18 a,b).

#### Dopplerbefund

Farbdopplersonographisch findet sich meist eine vermehrte Randvaskularisation. In der Läsion sind vermehrte Dopplersignale in erster Linie bei den autonomen Adenomen zu sehen. Sie finden sich aber zumindest vereinzelt auch bei Adenomen ohne Überfunktion (vgl. Abb. 6.5 a,b, 6.14 a,b, 6.44 b).

### Maligne Prozesse

Das *papilläre Schilddrüsenkarzinom* ist mit etwa 70% der häufigste maligne Schilddrüsentumor. Es kommt in jedem Alter vor und wächst langsam und in seiner Kapsel. Die späte Metastasierung erfolgt vorwiegend lymphogen.

Kleine papilläre Karzinome werden zufällig bei Autopsien und in aus anderem Grunde resezierten Schilddrüsen gefunden. Das papilläre Schilddrüsenkarzinom tritt häufig doppelseitig oder multizentrisch auf, was oft nur histologisch nachweisbar ist. Ein Zusammenhang mit Strahlenbelastung, besonders im Kindesalter, ist nachgewiesen.

Das seltenere (15%) *follikuläre Karzinom* hat eine etwas schlechtere Prognose. Es tritt vorwiegend im mittleren und höheren Lebensalter auf. Histologisch weist es eine hochdifferenzierte follikuläre Struktur auf, durchbricht aber (im Gegensatz zu Adenom!) die Kapsel und metastasiert hämatogen. Onkozytäre maligne Tumoren (maligner Hürthle-Zell-Tumor) werden als Varianten des follikulären Karzinoms eingestuft.

Das *medulläre Schilddrüsenkarzinom* geht von den (Calcitonin-produzierenden) parafollikulären Zellen aus (synonym: C-Zell-Karzinom). Es kommt in etwa 6–8% aller Schilddrüsenkarzinome vor, sowohl sporadisch als auch familiär gehäuft. Die hereditäre Variante tritt oft doppelseitig auf und in Kombination mit weiteren endokrinen Tumoren (MEN 2a und MEN 2b).

Das undifferenzierte *anaplastische Karzinom* wächst schnell und lokal infiltrierend mit rasch entstehenden lokalen Problemen und Symptomen.

Sarkome, Lymphome und Metastasen sind sehr selten. *Metastasen* entstehen ebenfalls selten (in etwa 2–4%). Auch der maligne Schilddrüsentumor ist mit 3/100 000/a selten.

### Ultraschallbefund

Im B-Bild zeigen maligne Tumoren einheitlich eine echoarme, etwas inhomogene Struktur. Kleine Karzinome sind oft noch gut abgegrenzt. Die destruktive Infiltration in angrenzende Gewebe ist vorwiegend bei größeren Tumoren zu erkennen. Eine unregelmäßige Begrenzung ist immer ein verdächtiger Befund. Ebenso gilt ein Durchmesser, der quer kleiner ist als sagittal als malignomverdächtig (Quotient aus Quer- zu Tiefendurchmesser < 1, vgl. Abb. 6.19 b).

Echofreie Bezirke kommen auch bei malignen Tumoren vor. Sie sind meist klein und machen prozentual nur einen geringen Teil des Tumors aus. Mehrere kleine echofreie Bezirke finden sich in papillären Karzinomen und auch in deren Lymphknotenmetastasen. Verkalkungen sind ebenfalls zu beobachten: Beim papillären Schilddrüsenkarzinom finden sich disseminiert kleinere Kalkechos, manchmal als Mikrokalzifikationen bezeichnet (vgl. Abb. 6.20 a,b). Beim medullären Schilddrüsenkarzinom werden intensive Kalkreflexe im Zentrum beobachtet (Kalkeinlagerung in Amyloid). Auch beim anaplastische Karzinom kommen Verkalkungen vor. Diese Verkalkungen dürfen übrigens nicht als echoreiche Struktur eines Knotens gewertet werden.

Somit kann nur das direkt erkennbare destruierende Wachstum oder der Nachweis von Metastasen in den umgebenden Lymphknoten als eindeutiges Zeichen eines malignen „Knotens" bewertet werden, nicht aber das echoarme Strukturmuster (Abb. 6.19 a,b, 6.20 a,b, 6.21 a-d, 6.22, 6.23, 6.24 a,b, 6.25 a,b, Tabelle 6.2).

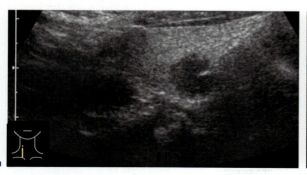
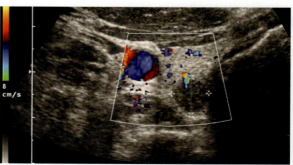

**Abb. 6.19 a,b.** Kleines papilläres Karzinom (8×8 mm). **a** Im B-Bild echoarm ohne Halo, etwas unregelmäßig und unscharf. Sagittaler Durchmesser marginal größer als Querdurchmesser (Schrägschnitt rechter Lappen). **b** In der FKDS ein zuführendes Gefäß darstellbar

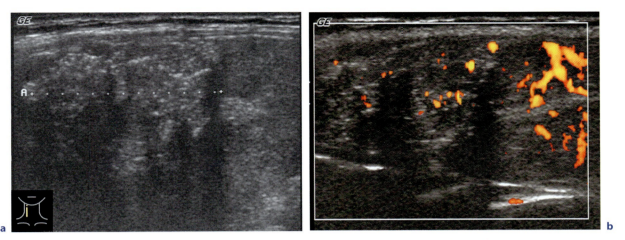

**Abb. 6.20 a,b.** Papilläres Schilddrüsenkarzinom bei Morbus Basedow (26 mm). **a** Im B-Bild sind die Mikroverkalkungen des Tumorgewebes sehr auffallend. Sie verursachen insgesamt einen Schallschatten. Die Struktur der nichtbetroffenen Schilddrüse kaudal ist echoarm. **b** Der Powerdoppler zeigt ein unterschiedliches Gefäßmuster im Tumor und in der Schilddrüse

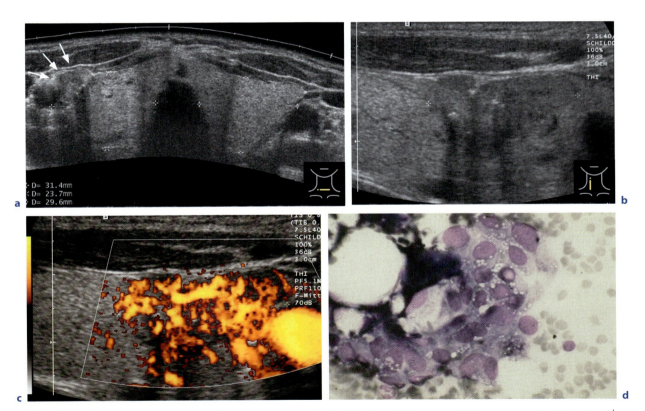

**Abb. 6.21 a-d.** Follikuläres Karzinom (22 mm). **a** Im Querschnitt links lateral Kontur- und Strukturunregelmäßigkeiten (↓ ↓). **b** Im Längsschnitt wird der unregelmäßig, aber gut begrenzte echoarme Prozess deutlicher. Auffällig sind einzelne kleine Verkalkungen. **c** Deutliche Hypervaskularität im Powerdoppler. **d** Punktionszytologie aus einem follikulären Karzinom

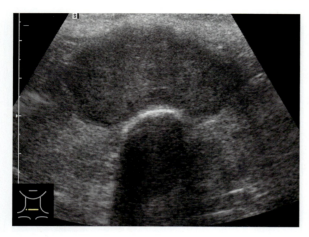

**Abb. 6.22.** Medulläres Schilddrüsenkarzinom im Isthmus. Ziemlich gleichmäßige echoarme Struktur

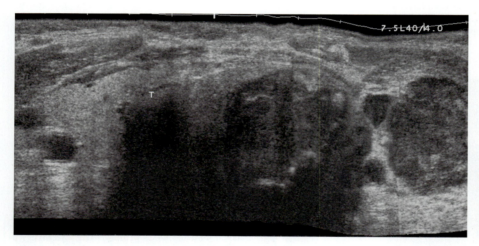

**Abb. 6.23.** Großes anaplastisches Schilddrüsenkarzinom links mit großer Lymphknotenmetastase lateral der Gefäße. Sehr inhomogene echoarme Struktur

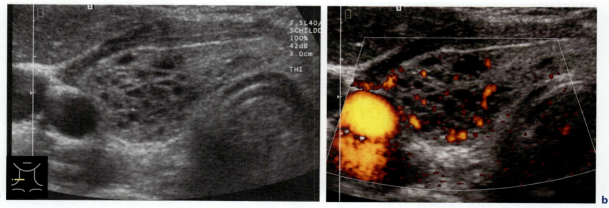

**Abb. 6.24 a,b.** Hürthle-Zell-Tumor. Eigentümlich netzartig strukturierter, mäßig echoarmer Tumor rechts, gut durchblutet (**b**, FKDS), etwas unscharf begrenzt

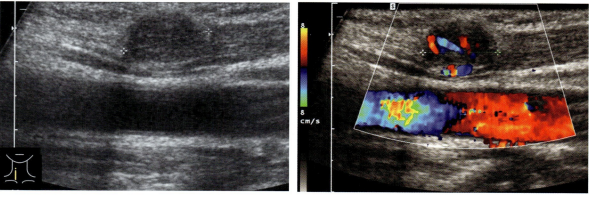

**Abb. 6.25 a,b.** Lymphknotenrezidiv eines differenzierten Schilddrüsenkarzinoms. **a** 12 mm großer, aber rundlicher echoarmer Lymphknoten. **b** Vermehrten Signale im Lymphknoten in der FKDS

---

### Ultraschallbefund

Die seltenen Lymphome sind echoarm, polyzyklisch, aber relativ scharf begrenzt (Abb. 6.26).

Metastasen sind ebenfalls echoarm, aber im Vergleich etwas echodichter als Lymphome oder Schilddrüsentumoren.

### Dopplerbefund

Dopplersonographisch fehlt bei malignen Tumoren der Gefäßhalo. Dagegen sind bei den höher differenzierten Tumoren vermehrte Dopplersignale im Knoten selbst zu sehen, nicht jedoch in anaplastischen Tumoren und in vielen Metastasen (vgl. Abb. 6.21, 6.25 b, Tabelle 6.2, 6.3).

**Tabelle 6.2.** Sonographische Differenzierung fokaler Veränderungen in der Schilddrüse: B-Bild

| Läsion | Größe der Herde | Abgrenzung | Echostruktur | Kalkechos | Echo-freie Anteile | Sonstiges |
|---|---|---|---|---|---|---|
| Hyperplastisches Adenom | 1–3 cm | Scharf | Echoreich, Halo | ++ | ++ | Struma |
| Follikuläres Adenom | Meist <3 cm | Scharf | Echoarm, seltener echoreich | (+) | (+) | -- |
| Autonomes follikuläres Adenom | Meist <3 cm | Scharf | Echoarm, seltener echoreich | -- | (+) | TSH erniedrigt |
| Malignome | Auch >3 cm | Scharf oder unscharf, evtl. grenzüberschreitend | Echoarm | ++ (Mikrokalk) | (+) nur klein | Lymphknoten! |
| Abszesse bei akuter Thyreoiditis | Klein | Unscharf | Echoarm bis echofrei | -- | + | Echoarme Struktur der restlichen Schilddrüse |
| De Quervain | 1–3 cm | Unscharf | Echoarm | -- | -- | -- |
| Riedel-Struma | Evtl. groß! | Scharf | Echoarm | -- | -- | Tastbefund |
| Nebenschilddrüsenadenom | 0,5–3 cm | Scharf | Echoarm | -- | + | Lage! |

**Tabelle 6.3.** Sonographische Differenzierung fokaler Veränderungen in der Schilddrüse: Farbdopplerbefunde

| Läsion | Gefäßhalo | Dopplersignale in der Läsion |
|---|---|---|
| Hyperplastisches Adenom | + | -- |
| Follikuläres nichtautonomes Adenom | + | Selten |
| Autonomes follikuläres Adenom | + | Überwiegend |
| Karzinome: | | |
|   differenziert | -- | + |
|   entdifferenziert | -- | -- |
| Akute Thyreoiditis | -- | + |
| De Quervain | -- | Reduziert |
| Riedel-Struma | -- | -- |
| Nebenschilddrüsenadenom | -- | Meistens |

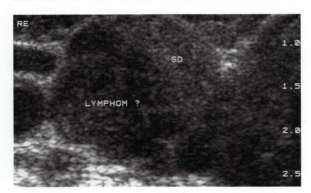

**Abb. 6.26.** Lymphom im vergrößerten, rundlichen rechten Schilddrüsenlappen, durch Punktion bestätigt

## 6.3.2
## Extrathyreoidale Erkrankungen im Halsbereich

### Nebenschilddrüsen

Der *primäre Hyperparathyreoidismus* entsteht durch die autonome Produktion von Parathormon in Nebenschilddrüsenadenomen oder eine Hyperplasie der Nebenschilddrüsen. Der *sekundäre Hyperparathyreoidismus* ist dagegen die Folge einer chronischen Hypokalzämie und ist somit die typische Folge einer chronischen Niereninsuffizienz. Dies führt zunächst zu einer reaktiven Hyperplasie, die sich im weiteren Verlauf als *tertiärer Hyperparathyreoidismus* verselbstständigen kann.

**Ultraschallbefund**

Im B-Bild sind hyperplastische Nebenschilddrüsen und Nebenschilddrüsenadenome 0,5 bis >3 cm groß und scharf begrenzt. Die Form ist oval, dreieckig oder auch gelappt. Die Struktur ist echoarm. Kleine zystische Bezirke werden beschrieben (Abb. 6.27 a).

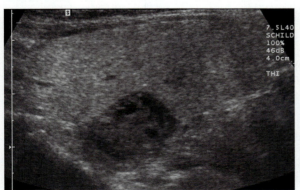
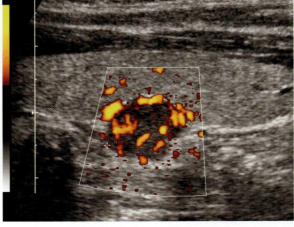

**Abb. 6.27 a,b.** Nebenschilddrüsenadenom (13 mm). **a** Ovaler inhomogener, echoarmer Knoten im B-Bild (Längsschnitt). **b** Vermehrte Durchblutung im Powerdoppler

### Dopplerbefund

Farbdopplersonographisch sind meistens Gefäßsignale in den Adenomen bzw. hyperplastischen Knoten zu sehen. Das zu- bzw. abführende Gefäß ist nicht selten zu erkennen. Bei fehlenden Dopplersignalen muss die Möglichkeit methodischer Probleme bei sehr kleinen Adenomen berücksichtigt werden (Abb. 6.27 b).

### Halszysten

Die branchiogenen lateralen Halszysten liegen am Vorderrand des M. sternocleidomastoideus unmittelbar unterhalb des Unterkiefers, seltener tiefer. Sie wachsen langsam und fallen manchmal erst im späteren Alter oder bei einer sekundären Entzündung auf. Sie können über eine branchiogene Fistel mit der Haut verbunden sein.

Mediale Halszysten entstehen aus dem Ductus thyreoglossus und liegen streng in der Mittellinie, meist unterhalb des Zungenbeins. Sie werden häufig bereits im Kindesalter entdeckt. Aus ihnen können sekundär mediane Fisteln entstehen.

### Ultraschallbefund

Im B-Bild finden sich echofreie, scharf abgegrenzte Zysten (Abb. 6.28), oder es finden sich sehr feine schwebende und sich evtl. bewegende Binnenechos (Cholesterolkristalle, laterale Halszysten).

Bei sekundärer Infektion entstehen gröbere Echos in den Zysten (Abb. 6.29).

Fisteln sind als echoarme Ausläufer in die Haut zu erkennen. Solide Anteile sind differenzialdiagnostisch auf tumoröse Anteile oder Prozesse anderer Art verdächtig.

### Dopplerbefund

Farbdopplersignale in den Zysten sind naturgemäß nicht vorhanden. Bei inhomogener Struktur und Dopplersignalen muss an die sehr seltene Möglichkeit ektopischen Schilddrüsengewebes (Ductus thyreoglossus!) oder eines Tumors gedacht werden.

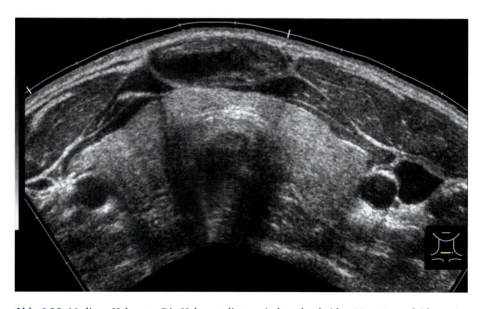

**Abb. 6.28.** Mediane Halszyste. Die Halszyste liegt zwischen den beiden Mm. sternocleidomastoidei vor der (unauffälligen) Schilddrüse relativ weit kaudal

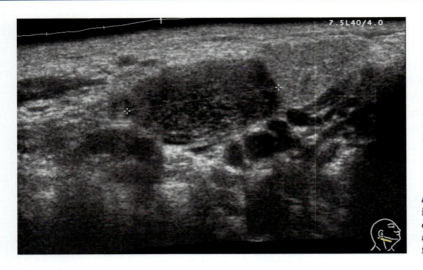

**Abb. 6.29.** Laterale Halszyste rechts, infiziert (Punktion: Eiter). Auffällig ist die dichte feine Echostruktur. Kranial angrenzend (rechts im Bild) die unauffällige Glandula sublingualis

### Solide primäre Tumoren

Solide primäre Tumoren der Halsregion sind beim Erwachsenen relativ selten, verglichen mit den Tumoren der Schilddrüse und den Tumoren der Lymphknoten. Ihr Ursprung ist neurogen (Neurinom, Schwannom), vaskulär, oder sie gehen vom Bindegewebe aus.

Der Glomus-caroticum-Tumor ist ein neurovaskuläres Paragangliom, das typischerweise in der Bifurkation liegt.

Weiterhin muss mit Tumoren aus dem HNO-Bereich und dem oberen Ösophagus gerechnet werden.

#### Ultraschallbefund

Lipome sind mitteldicht. Ihre Echostruktur ist etwas echodichter als die der Muskeln. Sie sind scharf begrenzt und liegen gewöhnlich im Nakkenbereich.

Die anderen benignen Tumoren sind rundlich oder spindelförmig (neurogene Tumoren), glatt begrenzt, echoarm und gelegentlich zentral echofrei. Der Glomus-caroticum-Tumor ist echoarm und zeigt Gefäßsignale (Abb. 6.30 a.b).

Tumoren des oberen Ösophagus liegen dorsal der Schilddrüse (Abb. 6.31 a,b). Hypopharynx- und Larynxkarzinome sind echoarm und unregelmäßig begrenzt und liegen oberhalb der Schilddrüse in der Tiefe (Abb. 6.32).

### Lymphknoten

Die Schwellung von Lymphknoten ist ein überaus häufiges und auch vom Patienten selbst leicht erkennbares Symptom. Häufige Ursachen sind lokale oder systemische entzündliche Hyperplasien. Metastasen aus dem Kopf-Hals- und oberen Thoraxbereich und systemische maligne Lymphome sind ebenfalls nicht selten.

#### Ultraschallbefund

Im B-Bild sind die entzündlich veränderten Lymphknoten vergrößert mit einem queren Durchmesser von >0,5 bis um 10 mm. Die Form kann etwas rundlicher werden. Das Verhältnis Längs- zu Querachse beträgt aber mindestens 1,5. Das Hiluszeichen bleibt erhalten (Abb. 6.33 a,b). Echofreie Areale finden sich bei Abszedierung (vgl. Abb. 6.35). Im Allgemeinen bleiben die Lymphknoten verschieblich (s. a. Abschnitt 4.3.2).

#### Dopplerbefund

Dopplersonographisch sind meistens Gefäße darstellbar mit einer „normalen" Aufzweigung vom Hilus her. Der RI steigt nur wenig an (Abb. 6.34 a,b).

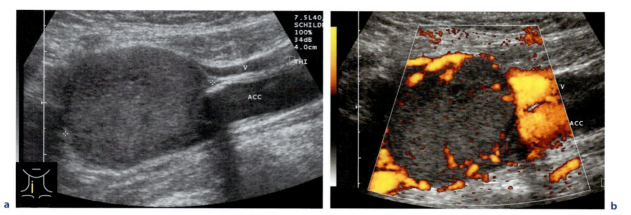

**Abb. 6.30 a,b.** Glomustumor (30 mm) in der Gabel der A. carotis. **a** Im B-Bild mäßig echoarme homogene Struktur, glatt begrenzt. **b** Im Powerdoppler einzelne Signale im Tumor, deutlich am Rand

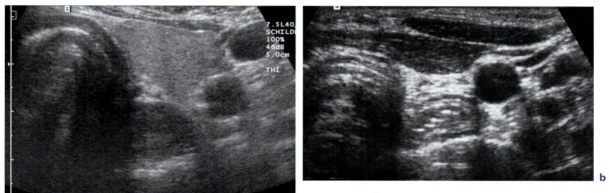

**Abb. 6.31. a** Ösophaguskarzinom. Hinter dem linken Schilddrüsenlappen echoarmer Prozess, medial vom Schallschatten der Trachea verdeckt. **b** Bild des normalen Ösophagus bei leicht nach medial gerichtetem Schallkopf zum Vergleich. Die ringartige (tubuläre) Struktur des Ösophagus ist zu erkennen

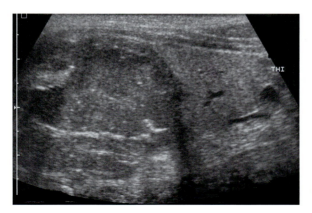

**Abb. 6.32.** Großes Larynxkarzinom kranial der Schilddrüse (Längsschnitt rechts)

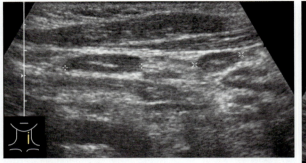
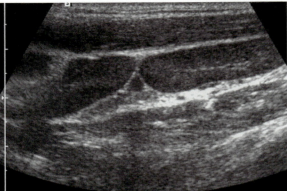

**Abb. 6.33 a,b.** Lymphknoten. **a** Hinter dem M. sternocleido-mastoideus normale Lymphknoten 9 und 14 mm lang mit deutlich erkennbarem Hiluszeichen. **b** An gleicher Stelle entzündlich vergrößerte Lymphknoten. Die Lymphknoten sind echoarm, oval. Das Hiluszeichen ist noch erkennbar

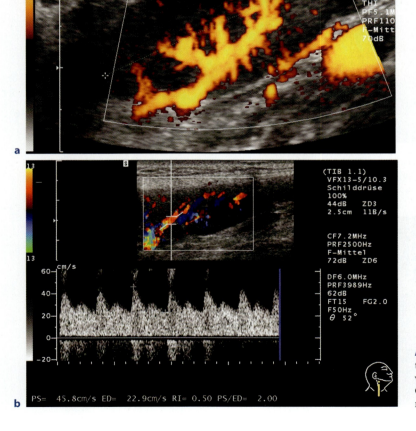

**Abb. 6.34 a,b.** Vergrößerte Lymphknoten bei Mononukleose (24 mm). **a** Im Powerdoppler Hyperämie, aber regelrechter Gefäßverlauf. **b** Spektraldoppler: RI bleibt niedrig

### *Ultraschallbefund*

Tuberkulöse Lymphknoten sind anfangs eher rundlich. Auch hier finden sich echofreie kleine Bezirke (Verkäsung). Im Verlauf kann die Umgebung in den Krankheitsprozess einbezogen werden. Gefürchtet ist die Fistelbildung, was bei einer diagnostischen Feinnadelpunktion beachtet werden muss! Am einfachsten kann einer Fistelbildung durch eine Verschiebung der Haut gegenüber dem zu punktierenden Lymphknoten vorgebeugt werden (Abb. 6.35).

Bei chronischen und systemischen Entzündungen, wie z. B. beim Lupus erythematodes, beim Sjögren-Syndrom oder auch beim Morbus Boeck, sind die Veränderungen uneinheitlich und weniger „entzündungstypisch". Die Lymphknoten sind mäßig vergrößert, eher rund. Die Struktur ist mehr oder weniger echoarm. Das Hiluszeichen fehlt oft. Die Dopplerbefunde sind uneinheitlich (Abb. 6.36 a,b).

*Karzinomatöse Lymphknoten* sind mäßig bis erheblich vergrößert, die Form wird häufig rundlich (Längs- zu Querachse 1,5:1) oder auch polyzyklisch. Die äußere Begrenzung wird unregelmäßig. Ausbrüche durch die Kapsel sind bei sorgfältiger Untersuchung nachweisbar. Typischerweise fehlt das Hiluszeichen. Die Echostruktur ist vor allem bei Adenokarzinomen teilweise weniger echoarm als die der Lymphome (Abb. 6.37).

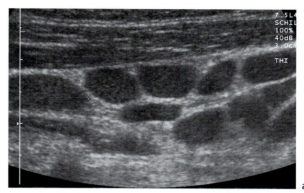

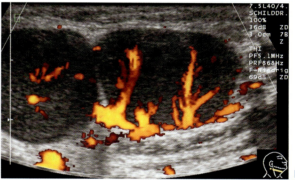

**Abb. 6.36 a,b.** Morbus Boeck. **a** Viele vergrößerte Lymphknoten (bis 14 mm) an typischer Stelle, ein Aspekt wie bei einem Lymphom (vgl. Abb. 6.39 a-c). **b** Die Gefäßverläufe erscheinen noch regelrecht (was ein Lymphom keinesfalls ausschließt!)

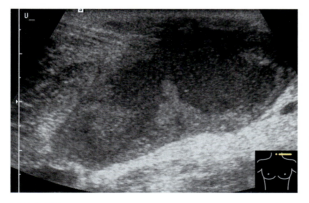

**Abb. 6.35.** Lymphknotenabszess bei Tuberkulose. Die Verflüssigung ist gut zu sehen, ebenso der Ausbruch in die Unterhaut

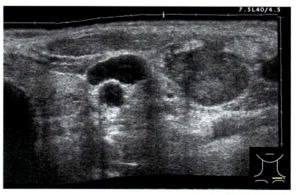

**Abb. 6.37.** Solitäre Metastase eines Magenkarzinoms (Virchow-Drüse). Zu beachten sind die relativ dichte Echostruktur und die etwas unregelmäßige Form

## Dopplerbefund

Im Farbdoppler findet sich eine irreguläre Hypervaskularität mit Kapselgefäßen, aberrierenden Gefäßen und Gefäßabbrüchen. Der RI steigt an auf Werte > 0,8 bis > 0,9, möglicherweise aber erst bei zunehmender Vergrößerung und abhängig vom Tumortyp (Abb. 6.38 a,b).

## Ultraschallbefund

*Maligne Lymphome* zeigen oft ein etwas abweichendes Muster: Die Echostruktur ist auffallend echoarm, nahezu echofrei. Einzelne kleinste echodichte Inseln sind gelegentlich zu sehen (vgl. Abb. 6.40 a). Manchmal sind auch im B-Bild die Gefäßwände kleiner Gefäße sehr deutlich dargestellt. Ihre Form wird durch die benachbarten ebenfalls vergrößerten Lymphknoten beeinflusst (Abb. 6.39 a-c).

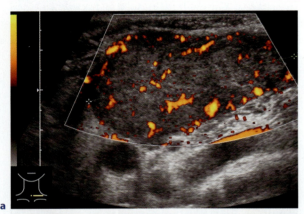

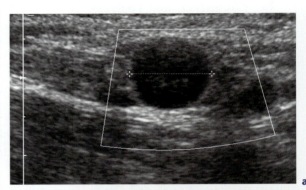

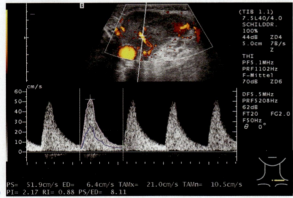

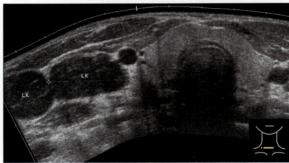

**Abb. 6.38 a,b.** Metastasen eine kleinzelligen Bronchialkarzinoms. **a** Im Powerdoppler irreguläre Gefäßsignale (50 mm). **b** Im Spektraldoppler deutlich erhöhter RI (0,88!)

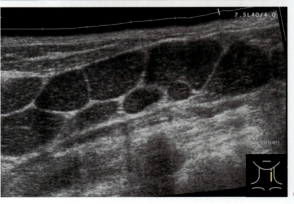

**Abb. 6.39 a-c.** Maligne Lymphome, B-Bild. **a** Sehr echoarme Struktur eines cbcc-Non-Hodgkin-Lymphoms (10 mm). **b** Vergrößerte echoarme Lymphknoten rechts bei Morbus Hodgkin (25 mm). **c** Kettenartig angeordnete Lymphknoten bei chronisch-lymphatischer Leukämie (vgl. Abb. 6.36 a,b)

## Dopplerbefund

Maligne Lymphome sind hypervaskulär, die Gefäßverzweigung bleibt oft geordnet. Der RI steigt weniger stark an auf Werte von etwa 0,65–0,75 (Abb. 6.40 a,b, s. Abschnitt 4.3.2).

### Entzündungen der Halsweichteile

Entzündungen der Halsweichteile sind meistens aus einem benachbarten Entzündungsherd vor allem im HNO-Bereich (Tonsillen, Speicheldrüsen, Zähne), lymphogen über eine Lymphangitis oder (regionäre) Lymphadenitis oder über eine Thrombophlebitis (Lemierre-Syndrom) fortgeleitet. Sie können auch posttraumatisch und nicht zuletzt iatrogen nach einem Eingriff entstehen. Die Entzündung breitet sich unbehandelt als Halsphlegmone innerhalb der Faszienräume des Halses aus. Neben der Vorgeschichte ist die entzündliche, schmerzhafte Schwellung kennzeichnend.

## Ultraschallbefund

Sonographisch finden sich echoarme Abschnitte mit verschwimmenden Grenzen. Echofreie Bezirke und echofreie Ausläufer weisen auf Abszedierung hin. Die sonst unauffällige Schilddrüse kann verdrängt sein. In manchen Fällen findet man bei diffuser Infiltration des Gewebes eine eher dichte und verschleierte Echostruktur des entzündeten Bereiches. Schließlich können starke Luftechos im Herd auftreten (Abb. 6.41 a,b). Das sonographische Bild kann sehr komplex und verwirrend werden, wenn die sonst der Orientierung dienenden Strukturen nicht abzugrenzen sind.

## Dopplerbefund

Mittels Doppler lässt sich die Hyperämie in der Peripherie des entzündeten Bereiches zeigen, während Dopplersignale im zentralen Bereich fehlen (Einschmelzung).

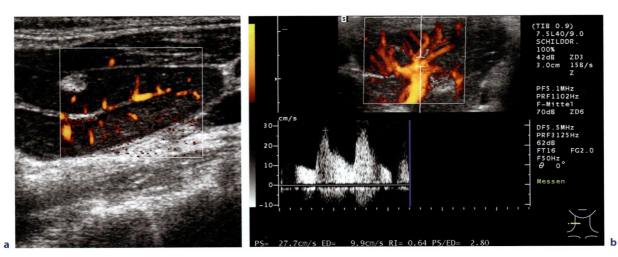

**Abb. 6.40 a,b.** Maligne Lymphome, Dopplerbefunde. **a** Vergrößerter Lymphknoten bei chronisch-lymphatischer Leukämie mit relativ geordneten Gefäßsignalen (Powerdoppler). Bemerkenswert ist die echodichte kleine „Insel" im echoarmen Knoten. **b** Spektraldoppler: mäßig erhöhter RI (0,64)

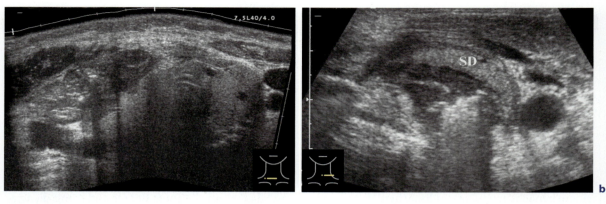

a

b

**Abb. 6.41 a,b.** Abszesse. **a** Abszess rechts der Schilddrüse, vor den großen Gefäßen. Auffallend sind die starken Echos im Zentrum des Prozesses (Gasreflexe!). Der rechte Schilddrüsenlappen erscheint verdrängt. Der M. sternocleidomastoideus ist geschwollen und echoarm (Vgl. zu links!). **b** Abszess hinter dem nach vorne verdrängten linken Schilddrüsenlappen. Bemerkenswert ist die inhomogene Struktur mit Luftreflexen (Abszess nach Glassplitterverletzung des Ösophagus)

**Ultraschallbefund**

Der Peritonsillarabszess ist mittels hoch am Hals medial oder lateral aufgesetztem Schallkopf als echoarme bis echofreie Raumforderung darzustellen. Die Luftreflexe im Pharynx und die beweglichen Echos der Zungenmuskulatur dienen der Orientierung. Von der Seite geschallt liegt der Prozess medial der großen Gefäße (Abb. 6.42).

Bei einer Thrombophlebitis der V. jugularis ist schon im B-Bild die Verdickung der Venenwand zu sehen. Der Thrombus im Lumen kann sehr echoarm sein. Die Venenwand ist unbeweglich, die Vene lässt sich nicht komprimieren (Abb. 6.43 a,b).

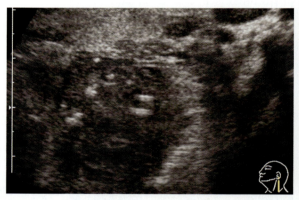

**Abb. 6.42.** Peritonsillarabszess links. Davor sind die großen Gefäße abgrenzbar

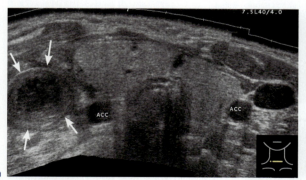

a

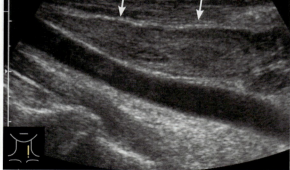

b

**Abb. 6.43 a,b.** Thrombosen in der V. jugularis. **a** Thrombophlebitis rechts. Auffällig sind die Dilatation des Gefäßes und die wandständige Thrombosierung im deutlich erweiterten Gefäß (↓↓) sowie die ödematöse Schwellung des umgebenden Bindegewebes (vor allem im Vergleich mit der unauffälligen linken Seite). **b** Thrombose der V. jugularis rechts (↓↓). Die Schichtung des Thrombus in dem Gefäß ist gut zu sehen

Mittels Farbdoppler lässt sich eine Restströmung nachweisen. Eventuell sind in der Wand Dopplersignale nachweisbar als Zeichen einer Entzündung im Unterschied zu einer blanden Thrombose.

## 6.4
## Differenzialdiagnostik

### 6.4.1
### Schilddrüsenerkrankungen

**Leitsymptom Struma**

Die Differenzierung einer vergrößerten Schilddrüse ist gewöhnlich unproblematisch. Lediglich die Frage eines Karzinoms in einer sonst typischen knotigen Jodmangelstruma kann Probleme bereiten. Im Zweifelsfall, d. h. bei schneller Größenzunahme oder echoarmen Veränderungen sollte die Feinnadelpunktion in Zusammenarbeit mit einem versierten Pathologen eher großzügig eingesetzt werden.

Die sonographischen Kriterien zur Differenzierung sind in Tabelle 6.1 zusammengefasst.

**Leitsymptom Hyperthyreose**

Die sonographische Differenzialdiagnose beim Leitsymptom „Hyperthyreose" ist einfach: Die Basedow-Erkrankung zeigt sonographisch ein sehr charakteristisches Bild und unterscheidet sich somit von der bei uns häufigeren unifokalen oder multifokalen Autonomie. Die diffuse Autonomie ist allerdings sonographisch nicht sicher zu erkennen. Insofern ist bei Hyperthyreose und sonographisch allenfalls gering vergrößerter Schilddrüse mit unauffälliger Echostruktur die Unterscheidung zwischen einer diffusen Autonomie und einer Immunhyperthyreose, bei der es noch nicht zu einer echoarmen Struktur gekommen ist, zumindest bei einmaliger Untersuchung nicht möglich, es sei denn, es findet sich schon eine eindeutige Flussbeschleunigung in den Schilddrüsenarterien.

Differenzialdiagnostisch müssen auch die vorübergehenden Phasen einer hyperthyreoten Stoffwechsellage bei entzündlichen Erkrankungen beachtet werden, die wohl durch Zerstörung der Follikel verursacht werden. Hier ist das initiale Stadium einer hypertrophen Form der Immunthyreoiditis Hashimoto nicht auf den ersten (B-scan-) Blick von einer Immunhyperthyreose Basedow zu unterscheiden. Auch dopplersonographisch findet sich bei beiden Autoimmunerkrankungen eine — allerdings unterschiedliche — Hypervaskularität. Die Messung der Flussgeschwindigkeit in den zuführenden Arterien ermöglicht es jedoch, beide Erkrankungen auch sonographisch zu unterscheiden.

Schließlich ist wichtig zu wissen, dass zwar ein nachgewiesen heißer Knoten nicht maligne ist, eine hyperthyreote Stoffwechsellage aber ein Karzinom nicht ausschließt (vgl. Abb. 6.20 a,b). So müssen Knoten in einer Basedow-Struma unabhängig bewertet werden.

**Leitsymptom Hypothyreose**

Einer Hypothyreose im Erwachsenenalter liegen vielfältige Ursachen zugrunde. Die Schilddrüse kann vergrößert, normal oder zu klein sein. Die Echostruktur reicht von homogen echoarm (Autoimmunthyreoiditis) bis inhomogen echodicht (fortgeschrittene Jodmangelstruma). Postentzündliche Zustände sind ebenso zu beachten wie Folgen einer operativen, Strahlen- oder medikamentösen Therapie, wobei letztere natürlich sonographisch nicht direkt zu diagnostizieren sind, sondern allenfalls die zugrunde liegende therapierte Erkrankung.

**Herdförmige Läsionen**

Das wichtigste differenzialdiagnostische Problem in der sonographischen Schilddrüsendiagnostik ist die Differenzierung mehr oder weniger zufällig gefundener herdförmiger Läsionen (Knoten) beim symptomfreien oder symptomarmen Patienten. Die Problematik wird verschärft durch die Häufigkeit eines solchen Befundes. Die sonographischen Befunde sind oben ausführlich besprochen und in Tabelle 6.2 und 6.3 zusammengestellt.

Im Wesentlichen beschränkt sich das Problem der Differenzierung zwischen benignen Knoten und (kleinen) malignen Tumoren auf die echoarmen Läsionen. Echoreiche Knoten sind praktisch unverdächtig, insbesondere wenn sich zusätzlich ein Halo erkennen lässt. Echoreiche maligne Tumoren sind nur als verschwindend seltene Einzelmitteilungen in der internationalen Literatur mitgeteilt. Allerdings dürfen intensive Echos (Mikrokalk) in malignen Tumoren nicht als „echoreiche Struktur" fehl gedeutet werden.

Eine zystische Degeneration ist bei malignen Tumoren nicht so ausgedehnt wie bei hyperplastischen Knoten.

Mit unregelmäßiger Begrenzung und zunehmender Größe (>3 cm) echoarmer Läsionen steigt die Wahrscheinlichkeit eines malignen Tumors. Weiterhin wurde ein größerer sagittaler als horizontaler Durchmesser echoarmer Läsionen als Malignitätskriterium beschrieben.

Bei größeren Tumoren sind die Zeichen eines grenzüberschreitenden infiltrierenden Wachstums leichter zu erkennen. Vergrößerte Lymphknoten und die fehlende Schluckverschieblichkeit sind indirekte Hinweise auf einen malignen Tumor.

Kleine Herde schließen andererseits einen malignen Prozess keinesfalls aus. Dabei ist vor allem an das langsam wachsende, lange klinisch unauffällig bleibende papilläre Schilddrüsenkarzinom zu denken. Es wurde daher die Empfehlung ausgesprochen, Herde >1 cm zu punktieren und kleinere Knoten (Abb. 6.44 a,b), die nur mittels Ultraschall erfasst wurden, bei Symptomfreiheit nachzubeobachten.

Die dopplersonographische Möglichkeiten sind für diese Fragestellung begrenzt. Zwar hat sich der echoarme Halo bei benignen Knoten als „Gefäßhalo" erkennen lassen, und er ist gerade bei echoarmen Knoten als solcher nur dopplersonographisch gut zu erkennen. Die Vermehrung der Dopplersignale in der Läsion hat sich aber als unspezifisch bezüglich der Dignität einer Läsion erwiesen. Dieses Symptom findet sich zwar typischerweise bei autonomen Adenomen, aber auch insbesondere bei den höher differenzierten Karzinomen. So bedeutet nur das Fehlen des Gefäßhalo einen Hinweis auf Malignität. Die Unterscheidung zwischen einer intraläsionalen Hypervaskularität einerseits und einer intraläsionalen und zugleich Randhypervaskularität andererseits ist bei kleinen Läsionen nicht einfach.

Es bleibt abzuwarten, ob sich bei weiterer Verfeinerung dieser Technik noch Unterschiede heraus-

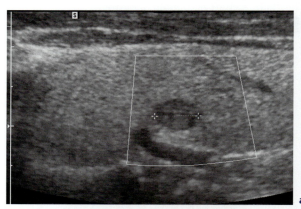

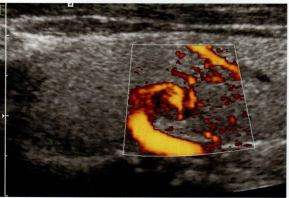

**Abb. 6.44 a,b.** 5 mm kleines echoarmes Knötchen im linken Schilddrüsenlappen. **a** Noch erkennbarer Halo im B-Bild. **b** Vermehrte Durchblutung im Powerdoppler

arbeiten lassen und ob diese dann auch bei relativ kleinen Läsionen <1 cm bewertet werden können.

Zusammenfassend ist das Risiko eines Malignoms bei echoarmer Struktur, Randunregelmäßigkeiten, Mikrokalk und intraläsionaler Hypervaskularität besonders hoch (s. Tabelle 6.4).

Auf das simultane Vorkommen von Karzinomen und hyperthyreoter Erkrankung der Schilddrüse ist zu achten. Die hyperthyreote Stoffwechsellage schließt also keinesfalls ein Karzinom aus.

Die Abgrenzung von Adenomen oder Hyperplasien der Nebenschilddrüsen von Schilddrüsenprozessen ist gewöhnlich aufgrund der dorsalen Lage der Nebenschilddrüsen unproblematisch. Liegen sie in seltenen Fällen in der Schilddrüse, ist eine Klärung bei klinischem Verdacht nur durch Punktion möglich.

Tabelle 6.4 Ultraschall-Kriterien für maligne Schilddrüsenknoten

---

- echoarme, unregelmäßige Struktur
- sagittaler > querer Durchmesser
- Größe > 3 cm
- unregelmäßige Kontur
- infiltrierendes Wachstum
- Mikrokalk
- vermehrte Schallschwächung
- mangelnde Kompressibilität
- hypervaskulär
- kein Gefäßhalo

---

**Die vorbehandelte Schilddrüse**

Die diagnostische und differenzialdiagnostische Beurteilung sonographischer Befunde an der Schilddrüse schließt die Beachtung vorausgegangener Therapiemaßnahmen ein. Sie liegen oft lange zurück und werden vom Patienten nicht zuverlässig spontan berichtet.

Noch am einfachsten lässt sich eine vorausgegangene Operation an der entsprechenden Narbe erkennen, allerdings nicht deren Ausmaß. Manchmal finden sich auf den ersten Blick normal große Lappen beiderseits, und nur das Fehlen des Isthmus zeigt, dass es sich um ein Rezidiv nach subtotaler Strumaresektion handelt (Abb. 6.45 a-c).

Bei Tumorresektionen wird die topographische Situation schwierig, da die Orientierung an der sonographisch gut erkennbaren Schilddrüse fehlt. Zur Orientierung dienen dann die Trachea und die Gefäße. Kleine Schilddrüsenreste sind oft nur schwer zu erkennen, sodass eine zuverlässige Ausschlussdiagnostik fast unmöglich ist. Vergrößerte, echoarme und rundliche Lymphknoten sind grundsätzlich verdächtig (vgl. Abb. 6.25 a,b) und müssen ggf. punktiert werden.

Für eine gute Verlaufskontrolle sind 2 Voraussetzungen unerlässlich:
- eine genaue Information über das Ausmaß der Operation und
- eine frühzeitige erste Untersuchung als Ausgangspunkt für die weitere Verlaufsbeobachtung zur Erkennung von Rezidiven.

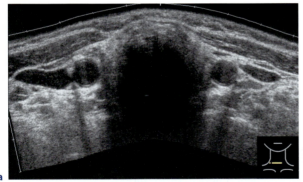
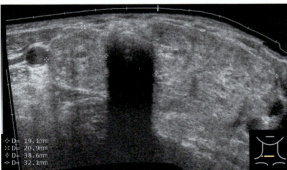
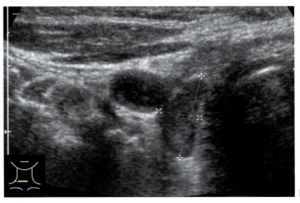

**Abb. 6.45 a-c.** Postoperative Situation. **a** Zustand nach totaler Schilddrüsenoperation. Seitlich der Trachea Muskeln und Gefäße, kein Schilddrüsengewebe. **b** Kleiner Schilddrüsenrest rechts neben der Trachea (13×6 mm). **c** Strumarezidiv. Typisch ist der fehlende Isthmus

Die lokale Behandlung von benignen Adenomen mittels Alkoholinstillation führt zu einer Verkleinerung des Knotens. Die Struktur wird echoreicher, was sich z. T. aus einer Vernarbung erklärt. Dopplersonographisch verschwindet die Hypervaskularität.

Auch bei Radiotherapie einer Autonomie kommt es zu Veränderungen der Echostruktur infolge entzündlicher Vorgänge und Schädigung des Gewebes. So kommt es verstärkt zu degenerativen Veränderungen, wie zystischer Destruktion und Kalkeinlagerung.

Bei einer thyreostatischen Therapie des Morbus Basedow gilt die Abnahme der hohen Flussgeschwindigkeit in den zuführenden Arterien als Nachweis des Therapieeffektes und als prognostisch günstig. Die echoarme Struktur normalisiert sich dagegen verzögert.

Bei der Autoimmunthyreoiditis ist jedoch auch bei Verschwinden der klinischen und immunologischen Zeichen der Aktivität nicht mit einer Normalisierung der Echostruktur zu rechnen.

Eine frühere Bestrahlung der Kopf-Hals-Region führt, besonders wenn sie im Kindesalter erfolgte, zu einem erhöhten Risiko eines papillären Schilddrüsenkarzinoms. Weiterhin besteht das Risiko der Entwicklung einer Hypothyreose, sodass Nachuntersuchungen indiziert sind. Sonographisch erscheint die Schilddrüse dann eher klein, bei– im Unterschied zur atrophischen Autoimmunthyreoiditis – dichter Echostruktur (vgl. Abb. 6.10 b).

### 6.4.2
### Extrathyreoidale Erkrankungen

*Vergrößerte Lymphknoten* sind das wichtigste differenzialdiagnostische Problem am Hals, abgesehen von den fokalen Läsionen in der Schilddrüse selbst. Die Lage des oder der vergrößerten Lymphknoten lässt gewöhnlich eine sichere Entscheidung

gegenüber Schilddrüsentumoren zu. Sie ist auch ein differenzialdiagnostisches Kriterium zur weiteren Differenzierung des Lymphknotens selbst. Ein oder mehrere vergrößerte Lymphknoten einseitig supraklavikulär sind dringend verdächtig auf Metastasen aus dem oberen Thorax, während maligne Lymphome einseitig oder beidseitig in Gruppen lateral der A. carotis hinter dem M. sternocleidomastoideus liegen (vgl. Abb. 6.37, 6.39 a-c).

Ähnlich ist das Bild aber bei viralen Erkrankungen, besonders bei der Mononukleose. Da sich das sonographische Bild der Lymphknoten bei dieser Erkrankung und beim Morbus Hodgkin ähnlich darstellt und auch das Prädilektionsalter übereinstimmt, ist diese differenzialdiagnostische Frage sonographisch nicht immer lösbar. Lymphknotenmetastasen, aber ebenso fortgeleitete Entzündungen aus dem Kopfbereich sind wieder meist einseitig und submandibular gelegen.

Die wichtigsten Kriterien maligner Lymphknoten sind in Tabelle 6.5 noch einmal zusammengefasst. Bestimmte Merkmale der Echostruktur können für bestimmte Tumoren typisch sein. Dies gilt für kleine echofreie Areale im Lymphknoten, die sich fast ausschließlich in Metastasen eines papillären Schilddrüsenkarzinoms finden. Andererseits gleichen sie Verkäsungen in tuberkulösen Lymphknoten.

Dopplersonographische Unterscheidungsmerkmale sind noch nicht abschließend zu bewerten, da hier die technische Entwicklung noch fortschreitet und die Erkenntnisse aus nur wenige Jahre zurückliegenden Studien inzwischen überholt sind. Die Erkennung atypischer Gefäßmuster und ein hoher RI sprechen für maligne Tumoren. Die Sensitivität ist abhängig vom Gerät und der Erfahrung des Untersuchers hoch. Im Einzelfall ist eine klare Unterscheidung nicht möglich, und eine Feinnadelpunktion ist in diesem Fall indiziert. Beispiele dafür sind nicht nur relativ geringe „tumortypische Veränderungen"

**Tabelle 6.5.** Typische Kriterien maligner Lymphknoten

| Tumorart | Echostruktur | Form | Rand | Gefäße | RI |
|---|---|---|---|---|---|
| Karzinom | Mäßig echoarm | Rundlich bis polyzyklisch (L:Q < 1,5) | „Ausbrüche" | Hypervaskulär, irregulär, Kapselgefäße | > 0,8, häufig > 0,9 |
| Lymphom | Sehr echoarm | Oval bis rundlich | Scharf | Hypervaskulär, regelrecht oder irregulär | > 0,7 < 0,9 |

bei Tumoren, z. B. malignen Lymphomen, sondern auch „tumorartige Veränderungen" bei manchen entzündlichen Erkrankungen, z. B. Tuberkulose.

Bei *zystischen Läsionen* außerhalb der Schilddrüse handelt es sich gewöhnlich um laterale oder mediale Halszysten. Epidermoid- und Dermoidzysten beim Erwachsenen sind seltener. Sie finden sich in der Mittellinie, aber auch lateral am Unterkiefer. Sie weisen die typischen sonographischen Kriterien einer Zyste auf oder zeigen auch intensive Binnenechos aufgrund ihres Inhalts, der abgeschilferten Hornlamellen oder von Hautanhangsgebilden. Im Inneren entstehen keine Dopplerechos.

Bei soliden Prozessen ist zunächst die Beziehung zur Schilddrüse zu klären. Gewöhnlich liegen die *extrathyreoidalen Tumoren* lateral der großen Gefäße oder kranial der Schilddrüse.

In letzterem Fall ist an den Processus pyramidalis oder an in Höhe des Zungenbeines gelegenes ektopes Schilddrüsengewebe an sich oder als Ausgangspunkt eines Tumors zu denken, wenn sich in der Mittellinie ein eigentlich für einen Schilddrüsenprozess typisches Erscheinungsbild (dichte Echostruktur oder Hypervaskularität) zeigt.

Die eindeutig extrathyreoidalen und nicht von den Lymphknoten ausgehenden Tumoren sind selten. Die Differenzierung ist aufgrund der Lage manchmal möglich. Dies gilt für den Glomus-caroticum-Tumor, der eine typische Lage in der Karotisgabel und eine typische Hypervaskularität zeigt. Dies gilt weiterhin für den Hypopharynxtumor, der hinter dem Kehlkopf hervorwächst, oder das hinter der Trachea und der Schilddrüse gelegene Ösophaguskarzinom. Auch das Zenker-Divertikel kann dort gesehen werden. Es zeigt einen irregulären, echodichten und bei Kontrollen sich ändernden Inhalt.

Bei soliden Raumforderungen ist stets an die *Speicheldrüsen*, besonders die *Glandula sublingualis*, bzw. eine von diesen Drüsen ausgehende Erkrankung zu denken. Die gesunde Speicheldrüse zeigt eine echodichte Struktur, die bei einer akuten Entzündung aufgelockert wird. Bei einem zugrunde liegenden Stein ist die Erweiterung der Ausführungsgänge leichter zu sehen als dieser selbst. Bei chronischer Entzündung entwickelt sich allmählich eine echoarme Struktur der gesamten betroffenen Speicheldrüse.

Das benigne (pleomorphe) Speicheldrüsenadenom hebt sich gegen das echodichte Gewebe der Restdrüse echoärmer und scharf begrenzt ab. Der noch seltenere Whartin-Tumor (Zystadenolymphom) ist aufgrund echofreier zystischer Anteile inhomogener.

Maligne Tumoren sind ebenfalls glatt begrenzt und echoarm, aber inhomogener.

*Entzündungen der Halsweichteile* sind gewöhnlich schon klinische gut von neoplastischen Prozessen zu unterscheiden. Isoliert sonographisch betrachtet könnten sich Probleme ergeben bei der Differenzierung eines gut abgegrenzten echoarmen Prozesses mit fehlender, dopplersonographisch somit nicht erkennbarer, entzündlicher Reaktion der Umgebung. Dagegen ist der Ausgangspunkt einer Entzündung oft schwer abzuschätzen, wenn diese keine typische Lokalisation aufweist, wie z. B. der Peritonsillarabszess.

Abgesehen von der klinischen Symptomatik sind die Veränderungen der Wand typisch für die sehr seltene Thrombophlebitis. Bei einer blanden Thrombose ist diese anfangs echoarm und nimmt im Verlauf an Dichte zu. Die Vene selbst ist zu Beginn weit. Bei einem Tumorthrombus sind Gefäßsignale im Thrombus nahezu beweisend. Sie dürfen allerdings nicht mit den kräftigeren und zusammenhängenden Signalen einer Reststörmung oder einer Rekanalisation verwechselt werden.

### 6.4.3
### Möglichkeiten einer Fehlinterpretation

Bei echoarmen Prozessen an der Rückfläche der Schilddrüse ist an Prozesse der Nebenschilddrüse zu denken!

Die Fehlinterpretation eines außerhalb der Schilddrüse gelegenen raumfordernden Prozesses (Halszysten, Lymphknotentumoren) als Schilddrüsentumor kann bei Beachtung der anatomischen Bezugspunkte, insbesondere der großen Gefäße vermieden werden.

Die bei weniger erfahrenen Untersuchern zu sehende Einschätzung sehr echoarmer Tumoren als Zyste lässt sich durch genaue Geräteeinstellung, Beachtung der Verformbarkeit von Zysten und zusätzliche Doppleruntersuchung vermeiden.

## 6.5
### Diagnostischer Stellenwert

#### Schilddrüse

Die Ultraschalldiagnostik ist heute das wichtigste bildgebende Verfahren in der Schilddrüsendiagnostik. Das Auflösungsvermögen ist besser als das konkurrierender Methoden. Es kann universell und ohne (Strahlen-) Belastung auch bei Kindern oder in der Schwangerschaft eingesetzt werden. Der vergleichsweise geringe Aufwand ermöglicht auch enge Verlaufskontrollen und den Einsatz als Screening-Methode. Hier hat sich der Wert der Ultraschalldiagnostik in der Früherkennung von Autoimmunerkrankungen, besonders der Autoimmunthyreoiditis im noch symptomfreien oder symptomarmen Stadium ebenso erwiesen wie die Erkennung von nichttastbaren knotigen Läsionen in der nichtvergrößerten Schilddrüse.

Grenzen der Methoden sind fehlende direkte funktionsdiagnostische Aussagen.

Die Möglichkeiten einer indirekten Beurteilung der Funktion mittels Dopplertechnik sind begrenzt.

Die Ultraschalldiagnostik ist sehr leistungsfähig in der frühen Erkennung auch kleiner herdförmiger Veränderungen. Deren weitere Differenzierung ist aber nur begrenzt möglich. So ist es einerseits möglich, hyperplastische und meist auch die fokalen entzündlichen Herde von Neoplasien abzugrenzen. Die Unterscheidung maligner Tumoren von benignen Neoplasien (Adenomen) gelingt jedoch vielfach auch unter Ausnutzen der Dopplertechnik nicht.

#### Nebenschilddrüsen

Der Nachweis von Hyperplasien und Adenomen der Nebenschilddrüse gelingt nach Studien in etwa 85%. Die Frage, ob es sich um ein oberes oder unteres Epithelkörperchen der gleichen Seite handelt, ist wegen der variablen Lage nicht immer zu beantworten. Eine Limitierung bedeuten intrathyreoidale Lage und atypische Lokalisationen entfernt von der Schilddrüse.

#### Lymphknotendiagnostik

Die Lymphknotendiagnostik ist die zweite wichtige Aufgabe der Ultraschalldiagnostik am Hals. Sie umfasst die primäre Diagnostik und Differenzialdiagnostik beim palpablen Prozess, die Verlaufsbeobachtung bei entzündlichen Prozessen und vor allem das Staging von malignen Lymphomen, deren Verlaufsbeobachtung sowie das Staging bei soliden Tumoren und die Nachsorge nach Therapie.

## 6.6
### Weiterführende Maßnahmen

Zur Beurteilung der Schilddrüsenfunktion und kausaler (immunologischer) Vorgänge sind vor allem Laboruntersuchungen erforderlich. In Zusammenhang mit (echoarmen) Knoten ist dies die Bestimmung des TSH zur Erkennung autonomer Adenome (TSH <0,25 sicher, 0,25–0,6 möglich). Zur Unterscheidung zwischen M. Basedow und initialer Hyperthyreose bei Immunthyreoiditis dient die Bestimmung der Antikörper.

Der wesentliche Anwendungsbereich der durch die Ultraschalldiagnostik teilweise verdrängten Szintigraphie liegt in der Funktionsdiagnostik, vor allem in der Analyse der regionären Funktion bei Verdacht auf Autonomie.

Die kombinierte Anwendung der Sonographie und der Szintigraphie zur Identifizierung sonographisch gefundener Herde als warm oder kalt ist zwar hilfreich zur Verminderung der Zahl potenzieller maligner Knoten, aber limitiert durch die schlechtere räumliche Auflösung der Szintigraphie bei Knoten < 1 cm.

Die wesentliche weiterführende diagnostische Methode stellt die ultraschallgezielte Feinnadelpunktion dar. Sie wird üblicherweise als Aspirationspunktion mit einer Kanüle mit einem Außendurchmesser von 0,6–0,8 mm durchgeführt. Bei Verdacht auf maligne Lymphome ist (ergänzend) eine Biopsie geeignet. Die bei kleinen Prozessen sonographisch kontrolliert in der Läsion platzierte Nadel wird unter Aspiration fächerförmig vor und zurück bewegt, um einen großen Anteil zu erfassen und repräsentatives

Material zu erhalten. Bei teilweise zystisch veränderten Knoten muss der solide Anteil punktiert werden. Die Bearbeitung des Aspirates erfolgt nach den Angaben des begutachtenden Zytologen.

Die Indikation zur Feinnadelpunktion stellt jeder prinzipiell malignomverdächtige Knoten dar (s. Tabelle 6.4). Die Methode wird auch zum Nachweis einer subakuten Thyreoiditis (Riesenzellen) eingesetzt.

Die Ergebnisse sind in Studien mit einer Sensitivität um 90% sehr gut. In der Routine möglicherweise etwas schlechter. Probleme bestehen einerseits durch Fehlpunktionen oder zu wenig Material, andererseits bei der Auswertung geeigneten Materials. Die Leistungsfähigkeit der Methode an sich hängt also sowohl vom Ultraschalldiagnostiker als auch vom Pathologen ab und wird durch deren enge Zusammenarbeit optimiert!

Mit falsch-negativen Befunden ist an ehesten bei papillären Karzinomen zu rechnen. Die Grenzen der zytologischen Beurteilung zeigen sich vor allem beim follikulären Tumor, da der Kapseldurchbruch des malignen Tumors nicht erfasst werden kann. Als Konsequenz wird daher die Operation bei Nachweis einer follikulären Neoplasie empfohlen. Im Übrigen kann die Bewertung einer Läsion durch die Zytologie nicht als absolut angesehen werden, sondern muss zusammen mit den übrigen sonographischen wie auch klinischen Befunden betrachtet werden. Eine Verlaufskontrolle bei als benigne eingestuften Knoten ist daher durchaus sinnvoll.

Eine ultraschallgezielte Punktion dient in unklaren Situationen auch der Differenzierung von Nebenschilddrüsenadenomen und dem sehr seltenen Nebenschilddrüsenkarzinom.

Wie die diagnostische Punktion eines benignen Schilddrüsenadenoms kann die Punktion von Nebenschilddrüsenadenomen zu einer therapeutischen Maßnahme erweitert werden, etwa durch Alkoholinstillation.

Schließlich ist die Feinnadelpunktion bei unklaren Lymphknotenprozessen und anderen Tumoren ebenfalls häufig die am besten geeignete und schonendste weiterführende Methode.

# Thorax

Im Thoraxbereich sind die Untersuchungsmöglichkeiten für den Ultraschall begrenzt, da Ultraschall der in der Diagnostik verwendeten hohen Frequenzen an der Luft total reflektiert und durch Knochen so weitgehend geschwächt wird, dass hinter der Oberfläche gashaltiger Strukturen und hinter Knochen gelegene Organe mittels der Echotechnik nicht abzubilden sind.

Eine Ultraschalldiagnostik ist im Thoraxbereich also nur über 3 akustische Zugänge möglich:

- durch die Zwischenrippenräume und vom Abdomen aus bis zur lufthaltigen Lungenoberfläche (Thoraxwand),
- von beiderseits des Sternums, vom Jugulum und vom Epigastrium aus zur Beurteilung des Herzens (Echokardiographie) und des vorderen Mediastinums,
- vom Ösophagus aus zur Beurteilung der Ösophaguswand und der benachbarten Organe und Strukturen des Mediastinums (transösophageale Endosonographie).

## Indikationen

Indikationen zur Ultraschalluntersuchung der Thoraxwand bzw. des Mediastinums:

- Schmerzen im Thoraxbereich
- Atemnot
- Tastbefund am Thorax
- Verdacht auf Rippenfraktur
- Auffällige Dämpfung bei Perkussion
- Auffällige Auskultationsbefunde, wie z. B. abgeschwächtes oder aufgehobenes Atemgeräusch
- Unklare Verschattung im Röntgenbild
- Verdacht auf Tumor im Mediastinum

Erfasst werden können prinzipiell pathologische Veränderungen in folgenden Bereichen:

- Brustwand:
  - Tastbarer Prozess
  - Rippenfraktur
- Pleura:
  - Erguss
  - Pleuritis
  - Tumoren
- Prozesse im Lungenmantel:
  - Tumoren
  - Infarkt
  - Pneumonien
  - Abszess
- Zwerchfell:
  - Hochstand
  - Parese
  - Tumoren
- Vorderes Mediastinum:
  - Raumforderungen

Im Rahmen der Ultraschallfibel werden die transthorakale Ultraschalluntersuchung der Thoraxwand und des vorderen Mediastinum (außer der Echokardiographie) besprochen.

## 7.1
## Untersuchungstechnik

### Gerät

Für die Untersuchung der Brustwand ist ein Lineararray-Schallkopf mit hoher Frequenz (mindestens 5, möglichst 7 MHz) sinnvoll. Dieser so genannte „Small-part-Scanner" hat andererseits den Nachteil einer nur geringen Abbildungsbreite. Für die Untersuchung des Mediastinums von kranial bzw. vom Abdomen aus sowie für die Untersuchung des Zwerchfells ist ein Sektorschallkopf, wie für die Echokardiographie gebräuchlich, geeignet. Abhängig von der Indikation bzw. Fragestellung ist in bestimmten Fällen die kombinierte Anwendung verschiedener Schallkopftypen sinnvoll.

Dopplertechniken sind nur selten und bei speziellen Fragestellungen ergänzend erforderlich.

### Vorbereitung

Nicht erforderlich.

### Lagerung

Die Untersuchung der Thoraxwand erfolgt am einfachsten beim sitzenden Patienten. Falls dies nicht möglich ist, wird der Patient im Liegen untersucht (Rücken- und Seitenlagen).

Die Untersuchung des Mediastinums und der Zwerchfellregion erfolgt jeweils im Liegen von vorne oder der Seite.

### Untersuchungsgang

Die Untersuchung der Thoraxwand und der Pleura erfolgt in Längsschnitten sowie in Schnittebenen interkostal parallel zum Verlauf der Rippen unter Beobachtung der Atemverschieblichkeit der Lunge bzw. der an der Lungenoberfläche entstehenden Echos.

Kaudal dienen die unmittelbar unterhalb des Zwerchfells gelegenen Organe, vor allem Leber und Milz, als zusätzliche Orientierungshilfen. Auch der Seitenvergleich ist zur Orientierung oft nützlich.

Die Untersuchung des vorderen Mediastinums beginnt zunächst im Längsschnitt mit neben dem Sternum aufgesetzten Schallkopf. Dabei wird ohne wesentliche örtliche Verschiebung der Schallstrahl zunächst nach medial gerichtet und dann langsam nach lateral durch Kippen des Schallkopfes bewegt; anschließend Querschnitt im Zwischenrippenraum. Ergänzend wird ggf. die Untersuchung vom Jugulum aus im Längsschnitt mit nach kaudal gerichtetem Schallstrahl und dem Aortenbogen als Bezugsstruktur und vom Epigastrium aus mit nach kranial gerichtetem Schallstrahl durchgeführt. Die Untersuchung erfolgt vorwiegend in der exspiratorischen Phase.

Die Untersuchung der Zwerchfelle, der kaudalen Pleuraabschnitte und des Lungenunterrandes wird im Liegen vom Abdomen aus mit nach kranial durch die angrenzenden abdominalen Organe (Leber, Milz) gerichtetem Schallstrahl vorgenommen (vgl. Abb. 2.11).

### Messpunkte

Als Bezugspunkte für umschriebene Prozesse sind noch am ehesten die Rippen oder die Wirbelkörper geeignet. So liegt die sehr variable Kuppe des Zwerchfells in Atemmittellage etwa in Höhe des 10. Brustwirbels, links etwa 2 cm tiefer. Die Messung der Atembewegung des Zwerchfells erfolgt rechts durch die Leber, links durch die Milz, wenn technisch möglich mittels M-mode. Die Exkursion bei gesunden Männern liegt mit einem Mittelwert von 4,9 cm rechts und 5,1 cm links etwas höher als bei Frauen (4,7-4,75 cm).

Die Ausdehnung eines typisch gelegenen Pleuraergusses lässt sich einfach an der größten Ausdehnung lateral in der mittleren Axillarlinie messen. Dies geschieht etwa zur Verlaufskontrolle. Die Messung Zwerchfell-Lungenunterrand scheint problematischer wegen eines in den Erguss eintauchenden luftfreien Lungenabschnitts (Kompressionsatelektase), was sich im Verlauf ebenfalls verändern kann.

Zur näherungsweisen Abschätzung der Ergussmenge werden aus diesen Messungen Formeln gebildet, z. B.:

$$V = \text{max. Höhe des Ergusses lateral} \times \text{kleinster Abstand Zwerchfell} - \text{Lunge} \times 70$$

(*V* Ergussmenge in ml; Untersuchung erfolgt im Sitzen).

### Dokumentation

Dokumentiert werden gewöhnlich nur pathologische Befunde, möglichst mit Beziehung zu einer anatomisch klar definierten Struktur.

Bei gezielter Frage nach einem Pleuraergusses erfolgt ggf. eine Dokumentation des Sinus phrenicocostalis lateral, d. h. des Zwerchfells und der darunter liegenden Organe (Leber bzw. Milz) sowie der Echos der kaudalen Lungenoberfläche im Sitzen (vgl. Abb. 7.9 b, 9.6 d, 12.1).

### Hindernisse

Prinzipielle Grenzen der Methode sind durch die Rippen, das Brustbein und die Wirbelsäule sowie die lufthaltige Lunge gesetzt. Daher behindert ein Lungenemphysem besonders die Untersuchung des Mediastinums.

Eine methodisch bedingte Behinderung können Artefakte im Nahbereich bei qualitativ weniger guten Geräten verursachen.

Eine wesentliche Erschwernis für dopplersonographische Untersuchungen stellen die vom Herzen bzw. den großen Gefäßen fortgeleiteten Pulsationen dar. Auch hier sind Artefakte häufig. Erschwert wird besonders die Analyse kleiner Gefäße mit langsamem Fluss.

## 7.2
## Normalbefund

### 7.2.1
### Topographisch-anatomische Vorbemerkungen

Die *Thoraxwand* besteht im streng anatomischen Sinn aus 3 Schichten:
- Die oberste Schicht entspricht der Haut und dem unterschiedlich stark ausgeprägten Unterhautfettgewebe mit den darin eingebetteten Gefäßen und Nerven.
- Die mittlere Schicht bildet die Brustwandmuskulatur, die ebenfalls trainings- und altersabhängig sehr unterschiedlich ausgeprägt ist. Vorwiegend sind dies vorne die Mm. pectorales majores et minores, seitlich die Mm. serrati anteriores, hinten die Mm. trapezii, die Mm. latissimi dorsi und die Mm. rhomboidei majores et minores.
- Die innere Schicht bilden Sternum, Rippen und Zwischenrippenmuskeln (Mm. intercostales extxterni, interni et intimi) sowie die Wirbelsäule. Die Brustwand wird nach innen begrenzt von der Fascia thoracica interna und der Pleura parietalis.

Am Unterrand der Rippen verlaufen jeweils kranial die interkostale Vene, darunter die Arterie und der entsprechende N. intercostalis.

Die 2. Rippe setzt am Übergang des Manubriums in das Korpus des Sternum an und ist die oberste tastbare und damit abzählbare Rippe. Am Unterrand des Sternums setzt die jeweils 7. Rippe an, während die 8. bis 10. Rippen am Rippenbogen bindegewebig verbunden sind und die 11. und 12. frei in der Bauchmuskulatur enden. Die Länge des knorpeligen Rippenanteiles nimmt nach kaudal zu.

Die *Pleura visceralis* überzieht fest die Lungen. Die Umschlagsfalte zur *Pleura parietalis* liegt am Lungenhilus. Beide Pleurablätter sind durch einen kapillären Spalt getrennt und weisen zusammen eine Dicke von <0,5 mm auf.

Zwischen den beiden Pleurahöhlen (und damit den beiden Lungenflügeln) liegt das *Mediastinum*, hinten von der Wirbelsäule, vorne vom Sternum und nach unten vom Zwerchfell begrenzt. Nach kranial ist die Verbindung zum viszeralen Halsbereich offen (s. S. 53).

Im oberen Mediastinum verläuft die Trachea bis zur Bifurkation in Höhe des 4. bis 5. Brustwirbelkörpers (BWK) bzw. dem 2. bis 3. Rippenansatz am Sternum. Rechts davor verläuft die V. cava superior, die in Höhe des Manubriums aus dem Zusammenfluss der beiden Vv. brachiocephalicae entsteht. Die Aorta ascendens liegt medial der V. cava an. In Höhe der 2. Rippe erreicht sie den rechten Rand des Manubriums und wendet sich als Aortenbogen nach links, unmittelbar nach Abgabe des Truncus brachiocephalicus. Dieser überkreuzt die Trachea ventral. Die Aorta verläuft weiter nach dorsal und links, zunächst über die rechte A. pulmonalis, dann über die linke A. pulmonalis und den linken Hauptbronchus und gelangt etwa in Höhe des 4. BWK an die linke Seite der Speiseröhre.

Der rechte Lungenstiel mit A. und V. pulmonalis, Bronchus und Lymphbahnen hinterkreuzt die Aorta ascendens und die V. cava, der linke kreuzt vor der Aorta descendens.

Der untere Teil des Mediastinums wird weitgehend vom Herzen ausgefüllt. Im hinteren unteren Mediastinum verlaufen Ösophagus und Aorta descendens. Letztere verläuft zunächst links an der Wirbelsäule und nähert sich kaudal wieder etwas der Mittellinie.

Dorsal oder lateral des Ösophagus verläuft die aus den Vv. lumbales entstehende V. azygos bis in Höhe des 4. BWK, wo sie in die V. cava von dorsal bogenförmig einmündet. Die schwächere (und variable) V. hemiazygos verläuft zwischen Aorta und Wirbelsäule, kreuzt gewöhnlich hinter Ösophagus und Ductus thoracicus in Höhe des 8. bis 9. BWK und mündet in die V. azygos. Von kranial steigt die V. hemiazygos accessoria abwärts bis in Höhe des 7. bis 8. BWK. Sie nimmt die entsprechenden oberen Vv. intercostales auf und mündet ebenfalls in die V. azygos ein. Klinisch wichtige Verbindungen bestehen über diese Venen zwischen oberer und unterer Hohlvene.

Der *Ductus thoracicus* verläuft nach seinem Durchtritt durch das Zwerchfell (s. S. 117) zunächst zwischen Aorta descendens und V. azygos und insgesamt hinter dem Ösophagus nach kranial, weicht dann etwas nach links und erreicht bogenförmig hinter der V. jugularis interna und vor der V. vertebralis schließlich den linken Venenwinkel.

Wichtige *Lymphknotengruppen* im vorderen Medistinum sind die Nodi lymphatici tracheobronchales an den Lungenstielen, die Nodi lymphatici mediastinales anteriores rechts vor der V. cava und der V. brachiocephalica, links vor Aortenbogen und A. carotis communis gelegen, die zusätzlich durch eine transversale Kette verbunden sind, und die Nodi lymphatici parasternales, die mit der vorderen Gruppe der Nodi lymphatici diaphragmatici verbunden sind.

Der *Thymus* ist beim Erwachsenen zu einem Fettkörper zurückgebildet. Er liegt deutlich kleiner als die ursprüngliche Drüse direkt hinter dem Manubrium zwischen den Pleurablättern.

Das *Zwerchfell* ist der wichtigste Atemmuskel und schließt zugleich den Brustraum gegen den Bauchraum ab. Die plattenförmige Muskeln entspringen vom Xiphoid des Brustbeins, den Innenflächen der 6. bis 12. Rippe und mit den lateralen und medialen lumbalen Schenkeln vom 1. und 2. Lendenwirbel. Sie vereinigen sich in der sehnigen Kuppe des Zwerch-

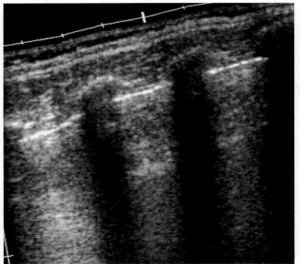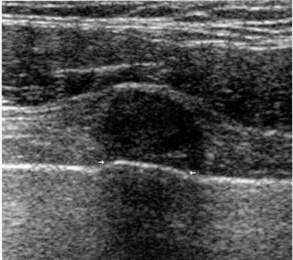

**Abb. 7.1 a,b.** Thoraxwand. **a** Die Rippen verursachen einen kompletten Schallschatten. Die lufthaltige Lungenoberfläche verursacht eine glatte Linie intensiver Echos. Dahinter Schallschatten mit zusätzlichen Wiederholungsechos aus der Brustwand, so genannter schmutziger Schatten. **b** Durch Knorpelgewebe gelangt jedoch ein Teil der Energie hindurch, bei deutlich höherer Schallgeschwindigkeit. Die Strukturen hinter dem Knorpel, wie hier der Eintrittsreflex an der Lungenoberfläche, werden zu nahe am Transducer abgebildet

fells, dem Centrum tendineum. (Durchtrittspforten und Einzelheiten s. S. 117).

## 7.2.2
## Varianten und Anomalien

Anomalien der Brustwand, wie die Trichterbrust, die Hühnerbrust (kielförmiges Brustbein) oder Sternumspalten spielen in der Erwachsenenmedizin zumindest diagnostisch keine Rolle.

Dies gilt auch für Anomalien der Lunge, wie die Lungenagenesie und die Lungenhypoplasie.

Kongenitale Lungenzysten treten meist nur solitär auf.

Angeborene Vitien und Anomalien der großen Gefäße sind Gegenstand der hier nicht behandelten Echokardiographie.

### Ultraschallbefund

#### Thoraxwand

Mit im Nahfeld gut auflösenden hochfrequenten Geräten lassen sich Haut und das echoärmere subkutane Fettgewebe gut auflösen und gegen die Muskulatur abgrenzen. Die Muskeln selbst sind echoarm, scharf begrenzt und zeigen feine streifige Binnenechos („gefiederte Echostruktur", vgl. Abb. 7.2, 7.3). Bei alten Menschen kann die Muskulatur sehr gering ausgebildet sein.

Die Eintrittsreflexe der Rippen sind oft wenig auffallend. Hinter den knöchernen Abschnitten findet sich dann gewöhnlich ein kompletter Schallschatten. Bei ausgeprägter Osteoporose kann ein geringer Teil des Ultraschalls die dünnen Rippen passieren. Es resultiert ein nur inkompletter Schallschatten, der aber nicht mit Wiederholungsechos im kompletten Schallschatten ("schmutziger Schallschatten") verwechselt werden darf.

Den knorpeligen Abschnitt kann der Ultraschall ebenfalls durchdringen. Dabei ist im Knorpel die Schallgeschwindigkeit erheblich höher als im umgebenden Weichteilgewebe. Insofern wird die Form der Rippe verzerrt, d. h. in der Achse der Schallausbreitung verkürzt dargestellt. Die Strukturen hinter den knorpeligen Anteilen werden in Relation zum Bereich hinter dem Interkostalfenster etwas zu nah am Schallkopf dargestellt, was als leicht welliger Verlauf etwa der Eintrittsreflexe der Pleura bzw. der Lungenoberfläche sichtbar wird.

Die Interkostalmuskeln sind echoarm und durch deutliche bandförmige Echos unterteilt.

Die Interkostalgefäße sind mit gut auflösenden Geräten und besonders mittels Farbdopplertechnik darstellbar. Die Arterien sind Hochwiderstandsgefäße.

#### Pleura

Hinter dieser 3. Schicht der Thoraxwand finden sich bandförmig angeordnet starke Echos. Diese markieren zwar topographisch die Pleura, entstehen aber an der lufthaltigen Lungenoberfläche (die gebräuchliche Bezeichnung „Pleurareflexband" ist, weil anschaulich, akzeptabel). Lediglich bei minimalem Erguss lassen sich feine Echolinien vor der lufthaltigen Lunge abgrenzen, die aber ebenfalls eher als Grenzflächenechos – Wand einschließlich parietaler Pleura gegen Flüssigkeit – anzusehen sind.

Die bandförmigen Eintrittsechos der Lungenoberfläche verschieben sich bei der Atmung gegen die Thoraxwand. Echos hinter dieser Grenzlinie sind Artefakte (vgl. Abb. 7.1).

#### Mediastinum

Im unteren Abschnitt sind hinter dem Sternum zunächst die Vorderwand des rechten Ventrikels, dahinter der Ventrikelraum und das Septum zu erkennen und wiederum dahinter der linke Ventrikel mit den Echos des vorderen Mitralsegels. Kranial gehen das Septum in die Vorderwand und das vordere Mitralsegel in die Hinterwand der Aorta ascendens über. Im Lumen sind die Echos der Aortenklappen erkennbar. Vor der Aorta liegen Anteile des rechten Vorhofs. Weiter kranial und vom Jugulum aus lässt sich die Aorta im weiteren Verlauf identifizieren und darstellen mit den Abgängen der großen Gefäße. Typisch sind neben den deutlichen Wandreflexen selbst die ruckartigen pulssynchronen Bewegungen ihrer Wand. Im Querschnitt kann innerhalb des Aortenbogens leichter die rechte und oft schwieriger die linke Pulmonalarterie aufgefunden werden.

**Auroraphänomen**

Das so genannte Auroraphänomen bezeichnet multiple Kometenschweifartefakte an der Pleura bzw. der Lungenoberfläche. Sie wurden besonders bei Untersuchung der Leberkuppe an der Zwerchfell-Lungen-Grenze beobachtet und zunächst mit Lebererkrankungen in Verbindung gebracht (s. Abb. 2.23, 7.8 a). Logischerweise entstehen sie aber hinter dem Zwerchfell, bzw. der Thoraxwand an der Grenze Pleura-Lungenoberfläche. Ein Zusammenhang mit chronischen Lungenerkrankungen wird diskutiert.

Zur Ultraschalluntersuchung des *Zwerchfells* s. Kap. 8.

## 7.3
## Pathologische Befunde

### 7.3.1
### Thoraxwand

Entzündliche Prozesse in den Weichteilen der Brustwand entstehen nach Verletzungen oder als Komplikation eines Eingriffs. Selten entsteht ein Subpektoralabszess lymphogen.

Als Empyema necessitatis bezeichnet man das Übergreifen eines nichterkannten und daher unbehandelten Pleuraempyems auf die Brustwand.

Ebenso sind Entzündungen der Rippen oder des Brustbeines gewöhnlich Folgen einer Verletzung oder eines operativen Eingriffs. Sie sind nur höchst selten und hier eher im Kindesalter als hämatogen entstandene akute Osteomyelitis zu beobachten.

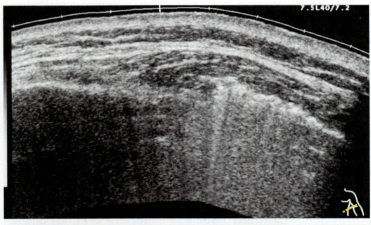

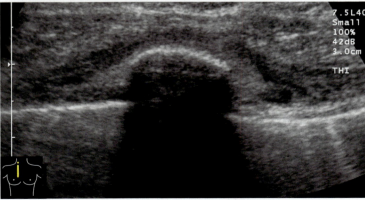

**Abb. 7.2. a** Luftemphysem (Trauma) in der Thoraxwand. Die Luftreflexe entstehen in der Wand, vor der Lungenoberfläche (vgl. Abb. 7.1 a,b). **b** Tietze-Syndrom. Vor und beiderseits der 3. Rippe echoarme entzündliche Veränderungen (Querschnitt)

### Entzündungen

Das sonographische Bild ist sehr variabel und von der zugrunde liegenden Störung abhängig. Eine akute Entzündung führt zunächst zu einer Verwischung der normalen Strukturen durch feine Echos im entzündeten Bereich und eine Verdickung der betroffenen Schichten infolge ödematöser Schwellung. Dies ist am besten im Vergleich zu einem gesunden korrespondierenden Abschnitt zu erkennen. Kommt es zu einer Abszedierung, so ist dieser Abschnitt zunehmend echoarm bis zentral echofrei. In der Umgebung lässt sich dann mittels Dopplertechnik die reaktive Hyperämie nachweisen.

Eine Ansammlung starker Echos in der Unterhaut mit einem mehr diffusen Schallschatten, in dem die tieferen Strukturen verschwinden, spricht für ein Hautemphysem (das natürlich auch zu tasten ist!; s. Kap. 8).

Gangartige echoarme bis echofreie Strukturen finden sich bei Fisteln, wobei dieser sonographische Befund nicht dem Fistelgang selbst, sondern der Entzündung um die Fistel entspricht (s. Abb 7.2 a).

Bei Entzündung einer Rippe sieht man zunächst einen echoarmen Bereich um den betroffenen Abschnitt, der als entzündlich ödematöse Schwellung der angrenzenden Weichteilstrukturen zu deuten ist. Eine Destruktion der Kompakta, kenntlich an einem unterbrochenen oder unregelmäßigen Eintrittsecho, kann man erst nach einem Verlauf von mindestens 2 Wochen erwarten.

Eine echoarmen entzündlichen Hof kann man auch bei Tietze-Syndrom um das 2. oder 3. kostosternale Gelenk beobachten (Abb. 7.2).

### Frakturen

Frakturen der Rippen sind aufgrund einer Stufenbildung oder einer Unterbrechung der Eintrittsechos der Kompakta zuverlässig zu erkennen. Allerdings müssen die Rippen zeitaufwändig in ihrem gesamten Verlauf untersucht werden, wenn nicht eindeutig lokalisierbare Schmerzen auf die kritische Stelle hinweisen. Ein echoarmer Bezirk um die Bruchstelle entspricht in diesem Fall einem Hämatom. Gleichzeitig nachgewiesene Flüssigkeit in der Pleurahöhle ist dann als traumatische Blutung zu interpretieren.

Im weiteren Verlauf kann die Resorption einer Blutung bzw. eines Hämatoms ebenso beobachtet werden, wie das Entstehen des Kallus. Bei zunehmender Verkalkung finden sich hier bogenförmig angeordnete, zunehmend stärker werdende Echos (Abb. 7.3 a,b).

### Hämatome

Thoraxwandhämatome nach stumpfem Trauma sind ebenfalls echoarm oder echofrei, oft unscharf begrenzt. Sie verändern sich, im Gegensatz zu einem Tumor, relativ schnell. Im initialen Stadium einer Blutung ist manchmal nur eine echodichte Wolke feiner Echos zu sehen, die die normalen Strukturen verschleiert (vgl. Abb. 7.4).

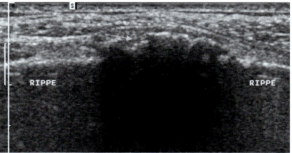

**Abb. 7.3. a** Frische Rippenfraktur, gering disloziert. Hinter dem Eintrittsreflex der längs dargestellten Rippe Artefakte. **b** Kallusbildung (↓) nach Rippenfraktur

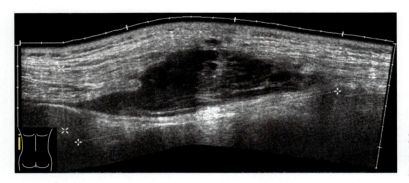

**Abb. 7.4.** Hämatom (120×30 mm) der Thoraxwand nach Unfall. Das nicht ganz frische Hämatom ist scharf begrenzt gegen das umgebende Gewebe

*Primäre Tumoren* der Brustwand sind selten. Deutlich häufiger sind sekundäre Tumoren und besonders metastatische Tumoren im Thoraxskelett.

Primäre Tumoren können als gutartige Lipome, Fibrome, Neurofibrome, Hämangiome oder Leiomyome von Weichteilstrukturen oder als Chondrome und Osteochondrome vom Skelett ausgehen. In etwa der Hälfte der Fälle finden sich die entsprechenden malignen mesenchymalen Tumoren, wie z. B. Fibrosarkome, Rhabdomyosarkome, Chondrosarkome, andere osteogenen Sarkome oder das multiple Myelom.

Sekundäre maligne Tumoren wachsen von der Lungenoberfläche oder der Pleura in die Brustwand ein oder siedeln sich hämatogen als Metastasen in den Rippen ab.

Eine Feinnadelpunktion ist bei zerstörter Kompakta zur schnellen Diagnose eines unklaren osteolytischen Prozesses grundsätzlich möglich.

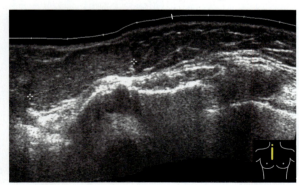

**Abb. 7.5.** Lipofibrom (30 mm). Bemerkenswert sind die feinere Echostruktur des Lipofibroms im Vergleich zum Unterhautfettgewebe und die glatte Begrenzung. Deutlich erkennbar sind die am Sternum ansetzenden Rippen

### Ultraschallbefund

Abgesehen vom Lipom und Lipofibrom, die eine relativ dichte Echostruktur aufweisen, zeigen die Weichteiltumoren eine typisch echoarme Struktur. Eine scharfe Abgrenzung gegen die Umgebung und „Respektierung" anatomischer Grenzen sprechen eher für einen benigne Prozess, schließen einen malignen Tumor aber grundsätzlich (s. Abschn. 8.3.1) nicht aus. Infiltratives, destruktives Wachstum ist von vornherein auf Malignität verdächtig.

Tumoren des Knochens führen bei vorwiegender Osteolyse (Metastasen) zu einer Auflockerung, Unterbrechung und schließlich Zerstörung der die Kompakta markierenden Eintrittsreflexe an der dem Schallkopf zugewandten Fläche des Knochens.

Alternativ kommt es zu einer Auftreibung des betroffenen Knochenabschnitts mit anfangs noch erkennbaren stärkeren Einzelechos am oder im Tumor, die an kleinen, noch erhaltenen knöchernen Fragmenten entstehen (Abb. 7.5, 7.6 a,b, 7.7 a,b).

### Dopplerbefund

Primär gefäßreiche Tumoren bzw. deren Metastasen, wie z. B. das Hypernephrom oder Schilddrüsenkarzinome, zeigen dopplersonographisch vermehrte Gefäßsignale, was im Einzelfall differenzialdiagnostisch hilfreich sein kann.

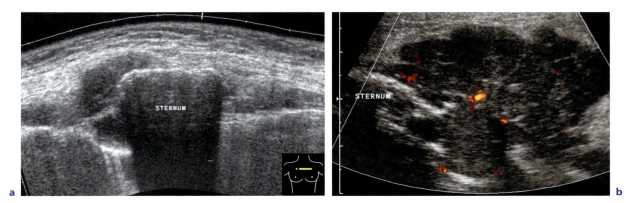

**Abb. 7.6 a,b.** Plasmozytom an der Kante des Sternums. Relativ großer Weichteiltumor und geringe Aufsplitterung der Kompakta. **a** Übersicht im Querschnitt. **b** Im Längsschnitt (höhere Frequenz) ist die teilweise Zerstörung der Kompakta deutlich zu erkennen

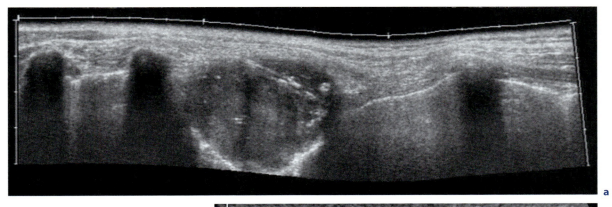

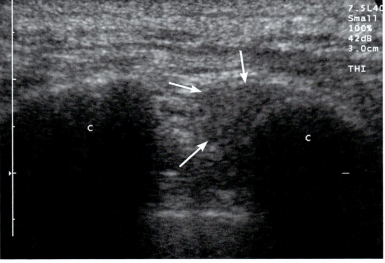

**Abb. 7.7 a,b.** Rippenmetastasen. **a** Osteolytische Metastase. Die betroffene aufgetriebene Rippe hat nur noch eine sehr dünne "durchsichtige" Kompakta. Im Tumor einige echoreiche Knochenfragmente. **b** Kleine Metastase eines Bronchialkarzinoms (→) an einer Rippe (C) links am Thorax. Die Kompakta ist nicht zerstört

## 7.3.2
## Pleura

**Pleuritis**

Die Pleuritis ist eine unspezifische entzündliche Reaktion der Pleura auf verschiedene Ursachen. Diese Entzündung kann somit lokal begrenzt oder diffus, vor allem bei hämatogen verbreitetem Infekt auftreten. Letztere Form beginnt gewöhnlich als *Pleuritis sicca* mit fibrinösen Auflagerungen. Die somit nicht mehr glatten Pleurablätter verursachen Schmerzen und das auskultierbare Pleurareiben. Im weiteren Verlauf entwickelt sich so die *Pleuritis exsudativa* mit Ausschwitzen proteinreicher Flüssigkeit (Exsudat).

Normalerweise heilt die entzündliche Erkrankungen folgenlos aus, d. h. der Erguss verschwindet vollständig.

Eine seltene Komplikation einer lokalen entzündlichen Erkrankung in der Nachbarschaft der Pleurablätter oder einer bakteriellen Pneumonie ist das *Pleuraempyem*, also eine eitrige Entzündung in der Pleurahöhle.

Die Ausbildung einer Pleuraschwarte ist eine Defektheilung.

### Ultraschallbefund

Im initialen Stadium (Pleuritis sicca) findet sich sonographisch eine diskrete unregelmäßige Verdickung der jetzt sichtbaren echoarmen Pleurablätter. Das ursprünglich glatte Band der Eintrittsechos (Pleurareflexband) wird unregelmäßig, was von machen Autoren anschaulich als „Pleuraaufrauhung" bezeichnet wird. Zu der Verdickung der parietalen Pleura kommen kleine und kleinste subpleurale echoarme Bezirke, die subpleuralen Infiltraten bei z. B. viralen Infekten entsprechen. Oft finden sich ein wenige Millimeter schmaler Erguss wandständig zwischen den Pleurablättern und ein kleiner basaler Winkelerguss. Die Pleura bleibt dabei noch atemabhängig beweglich (Abb. 7.8 a,b, 7.9 a,b).

Das sonographische Bild bestimmt insgesamt der mehr oder weniger ausgedehnte Pleuraerguss. Er ist echofrei oder weist bandartige Echos als Zeichen eines fibrinreichen Exsudates auf (Abb. 7.10 a,b).

Das Empyem lässt sich nicht zuverlässig von einem Exsudat oder einer beginnenden Verschwartung unterscheiden, da es sowohl weitgehend strukturfrei, als auch mit feinen disseminierten Echos oder ganz bizarr mit netzartigen Echos und Sequestern erscheinen kann.

Manchmal sind den Pleurablättern zottenartig in den Erguss ragende, mit der Bewegung flottierende relativ dichte Echokomplexe aufgelagert.

Starke Echos entstehen an Luft oder Gas in der Pleurahöhle. Dies findet sich im Empyem bei gasbildenden Bakterien, aber auch beim *Seropneumothorax*, also nicht zuletzt nach einer Pleurapunktion (Abb. 7.11 a,b).

Treten im Verlauf netzartige Echobänder im Erguss auf, oder lassen sich bandartige Echos zwischen Lungenoberfläche und Pleura parietalis bzw. Thoraxwand darstellen, ist im Sinne einer Defektheilung an die Ausbildung einer *Pleuraschwarte* zu denken. Sonographisch ist die Pleuraschwarte zumindest anfangs sehr echoarm, sodass sie durch Untersuchung nach Umlagerung von einem dann abfließenden Erguss unterschieden werden muss (Abb. 7.12). Im weiteren Verlauf kann sie echodichter werden oder auch starke Echos bei Verkalkungen aufweisen.

**Pleuraerguss**

Der Begriff *Pleuraerguss* beschreibt zunächst jede pathologische Flüssigkeitsansammlung (> 15 ml) in der Pleurahöhle. Die Ursachen sind vielfältig, und der Pleuraerguss ist nicht nur bei thorakalen Erkrankungen ein häufiges Symptom. Die zugrunde liegenden Störungen führen über einen erhöhten hydrostatischen Druck in den Gefäßen (z. B. Herzinsuffizienz), verminderten onkotischen Druck (z. B. nephrotisches Syndrom), erhöhte Permeabilität der Gefäßwand (entzündliche Erkrankungen, Tumoren) oder einen gestörten Lymphabflusss (z. B. Tumoren, Trauma) zum Austritt von Flüssigkeit in die Pleurahöhle.

## Ultraschallbefund

Der typische Pleuraerguss ist basal gelegen. Kleine Flüssigkeitsmengen sind daher am sichersten beim sitzenden Patienten nachzuweisen. Sonst ist beim typischen basalen Erguss die Untersuchung im Liegen vom Abdomen aus ebenso möglich.

Atypisch gelegene „hängende Ergüsse" finden sich nach Trauma, operativen Eingriffen oder anderen Ursachen einer vorbestehenden Verklebung eines Abschnitts der Pleurahöhle. Hierzu gehört auch der subpulmonale Erguss, der im Sitzen nicht typisch lateral ansteigt und bei Umlagerung nicht nach kranial abfließen kann.

Der Erguss stellt sich als echofreier Bereich bei typischer Ausdehnung begrenzt vom Zwerchfell und der Thoraxwand dar. Feine Binnenechos und band- oder netzartig angeordnete stärkere Echos sprechen gegen ein Transsudat und finden sich beim entzündlichen Exsudat (vgl. Abb. 7.10 a,b, 7.13 b) aber auch bei Einblutung oder mit besonders feinen Echos beim chylösen meist traumatisch verursachten chylösen Erguss (*Chylothorax*).

Je nach Ausdehnung des Ergusses ragt ein atelektatischer unterer Lungenabschnitt in den Erguss. Dieser luftfreie Lungenabschnitt weist eine feine „parenchymatöse Echostruktur" auf. Zentral und kranial an der Grenze zum lufthaltigen Lungenabschnitt finden sich starke Luftechos. Diese verändern sich oft bei tiefer Inspiration. Unter der Atmung bewegt sich auch der atelektatische Lungenabschnitt, was ihm einige „phänomenale Namen" eingetragen hat (z. B. „wehende Fahne").

Zur differenzialdiagnostischen Beurteilung eines Pleuraergusses zunächst unklarer Ursache ist die Beurteilung der parietalen und viszeralen Pleura wichtig. Hier lassen sich entzündliche Auflagerungen, aber auch tumoröse Veränderungen erkennen. Letztere führen zu einer ungleichmäßigen Verdikkung oder sind als einzelne knotenförmige Tumoren abzugrenzen (Abb. 7.13 a,b, 7.14 a-c).

Im Gegensatz zum Pleuraerguss, der sich stets an der tiefsten Stelle sammelt, muss die Luft beim *Pneumothorax* an der jeweils höchsten Stelle der Pleurahöhle gesucht werden, also beim liegenden Patienten parasternal und beim sitzenden Patienten kranial, evtl. von supraklavikulär.

Erkennbar ist die Luft an den starken Echos, den ausgeprägten Wiederholungsartefakten und der fehlenden typischen atemabhängigen Bewegung. Die Echos der normalen Lungenoberfläche sind vergleichsweise feiner und bewegen sich deutlich und koordiniert mit der Atmung. Die dahinter zu sehenden Artefakte (Kometenschweifartefakte) sind feiner und diffuser angeordnet und bewegen sich mit den Eintrittsechos. Diese Unterschiede sind am besten im Vergleich zur gesunden Gegenseite zu erkennen.

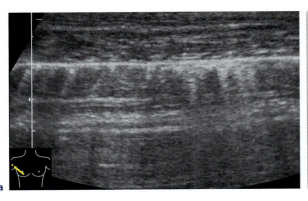
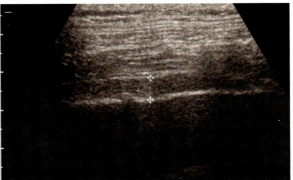

**Abb. 7.8 a,b.** Pleuritis. **a** Auffallend sind die Artefakte an der Lungenoberfläche. Eine auffällige Verdickung der Pleura oder Flüssigkeit sind nicht nachzuweisen (klinisch initiale Pleuritis sicca). **b** Entzündlich verdickte, echoarme Pleura (6 mm). Der Befund ist unspezifisch (vgl. Abb. 7.15 a,b, 7.16 a,b, 7.22 a--c)

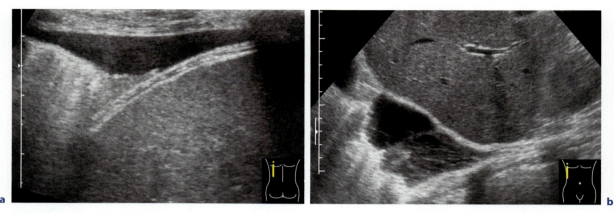

**Abb. 7.9 a,b.** Pleuritis. **a** Kleiner Winkelerguss bei Pleuritis als unspezifisches Symptom (rechts im Bild Rippenschatten). **b** Winkelerguss mit fadenartigen Echos als Zeichen eines entzündlichen Exsudates

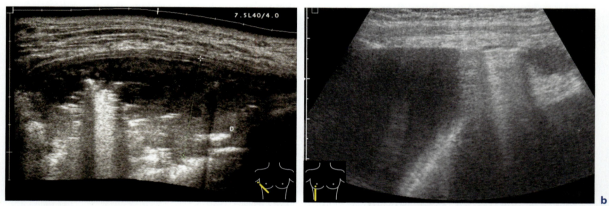

**Abb. 7.10. a** Empyem. Verdickte Pleura parietalis, inhomogenes Exsudat mit Binnenechos und Luftreflexen an der unregelmäßigen Lungenoberfläche. **b** Seropneumothorax (Luftreflexe in einem Pleuraerguss nach Punktion)

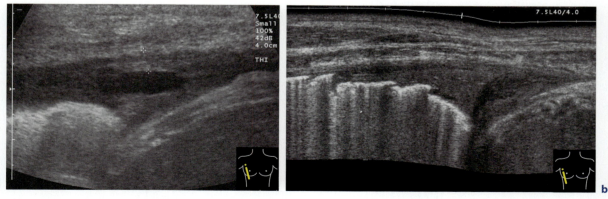

**Abb. 7.11 a,b.** Pleuraschwarte. **a** Beginnende Schwartenbildung (4 mm) nach tuberkulöser Pleuritis, zentral noch etwas Flüssigkeit. **b** Schwarte nach Pleuraempyem, kranial (links im Bild) markieren starke Echos die Grenze zur lufthaltigen Lunge, kaudal das verdickte Zwerchfell

**Abb. 7.12.** Kleiner Pleuraerguss (Untersuchung von subkostal durch die Milz). Atelektase der Lungenspitze. Kaudal des Zwerchfells Milz und im Schallschatten einer Rippe der obere Nierenpol

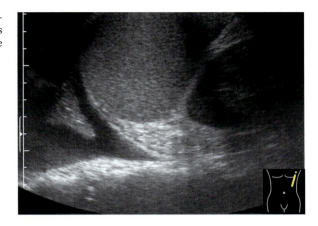

Das *Mesotheliom* ist der typische von der serösen Pleura ausgehende primäre Tumor. Das maligne diffus wachsende *Pleuramesotheliom* ist in Zusammenhang mit der Verarbeitung von Asbest häufiger geworden. Das benigne Pendant ist sehr selten und wächst lokalisiert, sehr langsam und bleibt daher lange beschwerdefrei und unentdeckt. Sonographisch erscheint es sehr echoarm und scharf begrenzt.

Das maligne Pleuramesotheliom wächst, meist beginnend in den kaudalen Abschnitten, entweder knötchenförmig oder mehr flach bindegewebig.

### Ultraschallbefund

Dementsprechend findet sich sonographisch eine mehr unregelmäßige höckrige oder eine flächenhafte Verbreiterung der Pleura. Die Echostruktur des tumorösen Abschnitts ist echoarm. Im Frühstadium kann durch Beachtung der Atemverschieblichkeit des tumorösen Bezirks der Ausgang meist von der viszeralen oder der parietalen Pleura erkannt werden. Die aufgehobene Atemverschieblichkeit spricht für die Infiltration beider Pleurablätter. Von Anfang an bestehen unterschiedlich ausgeprägte, oft abschnittsweise abgekapselte, begleitende Pleuraergüsse.

Im fortgeschrittenen Stadium lässt sich die Infiltration in die Thoraxwand, den Lungenmantel oder in Strukturen des Mediastinums sonographisch nachweisen. Auch eine Penetration durch das Zwerchfell, eine Beteiligung des Peritoneums und Lymphknotenmetastasen können im Spätstadium dieses prognostisch sehr ungünstigen Tumors beobachtet werden (s. S. 132).

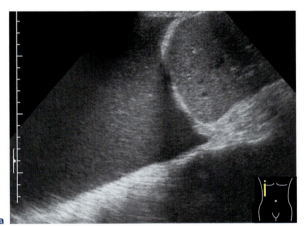

a

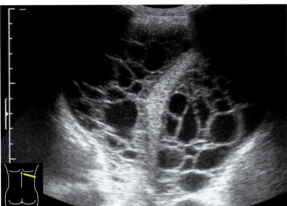

b

**Abb. 7.13 a,b.** Pleuraerguss. **a** Ausgedehnter Erguss mit feinen Binnenechos: hämorrhagischer, maligner Erguss. **b** Erguss mit netzartigen Binnenechos (fibrinreich) bei akuter Pankreatitis. Dazwischen schmale atelektatische Spitze der Lunge

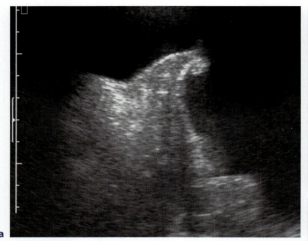

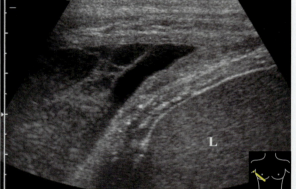

**Abb. 7.14 a-c.** Maligne Pleuraergüsse. **a** Eine kleine Metastase an der Pleura visceralis klärt die Ursache des Ergusses (Mammakarzinom). **b** Kleine Metastase am Zwerchfell (Magenkarzinom). **c** Flächenhafte tumoröse Verdickung der Pleura parietalis des Zwerchfells und der Thoraxwand (*L* Leber), Ursache Mammakarzinom

Sekundäre Pleuratumoren wachsen aus den angrenzenden Lungenabschnitten kontinuierlich in die Pleura oder siedeln sich metastatisch (vor allem Bronchus -, Mamma -, Ovar – und auch Magenkarzinome) ab.

Das sonographische Bild ist im ersten Fall durch den primären Prozess bestimmt (Abb. 7.15 a,b). Bei Metastasen finden sich einzelne echoarme Knoten oder eine zusammenhängende echoarme Verdickung im Sinne der Pleuritis carcinomatosa, meist kombiniert mit einem Pleuraerguss (Abb. 7.14, 7.16 a,b).

### 7.3.3
### Lungenmantel

Grundsätzlich sind krankhafte Veränderungen der Lunge nur dann sonographisch erkennbar, wenn sie zu luftleeren Abschnitten führen und die Lungenoberfläche ventral, lateral, dorsal oder auch apikal oder kaudal erreichen, bzw. der zwischen einer umschriebenen Läsion und der sonographisch zugänglichen Lungenoberfläche gelegene Lungenabschnitt luftfrei ist (Atelektase).

*Pneumonien* sind gekennzeichnet durch ein Exsudat in den Alveolen und teilweise auch in den Bronchien. Mindestens in den größeren und mittleren Abschnitten der Bronchien befindet sich auch noch Luft. Bei der Lobär- und der segmentalen Pneumonie sind ein Lappen oder zumindest ein Segment gleichmäßig betroffen (Abb. 7.17 a-c). Bei der atypischen (Broncho-) Pneumonie ist das Befallsmuster ungleichmäßiger.

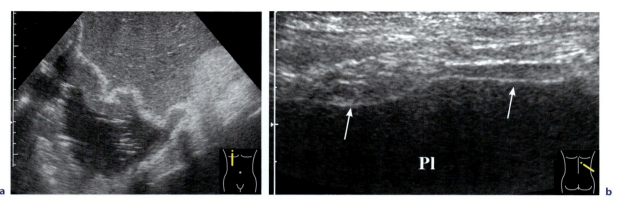

**Abb. 7.15 a,b.** Pleuramesotheliom. **a** Die Pleura parietalis und visceralis sind deutlich und unregelmäßig verdickt. **b** Diskrete Verdickung der Pleura parietalis (↑, *Pl* Pleuraerguss; Untersuchung im Sitzen)

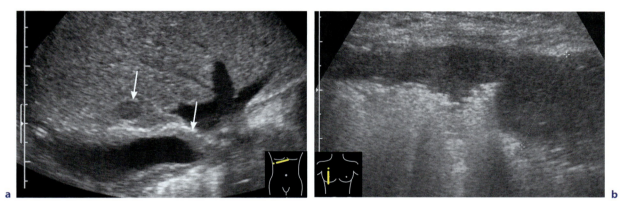

**Abb. 7.16 a,b.** Sekundäre Pleuratumoren. **a** Mammakarzinom mit Verdickung der Pleura sowie einzelnen Lebermetastasen. Untersuchung von subkostal (vgl. Abb. 7.15 a,b). **b** Massive Verdickung der Pleura parietalis und visceralis bei einem Non-Hodgkin-Lymphom. Luftreflexe markieren medial die Oberfläche des lufthaltigen Lungengewebes

### Ultraschallbefund

Insofern bietet sich bei Lobärpneumonie sonographisch ein charakteristischeres Bild mit echoarm und etwas inhomogen strukturierten, oft auffällig gut schallleitenden Lungenabschnitten. Bandförmige, bei größeren befallenen Abschnitten baumartig verzweigte starke Echos entsprechen noch vorhandenen Luftreflexen aus den Bronchien. Vorübergehend können sich auch flüssigkeitsgefüllte Bronchialabschnitte darstellen (*Cave*: Obstruktion!).

Die Abgrenzung zum lufthaltigen Gewebe ist entsprechend den Lappengrenzen nicht selten scharf.

Bei der atypischen Pneumonie ist das Bild weniger klar. Sofern im Lungenmantel luftfreie entzündliche Abschnitte vorhanden sind, sind diese erkennbar und bieten das gleiche sonographische Bild wie die Lobärpneumonie, jedoch ist die Ausprägung ungleichmäßiger und die Begrenzung unscharf und unregelmäßig gegen die starken Reflexbänder der lufthaltigen Abschnitte (Abb. 7.18 a,b).

Die darstellbaren Lungenabschnitte bewegen sich mit der Atmung gegen die Thoraxwand.

Ein begleitender Pleuraerguss ist nicht selten. Entzündliche Veränderungen der Pleura selbst sind zu beobachten (s. oben).

Bei der so genannten Hepatisation der Lobärpneumonie, also einer Defektheilung, findet sich sonographisch tatsächlich die Echostruktur eines parenchymatösen Organs wie der Leber (Abb. 7.17 b).

Mittels Dopplertechnik lässt sich eine gute Durchblutung der betroffenen Lungenabschnitte zeigen (vgl. Abb. 7.17 b, 7.18 c).

Ein *Lungenabszess* ist eine heute seltenere Komplikation der bakteriellen Pneumonien. Häufiger entsteht er durch Aspiration oder im Verlauf einer Tumorerkrankung.

Erreicht ein Abszess die Lungenoberfläche oder liegt zwischen Oberfläche und Abszess luftfreies (entzündetes) Lungengewebe, so findet sich sonographisch ein irregulär begrenzter oder rundlicher, oft scharf begrenzter echofreier Bezirk. Im weiteren Verlauf sind Wandechos abgrenzbar, oder die Abgrenzung wird unscharf ,und es treten zunehmend Binnenechos auf. Die Abgrenzbarkeit hängt natürlich auch vom umgebenden Gewebe bzw. dessen Zustand ab. Das kann anfangs entzündlich infiltriertes pneumonisches Lungengewebe sein, das im Verlauf wieder lufthaltig wird und die Beurteilung des Abszesses erschwert oder ihn, da er nicht die Lungenoberfläche erreicht, sogar maskiert. In der Abszesshöhle kann sich Luft oder Gas ansammeln, was zu den typischen starken, auch beweglichen Luftreflexen mit Mehrfachechos neben der echofreien oder echoarmen Flüssigkeit führt.

Mittels Doppler (Farb- und Powerdoppler) lässt sich um den Abszess bei guten Bedingungen die Hyperämie darstellen, während innerhalb der Abszesshöhle keine Dopplersignale zu erwarten sind.

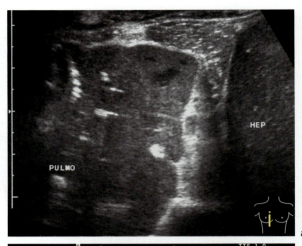

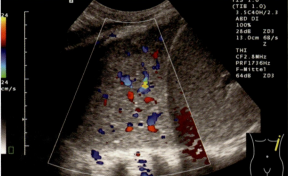

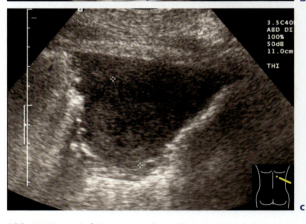

**Abb. 7.17 a-c.** Lobärpneumonie. **a** Der gesamte Lungenunterlappen ist echoarm, lediglich in den Bronchien einzelne Luftreflexe, kaudal auch Flüssigkeit. **b** Karnifizierende Pneumonie: Der betroffene Lappen ist einschließlich der Bronchien luftfrei. In der FKDS Hyperämie. **c** Atelektase bei zentralem Tumor (47 mm). Dieser kontrastiert kaum gegen das atelektatische Gewebe. Ähnliches Bild wie in **b**, aber unregelmäßige Grenze zum lufthaltigen Lungengewebe

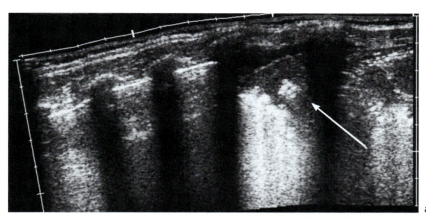

a

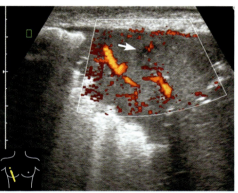

b

**Abb. 7.18 a,b.** Segmentale Pleuropneumonien. **a** Pleuropneumonie: Nur ein kleiner Abschnitt ist echoarm mit Luftreflexen in den Bronchien (↓). Kleiner Winkelerguss. Bemerkenswert sind die starken Echos an der Grenze des pneumonischen Bezirks zum lufthaltigen Lungengewebe auch im Vergleich zu den Echos an den kranialen Lungenabschnitten. **b** Segmentpneumonie, rechter Unterlappen. Dopplerechos im entzündeten Bereich, wenig Luftreflexe und teilweise Flüssigkeit (↓) in den Bronchien. Bemerkenswert ist die Grenze gegen das lufthaltige Lungengewebe

Interstitielle Pneumonien werden durch Viren oder Mycoplasma pneumoniae verursacht. Die entzündlichen Veränderungen spielen sich vorwiegend im Interstitium ab und nicht in den Alveolen. Somit ist das Lungengewebe sonographisch nicht darstellbar, da es nicht luftfrei ist. Erkennbar sind jedoch Veränderungen im Bereich der Pleura visceralis (s. oben) und oft begleitende kleine Ergüsse. Ähnliche Veränderungen werden auch bei Sarkoidose, Pneumokoniosen und Lungenfibrosen beschrieben.

**Lungentumoren**

Primäre Tumoren der Lunge und ebenso Lungenmetastasen sind sonographisch erfassbar, wenn sie bis an die Lungenoberfläche reichen. Selten kann auch ein zentral gelegener Tumor dargestellt werden, wenn das zwischen Lungenoberfläche und Tumor gelegene Lungengewebe luftfrei ist (Obstruktionsatelektase, Begleitpneumonie).

**Ultraschallbefund**

Unabhängig vom histologischen Typ weisen die primären Lungentumoren, ebenso wie Metastasen, eine ziemlich echoarme, leicht inhomogene Struktur auf. Die Abgrenzung ist rund bis polyzyklisch, manchmal mit Ausläufern. Besonders beim Plattenepithelkarzinom kann es zu zentralen Nekrosen kommen, die als zentral weitgehend echofreier Bezirk dargestellt werden können (Abb. 7.19 a,b, 7.20, 7.21). Ist der Tumor atemverschieblich, so infiltriert er maximal die Pleura visceralis. Ist er nicht mehr verschieblich sind auch Pleura parietalis und evtl. die Thoraxwand infiltriert. Dann findet sich auch ein (maligner) Pleuraerguss.

Beim Alveolarzellkarzinom sind kleine gut schalleitende Herde subpleural sowie unregelmäßige Grenzechos an der Lungenoberfläche bzw. der Pleura-Lungen-Grenze zu sehen.

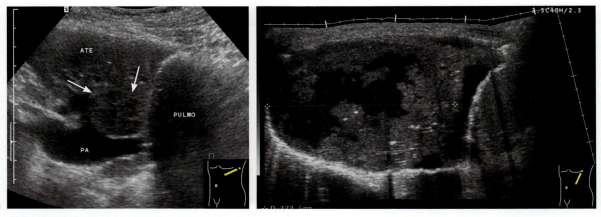

a

b

**Abb. 7.19. a** Zentrales (kleinzelliges) Bronchialkarzinom (↓) angrenzend an die Pulmonalarterie. Der Tumor wird sonographisch sichtbar infolge der Atelektase des betroffene Lungenlappens (daneben lufthaltiger Lungenabschnitt), der so als akustisches Fenster dient (Schrägschnitt interkostal). **b** Großes Plattenepithelkarzinom mit Einschmelzung, linker Unterlappen

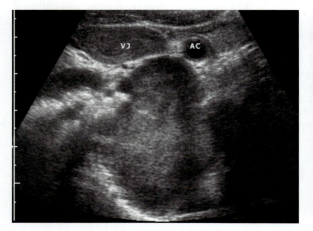

**Abb. 7.20.** Pancoast-Tumor. Darstellung von supraklavikulär mit A. carotis communis und thrombosierter V. subclavia

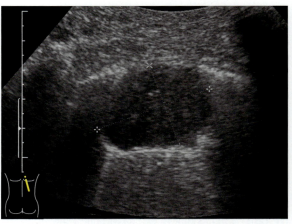

**Abb. 7.21.** Periphere Lungenmetastase (39×29 mm, Hodentumor) im Zwischenrippenfenster sichtbar, da nicht von lufthaltigem Lungengewebe überdeckt

## Dopplerbefund

Die zusätzliche Doppleruntersuchung zeigt bei primären Lungentumoren relativ wenig Dopplersignale. Gelingt es Tumorgefäße direkt darzustellen, so ist der RI bei monophasischem Fluss niedrig. Die zuführenden Gefäße sind Äste der Bronchialarterien (niedriger RI, monophasischer Fluss), wenn auch in einem Teil der Fälle eine doppelte arterielle Versorgung, also auch aus Ästen der Pulmonalarterien (hoher Widerstand, triphasischer Fluss) aufgrund eingehender Studien vermutet wird.

Die doppelte Gefäßversorgung kann mit Kontrastmitteluntersuchungen differenzialdiagnostisch genutzt werden: Entzündliche Herde sind pulmonal versorgt, während neoplastische Prozesse bei zumindest vorwiegend bronchialer Versorgung ein um 8–9 s verzögertes Anfluten zeigen.

Benigne Lungentumoren sind selten. Sie sind darstellbar, wenn sie an der Lungenoberfläche liegen.

### Ultraschallbefund

Ihre Struktur ist echoarm, manchmal nahezu echofrei. Die Form ist rundlich bis oval. Die Abgrenzung ist scharf und glatt. Im Gegensatz zu fortgeschrittenen malignen Tumoren infiltrieren sie die Thoraxwand nicht und führen allenfalls zu einer diskreten lokalen Beteiligung der Pleura.

Als kleine echoarme Herde können sich auch subpleural gelegene Granulome etwa bei Sarkoidose darstellen.

Lungenzysten im Lungenmantel sind echofrei und scharf begrenzt, wenn auch nicht immer rundlich oder oval.

### Periphere Lungenembolie

### Ultraschallbefund

Periphere Lungenembolien zeigen im typischen Fall eine dreieckige bis rundliche zunächst echoarme Läsion (Abb. 7.22 a-c). Zentral kann ein intensiverer Reflex am Subsegmentbronchus entstehen. Die Basis der Läsion liegt an der Pleura und wölbt diese etwas vor (Ödem!). Die „pathognomonische" dreieckige Darstellung ist übrigens nicht nur von der Form des Infarktherdes abhängig, sondern auch von der Schnittebene, mit der er erfasst werden kann.

Im weiteren Verlauf wird die Echostruktur dichter. Ein kleiner lokaler Pleuraerguss kann entstehen. (Da er leicht aufzufinden ist, ist er der erste Hinweis auf eine Embolie bei entsprechender Fragestellung!)

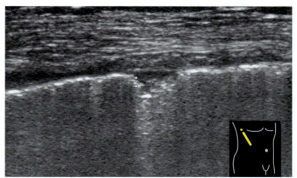
a

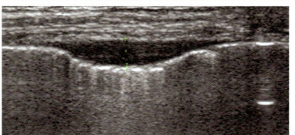
b

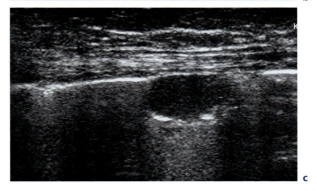
c

**Abb. 7.22 a-c.** Periphere Läsionen. **a** Periphere Lungenembolie. **b** Kleine umschriebene Pleuraschwarte (4 mm). **c** Kleines peripheres Adenokarzinom

### Dopplerbefund

Selten gelingt es, den proximal aufgeweiteten, distal verschlossenen Ast der Pulmonalarterie mittels Dopplertechnik direkt darzustellen. In der Läsion finden sich dagegen naturgemäß zunächst keine Dopplersignale.

Größere und ältere Infarkte sind inhomogen und ähneln dem sonographischen Bild einer Pneumonie. Die Abgrenzung ist scharf. Dopplersignale können in der Reparationsphase nachweisbar werden.

### Lungenkontusion

### Ultraschallbefund

Sonographisch sind echoarme bis echofreie, oft unregelmäßig oder polyzyklisch begrenzte subpleurale Herde zu erkennen, die im Prinzip dem beschriebenen Bild anderer subpleural gelegener infiltrierender Prozesse ähneln. Sie verändern sich relativ kurzfristig. Begleitende Pleuraergüsse sollen typischerweise fehlen.

### 7.3.4
### Zwerchfell

Veränderungen am Pleuraüberzug des Zwerchfells entsprechen den oben beschriebenen Befunden bei Erkrankungen der Pleura allgemein (vgl. Abb. 7.14 a–c, 7.16 a,b).

Hernien sind zunächst an der Verlagerung von Eingeweiden des Abdomens in den Brustraum zu erkennen. Die Lücke lässt sich in diesem Fall auch direkt nachweisen. In der Erwachsenenmedizin spielen angeborene Hernien aber nur eine marginale Rolle (Abb. 7.23).

Eher kann man ähnliche Veränderungen, also Eingeweideteile im Brustraum, bei einer traumatischen Zwerchfellruptur beobachten. Zusätzlich ist echofreie oder echoarme Flüssigkeit (Blut) in der Umgebung zu sehen, was als günstiger Kontrast den direkten Nachweis der Zwerchfelllücke erleichtert.

Schließlich kann mit Ultraschall die atemabhängige Bewegung der Zwerchfelle beobachtet werden. Dabei ist mit lateral aufgesetztem Schallkopf rechts das Zwerchfell selbst durch die Leber leicht zu beobachten. Links ist die Untersuchungssituation durch die kleine Milz manchmal schwierig. Ersatzweise kann hier die atemsynchrone Bewegung der Milz

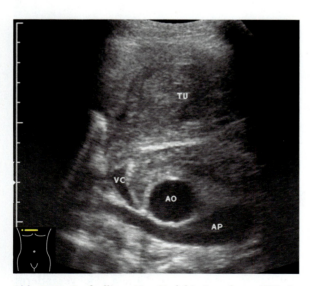

**Abb. 7.23.** Großzelliges Non-Hodgkin-Lymphom (*TU*) im vorderen Mediastinum vor Aorta ascendens und rechter A. pulmonalis. Untersuchung von rechts parasternal

(unterer Pol oder Hilus) als indirekter Marker der Zwerchfellbewegung gewählt werden. So sind eingeschränkte, fehlende oder paradoxe Bewegung des Zwerchfells bei Parese zu erkennen. Ebenso kann ein auffälliger Hoch- oder Tiefstand festgestellt werden.

### 7.3.5
### Mediastinum

Der transthorakalen Sonographie sind im Wesentlichen nur die raumfordernden Prozesse im vorderen Mediastinum zugänglich. Das akustische Fenster zwischen den Lungenflügeln und dem Sternum medial ist jeweils nur klein, kann andererseits aber durch den raumfordernden Prozess selbst verbreitert werden.

Zystische Raumforderungen entstehen als angeborene, z. B. bronchogene, pleurale oder peridarkdiale Zysten. Weiterhin gibt es, insgesamt selten. Thymuszysten oder Ductus-thoracicus-Zysten. Diese Zysten sind echofrei oder septiert, scharf begrenzt, aber infolge der umgebenden Strukturen nicht immer rund.

Von den soliden Tumoren in dieser Region sind besonders die malignen Lymphome wichtig. Die Struktur der vergrößerten, evtl. verbackenen Lymphknoten ist oft sehr echoarm. Mittels Farbdoppler zeigen sich reichlich Dopplersignale. Sie unterscheiden sich somit nicht von betroffenen Lymphknoten in anderen Abschnitten (s. Kap. 6), sind aber aufgrund der schwierigen Untersuchungsbedingungen schlechter zu beurteilen.

Aufgrund der verschiedenen Strukturen und Gewebe, die sich im Mediastinum befinden, muss im Einzelfall mit vielfältigen benignen und malignen Tumoren gerechnet werden. Relativ häufiger treten Thymome oder neurogen Tumoren auf. Letztere liegen allerdings vorwiegend im sonographisch kaum zugänglichen hinteren Mediastinum. Auch sie zeigen die tumortypische. aber nicht spezifische echoarme, oft etwas inhomgene Struktur und sind meistens relativ scharf begrenzt (Abb. 7.24).

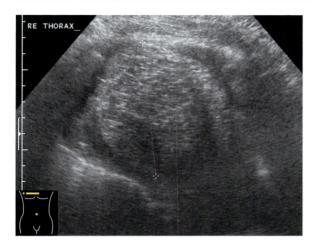

**Abb. 7.24.** Teratom (83 mm) im vorderen Mediastinum (von rechts parasternal). Auffällig ist die relativ dichte Echostruktur des Tumors

## 7.4
## Differenzialdiagnostik

Echoarme Prozesse in der *Thoraxwand* lassen eine Bewertung der Dignität des Tumors nicht sicher zu. Eindeutige Kriterien des malignen Wachstums, wie Grenzüberschreitung, werden meist erst im fortgeschrittenen Stadium deutlich.

Bei einem traumatischen Hämatom ist die Anamnese wegweisend. Selbst bei Rippenfrakturen und echoarmen Bezirken um die Läsion muss aber an die Möglichkeit einer pathologischen Fraktur gedacht werden, auch wenn der Patient ein Trauma angibt (Kausalitätsbedürfnis des Laien!).

Die sonographisch festgestellte Verdickung der *Pleura* ist für sich allein betrachtet ein vieldeutiges Symptom. Sie findet sich bei der Pleuritis und einer Viruspneumonie ebenso wie bei malignen metastatischen Infiltraten und beim (initialen) Pleuramesotheliom. Dabei gilt eine Verdickung >1 cm allgemein als Zeichen eines malignen Prozesses. Andererseits können vermehrte Dopplersignale im Sinne eines entzündlichen Prozesses gedeutet werden. Vermehrte Gefäßsignale werden auch bei tuberkulösen Herden beschrieben. Sie sind weiterhin bei Metastasen primär gefäßreicher Tumoren wie dem Hypernephrom zu beobachten.

Auch die Differenzierung kleinerer subpleuraler Läsionen ist bei unklarem klinischem Hintergrund schwierig. Im B-Bild ähneln sich kleine Tumoren, Granulome, Tuberkulome und periphere Embolien durchaus. Sie sind alle aufgrund einer echoarmen Struktur zu erkennen. Bei kleinen malignen Tumoren fehlen aber noch Zeichen eines infiltrierend destruktiven Wachstums mit Überschreitung struktureller Grenzen. Andererseits ist die Form der peripheren Lungenembolie nicht immer typisch keilförmig, und der zentrale Reflex am Subsegmentbronchus ist nicht immer zu sehen.

Die zusätzliche Doppleruntersuchung kann hier nützlich sein: Bei der Lungenembolie fehlen in der Läsion Dopplersignale. Dopplersignale können aber auch in malignen, z. B. metastatischen Tumoren fehlen.

Bei größeren raumfordernden Prozessen ist mittels subtiler Dopplertechnik eine genauere Beurteilung der Gefäße möglich. Dabei wurde ein besonders niedriger RI in den Tumorgefäßen der Bronchuskarzinome beobachtet, am niedrigsten beim kleinzelligen Bronchialkarzinom (Abb. 7.25). Andererseits wird die nicht seltene doppelte arterielle Gefäßversorgung maligner Lungentumoren beschrieben, also durch Äste der Bronchialarterien (niedriger Widerstand, monophasischer Fluss) und der Pulmonalarterien (hoher Widerstand, triphasisches Flusssignal), was die differenzierende Beurteilung der Gefäße eines Tumors erschwert.

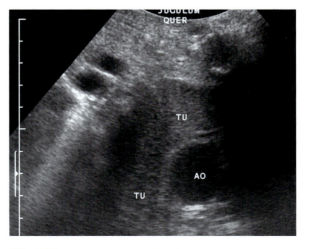

**Abb. 7.25.** Zentrales Bronchialkarzinom, um den Aortenbogen entwickelt. Untersuchung vom Jugulum aus)

Bei insgesamt schwierigen Untersuchungsbedingungen infolge des oft behinderten akustische Zugangs und den Störungen durch die übertragene Pulsation des Herzens und der großen Arterien müssen die dopplersonographischen Ergebnisse in der Differenzierung unterschiedlicher Tumoren derzeit noch vorsichtig bewertet werden. Ihr Wert besteht mehr in der Differenzierung tumoröser von nichttumorösen Läsionen.

Kontrastmitteluntersuchungen erweitern die differenzialdiagnostischen Möglichkeiten, da bei Prozessen an der Lungenoberfläche ein duales Versorgungssystem vorliegt. Entzündliche Prozesse sind überwiegend pulmonal versorgt, mit schneller Anflutung des Kontrastmittels, während neoplastische Prozesse gewöhnlich aus den Bronchialarterien versorgt werden, also aus dem großen Kreislauf und damit mit einer um 8–9 s verzögerten Anflutung.

Das sonographische Bild eines pneumonisch infiltrierten Lungenabschnitts unterscheidet sich nicht von vornherein von einem atelektatischen Abschnitt. Bei einer *Kompressionsatelektase* sind zentral entsprechend den Bronchialaufzweigungen Luftreflexe zu sehen. Andererseits kann die Pneumonie von einem Erguss begleitet sein, der aber im Vergleich zum komprimierten Lungenabschnitt weniger ausgedehnt erscheint. Die Echostruktur der Lunge ist bei der Atelektase homogener. Die äußere Begrenzung ist infolge des verminderten Lungenvolumens konkav, dagegen bei einer Pneumonie eher konvex. Die klinische Symptomatik macht differenzialdiagnostische Überlegungen meist überflüssig.

Im Unterschied zur Kompressionatelektase finden sich bei der *Obstruktionsatelektase* nur anfangs vereinzelte Luftreflexe in den Bronchialästen des betroffenen Abschnitts. Diese werden resorbiert, und größere Bronchien sind jetzt als flüssigkeitsgefüllte, also echofreie leicht geschlängelt verlaufende Strukturen zu erkennen. Im Zweifelsfall sind sie durch fehlende Dopplersignale von Gefäßen zu unterscheiden. Ein kleinerer Pleuraerguss kann, abhängig von der Grundkrankheit, vorhanden sein. Formal gleicht diese sonographische Bild dem des Pneumoniestadiums der Hepatisation.

Mittels Farbdoppler findet sich bei der Pneumonie und der Kompressionsatelektase ein unversehrter Gefäßbaum aus Ästen der Pulmonalarterien. Bei der Pneumonie wird allerdings ein etwas erhöhter RI als Zeichen einer Gefäßkonstriktion beobachtet. Bei der Obstruktionsatelektase kann auch das zuführende Gefäß betroffen sein, was zu einer „Verarmung" an (Pulmonal-) Gefäßsignalen führen kann. Der RI in den Pulmonalarterienästen steigt deutlich an. Mittels Kontrastmitteluntersuchung lässt sich die zentrale Behinderung des pulmonal-arteriellen Zuflusses anhand eines verzögerten Anflutens des Kontrastmittels nachweisen.

Die Differenzialdiagnostik des *Pleuraergusses* ist außerordentlich wichtig. Sie ist mehr aufgrund der Beurteilung der Pleura selbst und der umgebenden Organe möglich als aufgrund des sonographischen Bildes des Ergusses selbst. Sowohl Transsudate als auch das Exsudat und sogar ein (beginnendes) Empyem können sich echofrei darstellen. Umgekehrt schließen feine Binnenechos und band- und netzartig angeordnete Echos ein Transsudat praktisch aus. Binnenechos finden sich beim Exsudat, beim chylösen Erguss, beim Empyem und besonders beim hämorrhagischen Erguss. Band- und netzartige Strukturen weisen auf eine fibrinreiche Flüssigkeit und auf eine beginnende Verschwartung hin. Eine Pleuraschwarte ist von einem Erguss aufgrund des Auftretens unbeweglicher Binnenechos und mittels Umlagerung und Beachten des Abfließens der Flüssigkeit zu unterscheiden. Dies ist auch möglich, indem die Bewegung der Flüssigkeit bei der Atmung oder infolge der Herzpulsation mittels Farbdoppler sichtbar gemacht wird. Mittels Dopplersonographie nachgewiesene Gefäßsignale in der Läsion beweisen umgekehrt deren soliden Charakter.

Im Einzelfall kann bei einem kleinen, atypisch gelegenen abgekapselten Erguss die Differenzierung gegenüber einer kleinen Schwarte durchaus schwierig werden.

Die Erkennung der Ursache und damit die Unterscheidung zwischen malignen und benignen Ergüssen ist durch die Beachtung der Veränderungen an der Pleura manchmal möglich. Tumoröse Auflagerungen sind dabei von entzündlichen Pleuraveränderungen oder Fibrinauflagerungen abzugrenzen (s. oben). Auch die Beachtung von Veränderungen an den Lungen (Pneumonie, Tumor), am Herzen (Insuffizienz), an abdominellen Organen (Primärtumor, nephrotisches Syndrom) klärt manchmal die Ursache.

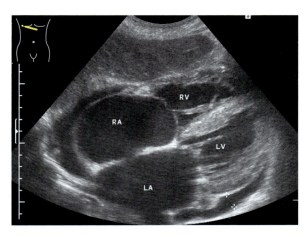

**Abb. 7.26.** Perikarderguss. Geringe Ergussmenge dorsal und kranial (12 mm). Untersuchung von subkostal

Besonders bei epigastrischem Schallweg muss bei Flüssigkeit oberhalb des Zwerchfells auch an einen (ausgedehnten) isolierten oder zusätzlichen Perikarderguss gedacht werden (Abb. 7.26). Typischerweise ist die Flüssigkeit zur Seite durch das Perikard begrenzt und fließt nicht ab. In der Flüssigkeit ist die charakteristische „schwingende" Bewegung des Herzens zu beobachten. Diese typische Bewegung fehlt dagegen bei einem evtl. auch ausgedehnten Pleuraerguss.

Bei einer Raumforderung im vorderen *Mediastinum* ermöglicht die transthorakale Ultraschalluntersuchung zunächst die Abgrenzung von Zysten gegen solide Prozesse. Allerdings muss beachtet werden, dass neben den nicht nur in pathologischer Hinsicht gutartigen angeborenen Zysten auch parasitäre Zysten und zystisch degenerierte Tumoren vorliegen können. Die Beachtung der Peripherie der Raumforderung und die Beurteilung der Wand sind dabei wesentlich. Kongenitale Zysten haben keine oder nur sehr feine Wandechos bei scharfer Abgrenzung, während sich zumindest bei der nicht ganz jungen parasitären Zyste deutliche Kapselechos zeigen. Zentrale Nekrosen in Tumoren sind gewöhnlich nicht scharf und glatt begrenzt und weisen im Randgebiet noch solide Abschnitte auf.

Zur Unterscheidung von Abschnitten der großen Gefäße sind im B-Bild der Verlauf und die unterschiedliche Pulsation zu beachten: Zysten werden durch die mitgeteilte Pulsation passiv bewegt oder imprimiert, während arterielle Gefäße, auch wenn sie aneurysmatisch erweitert sind, mit der Pulsation eine Erweiterung des Lumens zeigen. Mittels Farbdoppler lässt sich im Zweifelsfall der Fluss als eindeutiges Kriterium nachweisen.

Bei Nachweis eines soliden Tumors ist eine weitere Differenzierung aufgrund sonographischer Zeichen nicht möglich. Auch die zusätzliche Farbdoppleruntersuchung hilft zur Differenzierung der Tumoren wenig, da es maligne Tumoren mit wenigen Dopplersignalen ebenso wie gefäßreiche Tumoren gibt. Allenfalls bei vergrößerten Lymphknoten sprechen wenig oder fehlende Dopplersignale eher für Karzinommetastasen und reichlich Dopplersignale für ein malignes Lymphom oder entzündliche Lymphknoten. Die Ausnahme könnten die bei uns selten zu beobachtenden tuberkulösen Lymphknoten bei Verkäsung darstellen.

> ### Lungentuberkulose

Beim Erwachsenen beginnt die Erkrankung gewöhnlich subapikal im Lungenoberlappen, ausgelöst durch einen ersten Kontakt mit dem Erreger, die Reinfektion oder eine sekundäre Infektion bei Immundefizit. Das so genannte Assmann-Frühinfiltrat entwickelt sich herdförmig als seröse Entzündung. Es können auch mehrere Herde entstehen.

Zentral bildet sich eine Nekrose (Verkäsung), nach außen wird der Herd durch Granulationsgewebe abgedeckt. Bei Anschluss an einen Bronchialast wird das nekrotische Gewebe entleert bzw. ausgehustet, mit der Möglichkeit der Infektion der oberen Luftwege oder durch Verschlucken eines Abschnitts im Darmtrakt. Ohne Anschluss kommt es zu einer Vernarbung des Herdes evtl. mit Kalkeinlagerung (Tuberkulom).

Ein begleitender tuberkulöser Erguss kann lokalisiert oder einseitig auftreten.

Bei Immunschwäche kann eine hämatogene Aussaat in einzelne oder viele Organe erfolgen (Miliartuberkulose).

→

Sonographisch sind Infiltrate, wenn sie bis zur Pleura reichen, der tuberkulöse Pleuraerguss und auch subpleural gelegene Kavernen und Tuberkulome prinzipiell erkennbar. Die sonographischen Befunde sind aber nicht spezifisch: Das tuberkulöse Infiltrat bietet das Bild einer inhomogen ausgebreiteten atypischen Pneumonie. Die zentrale Verkäsung wird als echoarmer bis echofreier Herd erkennbar (Differenzialdiagnose: Lungenabszess!). Der Pleuraerguss ist echofrei bis echoarm und zeigt im weiteren Verlauf netzartige Fibrinfäden mit der Tendenz zur Verschwartung, ähnlich entzündlichen Exsudaten anderer Ursache. Subpleurale Tuberkulome imponieren unspezifisch als echoarme Herde, allerdings evtl. mit starken Echos an Verkalkungen. Subpleural gelegene Kavernen zeigen neben mitteldichten Kapselechos starke Luftreflexe zentral.

Aktive Prozesse zeigen dopplersonographisch eine deutliche Hyperämie.

### 7.4.1
#### Möglichkeiten einer Fehlinterpretation

Neben der generellen Behinderung der Ultraschalluntersuchung im Thorax durch Knochen und lufthaltige Organe, finden sich aus dem gleichen Grund auch viele Artefakte. Diese behindern die Untersuchung, nicht zuletzt die Doppleruntersuchung. Sie können aber auch Befunde vortäuschen und zu Fehlinterpretationen führen. Als weniger bedeutsames Beispiel wurde die Verlagerung des Eintrittsreflexes der Lungenoberfläche hinter den Rippenknorpeln aufgrund der höheren Schallgeschwindigkeit, die zu einer welligen Darstellung der Lungenoberfläche führt, bereits erwähnt (s. Kap. 2.5).

Ein besonders auffallendes Beispiel für Spiegelartefakte ist die regelhafte Darstellung der Leberechos auch oberhalb des Zwerchfells bei einem abdominalen Längsschnitt mit nach kranial gegen das Zwerchfell gerichtetem Schallstrahl. Diese dürfen nicht als inhomogener Erguss oder atelektatischer Lungenabschnitt missdeutet werden. Auf diesem Wege (vgl. Abb. 2.22) kann sogar das Bild einer Raumforderung oberhalb des Zwerchfells entstehen, ohne dass der eigentliche in der Leber gelegene Prozess im aktuellen Schnitt sichtbar ist. Der Tumor wird dann fälschlich als Lungentumor interpretiert. Auch die Doppelung eines Abschnitts des Zwerchfells kann so vorgetäuscht werden.

Auf die nicht immer eindeutige Zuordnung von umschriebenen Prozessen im Thoraxbereich, besonders im Mediastinum, zu bestimmten Organen wurde oben hingewiesen.

### 7.5
## Diagnostischer Stellenwert

Der Wert der transthorakalen Ultraschalldiagnostik wird im Allgemeinen deutlich unterschätzt. Dies liegt sicher an der „Allgegenwart" eines Röntgenthoraxbildes, das ja in vielen Kliniken auch heute noch Aufnahmestandard ist. Das Röntgenbild bietet auf einen Blick einen guten, kontrastreichen Überblick. Von dort ist der Schritt zur teureren und belastenderen Computertomographie (CT) nicht weit. Das vergleichsweise wenig anschauliche Ultraschallbild wird in seiner Aussagekraft dagegen unterschätzt. Dabei haben schon seit längerer Zeit Studien recht eindeutig die Überlegenheit der Ultraschalluntersuchung etwa bei der Diagnose von Rippenfrakturen, der Pleuritis sicca, von subpleuralen Veränderungen bei Viruspneumonien und im Nachweis kleiner Ergussmengen oder des subpulmonalen Ergusses erwiesen.

Auch im Nachweis peripherer Lungenembolien wird der Ultraschall als durchaus leistungsfähig eingestuft, mit einer Sensitivität in verschiedenen Studien von etwa 75–95% bei einer Spezifität von rund 65–85%. Zusätzlich sind mittels Ultraschall, etwa durch Untersuchung der Beinvenen, auch die Emboliequelle und damit das Risiko weiterer und größerer

Embolien zu erfassen. Im Rahmen einer echokardiographischen Untersuchung kann zusätzlich die Rechtsherzbelastung und -dilatation festgestellt werden. Fast ist man versucht, für die 3 sonographischen Zugänge zu der klinisch oft schwierigen Diagnose der (kleinen) Lungenembolie tatsächlich einmal den strapazierten Begriff des „one stop shopping" zu gebrauchen. Anderseits erfasst die CT-Diagnostik mit einem leistungsfähigen Gerät („Multi-slice-CT") leichter die gesamte Lunge. Die CT-Untersuchung ist methodisch einfacher, wenn auch aufwändiger und belastender und nicht überall schnell verfügbar.

Zur Differenzierung unklarer Herde im Thorax, die meist beim symptomarmen Patienten zufällig als unklare Verschattung im Röntgenbild auffallen, ist die Ultraschalldiagnostik ebenfalls geeignet, vor allem zur Unterscheidung solider von zystischen Läsionen, hängenden Ergüssen und anderen benignen Formationen. Bei der schwierigen Differenzierung solider Tumoren ist sie, wenn die indirekten Methoden nicht zur definitiven Klärung führen, eine geeignete einfache Methode, über die gezielte transthorakale Feinnadelpunktion zur definitiven Diagnose zu gelangen. In gleicher Weise eignet sie sich zur Steuerung einer perkutanen Punktion und Drainage von Flüssigkeitsansammlungen und zur Verlaufsbeobachtung dieser Veränderungen.

Die Sensitifität bei mediastinalen Prozessen ist dagegen aufgrund der schwierigen Untersuchungsbedingungen geringer. Eine Ausschlussdiagnostik, etwa beim Staging eines Tumors oder Lymphoms, ist nicht möglich.

Selbst bei (Lobär-) Pneumonien ist die Ultraschalldiagnostik in Ergänzung zum primären Röntgenbild gut zur Verlaufsbeobachtung geeignet, sowohl zur Beurteilung der Rückbildung der pathologischen Veränderungen als auch zur Erkennung von Komplikationen. Das Zusammenspiel von primärer Röntgendiagnostik und sonographischer Verlaufsbeobachtung kann Strahlenbelastung und Kosten einsparen.

Insgesamt sollte auf die transthorakale Ultraschalldiagnostik in Ausbildung und Routine mehr Wert gelegt werden.

## 7.6
## Weiterführende Maßnahmen

Wie oben ausgeführt können sich Ultraschall und Standardröntgenaufnahme des Thorax hervorragend in Diagnostik und Verlaufsbeurteilung ergänzen. Auffallende Ultraschallbefunde müssen häufig mittels einer Thoraxaufnahme ergänzt werden, wie umgekehrt eine unklare Verschattung im Röntgenbild durch die ergänzende Ultraschalluntersuchung geklärt werden kann.

Im Vergleich zum Ultraschallschnittbildverfahren ist das Schnittbildverfahren CT dann überlegen, wenn es um die Beziehung von raumfordernden Prozessen zu ihrer Umgebung geht, da die lufthaltigen Abschnitte der Lunge ebenso wie die Knochen kein Hindernis darstellen, sondern einen guten Kontrast bedeuten. Auch kann mittels CT die gesamte Lunge erfasst werden. Zusätzlich ist die übersichtliche Darstellung in einem ganzen Querschnitt vorteilhaft und besonders bei malignen Prozessen zur Therapieplanung notwendig. Die Analyse der Läsion selbst ist dagegen mit Ultraschall unter Einschluss der Dopplertechniken zumindest gleichwertig, wenn die Läsion sonographisch darstellbar ist.

Eine wichtige Ergänzung der Ultraschalluntersuchung ist die Möglichkeit der ultraschallgezielten perkutanen Punktion. Dies kann immer dann sicher und risikoarm durchgeführt werden, wenn eine Läsion oder eine unklare Flüssigkeitsansammlung sonographisch dargestellt werden kann. Die zusätzliche Doppleruntersuchung ermöglicht dabei die Identifizierung von Gefäßen und vermindert so das Risiko von Komplikationen (vgl. Abb. 5.1).

In der Beurteilung der Strukturen des Mediastinums stellt zunehmend die (transösophageale) Endosonographie eine wichtige ergänzende Methode dar. Sie ermöglicht eine Ultraschalluntersuchung auch im hinteren Mediastinum und ermöglicht durch Einsatz höherer Frequenzen eine besonders gute Auflösung. Sie dient beispielsweise dem Staging (Lymphknoten) bei bekannten Tumoren.

# Bauchwand, Bauchhöhle und Retroperitoneum

**8**

## Indikationen

### Bauchwand

- Auffallender Tastbefund
- Hernien
- Fisteln
- Trauma
- Postoperativ bei Komplikationen, wie z. B. Fieber
- Gehört zur kompletten Untersuchung des Abdomens

### Bauchhöhle und Retroperitoneum

- Verdacht auf Aszites, Abszesse (postoperativ) und Blutungen (Trauma, Antikoagulanzien)
- Zunahme des Bauchumfangs
- Verdacht Perforation (Nachweis freier Luft)
- Auffälliger Tastbefund
- Netzmetastasen
- Maligne Lymphome (Stadium)

## 8.1
# Untersuchungstechnik

### Vorbereitung

#### Bauchwand

Im Allgemeinen nicht erforderlich.

Bei offenen Wunden und Fisteln hygienische Vorsichtsmaßnahmen, wie Wundabdeckung und Desinfektion auch des Schallkopfes erforderlich.

#### Bauchhöhle und Retroperitoneum

Gewöhnlich ist keine Vorbereitung erforderlich.

### Gerät

#### Bauchwand

Zur Untersuchung der schallkopfnahen Bauchwand sind Linear-array-Geräte mit höheren Frequenzen (mindestens 5 MHz, möglichst 7-10 MHz) am besten geeignet. Bei Verwendung eines Sektorscanners ist evtl. eine Wasservorlaufstrecke zur Darstellung der oberflächlichen Abschnitte notwendig.

Zur Darstellung des Zwerchfells ist dagegen ein Sektor-Scanner oder ein Curved Array mit niedrigerer Frequenz (3-5 MHz) notwendig.

#### Bauchhöhle und Retroperitoneum

Jedes für die abdominelle Diagnostik geeignete Gerät.

### Lagerung

#### Bauchwand

Rückenlage, oder entsprechend der Indikation (Tastbefund!).

### Bauchhöhle und Retroperitoneum

Rückenlage. Eventuell ist eine Umlagerung sinnvoll zum Nachweis geringer Mengen Aszites (Knie-Ellenbogen-Lage) oder des Abfließens freier Flüssigkeit.

### Untersuchungsgang

#### Bauchwand

Einstellung des Gerätes in unauffälligen Abschnitten der Bauchwand, dann Untersuchung des auffälligen Bezirkes im Vergleich zu korrespondierenden unauffälligen Bezirken. Die „Panorama-Scan-Technik" (vgl. Abb. 8.1) ist zu einer großflächigen Untersuchung besonders geeignet.

Die Untersuchung des Zwerchfells beginnt zunächst im Längsschnitt mit nach kranial gekipptem Schallkopf von subkostal durch die Leber bzw. die Milz. Falls erforderlich, erfolgen ergänzend Schrägschnitt und interkostaler Zugang.

#### Bauchhöhle und Retroperitoneum

Eine systematische Untersuchung des gesamten Abdomens in Längs- und Querschnitten wird durchgeführt. Zur Orientierung dienen die wichtigen anatomischen Leitstrukturen (Leber, Milz, Nieren, große Gefäße, M. psoas, Harnblase).

Bei Suche nach geringen Flüssigkeitsmengen wird eine gezielte Einstellung der Recessus vorgenommen (subhepatisch, Milzloge, kleines Becken retrovesikal).

### Messpunkte

#### Bauchwand

Pathologisch verdickte Bauchwand, z. B. bei entzündlichem Ödem, im Vergleich zur gesunden Seite.

### Dokumentation

#### Bauchwand

Dokumentiert werden nur pathologische Befunde (hierzu kann die Darstellung in einem Panorama-Scan besonders hilfreich sein; vgl. Abb. 8.12).

#### Bauchhöhle und Retroperitoneum

Im Allgemeinen werden nur pathologische Befunde dokumentiert. Beim Trauma aus forensischen Grün-

den auch der Normalbefund in typischen Regionen (Recessus Morrisoni, Milzregion, Douglas-Raum).

### Untersuchungshindernisse

#### Bauchwand

Verbände und großflächige Wunden.

#### Bauchhöhle und Retroperitoneum

Meteorismus behindert die Beurteilung dorsaler Bezirke, soweit sie nicht von den Flanken zugänglich sind.

## 8.2
## Normalbefund

### 8.2.1
### Topographisch-anatomische Vorbemerkungen

#### Bauchwand

Die vordere und laterale Bauchwand besteht beidseits der vom Sternum zur Schambeinfuge reichenden bindegewebigen Linea alba aus 3 Schichten, nämlich:
- Haut und Unterhaut,
- Muskeln und
- parietales Peritoneum einschließlich des Stratum subperitoneale.

Die Muskelschicht wird medial von den beiden Mm. recti, lateral von den breitflächigen Mm. obliqui externi, Mm. obliqui interni und Mm. transversi gebildet.

Der Nabel enthält in seiner mittleren Schicht, die aus den Aponeurosen der Mm. recti gebildet wird, die obliterierten Nabelschnurgefäße (Aa. umbilicales, V. umbilicalis) sowie den ebenfalls obliterierten Urachus.

Die kaudale Aponeurose des M. obliquus externus reicht von der Spina iliaca anterior zum Tuberculum pubicum und bildet das so genannte Leistenband. Entlang dieses Bandes finden sich schon subkutan wichtige Lymphknotengruppen. Das Band bildet zugleich den Boden des Leistenkanals. Die

Vorderwand bildet die Aponeurose des M. obliquus externus, die obere Wand der Rand des M. obliquus internus und des M. transversus. Die Hinterwand bildet die Fascia transversalis. Unterhalb des Leistenbandes finden sich hinter dieser Faszie die großen Gefäße, die durch die Lacuna vasorum in den Oberschenkelbereich ziehen.

Die dorsale Begrenzung der Bauchhöhle bilden in der Mitte die nach vorne vorgewölbte Lendenwirbelsäule und seitlich die anschließenden Mm. psoas und Mm. quadrati lumborum (Fossa lumbales). Der am 12. Brustwirbel und den ersten 4 Lendenwirbeln entspringende M. psoas verläuft mit dem M. iliacus an der Innenseite des Darmbeins vereinigt durch die Lacuna musculorum zum Trochanter minor. Er ist durch die Fascia iliaca gegen den retroperitonealen Raum abgegrenzt, jedoch nicht gegen die Wirbelsäule. Dies erklärt die von der Wirbelsäule ausgehenden so genannten "Senkungsabszesse".

Nach kranial grenzt das Zwerchfell den Bauchraum ab. Es entspringt von der Innenseite des Brustbeins (Pars sternalis), den 7. bis 12. Rippen (Pars costalis) und in 3 Schenkeln als Pars lumbalis von den Lendenwirbeln 1–3 (Crura medialia), bzw. als laterale Schenkel von der Seite des 1. und 2. Lendenwirbels, den Querfortsätzen und den Sehnenbögen über den Mm. psoas und quadratus lumborum.

Die muskulären Abschnitte des Zwerchfells treffen sich in der Kuppe und münden in das Centrum tendineum.

Zwischen den medialen Schenkeln in Höhe des 12. BWK liegt der Hiatus aorticus, durch den auch der Ductus thoracicus zieht. Etwas weiter kranial und ventral treten Speiseröhre und N. vagus durch das Zwerchfell. Das bis 2 cm große Foramen der V. cava liegt mehr rechts im Bereich des sehnigen Anteils.

**Bauchhöhle und Retroperitoneum**

Das bis etwa 0,1 mm starke Peritoneum kleidet als parietales Blatt die Bauchhöhle aus, d. h. ventral und lateral die Bauchwand, dorsal überzieht es das retroperitoneale Binde- bzw. Fettgewebe und die ventrale Fläche der retroperitoneal gelegenen Organe. Kranial ist es mit dem Zwerchfell verbunden. Das viszerale Blatt überzieht die intraabdominell gelegenen Organe. Nach kaudal reicht es bis zur Blase und

bekleidet den Fundus und die Rückwand bis etwa zur Einmündung der Ureteren. Es bilden sich eine bzw. 2 Taschen, nämlich die Excavatio retrovesicalis beim Mann und die Excavatio vesicouterina und die Excavatio rectouterina (Douglas-Raum) bei der Frau. Das Epithel produziert klare seröse Flüssigkeit, von der sich aber normalerweise nur wenige Milliliter im Bauchraum finden.

Das Mesenterium besteht aus lockerem Bindegewebe und ist vom viszeralen Peritoneum überzogen bzw. geht in dieses über. Es enthält die Gefäße, die den Magen und Darm versorgen, sowie unterschiedlich ausgeprägt Fettgewebe.

Die komplexe Entwicklung des Magen-Darm-Trakts führt auch zur Verlagerung des ursprünglichen ventralen und dorsalen Mesenteriums, wie z. B. die Drehung des Magens zu dem variabel ausgebildeten großen Netz. Dadurch wird der Bauchraum unterteilt, etwa durch das Mesocolon transversum in einen supra- und inframesokolischen Raum. Dadurch entstehen auch die Bursa omentalis und die verschiedenen anderen Recessus. Diese verschiedenen Abschnitte stehen untereinander in Verbindung, sodass sich Flüssigkeit entsprechend ausbreiten kann, und zwar entlang typischer Drainagewege, wie etwa dem rechts-parakolischen Weg, der den subphrenischen und subhepatischen Raum mit dem Becken verbindet.

Der *Retroperitonealraum* bezeichnet den Raum zwischen dem dorsalen parietalen Peritoneum und der hinteren Bauchwand (s. oben). Kranial wird er vom Zwerchfell begrenzt. Kaudal geht er in das Bindegewebe der Fossae iliacae bzw. das kaudal des Peritonealsackes gelegene Bindegewebe des Beckens über.

## 8.2.2
## Varianten und Anomalien

### Bauchwand

Angeborene Zwerchfellhernien sind links häufiger. Infolge der Druckverhältnisse treten durch die Zwerchfelllücken Baucheingeweide in den Brustraum ein.

Typisch ist eine Zwerchfelllücke im Trigonum lumbocostale (Bochdalek-Hernie).

Bei guter Gerätequalität sind Haut, subkutanes Gewebe und die verschiedenen Muskelschichten der Bauchwand gut voneinander abgrenzbar. Dabei weisen die Muskeln eine echoarme streifige Struktur auf (Abb. 8.1 a-c). Beim älteren Menschen sind sie allerdings häufig nur schwach entwickelt. Beim adipösen Patienten dominiert das mächtige Unterhautfettgewebe mit echoarmer und relativ grober Struktur das Bild der Bauchdecken.

Im kranialen Abschnitt hinter der Linea alba, vom Xiphoid bis zum Nabel reichend, ist sonographisch regelmäßig ein unterschiedlich starker Abschnitt präperitonealen Fettgewebes auffällig, das nicht als Raumforderung fehlgedeutet werden darf. Im Längsschnitt zeigt es sich dreieckig, im Querschnitt rautenförmig, die Echostruktur entspricht der subkutanen Fettgewebes (Abb. 8.2 a,b).

M. psoas und M. quadratus lumborum sind ebenfalls gut darstellbar und dienen in der Beurteilung der Nieren als Landmarken. Je nach Ausbildung ist der M. psoas im Querschnitt seitlich der Wirbelsäule mächtig und rundlich oder nur dünn und mehr dreieckförmig.

Vom Zwerchfell sind normalerweise die lumbalen Schenkel als echoarme bandförmige Strukturen im Bereich der Aorta gut abzugrenzen (vgl. Abb. 15.3 a). Ihre Echostruktur entspricht tatsächlich der typischen echoarmen Struktur eines Muskels. Dagegen werden die kranial der Leber bzw. der Milz gelegenen Abschnitte durch die starken Echos, die an der lufthaltigen Lunge entstehen, verdeckt oder auch durch Spiegelartefakte maskiert. Manchmal kann man das Zwerchfell allerdings als ein dreischichtiges Band erkennen: Die echoarme mittlere Schicht entspricht dann tatsächlich dem Zwerchfell, während die beiden äußeren echodichten Reflexbänder durch Echos an den Grenzflächen entstehen (Abb. 8.3).

Gut lässt sich dagegen das Zwerchfell nur bei einem Pleuraerguss als dünnes echoarmes Band differenzieren. Unter diesen „optimalen Bedingungen" lässt sich sogar der etwas dickere muskuläre Abschnitt vom dünneren Centrum tendineum abgrenzen. Der muskuläre Abschnitt ändert seine Dicke abhängig von der Atmung (vgl. Abb. 7.9 b, 7.12).

## Bauchhöhle und Retroperitoneum

Anomalien des Netzes hängen zusammen mit Anomalien der Entwicklung des Darmtrakts und werden dort kurz skizziert.

Das Peritoneum ist zu dünn, um mittels Ultraschall eindeutig dargestellt werden zu können. Nur in bestimmten Abschnitten, etwa zwischen Leber und Nierenkapsel, und vor allem bei Flüssigkeitsansammlungen ist es durch eine intensive Echolinie markiert (vgl. Abb. 8.3). Aus diesem Grunde ist auch die Grenze zwischen dem Abdomen und dem retroperitonealen Raum nicht überall direkt zu erkennen. Topographisch muss man sich daher an den intraperitoneal oder retroperitoneal gelegenen Organen und Strukturen orientieren, wobei zu beachten ist, dass das Retroperitoneum vor der Lendenwirbelsäule durchaus weit nach ventral reicht. Hier ist die Aorta die anatomische Leitstruktur, um eine Raumforderung bei enger Lagebeziehung zu ihr dem Retroperitoneum zuzuordnen (vgl. Abb. 15.1). Seitlich ist die Beachtung der Lagebeziehung zu den Muskeln der Rückwand bzw. zur gedachten Längsachse der Nieren hilfreich.

Das Mesenterium ist wie auch das retroperitoneale Bindegewebe zwischen den Organen als echoreiches, relativ grob und etwas inhomogen strukturiertes Gewebe zu sehen, ohne dass die einzelnen Abschnitte oder die spaltförmigen Hohlräume abzugrenzen wären. Die im Mesenterium verlaufenden größeren Gefäße heben sich gegen das echodichte, weil fettreiche Netz meist gut ab.

Spuren von Flüssigkeit finden sich manchmal am Zökalpol, ohne dass eine krankhafte Ursache zu finden wäre.

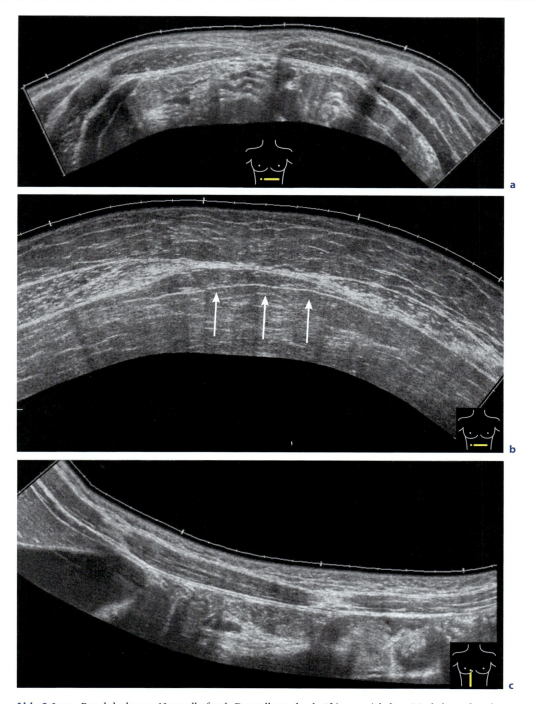

**Abb. 8.1 a-c.** Bauchdecken. **a** Normalbefund: Darstellung der kräftig entwickelten Muskeln rechts des Nabels. **b** Rektusdiastase (↑↑) bei fettreichen Bauchdecken. Vergleichsweise schwach ausgebildete Muskulatur. Auch hinter den Bauchdecken reichlich Fettgewebe. **c** M. rectus abdominis rechts. Im Panorama-Scan sind die Inskriptionen gut zu sehen

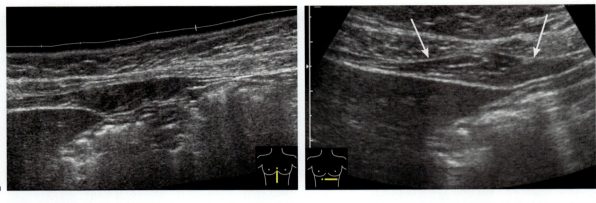

a  b

**Abb. 8.2 a,b.** Echoarmes Fettgewebe hinter den Bauchdecken vor der Bauchhöhle. **a** Längsschnitt mit Darstellung des echoarmen Fettgewebes hinter der Linea alba und den Bauchmuskeln, vor der Leber und dem luftgefüllten Magen. **b** Querschnitt. Das Fettgewebe liegt hinter den Mm. recti in Form einer flachen Raute (↓)

## 8.3
## Pathologische Befunde

### 8.3.1
### Bauchwand

**Tumoren**

Primäre Tumoren in der Bauchwand sind selten. Relativ häufig sind noch gutartige *Lipome* oder *Fibrolipome* zu sehen.

> **Ultraschallbefund**
>
> Diese Tumoren sind mitteldicht strukturiert oder echoreich. Die Abgrenzung ist scharf. Sie heben sich gegen fettreiches Gewebe wegen des fehlenden Kontrastes oft wenig ab und sind dann nur infolge des Tastbefundes oder der unterschiedlichen Konsistenz zu erkennen.
> Manchmal sieht man eine feine Kapsel (Abb. 8.4 a,b).

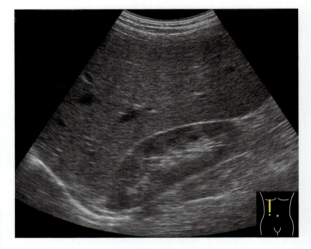

**Abb. 8.3.** Zwerchfell und Retroperitoneum. Kranial der Leber ist das Zwerchfell durch eine Linie starker Echos markiert. Diese Echos entstehen an der Grenze des lufthaltigen Lungengewebes und verdecken das Zwerchfell. Dieses wird als echoarme Struktur zwischen 2 Echolinien, die wiederum Grenzflächenechos sind, am oberen Pol der Niere sichtbar. Die Linie starker Echos zwischen Leber und Niere markiert die viszerale und parietale Serosa als Grenze zwischen Bauchhöhle und Retroperitoneum

Desmoidtumoren treten vorwiegend bei jüngeren Frauen nach einer Schwangerschaft auf. Sie finden sich auch nach Laparotomien im Narbenbereich. Desmoide neigen zu Rezidiven.

> **Ultraschallbefund**
>
> Desmoide sind echoarm und meist scharf begrenzt.

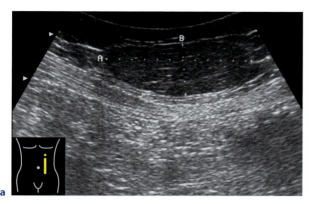 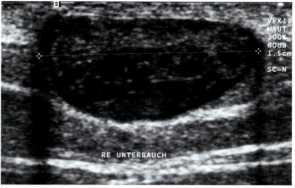

a                                                                                    b

**Abb. 8.4. a** Lipom (41 × 15 mm). Typisch ist die zwar gleich dichte, aber viel feinere Echostruktur als die des subkutanen Fettgewebes. **b** Atherom (Epidermiszyste, Ø 17 mm). Zu beachten ist die glatte Kapsel mit den Seitenkantenartefakten im Vergleich zu einem malignen Prozess (vgl. Abb. 8.5).

Maligne Tumoren in den Bauchdecken sind gewöhnlich (hämatogene) *Metatasen*. In diesem Stadium einer Tumorerkrankung sind gewöhnlich schon Metastasen in Lymphknoten und parenchymatösen Organen vorhanden.

### Ultraschallbefund

Maligne Tumorknoten sind echoarm, oval oder irregulär, und unscharf abgegrenzt. Die Konsistenz ist deutlich fester als die der Bauchdecken (Abb. 8.5).

Kleine *Fremdkörpergranulome* entwickeln sich beispielsweise um Nahtmaterial, also in der Bauchwand nach Laparotomien.

### Ultraschallbefund

Die Granulome sind im B-Bild als kleine, echoarm oder auch mitteldicht strukturierte Knötchen zu erkennen. Sie können manchmal eine schichtweise unterschiedliche (ringförmige) Echostruktur aufweisen. Charakteristisch sind starke einfache oder doppelte Echolinien im Zentrum der Läsion als Hinweis auf den ursächlichen Fremdkörper.

### Dopplerbefund

Bei zusätzlicher Farbdoppleruntersuchung zeigt sich ein hyperämischer Saum um das Granulom.

### Flüssigkeitsansammlungen

*Abszesse* in den Bauchdecken sind Folgen von Verletzungen oder postoperative Komplikationen. Selten sind sie die Komplikation einer enterokutanen Fistelbildung bei Morbus Crohn.

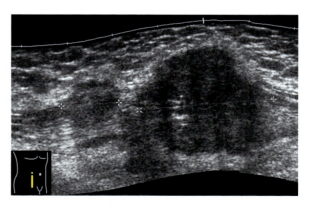

**Abb. 8.5.** 2 Metastasen eines Kolonkarzinoms in den Bauchdecken (12 und 29 mm groß). Bemerkenswert ist die unscharfe Begrenzung (vgl. Abb. 8.4 b)

*Hämatome* in der Bauchwand sind nicht nur nach stumpfem Bauchtrauma oder nach medizinischen invasiven Maßnahmen zu finden. Zu Blutungen kommt es auch bei Patienten unter Antikoagulanziengabe bei Bagatelltrauma (das dem Patienten evtl. gar nicht bewusst ist) oder spontan sowie bei Sportlern. Typisch für die zuletzt genannte Gruppe ist ein (sehr schmerzhaftes) Rektusscheidenhämatom.

*Serome*, also Sekretverhaltungen, entstehen vorwiegend nach Laparotomien.

### Ultraschallbefund

Im B-Bild sind die *Abszesse* echofrei oder inhomogen echoarm, rundlich oder auch bizarr unregelmäßig strukturiert (Abb. 8.6, vgl. Abb. 8.31 a). Unter Druck mit dem Schallkopf lässt sich die Bewegung von Echos in der Flüssigkeit direkt zeigen. Intensive Echos infolge Gas im Abszess sind selten.

Eine Verbindung zum Bauchraum oder eine echoarme Fistel lassen sich direkt nachweisen. Fisteln erscheinen als etwa 1 cm starke, echoarme gangartige Strukturen. Der echoarme Bezirk entspricht dabei der Entzündung um die Fistel, während der Fistelkanal selbst allenfalls feine bandartige Echos im Zentrum verursacht (vgl. Abb. 14.11 b).

Ein entzündliches Ödem des benachbarten Gewebes ist sonographisch an einer verwaschenen Struktur zu erkennen, am besten im Vergleich zu einem nichtbetroffenen korrespondierenden Abschnitt.

Serome sind echofrei bis echoarm und meist scharf und glatt begrenzt. Eine eindeutige Unterscheidung von einem Abszess ist nicht möglich, solange typische Symptome eines Abszesses fehlen (Abb 8.6, 8.7).

Eine akute Einblutung in die Bauchwand wird zunächst als Wolke intensiverer Echos im betroffenen Bauchwandabschnitt sichtbar. Die normale Struktur erscheint verwischt. Im weiteren Verlauf sieht man einen echofreien oder echoarmen scharf begrenzten ovalen oder polyzyklisch begrenzten Bezirk, der einem *Hämatom* entspricht. Die Einblutung kann mit zunehmender Organisation echodichter werden.

Die Abgrenzung eines Hämatoms kann auch durch anatomische Grenzen bestimmt sein, wie typischerweise beim *Rektusscheidenhämatom* (Abb. 8.8 a,b).

### Hautemphysem

In Zusammenhang mit Verletzungen oder Operationen kann ein Hautemphysem auftreten. Dieses sollte bereits aufgrund des typischen Tastbefundes (Schneeball!) auffallen.

### Ultraschallbefund

Im Ultraschallbild zeigt sich subkutan eine Grenzlinie mit intensiven Echos und dahinter ein komplexer Schallschatten, der die tieferen Wandschichten und das Abdomen verdeckt. Die Abgrenzung des betroffenen Bezirks ist dabei klar erkennbar (Abb. 8.9, 8.10 a-c).

### Hernien

Hernien entstehen an den typischen Stellen als epigastrische, Nabel-, Leisten- und Schenkelhernien. Zu Narbenhernien kommt es an „erworbenen Schwachstellen".

Erworbene Hernien enthalten in dem vom Bauchfell gebildeten Bruchsack entweder nur Netzanteile oder Darmabschnitte. Nachfolgend kann es zum mechanischen Ileus kommen. Symptome sind Schmerzen und/oder eine tast- und sichtbare Vorwölbung.

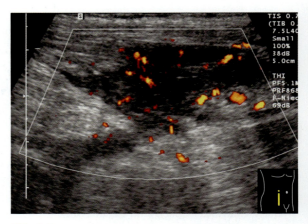

**Abb. 8.6.** Bauchdeckenabszess bei Morbus Crohn. Nicht ganz frischer Abszess mit kleinen echoarmen Flüssigkeitsbezirken umgeben von echoarmem, hyperämischem Granulationsgewebe

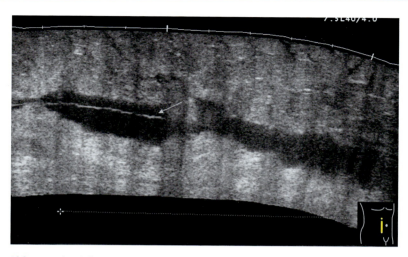

**Abb. 8.7.** Flüssigkeit um ein Netzimplantat, am ehesten Serom. Auffällig ist aber die etwas verwaschene und echodichte Struktur der fettreichen Bauchdecken als Zeichen einer Entzündung

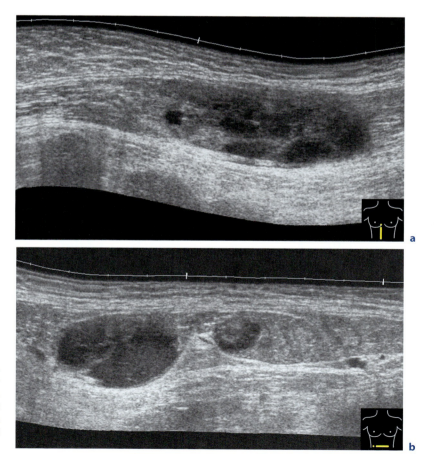

**Abb. 8.8 a,b.** Rektusscheidenhämatom. Die Hämatome werden durch anatomische Grenzen (Rektusscheide) begrenzt. **a** Längsschnitt. **b** Der Querschnitt zeigt die Verdickung der Rektusscheide rechts im Vergleich zum linken M. rectus mit nur einem kleinen Hämatom

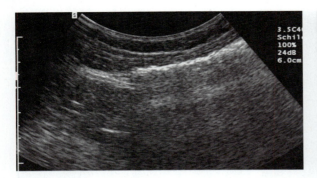

**Abb. 8.9.** Hautemphysem der Bauchwand. Die Luftreflexe entstehen in den Bauchwandschichten. Dahinter Schallschatten. (Die Bauchdecken sind durch den Schallkopf konkav eingedrückt.)

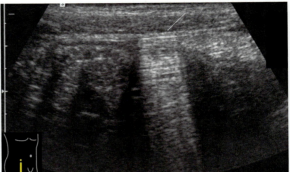

a

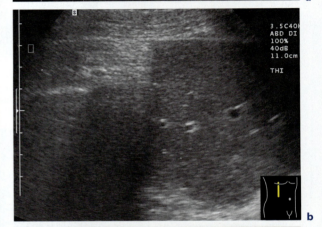

b

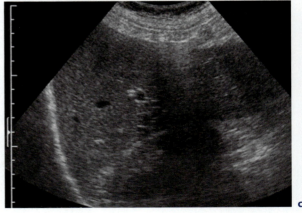

c

### *Ultraschallbefund*

Der Schmerzpunkt oder die tast- und sichtbare Vorwölbung leiten zu der zu untersuchenden Region!

Der Ultraschallbefund hängt von dem Inhalt des Bruchsackes ab. Das Ausmaß ist sehr unterschiedlich. Sehr groß sind indirekte Leistenhernien, oft winzig (schmerzhafte) epigastrische Hernien (Abb. 8.11). Die Bruchlücke kann direkt dargestellt werden. Die Echostruktur des Bruchinhalts ist immer inhomogen. Oft findet sich nur Fettgewebe (Netz), sonst flüssigkeitshaltige Darmabschnitte (Abb. 8.11, 8.12, 8.13, 8.14 a,b, 8.15 a,b). In einer Nabelhernie kann bei Aszites (Leberzirrhose) auch nur echofreie Flüssigkeit zu sehen sein (vgl. Abb. 8.13). Diagnostisch wichtig ist die Beweglichkeit des Inhalts, etwa bei einem Valsalva-Manöver, oder beim langsamen Aufrichten unter Sicht (epigastrische Hernie).

Dies wird bei einer inkarzerierten Hernie natürlich vermisst. Dagegen sind in diesem Fall alterierte Darmschlingen und Flüssigkeit im Bruchsack als Zeichen der Schädigung des Darms zu sehen (vgl. Abb. 8.14 a,b).

Erweiterte Darmabschnitte mit atypischer Peristaltik weisen auf einen mechanischen Ileus hin (vgl. Abb. 8.14 b).

Schließlich kann die Reponierung auf ihre Vollständigkeit mit Ultraschall überprüft werden.

**Abb. 8.10 a-c.** Luftreflexe in der Bauchhöhle. **a** Eine Linie heller Echos (↑) liegt hinter den Bauchdecken. Dahinter auffallend helle Artefakte, sowohl Wiederholungsechos als auch Kometenschweifartefakte (vgl. Abb. 8.9). Hinter den Bauchdecken die verdickte Wand des Colon ascendens bei Peritonitis infolge Appendixperforation. **b** Gleichartige Echos an Luft zwischen Bauchdecken und Leber beweisen die freie Luft im Abdomen. **c** Chilaiditi-Syndrom. Zu sehen ist die Wand des interponierten Kolons um die Luftreflexe

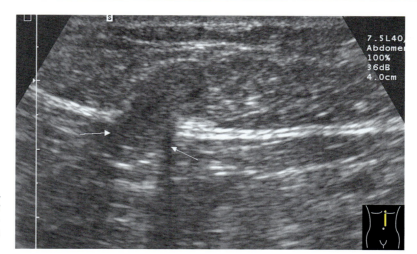

**Abb. 8.11.** Kleine epigastrische Hernie. Die 7 mm weite Bruchpforte ist klar zu sehen als Unterbrechung der Eingangsechos der Bauchhöhle. Im Bruch nur Fettgewebe

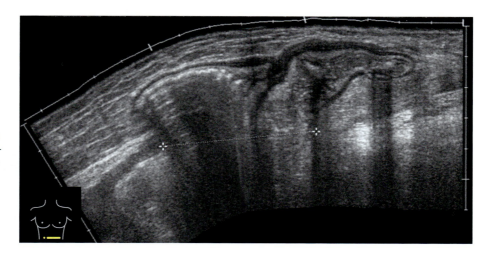

**Abb. 8.12.** Narbenbruch mit 48 mm weiter Bruchpforte. Im Bruch lufthaltige Darmschlingen mit auffallend echoarmer, abschnittsweise leicht verdickter Wand als Zeichen der (geringgradigen) Darmschädigung

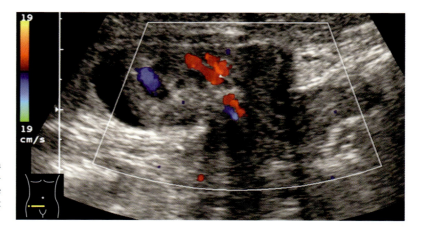

**Abb. 8.13.** Narbenbruch. Im Bruch Flüssigkeit als Zeichen der Schädigung. Die Farbpixels zeigen an, dass die Durchblutung der Darmschlingen nicht gestört ist

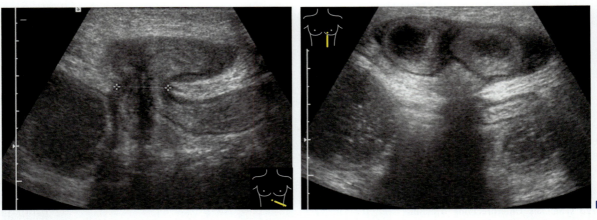

**Abb. 8.14 a,b.** Spieghel-Hernie. **a** Im Schrägschnitt ist die Kontinuität der Darmschlinge im Bruchsack gut zu sehen. Bruchlücke 14 mm. **b** In der anderen Schnittebene sieht man die Schädigung des Darms (Flüssigkeit) und im Bauchraum 2 erweiterte Darmabschnitte als Zeichen des mechanischen Ileus sowie einen unauffälligen Darmabschnitt distal ("Hungerdarm")

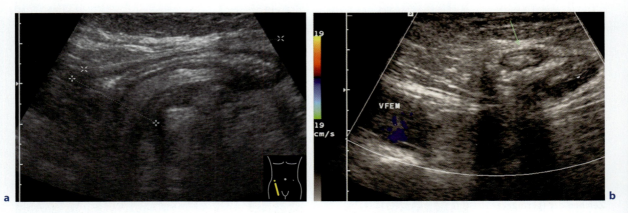

**Abb. 8.15 a.b.** Leistenbruch. **a** Längsschnitt durch den Bruch. Bruchpforte 23 mm, Darmabschnitt im Bruchsack 5 cm. **b** Querschnitt (*VFEM* rechte V. femoralis)

## 8.3.2
## Bauchhöhle und Retroperitoneum

### Aszites

Aszites bezeichnet eine Flüssigkeitsansammlung im (freien) Bauchraum. Die Ursachen sind vielfältig (Tabelle 8.1). Das Leitsymptom ist eine Zunahme des Bauchumfangs, allerdings erst bei einer erheblicheren Menge. Initial besteht oft ein Meteorismus.

Ursache einer größeren Flüssigkeitsansammlung im freien Bauchraum kann auch eine Blutung sein.

**Tabelle 8.1.** Ursachen des Aszites

- Portale Hypertension
- Neoplastisch
- Entzündlich
- Kardial
- Pankreatogen
- Hypalbuminämie (nephrotisches Syndrom)
- Hereditäres Angioödem

### Ultraschallbefund

Aszites lässt sich in kleinsten Mengen (> 10 ml) sonographisch nachweisen, da die echofreie oder echoarme Flüssigkeit gegen die Organe und Strukturen des Bauchraums gut kontrastiert. Geringe Mengen müssen gesucht werden, etwa im Recessus Morrisoni oder im kleinen Becken beim auf dem Rücken liegenden Patienten (Abb. 8.16 a-c). Winzige Mengen lassen sich auch in Knie-Ellenbogen-Lage von unten in der dann tiefsten Stelle, der Nabelregion, auffinden.

Postoperativ ist bei Verwachsungen Aszites evtl. an untypischen Stellen zu sehen („gefangener Aszites"). Er fließt dann auch bei Umlagerung nicht ab.

Aszites ist echofrei oder enthält feine Echos z. B. bei Blutbeimengung oder als chylöse Flüssigkeit. Entzündliches Exsudat ist fibrinreich. Sonographisch sind dann im Aszites feine bandförmige oder netzartige Echostrukturen zu sehen (Abb. 8.17, vgl. Abb. 8.19 a,b).

Bei ausgedehnterem Aszites sind stets die in der Flüssigkeit flottierenden Dünndarmschlingen zu sehen. Bei einer Peritonealkarzinose sind sie dagegen verbacken und bewegen sich nur mit der Atmung. Das Peritoneum selbst ist verdickt (Abb. 8.18 a-c).

Da es die wesentliche Aufgabe bei Aszites ist, die Ursache zu erkennen, muss die Ultraschalluntersuchung stets alle ursächlich in Frage kommenden Organe einschließen.

Eine frische *Blutung* in den freien Bauchraum unterscheidet sich sonographisch nicht eindeutig von Aszites, da sich das nicht koagulierte Blut ebenfalls an den typische Stellen sammeln kann (vgl. Abb. 8.16 c). Im weiteren Verlauf treten zunehmend Binnenechos auf, und ein umschriebenes Hämatom bildet sich aus. Dieses ähnelt aufgrund der „solid" erscheinenden Echostruktur und den mehr oder weniger scharfen Grenzen einem Tumor.

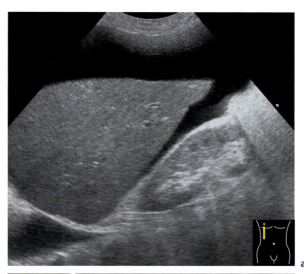

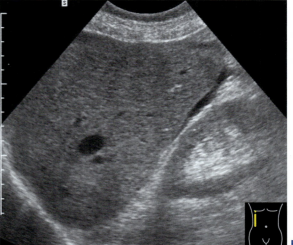

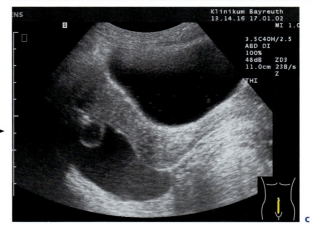

**Abb. 8.16 a-c.** Aszites. **a** Aszites und kleiner Pleuraerguss bei Herzinsuffizienz. **b** Minimaler Aszites im Recessus Morrisoni bei Herzinsuffizienz (weiter Venenquerschnitt in der Leber!). **c** Blut im Douglas-Raum hinter dem Uterus. Davor die Harnblase. Sedimentierte Echos dorsal bei frischer Blutung nach Follikelruptur. Kleine Zyste, teilweise im Schatten von Darmgas kranial

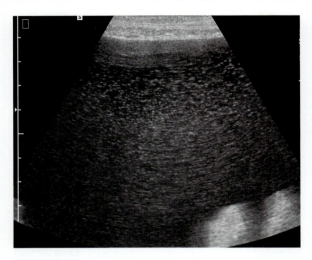

**Abb. 8.17.** Maligner , hämorrhagischer Aszites bei Pankreaskarzinom. Bemerkenswert sind die feinen Echos in der Flüssigkeit

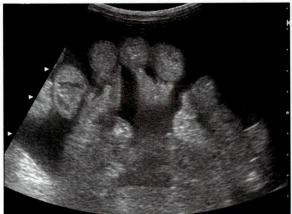

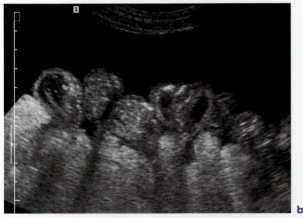

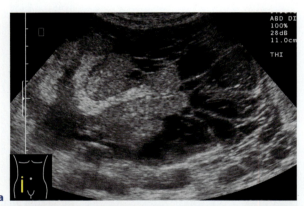

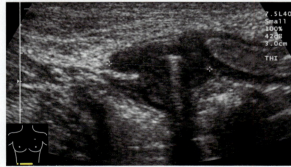

**Abb. 8.19. a** Entzündlicher Aszites mit Verklebungen der Dünndarmschlingen bei fibrinreicher Flüssigkeit. **b** Kleiner Schlingenabszess (Ø 17 mm) bei lokaler Peritonitis. Bemerkenswert ist der Luftreflex

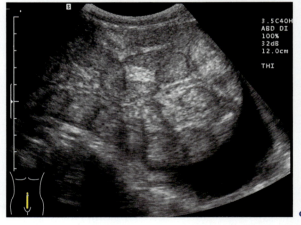

**Abb. 8.18. a** Benigner Aszites: flottierende Dünndarmschlingen („Seerosenphänomen"). **b** Maligner Aszites: retrahierte nichtflottierende Dünndarmschlingen. **c** Maligner Aszites bei Netzmetastasen eines Pankreaskarzinoms. Die Dünndarmschlingen sind miteinander verbacken

## Peritonitis

Die Peritonitis entsteht fortgeleitet vom primär entzündeten Organ (Divertikulitis, Appendizitis) über die serösen Häute oder seltener bei Perforation eines Darmabschnitts. Eine Sonderform ist die sekundäre bakterielle Besiedlung eines vorbestehenden Aszites, die vor allem bei alkohoholischer Leberzirrhose nicht selten ist. Selten ist dagegen heute eine tuberkulöse Peritonitis.

Das Exsudat entsteht bei der Peritonitis durch vermehrte Kapillarpermeabilität.

### Ultraschallbefund

Wegweisend ist bei entsprechender Klinik eine umschriebene oder ausgedehnte Flüssigkeitsansammlung. In der Flüssigkeit sind feine bandförmige Echos zu sehen (Fibrin).

Je nach Ausdehnung und Ursprung der Entzündung sind verklebte, wenig bewegliche Darmschlingen auffällig. Manchmal sind Gasreflexe in der Flüssigkeit erkennbar. Sie müssen von Gas in Darmschlingen, die in den Prozess einbezogen sind, abgegrenzt werden. Bei gleichzeitigem Ileus oder Perforation kann das Bild sehr komplex werden. Der Ursprung oder die zugrunde liegende Störung ist dann nicht mehr sicher zu erkennen (Abb. 8.19 a,b, vgl. Abb. 14.18, 14.21).

Veränderungen am Peritoneum in Form einer diffusen oder knotigen Verdickung werden bei tuberkulöser Peritonitis gefunden (HIV-Patienten!).

## Pseudomyxoma peritonei

Pseudomyxoma peritonei ist die Bezeichnung für einen chronischen Aszites von gallertartiger Konsistenz, der in Zusammenhang mit malignen zystischen Ovarialtumoren, selten auch einer Mukozele der Appendix auftritt.

### Ultraschallbefund

Sonographisch findet man einen ausgedehnten Aszites mit septenartigen Strukturen. Die Darmabschnitte im Aszites sind wenig beweglich.

## Hereditäres Angioödem (Quinke-Ödem)

Die Erkrankung entsteht durch einen C1-Esterase-inhibitor-Mangel und manifestiert sich häufig bei älteren Kindern und jüngeren Erwachsenen. Intermittierend auftretende Attacken werden durch Traumen, (zahn-) ärztliche Eingriffe, Stress oder Hormonumstellungen ausgelöst.

In mindestens der Hälfte der Fälle ist das Abdomen betroffen mit der oft fehlgedeuteten Symptomatik eines akuten Abdomens.

### Ultraschallbefund

Sonographisch findet man einen echofreien Aszites und eine echoarme Verdickung der Magen- und Darmwand.

## Appendicitis epiploica (Fettgewebsnekrose)

Die so genannte Appendicitis epiploica wird durch eine Stieldrehung mit Verschluss des zuführenden Gefäßes verursacht. Dabei entsteht eine umschriebene Fettgewebsnekrose mit einer entzündlichen Reaktion in der Umgebung. Klinisch bestehen umschriebene Schmerzen.

### Ultraschallbefund

Sonographisch findet sich meist ein echodichter Herd, der am besten unter Beachtung des Schmerzpunktes gefunden werden kann. Er ist umgeben von einem echoarmen Entzündungssaum und evtl. von etwas echofreier Flüssigkeit. Der Prozess kann an der Bauchwand adhärent sein. Ein Zusammenhang mit einem Darmabschnitt ist nicht typisch (Abb. 8.20).

### Dopplerbefund

Dopplersonographisch zeigt der echodichte nekrotische Bezirk keine Dopplersignale. In der Umgebung sind evtl. die Zeichen eines hyperämischen Saums zu sehen (vgl. Abb. 8.21).

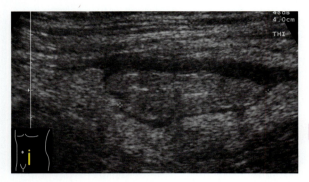

**Abb. 8.20.** Omentuminfarkt (29 mm). Auffallend sind die echodichte Struktur und die Abgrenzung durch Fettgewebe (vgl. Abb. 14.17a)

## Freie Luft im Abdomen

Luft oder Gasblasen im Bauchraum sind das Leitsymptom der Perforation eines Magen- oder Darmabschnitts. Freie Luft ist auch nach Laparotomien und laparoskopischen Eingriffen zu sehen. Letzteres kann aufgrund von Schmerzen oder Missempfindungen noch nach mehreren (bis zu 14!) Tagen zu einer Ultraschalluntersuchung führen. Eine seltene bei jungen Frauen zu beachtende Ursache ist ein Sturz beim Wasserskisport.

### Ultraschallbefund

Luft oder Gasblasen verursachen starke Echos mit Artefakten (Schallschatten und Reverberationen, „schmutziger Schatten"). Diese Befunde sind auch bei Aszites zwischen den auch Luft enthaltenden Darmabschnitten schwer zu erkennen bzw. sicher als in der freien Bauchhöhle gelegen zu identifizieren. Sicher gelingt daher nur der Nachweis freier Luft vor dem rechten Leberlappen bei entsprechender Lagerung (Patient etwas nach links drehen und leicht schräg lagern, sodass der Bereich vor der rechten Leber die höchste Stelle im Bauchraum einnimmt). Die Echos bewegen sich typischerweise. Bei Untersuchung in der Ausatmung ist die Verwechslung mit lufthaltigem Lungengewebe im Recessus vermeidbar. Differenzialdiagnostisch kommt noch ein Chilaiditi-Syndrom, d. h. die Interposition des Gas enthaltenden Dickdarms in Betracht. Die Unterscheidung ist aufgrund der darstellbaren Kolonwand und dem Verlauf des Darmes nicht schwierig (vgl. Abb. 8.10 b,c).

## Luft im Retroperitoneum

Luft im Retroperitoneum (Pneumoperitoneum) entsteht selten bei Perforation eines intraabdominellen Hohlorgans, bei Tumoren, Entzündungen, infolge eines Traumas oder iatrogen.

### Ultraschallbefund

Sonographisch finden sich umschriebene oder bandförmige und flächig ausgebreitete starke Echos mit Schallschatten und weiteren Artefakten. Die dahinter gelegenen Organe und Strukturen sind nicht mehr erkennbar. Da die Luft sich auch im Retroperitoneum an der höchsten Stelle sammelt, sind bei liegendem Patienten medial die großen Gefäße und lateral die Nieren ganz oder teilweise verdeckt.

## Flüssigkeit im Retroperitonealraum

Flüssigkeitsansammlungen im retroperitonealen Raum sind entzündlich verursacht, oder es handelt sich um Blutungen. Innerhalb der Nierenkapsel kann es sich auch um Urin handeln. Die Flüssigkeit im Retroperitoneum wird durch das Bindegewebe auf den Ort der Entstehung begrenzt, es sei denn es kommt durch ein Trauma zu ausgeprägten Gewebezerstörungen.

### Ultraschallbefund

Die retroperitonealen Flüssigkeiten sind ihrer Natur entsprechend eher echoarm als völlig echofrei (Urin!). Sie sind durch die umgebenden Strukturen meist scharf begrenzt und können bei Umlagerung kaum abfließen. Flüssigkeit vor den Nieren ist durch eine Schicht aus intensiven Echos gegen das Peritoneum abgegrenzt und so von intraabdominaler Flüssigkeit, etwa im Recessus Morrisoni abzugrenzen. Im mittleren Retroperitoneum ist die Flüssigkeit dorsal der Gefäße, etwa bei einem ins Retroperitoneum rupturierten Aneurysma zu sehen (Abb. 8.22 a,b).

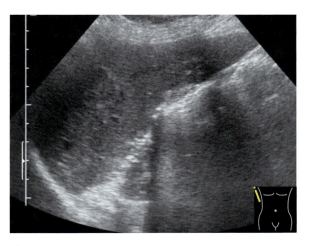

**Abb. 8.21.** Luft im Retroperitoneum (Kolonperforation). Die Luftreflexe vor der Niere verdecken diese in ihrem Schallschatten. Kranial ist der obere Pol noch zu sehen

## Verwachsungen

Verwachsungen sind die nicht seltene Folge nach Operationen, seltener nach Traumata mit Einblutungen. Sie verursachen einerseits Beschwerden und erfordern so diagnostische Maßnahmen. Weiterhin sind sie bei geplanten laparoskopischen Eingriffen problematisch.

### Ultraschallbefund

Verwachsungsstränge sind sonographisch gewöhnlich nicht direkt nachweisbar, außer bei Aszites. Verwachsungen lassen sich aber indirekt bei Beachtung der Atemverschieblichkeit intraabdomineller Strukturen anhand einer systematischen Untersuchung des gesamten Abdomens nachweisen. Der Schallkopf wird in der vorderen Axillarlinie und der Medioklavikularlinie beidseits sowie der Mittellinie im Längsschnitt aufgesetzt. Bei fixiertem Schallkopf wird jeweils eine leicht erkennbare Struktur im Abdomen ausgewählt und ihre Verschiebung bei tiefer In- und Exspiration gemessen. Normal ist eine Verschiebung von >6 cm im Oberbauch und >4 cm im Unterbauch. Bei fehlender Verschiebung liegen Adhäsionen vor, bei Verschiebungen <3 cm sind sie wahrscheinlich.

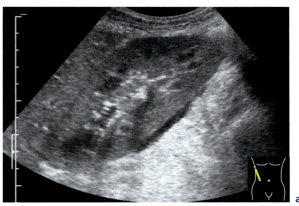

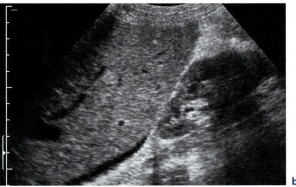

**Abb. 8.22. a** Wenig Flüssigkeit (Blut) retroperitoneal hinter der Niere nach Verkehrsunfall. Die Niere ist etwas vergrößert mit auffallendem Kontrast zwischen Pyramiden und Rinde, als Zeichen einer Kontusion zu werten. **b** Spuren von Aszites im Recessus Morrisoni, also noch intraperitoneal (vgl. **a**)

## Zysten und zystische Läsionen

Echte *Mesenterialzysten* sind selten, ihr Inhalt ist serös.

Mit *parasitären Zyst*en muss man in endemischen Gebieten oder bei Patienten aus endemischen Gebieten rechnen.

*Pseudozysten* können sich aus einer nekrotisierenden Pankreatitis weit vom Ursprungsort im Bauchraum oder Retroperitonealraum entwickeln. Sie können weiterhin posttraumatisch nach einem Hämatom entstehen.

*Serome* und *Bilome* sind eher kurzfristig, *Lymphozelen* noch langfristig nach Operationen als zystische Flüssigkeitsansammlungen in diesem Bereich zu finden.

*Lymphangiome* sind meist angeborene zystische Gebilde, die als Hamartome eingestuft werden. Sie entwickeln sich infolge Destruktion von Lymphgefäßen zu gekammerten, d. h. durch Septen in kleinste oder größere Kammern unterteilte Raumforderungen.

Klinisch sind die zystischen Raumforderungen meist symptomarm, außer in unmittelbarem Zusammenhang mit einer Operation oder einem Trauma oder bei Druckerscheinungen infolge erheblicher Größe.

Umschriebene Flüssigkeitsansammlungen finden sich weiterhin in Form von Abszessen, Seromen und Hämatomen.

### Ultraschallbefund

Zysten oder auch Pseudozysten mit serösem Inhalt zeigen sonographisch das typische Bild einer rundlichen oder ovalen, scharf begrenzten, echofreien Raumforderung mit allenfalls schwachen einschichtigen Wandreflexen. Ihre Form kann durch benachbarte Strukturen verändert sein. Sie können durch Septen unterteilt sein. Sind intraabdominelle Zysten keinem Organ zuzuordnen, so kann, wenn auch die Anamnese leer ist, die Diagnose „Mesenterialzyste" vermutet werden.

Lymphozelen und Bilome sind ebenfalls echofrei und scharf begrenzt (Abb. 8.23).

Das Lymphangiom zeigt, abhängig von der Größe der einzelnen Hohlräume das Bild einer gekammerten Zyste oder sogar eines grob strukturierten soliden Prozesses (insbesondere bei einem weniger gut auflösenden Gerät!).

Bei der Echinokokkuszyste kommen alle Formen von der einfachen Zyste bis zur komplexen Raumforderung vor, wie sie im Einzelnen in Kap. 9, „Leber", beschrieben sind.

### Tumoren

Primäre Tumoren des Peritoneums und des Retroperitoneums sind selten. Im Wesentlichen handelt es sich um mesenchymale und neurogene Tumoren. Benigne Tumoren sind beispielsweise Lipome, Fibrome, Leiomyome oder Hämatoperizytome. Der häufigste maligne Tumor ist das Liposarkom.

Weiterhin finden sich Leiomyosarkome, Rhabdomyosarkome, Fibrosarkome, Hämangiosarkome und sehr selten ein Mesotheliom im Abdomen.

Ungleich häufiger sind metastatische Tumoren, die sich vorwiegend regional aus primären Tumoren des Magen-Darm-Trakts entwickeln.

### Ultraschallbefund

Benigne Tumoren sind meist klein, scharf begrenzte und mehr homogen (aber je nach Typ unterschiedlich dicht) strukturiert.

Maligne Tumoren können sehr groß werden. Sie haben dann eine sehr inhomogene Echostruktur mit zystischen, echoarmen und auch echoreichen Abschnitten.

Insgesamt fehlen sichere Kennzeichen zur Unterscheidung zwischen benignen und malignen Prozessen, zumal meist nur einzelne Beobachtungen mitgeteilt werden können. Eine klare Zuordnung zum Ursprung ist sonographisch ebenfalls schwierig oder unmöglich (Abb. 8.24 a,b).

Das *Mesotheliom* ist durch eine Verdickung des Peritoneum parietale und viscerale sowie der Entwicklung von Aszites gekennzeichnet (Abb. 8.25 a,b).

Sekundäre Tumoren treten häufiger multipel auf. Sie sind häufig echoarm und meist mit Aszites verbunden. Kleine Knoten am Netz wirken gegen den echofreien Hintergrund des Aszites evtl. auch echodicht.

Eine diffuse Infiltration des Netzes mit plattenartiger Verbreiterung und starren, fixierten Darmschlingen ist bei fortgeschrittenen Tumoren ebenfalls zu sehen (Abb. 8.26 a,b).

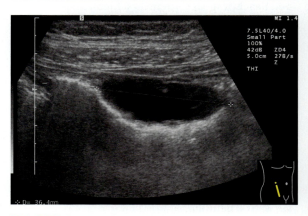

**Abb. 8.23.** Lymphozele am Zökum

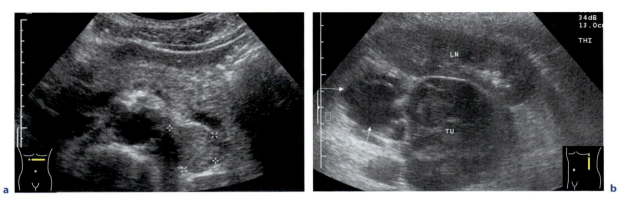

**Abb. 8.24 a,b.** Retroperitoneale Tumoren. **a** Benignes Paragangliom retroperitoneal links neben der Aorta (+····+). **b** Leiomyosarkom links der Aorta mit Verdrängung der Niere nach ventral

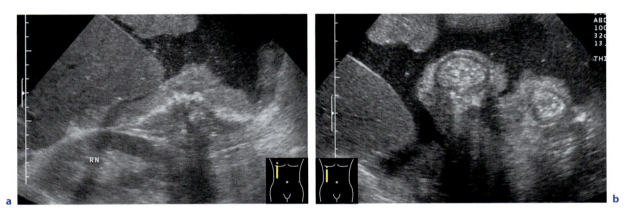

**Abb. 8.25 a,b.** Mesotheliom des Peritoneums. **a** Verdickung des parietalen Peritoneums und inhomogener Aszites. **b** Verdicktes Peritoneum viscerale. Die Dünndarmschlingen sind wie eingemauert

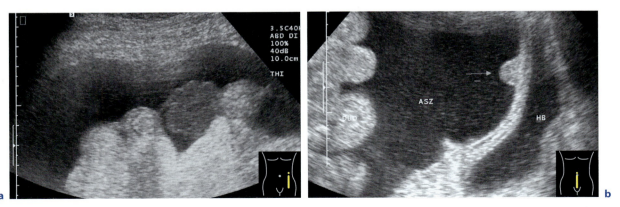

**Abb. 8.26 a,b.** Metastasen. **a** Metastase eines Kolonkarzinoms zwischen Dünndarmschlingen. **b** Kleine Metastase am parietalen Peritoneum kranial der Harnblase, maligner Aszites

## Maligne Lymphome

Bei fortgeschrittenen malignen Lymphomen ist eine Beteiligung der Lymphknoten im Bauchraum nicht selten. Sie befallen zwar vorwiegend die retroperitonealen Lymphknoten paraaortal, aber auch die Lymphknotenstationen an den zum Darmtrakt ziehenden Gefäßen und die im Netz gelegenen Lymphknoten.

### Ultraschallbefund

Die betroffenen Lymphknoten sind mäßig vergrößert (1–4 cm), rundlich und echoarm. Sie können vereinzelt, kettenartig oder zu einem Konglomerattumor verbacken angeordnet sein. Manchmal erscheinen sie auch mehr unstrukturiert ausgedehnt und ummauern die großen Gefäße. Dann ist die Aorta aufgrund ihrer deutlichen Wandreflexe gut, die V. cava oft nur schlecht erkennbar. Dies darf aber nicht automatisch als Kompression dieses Gefäßes angesehen werden, sondern nur, wenn der distal der Ummauerung gelegene Abschnitt tatsächlich dilatiert ist (Abb. 8.27 a,b, 8.28 a-c).

## Retroperitoneale Fibrose (Morbus Ormond)

Die Vermehrung des Bindegewebes durch Neubildung zwischen Os sacrum und Nierenbecken wird als retroperitoneale Fibrose bezeichnet und wurde 1948 von Ormond erstmals beschrieben. Ein Zusammenhang mit einem entzündlichen Prozess, einem (inflammatorischen) Aortenaneurysma, einem operativen Eingriff oder mit Medikamenten (Methysergid, Ergotamin usw.) ist in einigen Fällen zu erkennen (sekundäre Form). Häufiger fehlt eine Grunderkrankung (idiopathische oder primäre retroperitoneale Firbrose, eigentlicher Morbus Ormond). Die Erkrankung führt regelhaft zu einer einseitigen oder beidseitigen Ureterstenose.

### Ultraschallbefund

Sonographisch sieht man distal um die großen Gefäße eine etwa 1–2 cm stark echoarme Manschette. Die äußere Begrenzung ist scharf. Die Gefäße sind nicht komprimiert oder verdrängt. Ein ursächliches Aneurysma ist in einzelnen Fällen zu finden. Die Nierenbecken sind beidseitig oder zunächst nur einseitig erweitert (Abb. 8.29).

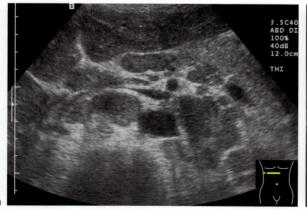
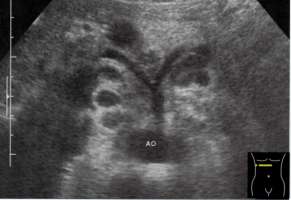

**Abb. 8.27. a** Multiple vergrößerte Lymphknoten im Mesenterium (A. hepatica und abschnittsweise A. lienalis) und paraaortal (cbcc-Lymphom). **b** Multiple Lymphknoten um den Truncus coeliacus (High-grade-Non-Hodgkin-Lymphom)

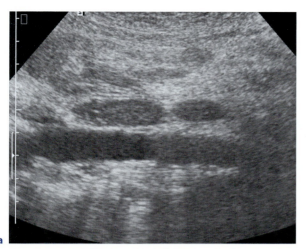

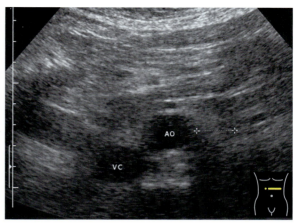

**Abb. 8.29.** Morbus Ormond. Schwach kontrastierendes Gewebe um die großen Gefäße

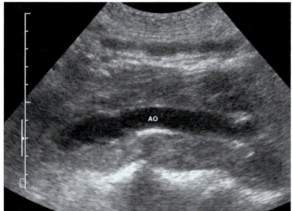

## 8.4
## Differenzialdiagnostik

### 8.4.1
### Prozesse in der Bauchwand

Ein tastbarer Prozess in den Bauchdecken ist differenzialdiagnostisch gewöhnlich kein Problem. Meist weisen schon Anamnese und Klinik auf eine bestimmte Ursache hin, also das Trauma auf ein Hämatom, die Laparotomie auf eine Komplikation, das Tumorleiden auf eine mögliche Metastasierung, Schmerz oder Tastbefund an typischer Stelle auf eine Hernie. Auch sonographisch lassen sich teilweise Unterschiede feststellen. Schwieriger ist die Differenzialdiagnose tiefer gelegener Prozesse, wie etwa im M. psoas. Das sonographische Bild eines Tumors, eines älteren Hämatoms und eines Abszesses kann sich sehr ähneln (Abb. 8.30 a-c, 8.31 a,b). In Tabelle 8.2 sind die wichtigsten Kriterien aufgelistet.

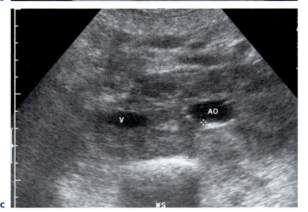

**Abb. 8.28 a-c.** Paraaortal gelegene Lymphome. **a** Vergrößerte Lymphknoten vor der Aorta und im Mesenterium (cbcc-Lymphom). **b** Konfluierende Lymphknoten um die Aorta (Mantelzell-Lymphom), Längsschnitt. **c** Das Querschnittsbild zeigt die Einbeziehung auch der V. cava

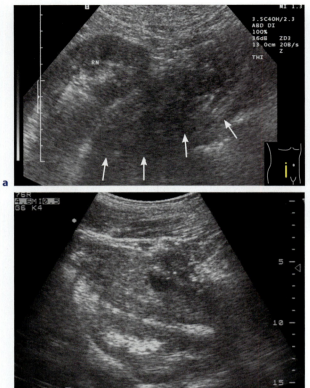

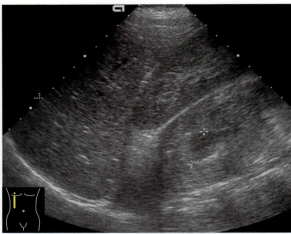

**Abb. 8.30 a-c.** M. psoas. **a** Hämatom am M. psoas rechts (unter Antikoagulanzientherapie). **b** Abszess im M. psoas. Gasreflexe am Oberrand hinter dem Nierenpol. Infolge der Schwellung ist die Niere nach vorne verlagert. **c** Untersuchung von dorsal: Auch hier sind die Gasreflexe rechts (kaudal) des kleinen Flüssigkeitsdepots zu sehen

**Tabelle 8.2.** Differenzialdiagnostik von umschriebenen Läsionen in der Bauchwand

| Diagnose | Ultraschall | Klinischer Hintergrund |
|----------|-------------|------------------------|
| Lipom | Echodicht oder mitteldicht, scharf begrenzt | Tastbarer Knoten, asymptomatisch |
| Metastase | Echoarm | Tumorleiden |
| Desmoid | Echoarm | Schwangerschaft |
| Granulom | Echoarm bis mitteldicht, zentral intensive Echos | Laparotomie |
| Abszess | Echofrei bis echoarm, unregelmäßig begrenzt, peripheres Ödem | Klinik! |
| Hämatom | Stadienabhängig | Trauma, Laparotomie, Antikoagulanzien |
| Hernie | Inhomogen, echodicht, Darm im Bruchsack | Prädilektionsstellen, Narben |

## 8.4.2
## Aszites

Aszites ist ein vieldeutiges Symptom und wird durch viele verschiedene Erkrankungen verursacht. Besonders häufig sind portale Hypertension und maligner Tumor. Mittels Ultraschall ist die Differenzierung weniger aufgrund des Aspektes des Aszites, sondern mehr durch Untersuchung der abdominellen Organe zu treffen.

Echofreier Aszites spricht für ein Transsudat, schließt aber ein Exsudat, einen chylösen oder sogar einen hämorrhagischen Aszites bzw. eine Blutung nicht von vornherein aus. Umgekehrt schließen Echos im Aszites und insbesondere band- und netzförmige Echos ein Transsudat weitgehend aus. Dieses Bild findet sich beim fibrinreichen, entzündlichen Exsudat, beim hämorrhagischen Aszites, aber auch beim Pseudomyxoma peritonei.

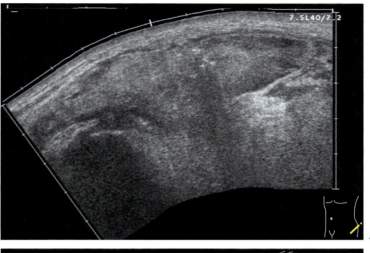

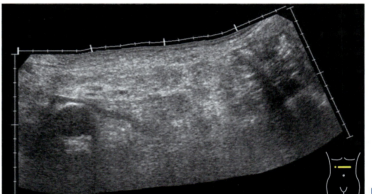

**Abb. 8.31. a** Abszess in der Bauchwand am Becken. Auffallend sind die relativ dichte Echostruktur des Abszesses und einzelne Gasechos. **b** Liposarkom. Der echodichte Tumor links der Aorta fällt trotz seiner Größe kaum auf, weil er wenig gegen das Netz, die Bauchdecken und den Darm (am rechten Bildrand) kontrastiert

Maligner Aszites unterscheidet sich nicht von vornherein vom benignen Aszites. Allenfalls treten häufiger Binnenechos auf. Dagegen sind Veränderungen am Mesenterium selbst, wie eine Verdickung an den starren, nichtflottierenden Darmschlingen und die nichtverdickte Gallenblasenwand (Sensitifität >90%!) suspekt (Abb. 8.32 a,b). Derartige Veränderungen werden sonst nur bei der sehr seltenen tuberkulösen Peritonitis gesehen (Tabelle 8.3).

Die Fehldeutung einer sehr großen zystischen Raumforderung (Ovarialzystom) als Aszites kann vermieden werden, wenn man das Fehlen flottierender Darmschlingen beachtet (Abb. 8.33). Natürlich fließt die Flüssigkeit bei zystischen Raumforderungen auch nicht ab.

Beim malignen Aszites sind die Darmschlingen häufig starr und bewegen sich nur mit der Atmung.

**Tabelle 8.3.** Differenzierung zwischen benignem und malignem Aszites

| Kriterium | Benigne | Maligne |
|---|---|---|
| Aszites | Echofrei, aber Binnenechos möglich | Häufiger Binnenechos, auch netzartig |
| Gallenblase | Wand verdickt | Wand normal |
| Darm | Flottierende Dünndarmschlingen | Starre Darmschlingen |
| Netz | Unauffällig | Verdickt, verkürzt, Tumorknoten |
| Leber | Zirrhosezeichen? | Metastasen? |
| Sonstiges | Andere Ursachen eines benignen Aszites? | Primärtumor? Lymphknoten? |

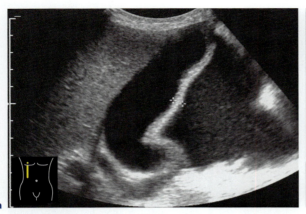

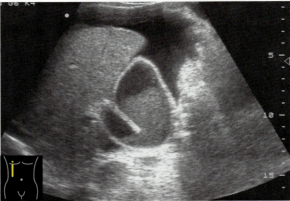

**Abb. 8.32 a,b.** Differenzierung zwischen benignem und malignem Aszites. **a** Verdickte Gallenblasenwand (5 mm): benigner Aszites (Binnenechos bei spontan bakterieller Peritonitis). **b** Gallenblasenwand nicht verdickt (nebenbei Sludge): maligne

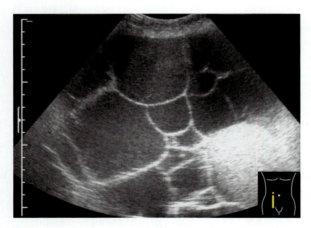

**Abb. 8.33.** Pitfall: kein Aszites, sondern sehr großer maligner zystischer Ovarialtumor

Schwierig kann die Beurteilung einer postoperativ auftretenden Flüssigkeitsansammlung sein: Ein Unterschied zwischen Aszitesflüssigkeit und einer Blutung ist nicht immer zu erkennen, da auch postoperativer Aszites Binnenechos enthalten kann. Weiterhin kann der Aszites durch Verwachsungen „gefangen" sein und so einem Serom oder Hämatom gleichen.

Die häufig wegweisenden Veränderungen an den intraabdominellen Organen sind in Tabelle 8.4 stichwortartig zusammengefasst (Einzelheiten in den entsprechenden Kapiteln).

### 8.4.3
### Raumforderungen im Abdomen und Retroperitoneum

Das differenzialdiagnostische Problem bei zystischen und soliden Raumforderungen im Abdomen und Retroperitoneum ist die fälschliche Zuordnung zu den dem Prozess anliegenden Organen. Zysten und Tumoren dieser Organe, etwa des Pankreas, oder der Nieren, sind relativ häufig. Zysten und Tumoren des Peritoneums oder im retroperitonealen Bindegewebe sind vergleichsweise selten, sodass diese Möglichkeit zunächst oft nicht bedacht wird. Aber auch bei Beachtung dieser Möglichkeit ist die klare Abgrenzung von benachbarten Organen nur in wenigen Fällen möglich, wenn die fehlende Destruktion oder Funktionsstörung eines Organs bei großen Tumoren auffällt oder sich der Tumor durch gezielte Palpation abgrenzen lässt.

Auch die Frage der intra- oder retroperitonealen Lage ist nicht immer leicht zu entscheiden, zumal Raumforderungen im mittleren Retroperitoneum durchaus bis zu den vorderen Bauchdecken reichen können. Die enge Lagebeziehung, d. h. Berührung der großen Gefäße, spricht für die retroperitoneale, ein deutlicher Abstand eher für die intraperitoneale Lage.

Auf die Art und den Ursprung von Zysten, Pseudozysten oder anderen umschriebenen Flüssigkeitsansammlungen (Abb. 8.34 a,b) weist noch am

**Tabelle 8.4.** Differenzialdiagnostik des Aszites

| Diagnose | Aszites | Sonographischer Leitbefund | Klinischer Hintergrund |
|---|---|---|---|
| Portale Hypertension | Echofrei | Leberzirrhose, Pfortader!, verdickte Wand der Gallenblase, Milztumor | Zirrhose |
| Maligner Aszites | Echofrei, evtl. feine Echos | Lebermetastasen, peritoneale Infiltrate, starre fixierte Darmschlingen, Gallenblasenwand nicht verdickt | Tumorleiden |
| Pseudomyxoma | Netzartige Binnenechos | Wenig bewegliche Darmschlingen, Ovartumor | Ovartumor |
| Hereditäres Angioödem | Echofrei | Ödem der Magen- und Darmwände | Passageres Auftreten bei jüngeren Patienten |
| Einblutung | Echofrei, feine disseminierte oder bandförmige Binnenechos | | Trauma, Operation, Punktion |
| Riesenzysten | Echofrei, keine Darmschlingen in der Flüssigkeit! | | |
| Peritonitis | Echoarm, Fibrinfäden | Ausgangspunkt, evtl. sehr komplexes Bild | Klinik! |
| Abszess | Echoarm, evtl. Luftreflexe | Evtl. Darmabschnitte einbezogen: Bild eines inhomogenen Tumors | Klinik! |
| Ileus | Evtl. zusätzlich Aszites neben den typischen Veränderungen am Darm | Erweiterte flüssigkeitsgefüllte Darmschlingen | |

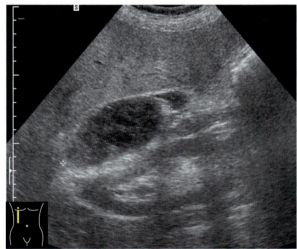

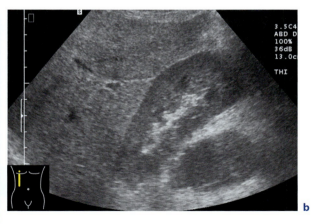

**Abb. 8.34. a** Echoarmes Hämatom retroperitoneal (spontan unter Antikoagulation). **b** Retroperitonealer Abszess

ehesten die Anamnese hin (Operation, Pankreatitis, Trauma).

Vielfältige Möglichkeiten bestehen weiterhin bei der Differenzierung eines gekammerten zystischen Prozesses. Neben gekammerten Zysten oder Pseudozysten kommen das Lymphangiom sowie in Organisation begriffener fibrinreicher oder hämorrhagischer Aszites, das Pseudomyxom (bei Ovarialtumor) und Ovarialtumoren per se in Betracht.

Zu beachten ist außerdem, dass die malignen mesenchymalen oder neurogenen Tumoren häufig echofreie Anteile aufweisen. Sie dürfen nicht als Zysten oder Pseudozysten fehlinterpretiert werden.

Insgesamt gibt es keine eindeutigen Hinweise, um zwischen benignen und malignen soliden Tumoren zuverlässig zu unterscheiden. Große und inhomogen strukturierte Tumoren sind in der Regel maligne.

Interessant ist die Differenzialdiagnose eines echoarmen raumfordernden Prozesses im Bereich der großen Gefäße. Hier kommen ein Aneurysma der Aorta, Lymphome, eine retroperitoneale Fibrose und eine Hufeisenniere in Betracht (Tabelle 8.5).

### 8.4.4
### Möglichkeiten einer Fehlinterpretation

Fettgewebe im Bereich der Linea alba zwischen Bauchdecken und Bauchhöhle ist so typisch, dass es nicht als Raumforderung fehlgedeutet werden sollte (vgl. Abb. 8.2 a,b).

Bei der komplexen Situation im Bauchraum sind Fehlinterpretationen der oft komplexen, ja bizarren Befunde leicht möglich. Typische Probleme sind die Zuordnung von Raumforderungen zu bestimmten Organen oder Strukturen, ja sogar nur die Zuordnung zum Abdomen oder Retroperitoneum. Auch die Vorwölbung einer Raumforderung in den Bauchdecken (Tumor oder Hämatom) in den Bauchraum hinein kann als intraabdomineller Prozess fehlgedeutet werden. Die Beachtung der fehlenden Verschieblichkeit mit der Atmung ist differenzialdiagnostisch entscheidend.

Nicht ungewöhnlich ist weiterhin die Schwierigkeit, zwischen freier Flüssigkeit, also Aszites, und Flüssigkeit in zystischen Läsionen zu unterscheiden. Dies gilt vor allem für den so genannten gefangenen Aszites und die postoperative Situation.

### 8.5
### Diagnostischer Stellenwert

Ultraschall hat heute einen sehr guten und umfassenden Stellenwert in der Diagnose der verschiedensten abdominellen Prozesse. Limitiert wird dieser Wert durch untersuchungstechnische Hindernisse wie Meteorismus und Adipositas. Diese behindern oft weniger das Erkennen einer Veränderung als den sicheren Ausschluss einer Erkrankung.

**Tabelle. 8.5.** Differenzialdiagnose echoarmer Prozesse im Bereich der großen Gefäße

| Diagnose | Ultraschallbefund | Weitere Befunde |
| --- | --- | --- |
| Maligne Lymphome | Echoarme kettenartig oder zirkulär um die Gefäße entwickelte vergrößerte Lymphknoten | Weitere Lymphome, Milztumor |
| Morbus Ormond | Echoarme Manschette um die Gefäße | Hydronephrose! |
| Hufeisenniere | Echoarm, scharf begrenzt, evtl. Nierenbeckenanteile; vor den Gefäßen gelegen | Zusammenhang mit Nieren! |
| Aneurysma, thrombosiert | Zusammenhang mit Aorta, Restlumen! Doppleruntersuchung | V. cava nicht betroffen! |
| Intraabdomineller Tumor | Echoarm oder „Kokarde", Abstand zu den Gefäßen | |

Ein wesentlicher Vorteil ist andererseits gerade im Bauchraum die wenig aufwändige und vor allem den Patienten nicht belastende Möglichkeit, die Untersuchung kurzfristig zu wiederholen.

Eine wichtige Anwendung ist auch die unkomplizierte und nichtbelastende Untersuchung nach stumpfem Bauchtrauma.

## 8.6
## Alternative und ergänzende Methoden

CT und MRT sind geeignete alternative Methoden, wenn die Ultraschalluntersuchung technisch begrenzt oder nicht möglich ist.

Beide Methoden sind in bestimmten Situationen auch als ergänzend anzusehen, wenn etwa bei retroperitonealen Flüssigkeitsansammlungen oder Prozessen die Ausdehnung in einem größeren Zusammenhang dargestellt werden soll. Dies gilt insbesondere, wenn die Beziehung zu luft- oder gashaltigen Organen oder knöchernen Strukturen wichtig ist.

In vielen Situationen ist die ultraschallgezielte transkutane Punktion die wichtige Ergänzung zur definitiven Klärung von Flüssigkeitsansammlungen oder Tumoren. Sie kann zu einer therapeutischen Intervention, d. h. zur Aspiration oder Drainage erweitert werden und erspart so größere Eingriffe. Auf eine strenge Indikation ist wegen der Gefahr der Implantation von Metastasen bei allen malignen Tumoren zu achten. Kontraindikationen sind neben der gestörten Gerinnung der Verdacht bzw. die Möglichkeit einer Echinokokkuszyste und eines Phäochromozytoms.

# Leber

## Indikationen

- Fokale Läsionen
  Primäre Lebertumoren
  Metastasen (Staging, Nachsorge)
  Abszesse
  Zysten (Echinokokkosen)
- Diffuse Parenchymerkrankungen
  Hepatitis (Komplikationen, Chronizität)
  Zirrhose
  Toxische Leberschäden
- Erkrankungen der Gefäße
  Portale Hypertension
  Lebervenen
  Anomalien
- Trauma
- (Screening)

## 9.1 Untersuchungstechnik

### Gerät

Eingesetzt wird ein B-Bild-Gerät mit guter Kontrastauflösung (fokale Läsionen!). Gut geeignet sind Curved-array-, aber auch Linear-array- und Sektorschallköpfe mit einer Ultraschallfrequenz um 2,5–3,5 MHz, damit auch die dorsalen Abschnitte erreicht werden.

Eventuell werden zusätzlich höhere Frequenzen mit einem Linear-array-Schallkopf zur Beurteilung der ventralen Oberfläche (Zirrhose) verwendet.

Die Dopplertechnik ist wünschenswert zur Erkennung einer portalen Hypertension und zur Differenzierung verschiedener fokaler Läsionen. Erforderlich ist sie zur Gefäßdiagnostik.

Für Kontrastmitteluntersuchungen (Erkennung und Differenzierung von Tumoren!) ist ein geeignetes Software-Programm erforderlich.

### Vorbereitung

Nicht erforderlich.

### Lagerung

Der Patient wird in Rückenlage untersucht, evtl. zusätzlich Linksseitenlage zur Beurteilung der kranialen Abschnitte des rechten Lappens.

### Untersuchungsgang

Zunächst wird die B-scan-Technik angewandt: Aufsetzen des Schallkopfes unmittelbar kaudal des

Sternums links der Mittellinie im Längsschnitt zur Darstellung des linken Leberlappens und der Aorta. Langsames Bewegen des Schallkopfes nach links bis zum linken Leberrand. Dann Verschieben des Schallkopfes nach rechts, jeweils bei Atemstillstand in tiefer Inspiration. Der Schallkopf wird dabei mehr oder weniger stark nach kranial gerichtet. Nacheinander werden so die Leberabschnitte vor der V. cava mit Lobus caudatus und Segment 4, die Region der Leberpforte und der rechte Leberlappen, zuletzt lateral zusammen mit der rechten Niere dargestellt (Abb. 9.1 a–d).

Geachtet wir dabei auf:
- die Form der Oberfläche und des Unterrandes,
- die Gleichmäßigkeit der Echostruktur (fokale Veränderungen?),
- die Erkennbarkeit der großen Gefäße sowie
- die Atemverschieblichkeit.

Die Beurteilung der Strukturdichte erfolgt im Vergleich zum Parenchym der rechten Niere (intraindividueller Vergleich).

Anschließend wird der Schallkopf gedreht zu einem Schrägschnitt parallel zum rechten Rip-

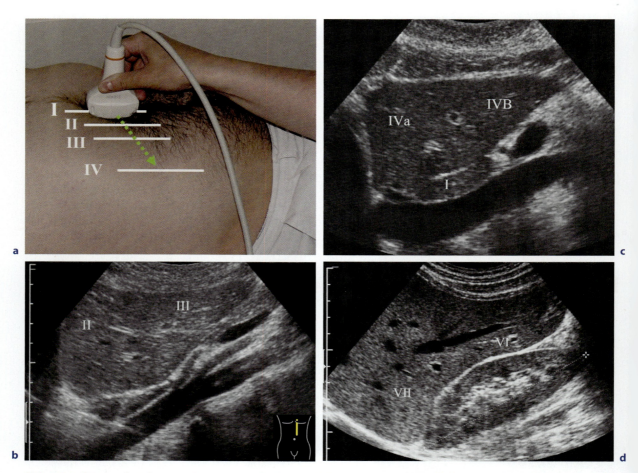

**Abb. 9.1 a–d.** Normale Leber im Längsschnitt. **a** Typische Schnittebenen: I entspricht **b**, II entspricht **c**, III: Gallenblase, IV entspricht **d**. **b** Längsschnitt vor der Aorta (Truncus coeliacus und A. mesenterica superior, rechts Pfortader und davor Pankreaskorpus). Linker Lappen mit Segmenten 2 und 3. **c** Linker Lappen (Segment 4 und 1) vor der V. cava. Davor die Pfortader. Kranial daneben A. hepatica. **d** Rechter Leberlappen und Niere. In der Leber Venen im Längs- und Querschnitt sowie 2 Äste der Pfortader kenntlich an den kräftigen Wandreflexen

penbogenrand. Der Schallkopf wird zur Beurteilung der im rechten Oberbauch gelegenen Leberabschnitte weniger verschoben, als nach kranial oder auch kaudal geschwenkt (Abb. 9.2 a–d). Diese Schnittebenen dienen vorwiegend der Beurteilung der sich verzweigenden Gefäßäste in der Leber: Bei mehr nach kranial geneigtem Schallkopf werden die in die V. cava einmündenden großen Venen dargestellt, mit mehr senkrecht gehaltenem Schallkopf die Pfortaderäste und die parallel verlaufenden Arterien und Gallengänge (vgl. Abb. 9.2 a–d).

Zusätzlich erfolgt die Beurteilung der kranialen Leberabschnitte mittels interkostaler Schnittebenen in verschiedenen Atemphasen sowie des linken Leberlappens im Querschnitt.

Abschließend Darstellung der Leberpforte und des im Lig. hepatoduodenale verlaufenden extrahepatischen Abschnitts der Pfortader und der A. hepatica in einer zwischen senkrecht zum Rippenbogen bis quer, individuell unterschiedlich verlaufenden Schnittebene. Manchmal verbessert eine 30°- bis 45°-Linksseitenlage dabei die Sicht.

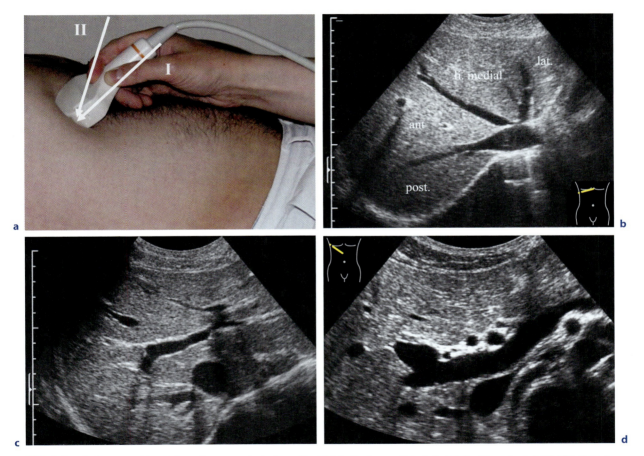

**Abb. 9.2 a–d.** Normale Leber, Rippenbogenrandschnitt rechts. **a** Schnittebenen: I nach kranial gekippt (entspricht **b**), II senkrecht (entspricht **c**). **b** Kraniale Leberabschnitte mit den 3 Lebervenen und damit Kennzeichnung der Segmentgrenzen in rechts posterior (VI, VII), rechts anterior (V, VIII), links medial (IV) und links lateral (II, III). (Schallkopf nach kranial gerichtet). **c** Mittlere Abschnitte mit Aufzweigung der Pfortader (Schallkopf annähernd senkrecht). **d** Pfortader mit Aufzweigung. Vor der Pfortader A. hepatica und Gallengang im Querschnitt, dahinter die V. cava. In Höhe des Pankreas Milzvene („Kalibersprung"), dahinter die A. mesenterica superior (vgl. Abb. 11.1)

Die Suche nach freier Flüssigkeit (s. S. 127), die Beurteilung der Milz (s. S. 285) und der V. cava (s. S. 361) gehören zumindest bei Verdacht auf diffusen Leberparenchymschaden zu einer vollständigen Untersuchung.

Erst anschließend erfolgt die Untersuchung der interessierenden Gefäße mittels Dopplertechnik, jeweils in den genannten Schnittebenen. Dabei müssen Messungen mehrfach, mindestens 3-mal, erfolgen und ein Mittelwert gebildet werden. Die Messungen des Pfortaderflusses sind beim nüchternen Patienten durchzuführen, da die Nahrungsaufnahme einen physiologischen Reiz auf den Pfortaderfluss ausübt. Messungen in den Lebervenen sollten im exspiratorischen Atemstillstand erfolgen.

### Messungen

Für die Routine erscheinen die Messung des rechten Leberlappens unmittelbar rechts der Gallenblase (etwa rechte Medioklavikularlinie) längs und des Durchmessers des linken Leberlappens senkrecht auf die Aorta (vgl. Abb. 9.17) ausreichend.

Bei Verdacht auf Leberzirrhose wird eine zusätzliche Messung des rechten Leberlappens und des Lobus caudatus im Querschnitt vorgenommen (vgl. Abb. 9.16).

Die Messung des Kalibers der Pfortader erfolgt an der weitesten Stelle, die der Lebervenen 1 cm vor der Einmündung in die Hohlvene.

Flussmessungen in der Pfortader und in der A. hepatica propria sind wegen des Winkelproblems nicht immer in der typischen Schnittebene von ventral möglich. In diesen Fällen ist eine Messung des Pfortaderflusses von lateral interkostal zuverlässiger (vgl. Abb. 9.25 a,b). Ideal ist die Messung im mittleren Abschnitt des Stamms der Pfortader mit einem Winkel < 60°.

Zur orientierenden Flussmessung in den Lebervenen eignet sich gewöhnlich die mittlere Vene nahe der Einmündung, allerdings oft nur in der Inspiration. Alternativ bietet sich ein interkostaler Zugang mit Analyse des Flusses in der rechten Lebervene an. Zu beachten ist, dass Erkrankungen isoliert eine Vene betreffen können.

Alle Messungen sollen mindestens 3-mal durchgeführt und der Durchschnittswert aus diesen Messungen errechnet werden.

### Kontrastmittel

Kontrastmitteluntersuchungen spielen in der Leberdiagnostik eine zunehmend wichtige Rolle. Sie werden vor allem zur Erkennung (kleiner) Tumoren und zur Differenzierung von Tumoren eingesetzt. Dabei spielt die doppelte Gefäßversorgung der Leber eine wichtige Rolle.

Der Wert der Methode ist inzwischen hinreichend untersucht. Dementsprechend gibt es hier standardisierte Empfehlungen zur Durchführung und Bewertung der Methode, die von der Europäischen Gesellschaft für Ultraschall in Medizin und Biologie (EFSUMB) erstellt wurden (s. Anhang). Zumindest die vorgeschlagenen Definitionen sollten allgemein übernommen werden, damit z. B. Studien auf diesem Gebiete vergleichbar werden (ein eher negatives Beispiel sind die Unsicherheiten bei Anwendung von Indizes wie auf S. 171 beschrieben).

Die Basis für die Kontrastmitteluntersuchungen der Leber, die in erster Linie zur Erkennung und Differenzierung fokaler Läsionen eingesetzt wird, bildet die doppelte Blutversorgung durch Pfortader (70–75%) und A. hepatica (25–30%).

### *Definition der Phasen*

Nach Gabe eines Kontrastmittelbolus über die Armvene flutet das Kontrastmittel zunächst über die Arterie im Leberparenchym an. Diese *arterielle Phase* wird definiert als der Zeitraum von 10–20 s nach der Injektion. Anschließend folgt die *portalvenöse Phase*, die bis 2 min dauert. Dabei wird teilweise noch zwischen einer früh- und spätportalen Phase differenziert. Die *Spätphase* schließt sich an und dauert bis zum Auswaschen des Kontrastmittels.

Die Dauer hängt von den Eigenschaften des Kontrastmittels ab, wobei ein „pooling" z. B. in den Sinusoiden oder in den Kupffer-Sternzellen als Ursache für die unterschiedliche Verweildauer diskutiert wird.

### *Methodik*

Nach Untersuchung im B-scan und, wenn möglich, mit Farbdoppler wird das Kontrastmittel zügig intravenös injiziert über eine Nadel >20 Gauge. Anschließend werden 5–10 ml Nacl gegeben.

Die Untersuchung erfolgt dann kontinuierlich über die ersten 60–90 s in „Low-MI-Technik", also niedrig eingestelltem MI (<0,1). In der Spätphase kann die Untersuchung intermittierend erfolgen.

Bei der Indikation „Entdeckung hypovaskulärer Metastasen" kann die Untersuchung auch erst nach 90 s, also beim Übergang in die Spätphase, begonnen werden, da diese vorher nicht kontrastieren.

Bei der heute weniger gebräuchlichen High-MI-Untersuchung (>0,6) wird folgendermaßen vorgegangen: Die Ultraschalluntersuchung wird in der Spätphase, also 2–5 min nach der Bolusgabe durchgeführt mit einem oder mehreren Schwenks über die gesamte Leber. Die Beurteilung erfolgt nachträglich anhand des aufgenommenen Clips.

Die Dokumentation einer Kontrastmitteluntersuchung sollte auf Video oder entsprechend fortlaufend digital erfolgen.

**Dokumentation**

Bei Normalbefund genügt die Abbildung des rechten Leberlappens zusammen mit der rechten Niere, da sie die Form und die Echostruktur der Leber im Vergleich zeigt und die Abschätzung der Größe erlaubt.

Bei diffusem Leberschaden ist zumindest ein zusätzliches Bild des linken Leberlappens und der Pfortader, ggf. mittels Dopplertechnik, empfehlenswert.

Einzelne fokale Veränderungen sollten in 2 Ebenen, mit Messpunkten und möglichst in Lagebeziehung zu den Lebervenen (Segment!) dokumentiert werden. Auf die Reproduzierbarkeit der dokumentierten Schnittebene für Verlaufskontrollen ist zu achten. Eine korrekte Darstellung dieser Schnittebene sollte mittels „bodymarker" im Bild erkennbar sein.

Dopplertechnische Messungen sollten mit klarer Darstellung des Messortes und des Zugangs (Winkel!) dokumentiert werden.

**Untersuchungshindernisse**

Adipositas und Meteorismus können die Untersuchung erschweren. Behinderungen infolge freier Luft vor der Leber (nach Laparoskopie) oder eines interponierten Kolons (Chilaiditi-Syndrom) können meist durch Umlagerung „umgangen" werden.

Bei vorausgegangenen Operationen hilft die exakte Information, Fehler zu vermeiden.

Ausgeprägter Aszites kann die Beurteilung der Strukturdichte des Parenchyms erschweren.

Messungen des Flusses in der Pfortader und in der A. hepatica propria sind – nicht nur bei adipösen Patienten – von ventral oft nicht möglich, sodass alternativ von lateral, interkostal untersucht werden muss.

## 9.2 Normalbefund

### 9.2.1 Topographisch-anatomische Vorbemerkungen

Das größte Organ des Körpers, die Leber, liegt überwiegend in der rechten Zwerchfellkuppel (Regio hypochondriaca dextra) und damit relativ verborgen hinter den untersten Rippen. Ein kleinerer Anteil, etwa 25%, reicht über die Mittellinie nach links, selten bis in die linke Zwerchfellkuppel kranial der Milz (vgl. Abb. 12.21).

Das Gewicht liegt bei 1400–1600 g, die anatomische Ausdehnung wird quer mit um 30 cm (20–40 cm) und längs mit 10 cm im Mittel angegeben. Diese Messwerte variieren sehr stark.

Die Leber ist kraniodorsal mit dem Centrum tendineum fest verbunden. Diese Pars affixa ist vom so genannten Lig. coronarium umgeben und läuft nach links und rechts in die Ligg. triangularia aus. Das breitflächigere rechte Ligament reicht dorsal bis vor die V. cava und ist mit dem Lig. venosum ebenso verbunden, wie mit dem Omentum minus und dem Bindegewebe dorsal gelegener Organe. So sind die V. cava, die rechte Nebenniere und der obere Pol der rechten Niere mit dem serosafreien Teil der Leberoberfläche verbunden.

Ventral setzt sich das Lig. coronarium als Lig. falciforme über den Leberunterrand bis zum Nabel fort. Am freien dorsalen Rand geht es in das Lig. teres hepatis über, das die (obliterierten) Umbilikalgefäße enthält und in die Leberpforte bis zur V. cava reicht.

Das Lig. hepatoduodenale reicht von der Leberpforte zum Duodenum, Pars superior. Es enthält dorsal die Pfortader, die vor, seltener mehr links oder rechts der V. portae verlaufende Arterie, den ventral gelegenen Gallengang sowie die Nerven- und Lymphbahnen.

Die serosaüberzogene Oberfläche der Leber ist glatt. Ihre Form wird von den benachbarten Strukturen bestimmt, also kranial von der Form des Zwerchfells und ventral von der Bauchwand. Die so genannte dorsale Fläche, Facies visceralis, ist dementsprechend unregelmäßiger und variabler. Der freie Unterrand ist scharf.

Die aus dem hinter dem Pankreashals gelegenen Zusammenfluss der V. mesenterica superior und V. lienalis entstehende Pfortader (V. portae) versorgt die Leber zu etwa 80% (etwa 10–20 ml/kg/min). Sie ist etwa 6,5–7 cm lang, etwa 9–15 mm weit (bei stark variierenden Angaben!) und verläuft von links nach rechts etwa 45° zur Körperlängsachse ansteigend zunächst retropankreatisch, dann retroduodenal und schließlich im Lig. hepatoduodenale bis zur Gabelung in der Leberpforte.

Die Arterie steuert normalerweise etwa 20% zur Blutversorgung der Leber bei. Sie entspringt als A. hepatica communis normalerweise (94%) aus dem Truncus coeliacus, verläuft dann als A. hepatica propria nach Abgabe der A. gastroduodenalis im Lig. hepatoduodenale und teilt sich in der Pforte in 2 Äste auf. Selten entspringt sie aus der A. mesenterica superior, sehr selten direkt aus der Aorta.

Der venöse Abfluss erfolgt über 3 große (obere) Lebervenen, die unmittelbar vor dem Durchtritt der V. cava durch das Zwerchfell in Höhe des 11. BWK in diese einmünden. Daneben besteht eine variable kaliberschwache Gruppe von unteren Lebervenen, die kaudal der Hauptvenen in den retrohepatischen Abschnitt der V. cava einmünden.

Vom Pfortadersystem bestehen Anastomosen zu Hautvenen, Ösophagusvenen, Venen der kleinen Magenkurvatur, des Rektums und dorsal (Lobus caudatus) zur V. cava. Diese sind bei verschiedenen Gefäßerkrankungen, besonders beim Pfortaderhochdruck von Bedeutung.

Akzessorische Arterien entspringen aus den Magenarterien.

Der Lymphabfluss erfolgt über im Lig. hepatoduodenale verlaufende Bahnen sowie über ein subserös gelegenes oberflächliches Netz mit regionalen Lymphknoten parakaval, am Truncus coeliacus und retroxiphoidal.

Die 2 Hauptäste der Pfortader teilen die Leber zunächst in den rechten und linken Lappen und mit weiterer Verzweigung in noch je 4 Segmente auf. Die Grenze zwischen rechtem und linkem Lappen liegt etwa in einer durch die V. cava und die Gallenblase gedachten Ebene (vgl. Abb. 9.2 a–d, vgl. Abb. 10.1a–c, 10.2).

Die Pfortaderäste sowie die Arterienäste und die Gallengänge verlaufen jeweils zentral und versorgen ausschließlich „ihr“ Segment. Die Äste der Lebervenen verlaufen an den Segmentgrenzen und nehmen Blut aus allen angrenzenden Segmenten auf. Würde man somit die Segmente der Leber nach ihrem venösen Abfluss einteilen, gäbe es nur 5, nämlich die Segmente der 3 Hauptvenen, den Lobus caudatus und – variabel – ein weiteres parakaval gelegenes Segment, das direkt in die V. cava drainiert wird.

Der Lobus caudatus (Segment 1) nimmt allerdings eine gewisse Sonderstellung ein: Er wird von Ästen sowohl des rechten als auch des linken Pfortaderastes versorgt. Arteriell wird er häufiger von Ästen der rechten A. hepatica, seltener aus dem linken Ast versorgt. Der venöse Abfluss erfolgt über untere Lebervenen in den retrohepatischen Abschnitt der V. cava. Die Galle fließt über 3 Gänge größtenteils in das rechtsseitige Gallengangsystem und zum kleineren Teil in das des linken Leberlappens.

## 9.2.2
### Normvarianten

Variationen der Leberform sind gewöhnlich und ohne klinische Bedeutung. Am häufigsten findet sich eine ausgeprägte Lappung der Leber, wobei bis zu 16 unterscheidbare Leberlappen beschrieben wurden. Am bekanntesten ist wohl der so genannte Riedel-Lappen, der ebenfalls nur eine Variante in Form eines langen zapfenförmigen Ausläufers darstellt, der bis in das kleine Becken reichen kann.

Der linke Lappen kann infolge anlagebedingter fehlerhafter Blutversorgung nach der Geburt vollständig atrophieren (Abb. 9.3 a,b).

Umgekehrt reicht er manchmal bei sehr schlanken Individuen bis weit in die linke Zwerchfellkuppe zwischen Zwerchfell und Milz, was zu Verwirrung führen kann (vgl. Abb. 12.21).

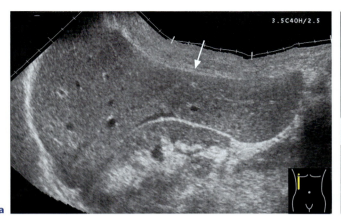
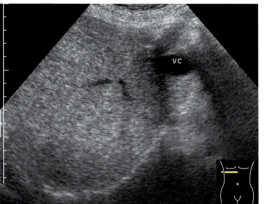

**Abb. 9.3 a,b.** Anomalien. **a** Riedel-Lappen (↓ markiert die Grenze zum rechten Lappen). Wenig Aszites. **b** Segmente 2 und 3 fehlen. Bemerkenswert ist die ventrale Lage der V. cava

### 9.2.3 Ultraschallbefund

**Ultraschallbefund**

Die Leber hebt sich im B-Bild gegen die umgebenden Organe und Strukturen gut ab. Die Oberfläche ist glatt. Die Leber verschiebt sich mit der Atmung, d. h. mit dem Zwerchfell um mindestens 3 cm. Im Längsschnitt zeigt sich die Leber annähernd „dreieckig": Die ventrale Fläche ist fast geradlinig, bzw. konkav infolge des Drucks des Schallkopfes (Curved-array- oder Sektorschallkopf). Die Kuppe kranial ist abgerundet und folgt der Zwerchfellkontur. Die dorsale (viszerale) Fläche ist etwas gestreckt, aber ungleichmäßiger infolge der Lappung und der Impressionen durch die benachbarten Organe.

Der Unterrand erscheint scharf, rechts spitz- bis stumpfwinkelig (< 75°), links spitzwinkelig (< 45°). Nur die Abrundung ist eindeutig pathologisch!

Im Querschnitt weist die Leber ebenfalls eine dreieckige Form mit tiefem rechten und dünnem linken Lappen auf.

Die Form der Leber variiert stark. Insbesondere das Verhältnis der Länge zur Tiefe des rechten Lappens und damit der Winkel des Unterrandes sind vom Habitus des Untersuchten abhängig. Infolgedessen ist bei den für die Routine empfohlenen Messwerten die individuelle Form zu beachten.

In der Routine reicht die Messung des Längsdurchmessers rechts, etwa in der rechten Medioklavikularlinie bzw. rechts des Gallenblasenbettes. Sowohl Unterrand als auch Oberrand lassen sich sonographisch direkt festlegen. Die frühere Festlegung des Oberrandes mittels Perkussion war in der schwierigen Handhabung der Schallköpfe begründet. Der Normalwert liegt < 13 cm. Die Größe hängt von der Körpergröße und dem Body Mass Index (BMI) ab. Bei dieser einfachen Längenmessung muss natürlich die Form der Leber beachtet werden. Aus diesem Grund wird auch die Messung des Längs- und des sagittalen (Tiefen-) Durchmessers vorgeschlagen. Der Grenzwert der Summe beider Durchmesser liegt bei 26 cm (vgl. Abb. 9.10 a,b, 9.12 a-c, 9.60 a,b).

Der Durchmesser des linken Leberlappens vor der Aorta ist < 6 cm (vgl. Abb. 9.17).

In der Zirrhosediagnostik sollte zusätzlich das Verhältnis zwischen dem queren Durchmesser des Lobus caudatus zu dem queren Durchmesser des rechten Leberlappens bestimmt werden. Steigt das Verhältnis auf > 0,6 oder gar > 0,65 an, gilt das als zuverlässiges Zeichen einer Zirrhose.

Alle Messungen sind Anhaltspunkte, aber keine sicheren Kriterien!

> Zur Beurteilung der Echostruktur der Leber ist eine korrekte Geräteeinstellung, insbesondere im Hinblick auf den Tiefenausgleich, notwendig. Umgekehrt ist ein Längsschnitt durch den rechten Leberlappen gut geeignet, den Tiefenausgleich am Beginn einer Untersuchung des Bauchraums korrekt einzustellen. Lassen sich bei ausgereiztem Tiefenausgleich die dorsalen Abschnitte nur „echoärmer" darstellen, so ist die Ultraschallfrequenz zu hoch und damit die Eindringtiefe nicht ausreichend.

### Ultraschallbefund

Die *Echostruktur* ist homogen und mitteldicht und besteht aus feinen bis mittelstarken Echos, die gleichmäßig verteilt sind. Im intraindividuellen Vergleich ist die Strukturdichte etwas größer als die des Nierenparenchyms und etwas geringer als die der gesunden Milz.

Die echofreien großen Gefäßäste heben sich gegen die Echostruktur des Parenchyms gut und glatt begrenzt ab. Die Lebervenen verzweigen sich spitzwinkelig. Sie zeigen feine, die Pfortaderäste stärkere Wandechos. Die Intensität der Wandreflexe hängt allerdings auch von dem Winkel, in dem der Ultraschallstrahl auf die Gefäßwand trifft, ab. Das eigentliche Unterscheidungsmerkmal ist daher der Verlauf dieser Gefäße.

Die Arterien sind im B-Bild nur zentral und in Anhängigkeit von der Gerätequalität direkt erkennbar. Weiter peripher sind sie, wie die nichterweiterten Gallengänge in den Wandechos der Pfortaderäste, verdeckt.

In der Leberpforte sind die Pfortader und ihre 2 Hauptäste gut zu erkennen. Davor liegt der Ductus hepaticus. Zwischen diesen Strukturen zieht normalerweise der rechte Ast der A. hepatica hindurch. Er weist deutliche Wandreflexe auf und imprimiert leicht die Pfortader.

Extrahepatisch ist der Querschnitt der Pfortader oval, da sie ein Kapazitätsgefäß ist. Der Durchmesser liegt normal < 12 mm. Das Kaliber schwankt atemabhängig um mindestens 1 mm. Sicher pathologisch sind Werte ab 15 mm. Es besteht somit eine große Grauzone (vgl. Abb. 9.2 a–d).

Die Lebervenen erreichen 1 cm vor der Einmündung in die V. cava maximal 1 cm Durchmesser.

Der Lobus caudatus, also das Segment 1, ist aufgrund seiner Kontur medial und kaudal zu identifizieren. Seine ventrokraniale Grenze wird meistens durch eine auffallende Echolinie, die an dem Lig. venosum in der entsprechenden Fissur entsteht, markiert.

Das Lig. teres lateral des Lobus quadratus (Segment 4) ist ebenfalls abschnittsweise darstellbar. Ansonsten müssen die Lebersegmente aufgrund des Gefäßverlaufes, rechts am besten im subkostalen Schrägschnitt, zugeordnet werden (vgl. Abb. 9.1 a–d).

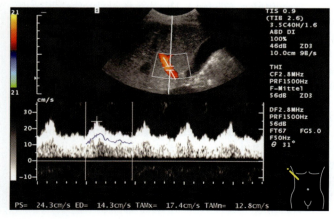

**Abb. 9.4.** Triplexdarstellung der Pfortader. Der Spektraldoppler zeigt einen leicht wellenförmigen Ablauf, moduliert durch die Herztätigkeit bei einem jüngeren gesunden Individuum

## Dopplerbefund

Der Pfortaderfluss ist hepatopedal gerichtet. Der Fluss ist leicht undulierend. Die mittlere Flussgeschwindigkeit liegt bei 15±3 cm/s nüchtern, die Spitzengeschwindigkeit bei mindestens 20 cm/s. Die Angaben in der Literatur variieren diesbezüglich.

Zu beachten ist ein Anstieg des Blutflussvolumens postprandial (Anstieg der mittleren Strömungsgeschwindigkeit um 25 bis zu 50%) und ein Absinken bei Untersuchung im Stehen. Insbesondere bei Verlaufskontrollen muss also auf jeweils gleiche Bedingungen geachtet werden.

Der Fluss in den Lebervenen ist hauptsächlich auf die V. cava, d. h. herzwärts gerichtet, verläuft infolge der Herztätigkeit aber in den herznahen Abschnitten triphasisch: Der physiologischen Situation im rechten Herzvorhof entsprechend erfolgt ein kurzer rückwärts gerichteter Fluss zum Zeitpunkt der Kontraktion des rechten Vorhofs und der unmittelbar anschließenden Bewegung der Trikuspidalklappe in den Vorhof während der Anspannung der Ventrikel. Während der folgenden Entleerung der Kammern (systolisch) kommt es zum herzwärts gerichteten Fluss mit Geschwindigkeiten um 20–40 cm/s. Bei noch geschlossener Trikuspidalklappe erfolgt erneut ein kurzer Druckanstieg zentral und anschließend – nach Öffnen der Trikuspidalklappe – diastolisch eine Periode des herzwärts gerichteten Flusses mit etwas niedereren Geschwindigkeiten (13–34 cm/s).

In den weniger herznahen Abschnitten ist dagegen das Flussmuster monophasisch. Es wird nur von der Atmung moduliert mit einer Verlangsamung bei Inspiration, evtl. bis zu einem momentanen Stillstand beim Valsalva-Manöver.

Das arterielle Gefäßsystem weist eine hohe Flussgeschwindigkeit bei hohem Druck und hohem Widerstand auf. In der A. hepatica communis wird die mittlere Flussgeschwindigkeit (Vmean) mit etwa 32±12 ml/min angegeben. Der RI liegt <0,7. Die Weite variiert etwa zwischen 3–5 mm (Abb. 9.4).

> **Zusammenfassung: Normalbefund Leber**
>
> Längsdurchmesser rechts < 14 cm
> Tiefe links vor Aorta < 6 cm
> Verhältnis querer Durchmesser Lobus caudatus zu rechtem Lappen < 0,
> Echostrukur homogen, mitteldicht
> Gefäße glatt begrenzt
> A hepatica communis 3–5 mm, RI < 0,7, $V_{mean}$ 32±12 cm/s V. portae: Querschnitt oval, Durchmesser < 13 mm, $V_{mean}$ 15±3 cm/s
> Lebervenen: Durchmesser < 1 cm, triphasisches Fluss

## 9.3
## Pathologische Befunde

### 9.3.1
### Diffuse Leberparenchymerkrankungen

**Virale Hepatitis**

Die Virushepatitis ist eine häufige, weltweit verbreitete Erkrankung, die vorwiegend die Leber betrifft und durch verschiedene Hepatitisviren (A bis G) verursacht wird. Das Bild der *akuten viralen Hepatitis* ist weitgehend einheitlich, die verschiedenen Hepatiserreger unterscheiden sich aber hinsichtlich ihrer Verbreitung, des Infektionsweges und der Neigung zur Chronizität.

Ein im Hinblick auf die Leber prinzipiell ähnliches Bild wird bei anderen Viruserkrankungen gefunden. In unserer Region sind das Infektionen durch das Epstein-Barr-Virus, Herpes-simplex-Viren und das Zytomegalievirus. In (tropischen) Entwicklungsländern kommen u. a. Gelbfieber, Lassa-Fieber und Denguefieber hinzu.

Pathologisch-anatomisch findet sich einheitlich eine akute Entzündung mit Einzelzellnekrosen und „rundzelligen" Infiltraten mit Lymphozyten, Plasmazellen und Makrophagen vorwiegend um die Zentralvene, aber auch im Portalfeld. Diese Veränderungen bilden sich bei unkompliziertem Verlauf vollständig zurück.

Bei der sehr seltenen fulminanten Verlaufsform kommt es zu konfluierenden Nekrosen bis hin zur Zerstörung ganzer Läppchen. Dann wird die Leber klein und die Oberfläche runzelig. Überlebt der Patient diese akute Phase entwickeln sich in 2–3 Wochen Regeneratknoten.

Bei bestimmten Hepatitisviren (B, C, D), sehr selten auch bei anderen Viren, geht die akute Hepatitis in eine chronische Hepatitis über. Definitionsgemäß ist nach 6 Monaten ein chronisches Stadium eingetreten. Dabei finden sich vorwiegend lymphozytäre Infiltrate im Portalfeld und unterschiedlich ausgeprägte Leberzellnekrosen sowie Fibrosierung. Die aktive chronische Hepatitis entwickelt sich über ausgedehntere Nekrosen und zunehmende Vernarbung schließlich zur posthepatitischen Zirrhose.

Chronische Hepatitiden nicht viraler Ursache zeigen ein gleichartiges oder ähnliches Bild. Dies gilt für die Autoimmunhepatitis und für toxisch ausgelöste chronische Hepatitiden, die selten bei hepatotoxischen Medikamenten oder bei Alkoholabusus beobachtet werden.

### Ultraschallbefund

Sonographisch ist die Leber bei der akuten Hepatitis nicht auffällig verändert: Sie ist höchstens leicht vergrößert. Die Echostruktur bleibt uncharakteristisch und homogen. Manchmal wird eine etwas echoarme Leberstruktur gesehen, mit deutlich kontrastierenden Echos an den Gefäßwänden („centrilobular pattern"). Diese Echostruktur ist aber nicht regelmäßig bei akuter Hepatitis nachzuweisen und findet sich andererseits auch bei gesunden Lebern (Abb. 9.5 a,b).

Nicht selten sind die Lymphknoten im Lig. hepatoduodenale vergrößert mit relativ dichter Echostruktur. Auch wenn ihr Volumen mit dem Ausmaß laborchemischer Parameter in etwa korreliert und vergrößerte Lymphknoten vor allem bei der Hepatitis C beschrieben werden, hat sich der Nachweis vergrößerter Lymphknoten weder als prognostisch bedeutsam, noch als typisch für bestimmte Erreger oder Krankheitsverläufe erwiesen (Abb. 9.5 c).

Die Gallenblase ist groß bei unauffälliger oder gleichmäßig verdickter Wand. Seltener finden sich kleine Gallenblasen mit verdickter Wand. Beides kann als Hinweis auf eine hypotone bzw. hyperkinetische Funktionsstörung gewertet werden. Der pathogenetische Mechanismus, der zu einer Wandverdickung führt, ist allerdings noch nicht klar. Die Wandverdickung ist ausgeprägter im initialen Stadium und bildet sich schnell zurück. Eine klinische Bedeutung kann aus dem Nachweis oder dem Fehlen einer Wandverdickung wohl nicht abgeleitet werden.

Bei einer fulminanten Hepatitis wird die Leber kleiner. Die Oberfläche wird irregulär. In der Regenerationsphase wird die Echostruktur zunehmend ungleichmäßig, entsprechend dem Nebeneinander von Nekrosezonen, Narbengewebe und Regeneratknoten.

Das sonographische Bild ist abhängig vom Ausmaß der pathologisch-anatomischen Veränderungen dabei sehr unterschiedlich ausgeprägt.

Ein gleichartiges sonographisches Bild findet sich bei akutem Leberversagen anderer Ursache, etwa bei Vergiftungen.

### Dopplerbefund

Während der akuten Hepatitis nimmt das Flussvolumen in der Leberarterie zu, der RI eher ab, ohne dass diesen Messwerten eine klinische Bedeutung zukommt. Ein Anstieg des RI in der Arterie (> 0,74) gilt als Indikator für einen schweren Verlauf. Ebenso wurde nur bei schwerem Verlauf eine Verlangsamung des Pfortaderflusses beschrieben und als prognostisch ungünstiges Zeichen bewertet.

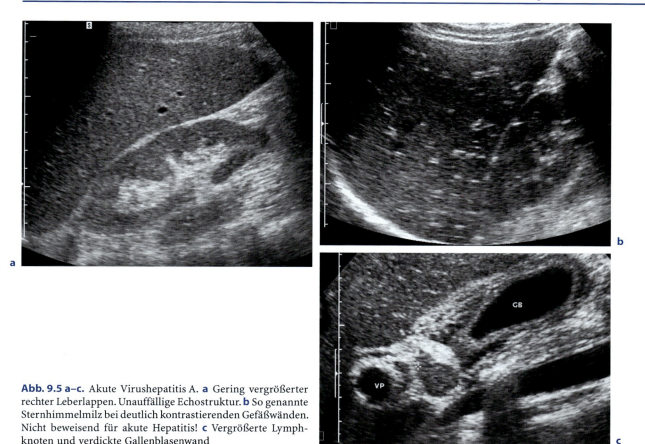

**Abb. 9.5 a–c.** Akute Virushepatitis A. **a** Gering vergrößerter rechter Leberlappen. Unauffällige Echostruktur. **b** So genannte Sternhimmelmilz bei deutlich kontrastierenden Gefäßwänden. Nicht beweisend für akute Hepatitis! **c** Vergrößerte Lymphknoten und verdickte Gallenblasenwand

### Ultraschallbefund

Auch bei der *chronischen Hepatitis* findet sich sonographisch zunächst eine unauffällige Leber, also weder eine Vergrößerung noch eine veränderte Echostruktur. Eine Zunahme der Echodichte bei bekannter chronischer Hepatitis muss eher als gleichzeitige Verfettung der Leber interpretiert werden denn als Hinweis auf eine zunehmende Fibrosierung.

Jedenfalls konnten bisher keine sicheren sonographischen Merkmale für das prognostisch wichtige Ausmaß der Fibrosierung herausgearbeitet werden. Eine „Vergröberung" des Echomusters ist ein ohne Hilfsmittel schwer zu erfassendes und damit von vornherein unsicheres Symptom.

Der Nachweis von vergrößerten Lymphknoten in knapp der Hälfte der Fälle von chronischer Hepatitis ist eher unspezifisch bezüglich des viralen oder autoimmunen Typs. Sie ist ohne klare prognostische Bedeutung für den Verlauf oder Therapieerfolg, auch wenn über eine positive Korrelation zwischen dem Ausmaß der Lymphknotenvergrößerung und der Schwere der Erkrankung in manchen Studien berichtet wird.

Mit Fortschreiten der chronisch (aktiven) Hepatitis lassen sich allmählich diskrete Veränderungen erkennen, wie sie deutlicher bei einer Zirrhose auftreten: Geringe Unregelmäßigkeiten der Leberkontur fallen anfangs nur bei subtiler Untersuchung mit qualitativ guten Geräten und höheren Frequenzen auf. Geringe Unregelmäßigkeiten der Wand oder des Kalibers finden sich weiterhin an den intrahepatischen Pfortaderästen und Lebervenen (Abb. 9.6 a–d).

**Dopplerbefund**

Auch bei der chronischen Hepatitis nimmt das Flussvolumen in der Arterie zu, der RI ist in den Hauptästen eher etwas höher (>0,68) als bei Gesunden. Auch der RI der Milzarterie steigt gering (und nicht signifikant) an.

In der Pfortader lässt sich nur eine geringe, nichtsignifikante Abnahme der Flussgeschwindigkeit feststellen, wenn man ein Kollektiv von Patienten mit einem Kollektiv von Lebergesunden vergleicht. Der Überlappungsbereich ist groß.

Ein Zusammenhang zwischen Pfortaderfluss und dem (klinisch interessanten) Fibrosierungsgrad konnte zunächst nicht gefunden werden. Bei Stimulation mit Glukagon soll sich allerdings ein Unterschied im Anstieg der Flussgeschwindigkeit abhängig von der Schwere bzw. vom Fibrosierungsgrad zeigen lassen. Auch der Anstieg des RI ist unter Stimulierung bei höherem Fibrosierungsgrad geringer. Das Strömungssignal in den Lebervenen bleibt lange triphasisch oder biphasisch, also normal. Lediglich bei fortgeschrittener chronischer Hepatitis wird bei einem Teil der Patienten

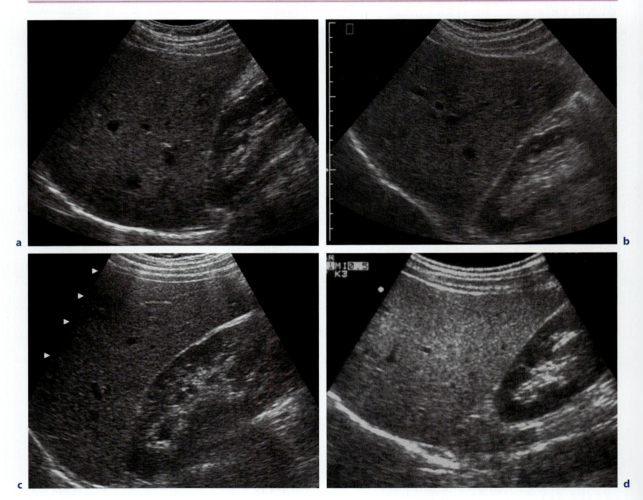

**Abb. 9.6 a–d.** Chronische Hepatitis. Die 4 Teilabbildungen zeigen, dass sonographisch weder für die Art noch für die Ausprägung charakteristische Merkmale existieren. **a** Hepatitis C, wenig aktiv. **b** Hepatitis B, persistierend. **c** Hepatitis C, aktiv. **d** Hepatitis B, aktiv

ein kontinuierlicher Fluss, wie bei vielen Zirrhose-patienten, gesehen (s. unten).

Dieser venöse Flusstyp muss ebenso wie eine eindeutige Abnahme der Flussgeschwindigkeit in der Pfortader bei bekannter chronischer Hepatitis als Zeichen des Übergangs in eine posthepatische Zirrhose bewertet werden.

Dies gilt erst recht, wenn im B-Bild Hinweise auf eine portale Hypertonie, wie die Dilatation der Pfortader, die zunehmende Milzgröße, Aszites oder gar Kollateralgefäße, zu erkennen sind (s. unten).

### Die Leber bei bakteriellen und parasitären Erkrankungen

Bakterielle Infektionen können auf biliärem, selten hämatogenem Weg zu pyogenen Leberabszessen führen. Dagegen entsteht der seltene Leberabszess bei Aktinomykose durch Einschleppung der Erreger über die Pfortader.

Eine generalisierte Candidiasis verursacht multiple Mikroabszesse in den betroffenen Organen, so auch in der Leber.

Abszesse sind weiterhin typische Komplikationen einer Amöbeninfektionen. Sie entwickeln sich gelegentlich erst nach jahrlanger Latenz.

#### *Ultraschallbefund*

Sonographisch erscheinen kleinere Abszesse gewöhnlich rundlich. Größere Abszesse können sehr unregelmäßig begrenzt sein. Sie sind echofrei oder echoarm, nicht zuletzt abhängig vom Alter des Abszesses. Starke Echos im Inneren mit Artefakten weisen auf gasbildende Erreger hin. Die Abgrenzung gegenüber der Umgebung ist, ebenfalls vom Alter des Abszesses abhängig, sehr variabel. Zunächst kann der Abszess scharf begrenzt sein. Mit der Entwicklung von Granulationsgewebe wird die Peripherie unscharf. Bei spontaner Ausheilung bzw. konservativer Therapie werden die Abszesse kleiner, echodichter und verdämmern, sodass sie nicht mehr zu erkennen sind (Abb. 9.7 a–d).

#### Dopplerbefund

Dopplersonographisch sind im Abszess keine Signale zu erkennen. Um den Abszess findet sich eine Zone der Hyperämie. Diese fehlt, was differenzialdiagnostisch genutzt werden kann, bei Amöbenabszessen. Kontrastmittel werden im Abszess nicht aufgenommen. Im Einzelfall kann dies die Unterscheidung zwischen Abszess und echoarmem hypovaskulären Tumor bei unklarer Klinik ermöglichen.

Eine Reihe von Erregern verursacht eine granulomatöse Hepatitis. Typisch ist dies für die Brucellose. Ein gleichartiges Bild entsteht bei einer Miliartuberkulose. Dabei können Granulome zu größeren Knoten (Tuberkulomen) konfluieren. Die Herde können später verkalken.

Ein ähnliches Bild kann bei chronischem Verlauf einer Histoplasmose beobachtet werden.

#### *Ultraschallbefund*

Die Granulome liegen etwa im Grenzbereich der sonographischen Auflösung (Abb. 9.8). Bei qualitativ guten Geräten sind sie als kleinste echoarme disseminierte Herd zu erkennen. Bei schlechterer Auflösung fällt neben der meist nur mäßigen Vergrößerung eine grobe Echostruktur auf.

Im späten Stadium sind die verkalkten kleinen Läsionen als über die gesamte Leber verteilte starke Echos zu erkennen.

Bei Tuberkulose können auch einzelne größere Herde vorhanden sein. Sie sind echoarm. Bei späterer Verkalkung finden sich auch hier starke Echos mit Schallschatten und somit ein inhomogenes Bild des Herdes.

Beim akuten Stadium einer Histoplasmose, etwa bei immuninkompetenten Patienten, kann der sonographische Nachweis beidseitig vergrößerter Nebennieren neben der Hepatomegalie wegweisend sein. Im chronischen Stadium finden sich ebenfalls disseminiert starke Echos aufgrund einer Verkalkung der kleinen Herde.

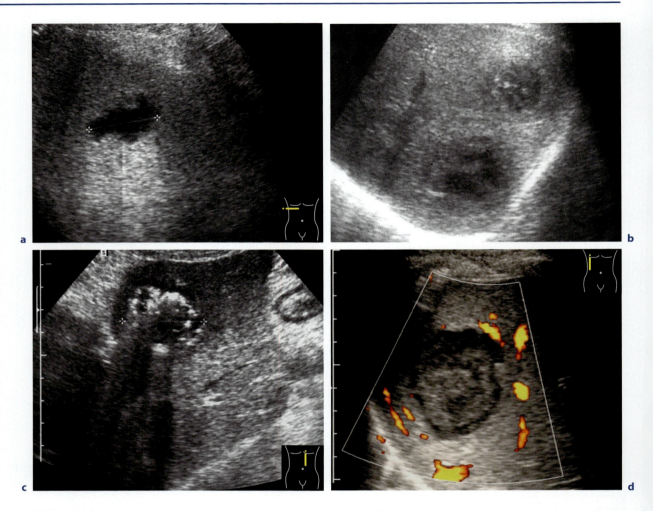

**Abb. 9.7 a–d.** Leberabszesse. **a** Frischer cholangitischer Abszess (30 mm). **b** 2 Amöbenabszesse im rechten Leberlappen lateral (interkostaler Zugang), etwa 8 Wochen nach einer Indienreise. **c** Cholangitischer Abszess mit Gasreflexen (34 mm). **d** Älterer Abszess mit echoärmer Pseudokapsel, keine Gefäßsignale im Abszess

Eine Beteiligung der Leber steht bei Infektion mit bestimmten Leptospiren ganz im Vordergrund (Morbus Weil), klinisch gekennzeichnet durch ausgeprägten Ikterus und ausgeprägte Lebervergrößerung.

**Ultraschallbefund**

Sonographisch ist eine unspezifische Lebervergrößerung zu sehen, evtl. kombiniert mit den Zeichen eines akuten Nierenschadens.

Die *Leishmaniose* führt zu einer Leberbeteiligung mit disseminierten Makrophagenansammlungen, die die Parasiten enthalten (Leishman-Donovan-Körper).

**Ultraschallbefund**

Sonographisch finden sich eine unspezifisch vergrößerte Leber, eine oft deutlicher vergrößerte Milz und vergrößerte Lymphknoten. Gelegentlich ist die Leber mehr herdförmig betroffen, sodass ein tumorartiges Muster entsteht.

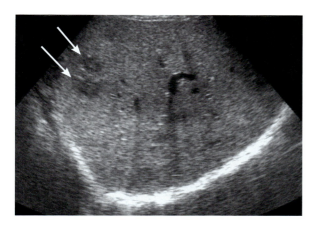

**Abb. 9.8.** 2 kleine Granulome im rechten Leberlappen

**Tabelle 9.1.** Klassifikation des Stadiums von Echinokokkuszysten nach WHO bzw. Gharbi

| WHO | Gharbi | US-Befund | Vital? |
|---|---|---|---|
| CE 1 | I | Einfache echofreie Zyste | Ja |
| CE 2 | III | „Septierte" Zyste | Ja, Tochterzysten |
| CE 3 | II | Flottierende Membran in der oder den Zysten (abgelöste Zystenwand) | Zeichen der Degeneration |
| CE 4 | IV | Komplexes Bild | Abgestorben |
| CE 5 | V | Verkalkte Zystenwand | Abgestorben |

Weiter parasitäre Erkrankungen, die die Leber betreffen, sind Malaria (Abb. 9.9 a), Echinococcose, Schistosoma mansoni und japonicum, Leberegel (Fasciola hepatica, Clonorchis sinensis) und Askariden (s. Kap. 10).

Der Hundebandwurm (*Echinococcus granulosus-sive cysticus*) befällt bevorzugt die Leber, kann sich aber in allen anderen Organen und Regionen entwickeln. Das Erscheinungsbild ist abhängig vom Alter und Zustand des Parasiten.

### Ultraschallbefund

Initial findet sich eine echofreie rundliche Flüssigkeitsansammlung, die wie eine einfache Zyste imponiert. Bei genauer Analyse wird eine feine, etwa 2 mm starke, echoarme Kapsel erkennbar. Manchmal wird als Zeichen der Degeneration bei noch runder oder ovaler Form eine abgelöste Membran erkennbar, die als pathognomonisch angesehen werden kann. Das Bild einer septierten Zyste entsteht bei der Entwicklung von Tochterzysten. Infolge degenerativer Veränderungen bei abgestorbenem Parasit oder auch Superinfektion entsteht das unklare Bild einer komplexen, teilweise echofreien, teilweise solid erscheinenden Raumforderung. Im Spätstadium bestimmt die Verkalkung der Zystenwand das sonographische Bild. Bei größeren Zysten ist nur ein bogenförmiges Reflexband zu sehen, in dessen Schatten sich die eigentliche Raumforderung verbirgt. Die nach Gharbi bzw. WHO getroffene Stadieneinteilung ist in Tabelle 9.1 aufgelistet (Abb. 9.9 b,c).

Eine typische Komplikation der Echinokokkuszyste ist die Ruptur in einen Gallengang, wobei die Membran zu einem (partiellen) Verschluss mit Dilatation der betroffenen Gallenwege führen kann.

Ein *Echinococcus alveolaris* (multilocularis) der Leber ist trotz relevanter Durchseuchung der heimischen Füchse beim Menschen sehr selten. Wahrscheinlich ist der Mensch ein ungeeigneter Zwischenwirt. Im Unterschied zum Echinococcus granulosus entwickeln sich diese Zystchen nach außen und initiieren so eine entzündlich fibrinöse Reaktion. Einblutungen und Verkalkungen gestalten das Bild zusätzlich komplex.

### Ultraschallbefund

Sonographisch ist eine unregelmäßig begrenzte tumorartige Läsion mit grober, inhomogener und oft relativ dichter Echostruktur zu sehen.

Die Lebererkrankung bei *Schistosomiasis* (S. mansoni, S. japonicum, S. mekongi) entwickelt sich vorwiegend in Form einer periportalen Fibrose als Reaktion auf die in der Darmwand abgelegten und über die Pfortader in die Leber gelangenden Eier. Auf die Dauer entwickelt sich eine (präsinuidale) portale Hypertension. Das Leberparenchym ist primär nicht betroffen.

### Ultraschallbefund

Sonographisch sind die stark kontrastierenden, echodichten, breiten Periportalfelder auffällig. Die Milz ist gewöhnlich beteiligt (vgl. Abb. 10.47 c). Mit Fortschreiten der Erkrankung entwickeln sich die Symptome der portalen Hypertension (s. unten).

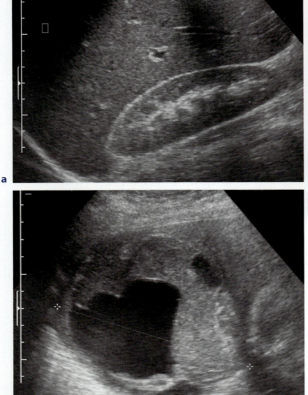

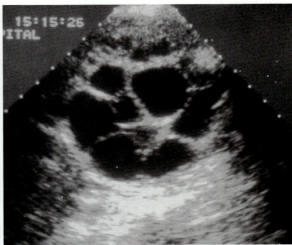

**Abb. 9.9 a–c.** Parasitäre Erkrankungen. **a** Malaria. Deutlich vergrößerte, plump abgerundete Leber (unspezifischer Befund, vgl. Abb. 12.5). **b** Echinokokkuszyste der Leber. Typisches Bild von Tochterzysten (Klassifikation CE 2, Gharbi III; vgl. Abb. 9.33 b). **c** Ältere Echinokokkuszyste (Ø 113mm). Abgestorbener Parasit, komplexes Bild (CE 4, Gharbi IV)

Die Infektion mit dem weltweit verbreiteten *großen Leberegel* tritt bei uns selten auf. Verschluckte Metazerkarien reifen im Darm zu Larven, die durch die Darmwand in die Bauchhöhle vordringen. Dort entwickeln sie sich zu kleinen Würmern, die dann durch die Leber zu den kleinen Gallenwegen wandern, wo sie Eier ablegen. Während der Passage durch die Leber entsteht eine Hepatosplenomegalie. In den Gallenwegen kommt es daraufhin zu Entzündungen und partiellen Gangverlegungen.

### Ultraschallbefund

Sonographisch ist die anfängliche Hepatosplenomegalie uncharakteristisch. Hinzu kommen bei massiverem Befall die Zeichen einer Cholangitis mit abschnittsweiser Dilatation.

Clonorchis sinensis oder Opisthorchis felineus sind nicht bei uns, sondern in Südostasien bzw. in Osteuropa endemisch. Die Metazerkarien werden mit rohen Süßwasserfischen aufgenommen. Die Larven wandern aus dem Darm in die Gallenwege. Dort entwickeln sich eine eher milde Entzündung und eine periduktale Fibrose. Bemerkenswert ist eine hohe Inzidenz des Cholangiokarzinoms in endemischen Gebieten.

### Ultraschallbefund

Sonographisch ist eine geringe Dilatation der kleinen Gallenwege bei unauffälligen distalen Gallengängen zu sehen. Die Wände der betroffenen Gallenwege sind gering verbreitert und fallen durch starke Echos auf. Parasiten oder Konglomerate von Eiern sind als echoreiche Strukturen (ohne Schallschatten) in den Gallenwegen manchmal direkt zu sehen.

## Stoffwechsel- und Speicherkrankheiten

### Hämochromatose

Diese autosomal-rezessiv vererbte Eisenspeichererkrankung ist mit 0,3–0,45% nicht allzu selten. Die erhöhte Eisenresorption führt zu einer Eisenüberladung auch der Leber und über Jahre unbehandelt zu einer Leberzirrhose mit dem erhöhten Risiko eines hepatozellulären Karzinoms (HCC).

**Ultraschallbefund**

Sonographisch sind im präzirrhotischen Stadium eine geringe bis mäßiggradige Lebervergrößerung, eine Zunahme der Strukturdichte und eine Abrundung des Unterrandes als absolut unspezifische Veränderungen zu sehen (Abb. 9.10 a). Im späten Stadium finden sich die sonographischen Symptome einer Leberzirrhose (s. unten).

### Morbus Wilson

Die autosomal-rezessiv vererbte Kupferspeichererkrankung ist deutlich seltener (manifest bei etwa 0,003%) und wird im Alter ab 6 Jahre klinisch manifest. Dabei entwickelt sich zunehmend eine Steatose. Der variable weitere Verlauf kann zu einer Zirrhose führen. Die Entwicklung eines HCC ist ein sehr seltenes Ereignis. Andererseits kann es im initialen Stadium der Erkrankung zu einem fulminantes Leberversagen kommen.

**Ultraschallbefund**

Sonographisch finden sich im frühen Stadium die unspezifischen Zeichen einer Fettleber und im Spätstadium das Bild einer zirrhotischen Leber.

### Morbus Gaucher

Die chronische Verlaufsform (Typ 1) ist beim Erwachsenen u. a. durch eine Hepatosplenomegalie gekennzeichnet.

**Ultraschallbefund**

Sonographisch finden sich in der vergrößerten Leber in bis zu 25% kleine echoarme und auch echodichte Läsionen, die Ansammlungen von Gaucher-Zellen entsprechen können. Sie sind ggf. gegen herdförmige Veränderungen anderen Ursprungs abzugrenzen.

Ultraschall kann auch zur Therapiekontrolle eingesetzt werden, da bei erfolgreicher Therapie die Hepatosplenomegalie deutlich abnimmt.

### Morbus Niemann-Pick

Beim Typ B entwickelt sich im Erwachsenenalter eine wenig aktive Leberzirrhose mit portaler Hypertension.

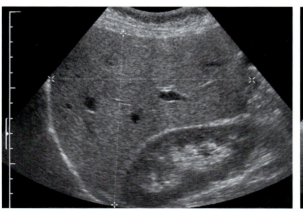
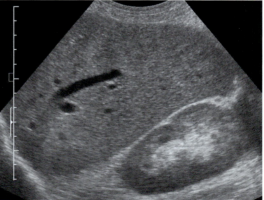

a b

**Abb. 9.10 a,b.** Diffuser Leberparenchymschaden mit Vergrößerung, aber uncharakteristischer Echostruktur. **a** Hämochromatose (histologisch noch keine Zirrhose!). **b** Amyloidose

Bei den betroffenen jüngeren erwachsenen Patienten fällt zunächst eine unspezifische Hepatosplenomegalie auf. Zunehmend können in der Folge die Zeichen einer Zirrhose und der portalen Hypertension beobachtet werden.

### Amyloidose

Bei systemischer Amyloidose ist die Leber häufig beteiligt. Dies führt in der Regel nicht zu Funktionsstörungen oder makroskopisch erkennbaren Veränderungen.

Charakteristische Veränderungen der Echostruktur der Leber werden bei Amyloidose (im Gegensatz zur Niere) nicht beschrieben (Abb. 9.10 b).

### Hepatische Porphyrien

Die akute intermittierende Porphyrie führt allenfalls zu einer geringen Lebervergrößerung.

Bei der chronischen Porphyria cutanea tarda kommt es neben einer Verfettung evtl. auch zu einer herdförmigen Ablagerung von Porphyrinvorstufen in der Leber, nicht selten lange vor der kutanen Manifestation.

Sonographisch finden sich neben einer unspezifischen Lebervergrößerung und Strukturverdichtung manchmal multiple 1–3 cm große echodichte Herde. Diese sind oft ringförmig gestaltet, entweder mit einem besonders echodichten äußeren Ring oder einem echoarmen äußeren Bezirk, der wie ein Halo aussieht. Die Herde folgen der Leberstruktur, d. h. sie verdrängen keine Gefäße und buckeln nicht die Leberoberfläche. Sie können nach einiger Zeit von selbst verschwinden. Insbesondere weil diese Veränderungen vor der charakteristischen Hautveränderung auftreten, können sie zu erheblichen differenzialdiagnostischen Problemen führen (Abb. 9.11).

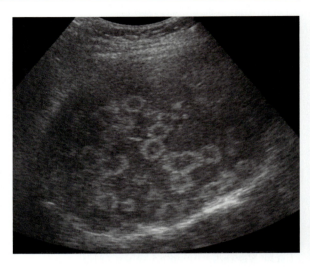

**Abb. 9.11.** Porphyrie. Die hier kreisförmigen Ablagerungen sind differenzialdiagnostisch gegenüber Metastasen abzugrenzen (vgl. Abb. 9.44, 9.52)

### Fettleber

Als Fettleber wird ein Lipidgehalt der Leber von >5% bezeichnet. Das Fett wird in den Hepatozyten großtropfig oder kleintropfig und in den Läppchen zentral oder peripher betont oder diffus verteilt gespeichert. Die Leber ist vergrößert, gelb verfärbt und abgerundet.

Die Ursachen sind vielfältig. In der klinischen Praxis wird zwischen der alkoholischen Fettleber und der nichtalkoholischen Fettleber (NALFD) unterschieden. Letztere entsteht vorwiegend bei Übergewicht und Diabetes mellitus Typ II (metabolisches Syndrom). Das klinische und makroskopische patho-logisch-anatomische Bild ist zunächst gleichartig, die Prognose der alkoholischen Fettleber ist jedoch ungünstiger, da sich bei fortbestehender Schädigung häufiger eine alkoholische Hepatitis oder eine alkoholische Leberzirrhose entwickelt. Der Verlauf ist bei der nichtalkoholischen Fettleber günstig. Der Übergang in eine Zirrhose wird allenfalls bei Diabetes mellitus Typ II sehr selten beobachtet. Allerdings wird versucht, eine etwas „aggressivere" Variante, die nichtalkoholische Fettleberhepatitis (NASH), zu identifizieren, bei der es über Jahre doch zu einer Zunahme des Fibrosierungsgrades und möglicherweise zur Entwicklung einer Zirrhose kommt.

### Ultraschallbefund

Im B-Bild ist eine gewöhnlich mäßige Vergrößerung der Leber zu sehen. Die Form ist plump, der
Unterrand ist stumpf oder abgerundet. Die Oberfläche bleibt glatt.

Besonders auffallend sind die Veränderungen
der Echostruktur: Es findet sich eine mäßige bis
erhebliche Zunahme der relativ starken Echos,
sodass eine homogene, grobe, im Vergleich zum
Nierenparenchym dichte oder sehr dichte Echostruktur entsteht. Weiterhin fällt eine verstärkte
Schallschwächung im Leberparenchym auf. Diese
Strukturverdichtung wird ab einem Verfettungsgrad von etwa 15–20% erkennbar. Mindestens ab
einem Verfettungsgrad von > 30% ist der Ultraschallbefund eindeutig (Abb. 9.12 a–c).

In verschiedenen Untersuchungen wurde eine
Korrelation des anhand der Dichte der Echostruktur
abgeschätzten oder klassifizierten Verfettungsgrades bei NALFD mit dem viszeralen Fettgehalt, der
Dicke des subkutanen Fettgewebes, dem BMI und
auch der Blutdruckhöhe beim metabolischen Syndrom gefunden. Weiterhin wird eine Klassifizierung vorgeschlagen (Tabelle 9.2). Unterschiede im
Ultraschall-B-Bild zwischen der NALFD und der
aggressiveren Form NASH konnten nicht gefunden
werden. Die klinische Bedeutung des häufigen sonographischen Befundes einer Fettleber ist insgesamt
eher begrenzt.

Die Lebervenen sind bei der Fettleber im B-
Bild manchmal schlecht abzugrenzen, ebenso die
Pfortaderäste. Dies ist auch dadurch bedingt, dass
sich die Echos von den Gefäßwänden gegenüber
den starken und dicht stehenden Parenchymechos
nicht mehr abheben.

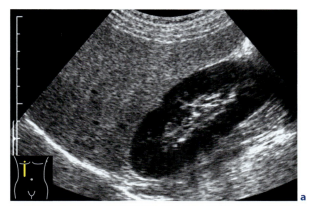

a

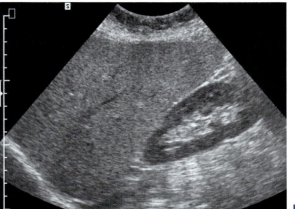

b

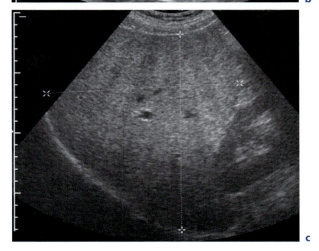

c

**Abb. 9.12 a–c.** Leberepithelverfettung. **a** Normal große Leber,
unauffällige Kontur, echodicht (Grad I). **b** Mäßig vergrößerte
Leber mit abgerundetem Unterrand (Grad II). **c** Erheblich vergrößerte Leber (vertikal 162, sagittal 156 mm) mit stumpfem
Unterrand. Bemerkenswert ist auch die vermehrte Schallabschwächung (Grad III)

**Tabelle 9.2.** Schweregrade der Leberverfettung im B-Bild

| Grad | Größe | Echo-struktur | Ober-fläche | Unterrand |
|---|---|---|---|---|
| I | Normal | Zunehmend | Normal | Allenfalls etwas stumpf |
| II | Gering vergrößert | Verdichtet | Normal | Rechts stumpf abgerundet |
| III | Deutlich vergrößert | Stark ver-dichtet | Konvex | Rechts stumpf ab-gerundet, um 90° |

Dopplersonographisch sind in der Regel keine Abweichungen vom Normalbefund nachzuweisen. Lediglich in den Lebervenen findet sich bei ausgeprägtem Krankheitsbild häufiger ein nur biphasischer oder gar ein monophasischer Fluss. Bei einer fortgeschrittenen Fettleberhepatitis oder alkoholischen chronischen Hepatitis gleichen die Befunde bezüglich des Pfortaderflusses den oben beschriebenen Veränderungen bei viraler chronischer Hepatitis einschließlich der Bewertung.

Die Zunahme der Echodichte bei der Fettleber ist ein physikalisches Phänomen, das durch Veränderung der Grenzflächen, an denen die Echos entstehen, zu erklären ist (hinsichtlich des komplexen Weges vom Echo zum Bildpunkt s. Kap. 1).

Daraus wird verständlich, dass die Stellung der Fetttröpfchen zueinander bzw. ihre Größe das Ultraschallbild beeinflussen, nicht aber der (prozentuale) Fettgehalt an sich. So ist zu erklären, dass eine Leberverfettung selten dem sonographischen Nachweis entgehen kann, da sich eine weitgehend normale Echostruktur zeigt.

Praktisch wichtiger ist, dass sich in einer Fettleber Areale mit normaler, also relativ zum umgebenden Parenchym echoarmer Struktur finden. Diese oft sehr kleinen rundlichen, ovalen oder dreieckigen Bezirke können Tumoren vortäuschen. Im Unterschied zu diesen haben sie natürlich keinen raumfordernden Charakter, d. h. sie verdrängen oder komprimieren Gefäße nicht und wölben die Leberoberfläche nicht vor. Am häufigsten sieht man diese unterschiedlich großen Bezirke im Segment 4b vor der Pfortader und nahe dem Gallenblasenbett. Im Einzelfall zeigen ganze Segmente oder Lappen eine abweichend echoärmere Struktur.

Diese Bezirke werden vielfach fälschlich als Zonen geringerer Verfettung bezeichnet. Tatsächlich sind die Fetttröpfchen in diesen echoärmeren Arealen größer und zahlenmäßig geringer bei gleichem absolutem Fettgehalt (Abb. 9.13 a,b, 9.14 a–c).

Die umgekehrte Möglichkeit, nämlich eine weitgehend unauffällige Echostruktur bei Leberverfettung und einzelne echodichte Inseln, ist in einzelnen Fällen ebenfalls beschrieben worden, aber wohl sehr selten. Sie ist ebenfalls differenzialdiagnostisch problematisch.

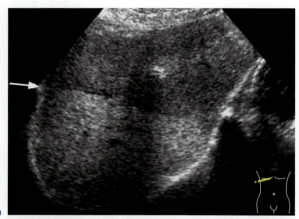

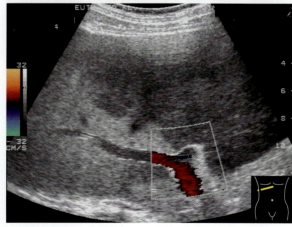

**Abb. 9.13 a,b.** Ungleichmäßige Verfettung. **a** Dorsale Abschnitte rechts echodichter als Restleber. **b** Differenzialdiagnose: ähnlicher Befund bei einer großen echoarmen Metastase eines malignen Melanoms. Auffällig aber der Gefäßabbruch

### Leberzirrhose

Definitorisch ist die Leberzirrhose eine diffuse Erkrankung der gesamten Leber, gekennzeichnet durch eine Fibrose, die Zerstörung der Läppchenstruktur und Regeneratknoten. Leberzellnekrosen und eine noduläre Regeneration können hinzukommen.

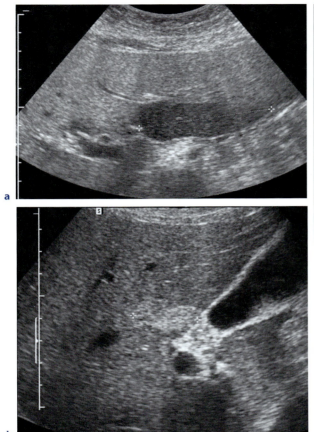

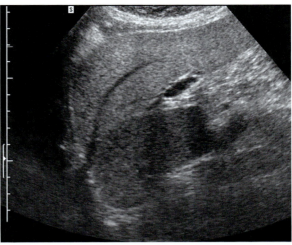

**Abb. 9.14 a–c.** Umschriebene Bezirke mit abweichender Echostruktur bei Leberverfettung. **a** Echoarme Zone in einer Fettleber (23 mm). Typisch ist die Lage nahe des Hilus im Segment 4b. Ursache ist eine andere Geometrie der Fetttröpfchen (s. Text). **b** Echodichter verfetteter Bezirk (69 mm) nahe der Gallenblase. **c** Echoarme Struktur des Lobus caudatus bei Fettleber

Morphologisch wird außerdem zwischen makronodulären oder postnekrotischen Formen (Knoten > 3 mm), mikronodulären und gemischten Formen unterschieden. Der makronoduläre Typ findet sich vorwiegend bei posthepatitischer Zirrhose, der mikronoduläre Typ eher bei toxischen Schädigungen und insbesondere bei alkoholischer Leberzirrhose.

Das morphologische Bild kann bei gleicher Grundkrankheit sehr unterschiedlich sein. Umgekehrt können bei verschiedener Ursache gleichartige Veränderungen entstehen. Selbst histologisch ist daher eine sichere Differenzierung der Ursache nicht immer möglich, sondern bedarf zusätzlicher Laboruntersuchungen.

Verschiedene Stadieneinteilungen, aktiv-inaktiv, kompensiert-dekompensiert oder die Child-Pugh-Klassifikationen orientieren sich am klinischen Bild und an den Laborwerten, nicht aber an mit bildgebenden Verfahren erkennbaren morphologischen Kriterien.

Die typische Komplikation der Leberzirrhose ist die portale Hypertension, also der Anstieg des Druckes über den Normalwert von 3–7 mmHg. Ihre Entstehung ist komplex: einerseits Folge einer (Zer-) Störung der hepatischen Gefäßarchitektur mit Erhöhung des Widerstandes (besonders ausgeprägt beim Alkoholschaden), andererseits eine multifaktoriell ausgelöste hyperdyname Steigerung des Blutflusses in den Splanchnikusgefäßen. Folge ist die Ausbildung von portokavalen Kollateralen. Weiterhin verschiebt sich das Verhältnis zwischen der portalvenösen und arteriellen Leberdurchblutung zugunsten der Arterie.

Sonographisch (B-Bild) ist die Leberzirrhose vor allem an Veränderungen der Kontur zu erkennen sowie an einer Verschiebung der Größenverhältnisse innerhalb der Leber und weiterhin an den Zeichen der portalen Hypertension. Diese dürfen andererseits bei fehlenden Veränderungen an der Leber nicht isoliert als Zeichen einer Zirrhose gedeutet werden, da extrahepatische Ursachen zu einer portalen Hypertension führen können (Abb. 9.15 a–c, vgl. Abb. 9.18).

Die Größe der gesamten Leber variiert stark. Im frühen Stadium ist sie seltener normal groß, meist vergrößert oder ausgeprägt vergrößert (alkoholische Leberzirrhose). Im späten Stadium ist sie oft atrophisch verkleinert (besonders die postnekrotische Form).

Ein deutlich früherer Hinweis auf eine Zirrhose ist die Verschiebung der Größenverhältnisse zugunsten des linken Leberlappens und des Lobus caudatus. Hochgradig verdächtig auf eine Zirrhose ist ein Tiefendurchmesser des linken Leber-lappens >6 cm vor der Aorta und ein Verhältnis des queren Durchmessers des Lobus caudatus zum queren Durchmesser des rechten Leberlappens > 0,64 (Abb. 9.16, 9.17).

Die Form der Leber verändert sich diskret bis erheblich. Sie wird im Längsschnitt bikonvex. Der Leberunterrand ist nicht mehr keilförmig, sondern abgerundet. Der Druck auf den Unterrand führt aufgrund der Starre des Organs zu einem Ausweichen der gesamten Leber und nicht nur des Unterrandes.

Die Oberfläche der Leber ist unregelmäßig, grobhöckrig, wellenförmig oder auch nur diskret feinhöckrig unregelmäßig. Besonders bei der mikronodulären Form ist diese Veränderung der Kontur nur mit höherer Auflösung, d. h. höherer Frequenz, erkennbar.

Die Echostruktur ist gröber und unregelmäßig, d. h. die einzelnen Parenchymechos sind unregelmäßig stark und auch etwas inhomogen verteilt. Diese Befunde können sehr auffallend oder sehr

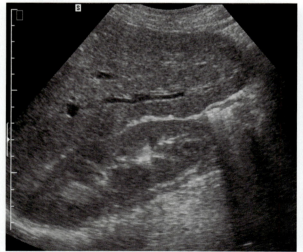

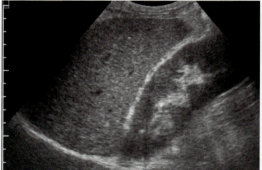

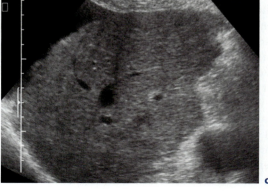

**Abb. 9.15 a–c.** Leberzirrhose. Zu beachten ist das unterschiedliche sonographische Bild. **a** Fortgeschrittene primär biliäre Zirrhose mit deutlichen Konturveränderungen und Vergrößerung. **b** Feingranuläre Zirrhose, sonographisch unauffälliges Bild. **c** Alkoholische Leberzirrhose mit plumper Vergrößerung, grobhöckeriger Oberfläche und etwas Aszites

diskret und ohne Hilfsmittel kaum erkennbar sein. Eine Vermehrung der Echostruktur ist untypisch und, wenn vorhanden, Zeichen einer zusätzlichen Verfettung (Fettzirrhose). Die Schallabschwächung in der Leber kann sehr ausgeprägt sein.

Bei Aszites sind die Konturveränderungen besonders gut, die strukturellen Veränderungen evtl. schlechter beurteilbar (Abb. 9.18, 9.19 a–c).

Die Lebervenen und die Pforaderäste verlaufen nicht mehr gestreckt, sondern etwas unregelmäßig geschlängelt als Folge der ungeordneten Leberarchitektur. Gleichzeitig sind ihre Wandreflexe unregelmäßig und heben sich gegen die veränderte Echostruktur der Leber nicht mehr scharf und gleichmäßig ab. Auffallend ist oft ein Kalibersprung zwischen extrahepatischer Pfortader und intrahepatischen Ästen, die so genannte „Hilusamputation" (Abb. 9.20 a–c, Tabelle 9.3).

Das Kaliber der Leberarterien wird relativ weiter, sodass sie ein gleiches Kaliber wie die parallelen Pforaderäste erreichen können und nur dopplersonographisch zu unterscheiden sind (s. unten).

**Tabelle 9.3.** Sonographische Befunde (B-scan) bei Leberzirrhose

| Merkmal | Befund | Bewertung |
|---|---|---|
| Größe | Variabel | Für eine Zirrhose sprechen nur Verkleinerung oder nach Ausschluss eines Tumors erhebliche Vergrößerung auf >18 cm in der rechten MCL |
| Relation | Zugunsten Segment 1 und linkem Leberlappen verschoben | Ratio Lobus caudatus/rechter Leberlappen >0,64 sehr sensitiv und spezifisch! |
| Form | Oberflächen konvex, Unterrand rund | Manchmal charakteristisch |
| Kontur | Grob- oder feinhöckrig | Sehr sensitiv und spezifisch (nach Ausschluss von Tumoren) |
| Struktur | Grob, inhomogen | Suspekt, wenn nachweisbar |
| Palpation | Starre Leber | Typisch, jedoch auch bei tumoröser Infiltration |
| Gefäße, intrahepatisch | Geschlängelt, Kalibersprünge, unregelmäßige Wandechos | Kein früh erkennbares Symptom |
| Pfortader, extrahepatisch | Dilatation | Unzuverlässig, da großer Überschneidungsbereich |
| | Kollateralen, randständige Thrombosen | Spezifisch wenn vorhanden |
| Arterie, extrahepatisch | Erweitert | Suspekt |
| Milz | Vergrößert | Kein frühes Symptom |
| Gallenblase | Wand verdickt | Begleitsymptom bei Aszites |
| Abdomen | Aszites | Spätes Zeichen der portalen Hypertension |

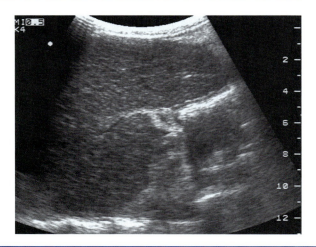

**Abb. 9.16.** Leberzirrhose. Zu beachten ist die Vergrößerung des Lobus caudatus und die „vergröberte" Echostruktur

## Portale Hypertension

Überwiegend ist die portale Hypertension beim Erwachsenen die Folge einer Leberzirrhose. Die anderen durchaus vielfältigen Ursachen sind vergleichsweise selten. Gewöhnlich wird dabei wird zwischen hepatischem, sinusoidalem, prä- oder postsinusoidalem Block, sowie prä- und posthepatitischen Ursachen unterschieden. Dabei können Lebererkrankungen auch zu kombinierten Störungen führen, wie etwa die alkoholische Leberzirrhose zu einem sowohl sinusoidalen als auch postsinusoidalen Block.

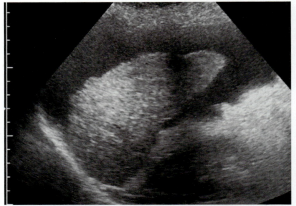

a

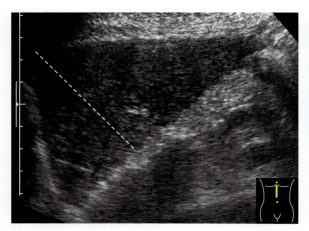

**Abb. 9.17.** Feinknotige Leberzirrhose (Durchmesser 65 mm). Unauffällige Form, jedoch deutlich erkennbare feinhöckerige Oberfläche

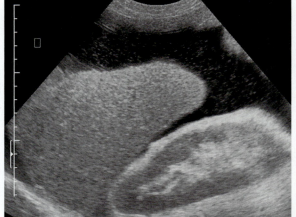

b

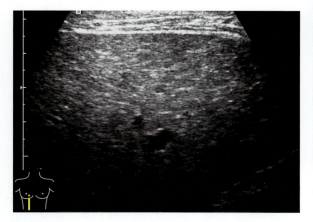

**Abb. 9.18.** Feinhöckerige Leberzirrhose. Mit hoher Frequenz (7,5 MHz) wird die unregelmäßige Echostruktur gut erkennbar (bei allerdings verminderter Eindringtiefe)

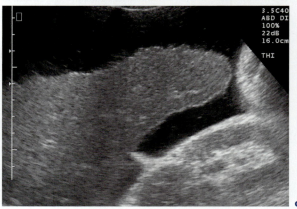

c

**Abb. 9.19 a–c.** Leberzirrhose. Bei Aszites sind die Oberflächenveränderungen besonders gut zu erkennen. **a** Verkleinerte posthepatitische Zirrhose. **b** Plumpe Leber, relativ dichte Struktur, wenig auffällige Oberfläche (alkoholische Zirrhose). **c** Kleinknotige Zirrhose mit Veränderung der Kontur und feiner Zähnung der Oberfläche

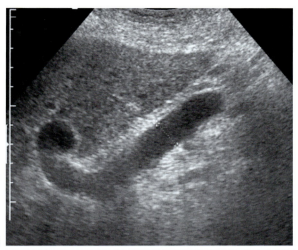

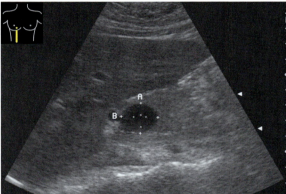

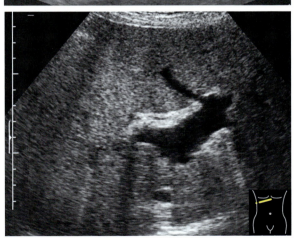

Als relativ häufige prähepatische Ursachen sind Thrombosen in der Pfortader oder Milzvene als Folge einer frühkindlichen Nabelschnurinfektion, von Tumoren oder auch postoperativ zu sehen.

Posthepatisch sind dies Erkrankungen im Bereich der großen Lebervenen (Budd-Chiari-Syndrom), der V. cava und des Herzens, Prototyp Pericarditis constrictiva. Verschiedene Ursachen und der Sitz der Störung sind in Tabelle 9.4 skizziert.

Folgen des erhöhten Druckes sind die Erweiterung des Gefäßlumens, Eröffnung von Kollateralen, Strömungsverlangsamung bis zur Umkehr

**Tabelle 9.4.** Ursachen einer portalen Hypertension beim Erwachsenen

| |
|---|
| **Prähepatisch** |
|     Thrombose Pfortader/Milzvene bei |
|         Frühkindliche Nabelschnurinfektion |
|         Tumoren (z. B. Pankreas) |
|         Postoperativ |
|         Trauma (Milz) |
|         Gerinnungsstörungen |
|     Vermehrter Fluss bei |
|         Extremer (isolierter) Milzvergrößerung |
|         (z. B. tropische Splenomegalie) |
|         Arterioportaler Fistel |
| **Intrahepatisch** |
|     Präsinusoidal |
|         Primär biliäre Zirrhose (frühes Stadium) |
|         Toxisch (Medikamente, Vitamin A) |
|         Myeloproliferative Erkrankungen |
|         Granulom |
|         Schistosomiasis |
|         Chronisch aktive Virushepatitis |
|     Sinusoidal |
|         Alkoholschaden |
|         Leberzirrhose |
|         Fulminante Hepatitis |
|         Vitamin-A-Intoxikation |
|     Postsinusoidal |
|         Zirrhose |
|         „Vein occlusive disease" |
|         Morbus Wilson |
|     Posthepatisch |
|         Budd-Chiari-Syndrom |
|         Thrombose, Kompression oder Membran |
|         in der V. cava |
|         Konstriktive Herzerkrankung |

**Abb. 9.20 a–c.** Portale Hypertonie. **a** Dilatierte Pfortader (16 mm). **b** Annähernd runder Querschnitt der dilatierten Pfortader (20 bzw. 22 mm). **c** Kalibersprung der Pfortaderäste

und Erhöhung des Widerstandes in der Leber- und Milzarterie. Sekundäre Folgen sind die Entwicklung eines Milztumors und von Aszites, abhängig vom Sitz des Hindernisses.

Die sonographische Erkennung einer portalen Hypertension beruht grundsätzlich auf dem Versuch, die Erhöhung des Druckes an ihren Folgen, also indirekt zu erkennen. Das gilt sowohl für die B-scan-Untersuchung als auch für die dopplersonographische Analyse des Flusses. Daraus wird von vornherein die Schwierigkeit und Unsicherheit dieser Diagnostik deutlich.

### Ultraschallbefund

Die B-Bild-Untersuchung erfasst vorwiegend nur morphologische Veränderungen, die infolge der Druckerhöhung auftreten. Es ist dies zunächst die Erweiterung des extrahepatischen Pfortadersystems, also vorwiegend der Pfortader selbst, der Milzvene und der oberen Mesenterialvene. Dabei wird eine Weite der Pfortader von 13 mm und mehr und der Milzvene von > 9 mm als Dilatation angesehen. Der Überlappungsbereich ist jedoch sehr groß! Einerseits findet sich auch bei gesunden Individuen eine bis 16 mm weite Pfortader, andererseits ist die Sensitivität bei einem Grenzwert von 13 mm gering, da die Pfortader anscheinend bei portaler Hypertension erst spät signifikant dilatiert ist. Besonders auffallend ist die Dilatation bei einer prähepatischen Form der Hypertension, nämlich bei erhöhtem Zufluss.

Wichtig ist daher bei der Untersuchung der Pfortader die zusätzliche Beachtung des Querschnitts, der normalerweise queroval (Kapazitätsgefäß!) ist. Ein runder Querschnitt ist daher ein relativ zuverlässiges Zeichen einer portalen Hypertension. In gleicher Weise ändert sich der Durchmesser der großen Gefäße infolge des Druckunterschiedes bei der Atmung normalerweise um 1–2 mm. Die Kaliberstarre bei tiefer Atmung, gut zu messen an der V. mesenterica superior, ist ein sensitives (um 80%) Zeichen der portalen Hypertension.

Thrombosen in der V. porta bzw. der Milzvene sind oft schon mittels B-scan zu erfassen. Sie können sowohl Folge (partiell, randständig) als auch Ursache einer portalen Hypertension (total, erweitertes Gefäß) sein (Abb. 9.21 a–d, 9.22 a,b, vgl. Abb. 9.20 a–c).

Der Nachweis von Kollateralen ist einerseits beweisend für eine portale Hypertension, andererseits wiederum kein frühes Zeichen. Kollateralen sind schon mit der B-scan-Technik zu erfassen. Sensitiver besonders bei schlechten Untersuchungsbedingungen ist die Farbdoppleruntersuchung. Am einfachsten sind die Kollateralgefäße in der Haut bei rekanalisierter Nabelvene (sowie diese selbst) und im Bereich des Milzhilus, also splenorenale und splenogastrale Kollateralen, zu erkennen. Kollateralen an der kleinen oder großen Magenkurvatur müssen an der Dorsalfläche des linken Leberlappens (relativ einfach) sowie medial der Milz, kranial des Hilus (oft schwierig), gesucht werden. Die verdickte Magenwand kann ein Hinweis sein (portalhypertensive Gastropathie).

Die rekanalisierte Nabelvene (Cruveilhier-von-Baumgarten-Syndrom, Caput Medusae) findet sich anscheinend besonders häufig bei der alkoholischen Zirrhose.

Nicht selten sind Kollateralen in der Leberpforte und in der Wand der Gallenblase (portoperitoneale Kollateralen), aber auch in unerwarteten Regionen (z. B. dorsal des rechten oder ventral des linken Leberlappens) zu finden (Abb. 9.23 a–d, 9.24 a,b).

Die Vergrößerung der Milz und das sonographisch sehr frühzeitig erfassbare Auftreten von Aszites sind weitere indirekte Zeichen einer portalen Hypertension bei Leberzirrhose.

Der Durchmesser der zuführenden Arterie nimmt zu: Der Durchmesser der A. hepatica communis, gemessen proximal etwa 1 cm distal des Abgangs, steigt es von normal 3–5 mm um 1- bis 2 mm-Werte auf 4,5–7 mm an, sodass auch hier ein Überlappungsbereich besteht (Tabelle 9.5).

Ein neuerdings mitgeteiltes Zeichen ist der Nachweis des erweiterten Ductus thoracicus gemessen cervical hinter der linken A. car. comm. (> 3 mm)

**Tabelle 9.5.** Sonographische Befunde bei portaler Hypertension

| Befund | Bewertung |
| --- | --- |
| **B-Bild** | |
| Dilatation der Pfortader (V. portae) | Unsicher, weite Überlappung |
| Runder Querschnitt V. portae | Hochgradig suspekt |
| Kaliberstarre V. mesenterica superior | Sensitiv |
| Wandständige Thrombosen V. portae | Hochgradig suspekt |
| Kollateralen | Eindeutig |
| Kaliber V. coronaria ventriculi >6 mm | Hochgradig suspekt |
| Unregelmäßige Gefäßverläufe intrahepatisch | Suspekt |
| Ductus thoracicus > 3,5 mm | Hochgradig suspekt |
| Aszites | Eindeutig, wenn andere Gründe ausgeschlossen |
| Milztumor | Sehr suspekt, wenn andere Gründe ausgeschlossen |
| Verdickte Wand der Gallenblase | Bei Aszites (signifikant für benignen Aszites), oder Kollateralgefäße |
| **Doppler** | |
| Retrograder Fluss V. portae | Beweisend |
| Kollateralen | Beweisend |
| Thrombosen | Verdächtig, evtl. extrahepatische Ursache |
| Intrahepatische Shunts mit reversem Fluss in Pfortderästen | Hochgradig verdächtig |
| Vmean 12–14 cm/s | Graubereich |
| Vmean <12 cm/s | Hochgradig verdächtig |
| RI A. hepatica >0,7 | Hochgradig verdächtig, aber weniger sensitiv |
| RI A.lienalis >0,61 (intrasplenal gemessen) | Zuverlässiger als RI A. hepatica |

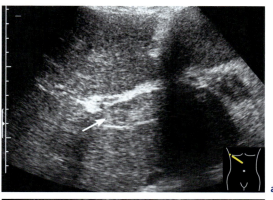
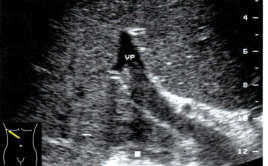
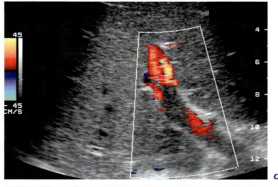
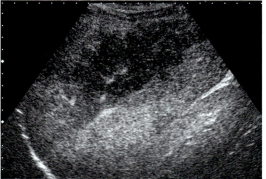

**Abb. 9.21 a–d.** Pfortaderthrombosen. **a** Thrombose der Pfortader bei Leberzirrhose (↓). Der Schallschatten wird durch das schräg getroffene Lig. teres verursacht. **b** Partielle septische Thrombose der Pfortader (B-Bild). **c** In der FKDS ist eine Restströmung sichtbar. **d** Ungleichmäßige Durchblutung der Leber infolge partieller Pfortaderthrombose, sichtbar bei Kontrastmitteluntersuchung (Längsschnitt rechts mit Darstellung des rechten Leberlappens und der Niere)

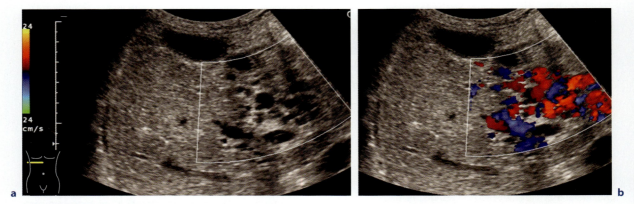

**Abb. 9.22 a,b.** Kavernöse Pfortadertransformation bei älterer Thrombose. **a** B-Bild mit einem Konvolut von Gefäßquerschnitten. **b** Farbdoppler

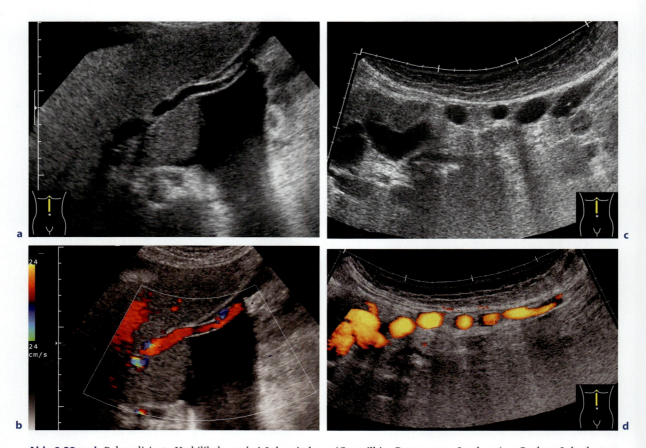

**Abb. 9.23 a–d.** Rekanalisierte Umbilikalvene bei Leberzirrhose (Cruveilhier-Baumgarten-Syndrom). **a** Rechter Leberlappen und Umbilikalvene mit Lumen im B-Bild (zirrhotisch deformierter rechter Lappen, Aszites). **b** Powerdoppler zeigt den beweisenden Fluss. **c** Multiple Gefäßlumina hinter der Bauchwand (Caput medusae), B-Bild. **d** Powerdoppler

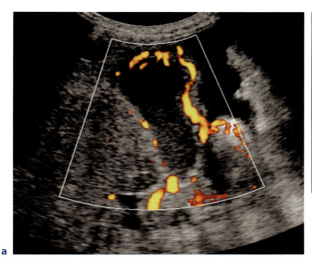

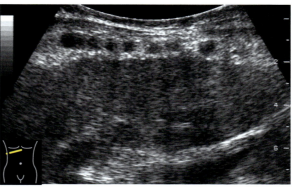

**Abb. 9.24 a,b.** Kollateralen. **a** Kollateralgefäße in der Gallenblasenwand (Aszites). **b** Kollateralgefäße vor der Leber (Cave: Punktion!)

## Dopplerbefund

Farbdopplersonographische Untersuchungen verbessern die diagnostischen Möglichkeiten qualitativ. So lassen sich auch kaliberschwächere Kollateralen auffinden und als Gefäße zweifelsfrei identifizieren. Weiterhin sind die Durchströmung eines Gefäßes und die Strömungsrichtung erkennbar. Ersteres ist wichtig, um die Rekanalisierung der Nabelvene eindeutig nachzuweisen. Es ist weiterhin nützlich zur Erkennung und Beurteilung von Thrombosen einschließlich der Unterscheidung zwischen partiellen und totalen oder rekanalisierten Thrombosen. Die oben beschriebenen Veränderungen an den intrahepatischen Gefäßen sind ebenfalls besser erkennbar, einschließlich kurzer Stenosierungen.

Die Feststellung einer Strömungsumkehr in der Pfortader ist ein sicheres Zeichen einer portalen Hypertension. Dies gilt in gleicher Weise für die Feststellung einer Strömungsumkehr „portofugal" eines in die Pfortader einmündenden Gefäßes, wie etwa der V. coronaria ventriculi. Weiterhin sind auf diese Weise veränderte Flussrichtungen in intrahepatischen Pfortaderästen als Hinweis auf arterioportale Shunts erkennen (Abb. 9.25, vgl. Abb. 9.29 a,b).

Die Dopplersonographie ermöglicht weiterhin die quantitative Messung der Flussgeschwindigkeit in der Pfortader. Dabei tritt eine Verminderung der mittleren Flussgeschwindigkeit früher ein als eine Dilatation der Pfortader und korreliert relativ gut mit dem Schweregrad der Zirrhose. Die Messung der mittleren Geschwindigkeit ($V_{mean}$) hat sich als Einzelmessung weitgehend durchgesetzt. Die Angaben über einen Grenzwert sind uneinheitlich und werden bei 12–14 cm/s angegeben. Schon daraus lässt sich der auch hier vorhandene große Überlappungsbereich ersehen (vgl. Tabelle 9.5).

Funktionstests mit Gabe von Betablockern oder Glukagon zeigen in Studien eindeutige Unterschiede zwischen Lebergesunden und Patienten mit Zirrhose: Propranolol führt normalerweise zu einer signifikanten Strömungsverlangsamung um > 25%, nicht jedoch bei Patienten mit Zirrhose. Umgekehrt führt Glukagon zu einem signifikanten Anstieg der Strömungsgeschwindigkeit um > 20%, dagegen nicht bei portaler Hypertension.

Ein anderer Weg zu einer zuverlässigeren und empfindlicheren Erkennung einer portalen Hypertension wurde über die Kombination von Messwerten versucht.

Der „*congestions index*" berücksichtigt dabei sowohl die Zunahme des Pfortaderquerschnitts als auch die Abnahme der Flussgeschwindigkeit

$$\frac{\text{Querschnittsfläche V. portae}}{V_{mean} \text{ der V. portae}}$$

Allerdings ist dabei die Messung der Querschnittsfläche durchaus fehlerbelastet.

Der *Dopplerperfusionsindex (DPI)* kombiniert die hämodynamischen Änderungen der Pfortader und der Arterie

$$\frac{\text{Volumenfluss A. hepatica}}{\text{Volumenfluss A. hepatica} + \text{V.portea.}}$$

Der DPI ist erhöht bei Zirrhose und noch mehr bei Zirrhose und HCC sowie bei Metastasen. Als Grenzwert bezüglich maligner Tumoren wird 0,3 eingesetzt. Der Überlappungsbereich ist groß, mit Werten in Studien von 0,1-0,55 (Normalwert bis etwa 0,25).

Ein *portaler Hypertensionsindex* berücksichtigt die Widerstandserhöhung in der Leber- und Milzarterie und die Verlangsamung des portalen Flusses

$$\frac{(\text{RI A. hepatica} \times 0{,}69) \times (\text{RI A. lienalias} \times 0{,}87)}{V_{mean} \text{ der V. portae m/s}^{-1}}$$

mit einer Sensitivität von >75% bei einem Wert von <1,2 m/s$^{-1}$. Der RI in Milzarterien ist aber gleichwertig sensitiv bei einem Grenzwert von 0,61 (Abb. 9.26).

In gleicher Weise wurden diese und ähnliche kombinierte Messungen im Hinblick auf ihre prognostische Aussage insbesondere auf Ösophagusvarizen untersucht.

So soll etwa ein *portaler Widerstandsindex*, kalkuliert nach der Formel

$(0{,}066 \times \text{PI A. lienalis} - 0{,}044) \times \text{TAV V. portae}$ (zeitgemittelte Maximalgeschwindigkeit des Pfortaderflusses) $\times 0{,}57$

das Risiko einer Blutung anzeigen. Ein errechneter Wert >0,020 entspricht dann einem Druck von mindestens 16 mmHg und zeigt ein hohes Risiko für Ösophagusvarizen an (Tabelle 9.6).

Die Leberarterien sind bei der Zirrhose auffallend weit. Dopplersonographisch findet sich ein erhöhter Widerstand (RI >0,7), der allerdings von zusätzlichen Faktoren beeinflusst werden kann, wie dem Entstehen arteriovenöser Shunts und dem Patientenalter.

Die großen Lebervenen reagieren gewöhnlich erst nach längerem Verlauf mit einer Änderung des normalerweise triphasischen Flussprofils. Dieses flacht ab und wird biphasisch. Der Übergang in ein bandförmiges monophasisches Profil gilt dann als unabhängiger ungünstiger prognostischer Faktor. Ein eindeutiger linearer Zusammenhang zwischen dem Ausmaß der Veränderung des Flussprofils und dem Schweregrad nach Child-Pugh ließ sich andererseits nicht klar zeigen.

Dass die Veränderungen der Hämodynamik nicht nur die Gefäße der Leber, sondern die Splanchnikusgefäße und die systemische Zirkulation erfassen, zeigen die teilweise signifikanten Anstiege des RI etwa in den Nierenarterien und in der A. centralis retinae.

**Tabelle 9.6.** Befunde, die auf erhöhtes Risiko von Komplikationen bei Zirrhose hinweisen

| Befund | Komplikation |
|---|---|
| Weite der V. coronaria ventriculi >6 mm und reverser Fluss | Ösophagusvarizen |
| Kollateralen an der Kardia und dem terminalen Ösophagus | Ösophagus, direkter Nachweis! |
| Durchmesser Milzarterie >0,52 mm | Ösophagusvarizen (92%) |
| Länge der Milz >23 cm | Ösophagusvarizen (87%) |
| Quotient Milzdurchmesser (mm)/Thrombozytenzahl <909 | Ösophagusvarizen |
| Vmax in der Pfortader (V. portae) <15 cm/s | Erhöhtes Risiko Varizenblutung |
| RI Aa. arcuatae der Nieren | |
| >0,7 | Drohendes hepatorenales Syndrom |
| >0,78 | Hepatorenales Syndrom wahrscheinlich |
| DPI >0,3 | Verdacht auf HCC |

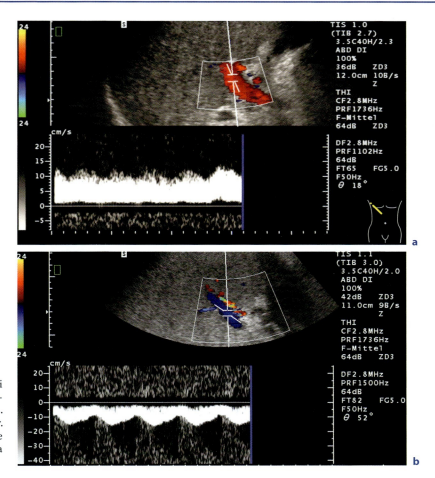

**Abb. 9.25 a,b.** Portale Hypertension bei Leberzirrhose (Farbdoppler und Spektraldoppler). **a** Verlangsamter Fluss. **b** Retrograder Fluss in der Pfortader. Im Spektraldoppler sind die Signale der parallel verlaufenden A. hepatica schwach zu sehen (Aliasing)

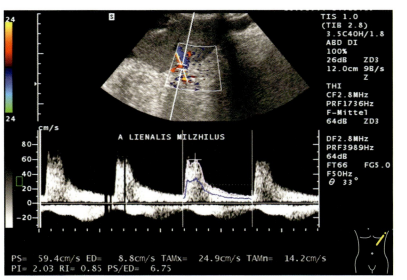

**Abb. 9.26.** Arteria lienalis. Der Spektraldoppler zeigt eine erhebliche, prognostisch ungünstige Erhöhung des RI

## 9.3.2
### Primäre Gefäßerkrankungen der Leber

**Gefäßanomalien**

*Aneurysmen* der A. hepatica sind selten. Meist werden sie zufällig entdeckt. Extrahepatische Aneurysmen werden traumatisch, arteriosklerotisch oder durch entzündliche Gefäßprozesse verursacht. Intrahepatische Aneurysmen sind nicht selten Folge iatrogener interventioneller Maßnahmen.

**Ultraschallbefund**

Im B-Bild ist eine rundliche bis ovale Aufweitung der betroffenen Arterie zu sehen, die entweder echofrei oder echoarm bei Thrombosierung ist. Gerade die thrombosierten Aneurysmen ähneln Tumoren, und der Bezug zu einem Gefäß ist nicht leicht zu erkennen.

**Dopplerbefund**

Farbdopplersonographisch sind die Natur der Läsion und der Bezug zu einem Gefäß klarer zu erkennen. Bei weitgehend thrombosiertem Aneurysma ist das beweisende Restlumen gut abzugrenzen (Abb. 9.27).

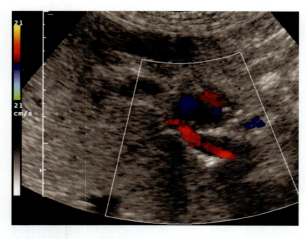

**Abb. 9.27.** Mykotisches Aneurysma einer Leberarterie. Der Prozess wurde symptomatisch durch eine Blutung in die Gallenwege

*Arteriovenöse Fisteln* sind sehr selten angeboren und werden dann bereits im Kindesalter festgestellt. Beim Erwachsenen sind sie neoplastisch oder iatrogen verursacht. Sie führen zu einer portalen Hypertension und werden durch eine Komplikation, wie eine Varizenblutung klinisch.

**Ultraschallbefund**

Sonographisch finden sich die typischen Befunde einer portalen Hypertension einschließlich Aszites und Milztumor. Die Erweiterung der Pfortader ist ausgeprägt.

**Dopplerbefund**

Mittels Farbdoppler fällt neben den allgemeinen Kriterien der portalen Hypertension ein turbulenter, pulsatiler, teilweise retrograder Fluss in der Pfortader auf (Abb. 9.28 a,b).

Intrahepatische *portovenöse Fisteln* sind angeboren oder begleitend bei Leberzirrhose und Pfortaderhochdruck. Klinisch ist die Enzephalopathie vorherrschend.

**Dopplerbefund**

Nur größere portosystemische Fisteln sind an einem venösen Strömungsprofil in auffallend verlaufenden intrahepatischen Gefäßen dopplersonographisch zu erkennen (Abb. 9.29 a,b).

Die *hereditäre hämorrhagische Teleangiektasie (Morbus Rendu-Osler-Weber)* betrifft nicht selten (bis zu 32%) die Leber, kann aber auch jedes andere (parenchymatöse) Organ betreffen. Aus erweiterten postkapillären Venen entwickeln sich die arteriovenösen Fisteln. Für die weitere Entwicklung ist das Ausmaß (Zahl, Größe, Lage) der Shunts entscheidend. Der arterielle Fluss nimmt zu. Die Arterien sind dilatiert und verlaufen (intrahepatisch) geschlängelt. Eine Leberfibrose, portale Hypertension und eine vermehrte kardiale Belastung können sich auf Dauer und abhängig vom Ausmaß der primären Veränderungen entwickeln.

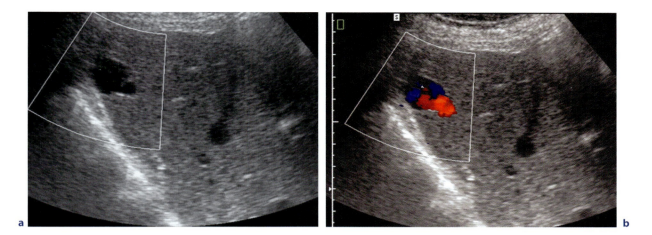

a                                                                          b

**Abb. 9.28 a,b.** Arteriovenöse Fistel. **a** Im B-Bild ist eine echofreie Läsion erkennbar (Zyste?). **b** Mittels FKDS ist der Fluss nachweisbar. (Diese Fistel wurde 20 Jahre nach einer Leberpunktion festgestellt, die nach Angaben des Patienten „dramatisch" verlief)

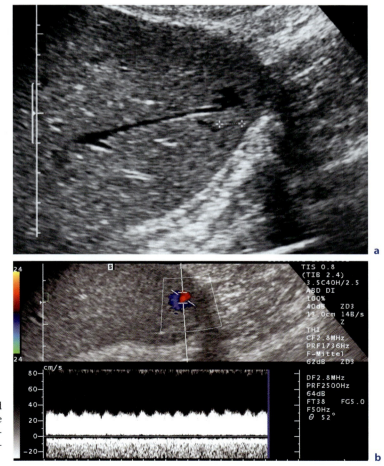

**Abb. 9.29 a,b.** Portovenöser Shunt. **a** Im B-Bild portale Vene mit unklarer Erweiterung. **b** Die Doppleruntersuchung (Triplex) zeigt einen atypischen Fluss (FKDS) in der Läsion von venösem Charakter (Spektraldoppler)

### Ultraschallbefund

Im B-Bild ist die erweiterte A. hepatica (>6 mm) das erste sehr zuverlässige Zeichen. Die intrahepatischen Arterien sind bei ausgeprägteren Fällen ebenfalls dilatiert und verlaufen geschlängelt.

Die Echostruktur der Leber selbst kann aufgrund der herdförmigen Fibrosierung unregelmäßig werden.

Die Zunahme des Durchmessers der Pfortader und der Arterie (Summe beider Querschnittsflächen) korreliert mit dem Herzzeitvolumen.

### Dopplerbefund

Arteriovenöse Shunts lassen sich nur dopplersonographisch nachweisen anhand eines beschleunigten und teilweise pulsatilen Flusses in den Lebervenen. In der erweiterten A. hepatica und den erweiterten intrahepatischen Arterienästen ist ebenfalls eine Flussbeschleunigung festzustellen ($V_{max}$> 100 cm/s) bei gleichzeitigem Abfall des Gefäßwiderstandes (RI < 0,5) infolge der Shunts (Abb. 2.18, 9.30 a–d).

Selten sind portovenöse und venovenöse Shunts, eine akzessorische linke Leberarterie und aneurysmatische Erweiterungen von Arterienabschnitten zu finden.

Eine Dilatation der A. hepatica und die Flussgeschwindigkeit korrelieren gut mit dem Schweregrad.

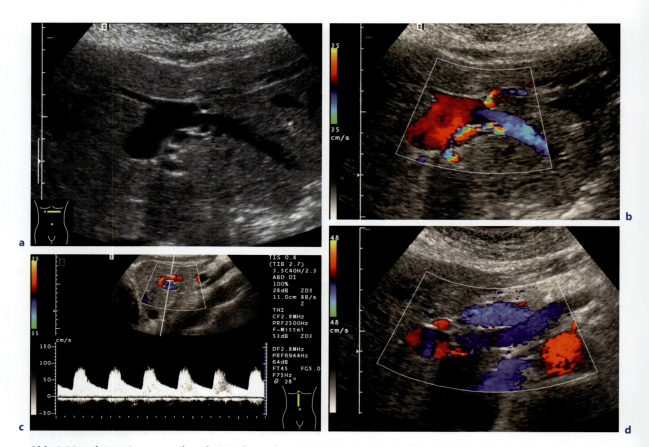

**Abb. 9.30 a–d.** Arteriovenöser Shunt bei Morbus Osler. **a** Atypischer Gefäßverlauf im B-Bild. **b** Atypische Flüsse im Farbdoppler. **c** Arterielles Strömungsprofil im Spektraldoppler als Zeichen der arteriovenösen Fistel. **d** Die dilatierte A. hepatica (A) ist gleichweit wie die Pfortader (P). Dahinter V. cava und Aorta (vgl. Abb. 2.18)

### Budd-Chiari-Syndrom und venookklusive Erkrankung

Die Einengung oder der (partielle) Verschluss der großen Lebervenen (Budd-Chiari-Syndrom) bzw. der kleinen Venen („vein occlusive disease", VOD) führen zu einer postsinusoidalen portalen Hypertension. Die Ursachen dieser seltenen Erkrankungen sind vielfältig und reichen von angeborenen Membranen in der V. cava, Tumoren und myeloproliferativen Erkrankungen bis zu Koagulopathien, Antikonzeptiva und Schwangerschaft (die Erkrankung tritt post partum auf).

Pathogenetisch werden thrombotische von nichtthrombotischen Formen unterschieden, klinisch akute und subakute Formen.

Bei der Erkrankung der kleinen Venen (VOD) sind vor allem Zytostatika sowie eine Bestrahlung der Leber ursächlich, vorwiegend in Zusammenhang mit Knochenmarktransplantationen und überwiegend bei Kindern.

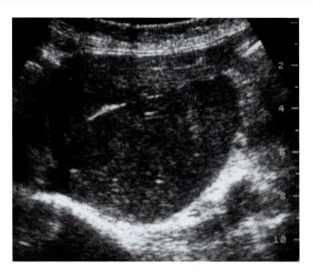

**Abb. 9.31.** Budd-Chiari-Syndrom. Auffällig ist die extreme Vergrößerung des Lobus caudatus

### Ultraschallbefund

Je nach Befallsmuster findet sich sonographisch eine Verkleinerung der betroffenen Leberabschnitte, d. h. vorwiegend des rechten Leberlappens, eine relative Vergrößerung des linken Lappens und vor allem eine manchmal monströse tumorartige Vergrößerung des Lobus caudatus. Dieser kann die V. cava komprimieren. Aszites ist häufig.

Die Echostruktur der Leber hängt einerseits von der zugrunde liegenden Erkrankung ab. Andererseits wird die Echostruktur als Folge der Nekrosen unregelmäßig und echodichter. Sie ähnelt also dem Bild einer Zirrhose. Echodichtere Regeneratknoten werden beobachtet. Die normale, echoarme Struktur des Lobus caudatus kontrastiert manchmal deutlich (Abb. 9.31).

Beim Budd-Chiari-Syndrom sind die betroffenen großen Lebervenen oft gar nicht erkennbar. In anderen Fällen finden sich bandförmige Echos ohne Lumen. Bei den thrombotischen Formen sind die Thromben manchmal direkt nachweisbar.

### Dopplerbefund

Dopplersonographisch fehlt der Fluss in den betroffenen großen Venen, oder thrombotische oder nichtthrombotische Stenosen werden direkt erkennbar. Weiterhin sind ein reverser Fluss in den großen Lebervenen und subkapsuläre venovenöse Kollateralgefäße praktisch beweisend für ein Budd-Chiari-Syndrom.

### Ultraschallbefund

Bei der Erkrankung der kleinen Venen (VOD) sind die Veränderungen an der Leber ähnlich, wenn auch bezüglich des Lobus caudatus weniger ausgeprägt. Aszites und Milzvergrößerung sind häufig. Die großen Venen sind indirekt betroffen und schwach gefüllt schlecht oder nicht darstellbar.

### Dopplerbefund

Im Gegensatz zum Budd-Chiari-Syndrom findet sich früher eine Verlangsamung des Flusses in der Pfortader bis hin zu einer Strömungsumkehr. Portovenöse Kollateralen sind häufig.

> Bei myeloablativer Behandlung zur Vorbereitung einer Knochenmarktransplantation bei Kindern wurden Splenomegalie, Aszites und nachweisbarer Fluss in der (rekanalisierten) Umbilikalvene als Zeichen einer VOD herausgearbeitet. Vor einer derartigen Behandlung sollten die relevanten Parameter bestimmt werden, um posttherapeutisch Veränderungen frühzeitig erfassen zu können.

### Kardiale Stauungsleber

Bei der akuten Stauungsleber führt die verminderte Blutzufuhr zu zentrilobulären Leberzellnekrosen. Je nach Ursache kann es zusätzlich zu einer akuten venösen Stauung kommen.

Bei der chronischen Stauung steht die venöse Abflussstörung im Vordergrund. Sie setzt sich bis in die Zentralvene fort und führt zu einer Schädigung der benachbarten Leberzellen und zu einer (Stauungs-) Fibrose. Die Leber ist aufgrund der erhöhten Blutfülle von Anfang an vergrößert.

#### Ultraschallbefund

Im B-Bild sieht man eine mehr oder weniger plump vergrößerte Leber mit konvexen Oberflächen und auch stumpfem Unterrand rechts. Die Echostruktur ist bei akuter Stauung eher echoarm, bei chronischer Stauung dichter.

Diagnostisch sind die erweiterten Lebervenen (Durchmesser >10 mm, gemessen 1 cm vor der Mündung). Im B-Bild ist auch die Dilatation der V. cava zu erkennen. Diese ist starr, d. h. sie zeigt keine atmabhängige Kaliberschwankung mehr.

Bei Fortbestehen der Erkrankung kommt es infolge zunehmender Schädigung der Leber zu Aszites

#### Dopplerbefund

Dopplersonographisch ist ein Rückfluss in den großen Lebervenen bis hin zu einem Pendelfluss zu sehen (Abb. 9.32 a,b).

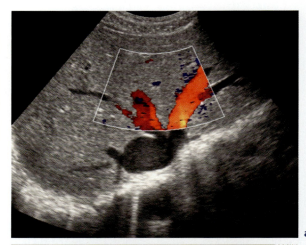

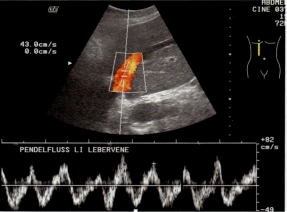

**Abb. 9.32 a,b.** Stauungsleber. **a** Im Querschnitt erweiterte V cava sowie dilatierte Lebervenen (linke Vene 13 mm, retrograder Fluss!). **b** Pendelfluss in der linken Lebervene (Triplex)

### 9.3.3
### Herdförmige Erkrankungen der Leber

Die sonographischen Befunde bei bakteriellen und parasitären Erkrankungen der Leber sind im Abschn. 9.3.1, „Diffuse Leberparenchymerkrankungen", abgehandelt, obwohl sie teilweise zu herdförmigen Veränderungen, wie Abszessen oder parasitären Zysten führen!

#### Zystische Läsionen

*Dysontogenetische Zysten* in der Leber sind entwicklungsgeschichtlich fehlentwickelte kleine Gallengänge ohne Anschluss an das Gallenwegssystem. Sie haben eine innere Epithelauskleidung und enthalten seröse Flüssigkeit.

Sie treten vereinzelt oder multipel auf. Bei einer Durchsetzung der gesamten Leber von über 50% des Volumens spricht man von einer *polyzystischen Leber*. Sie kommt zusammen mit einer polyzystischen Degeneration der Nieren, aber auch isoliert vor. Umgekehrt sind bei der polyzystischen Niere regelmäßig zumindest einzelne Zysten in der Leber zu finden.

Zu den zystischen Läsionen in der Leber gehören weiterhin biliäre Zystadenome und Meyenburg-Komplexe. Letztere sind kleinste Hamartome aus Bindegewebe.

### Ultraschallbefund

Sonographisch sind die Zysten rundlich und echofrei. Die Zystenwand hebt sich gegen die Parenchymechos nicht oder nur als einschichtige schwache Echolinie ab. Im Inneren der Zysten können feine Septen (gekammerte Zysten) vorhanden sein. Hinter den Zysten sieht man die typische (aber nicht beweisende!) Schallverstärkung, häufig begrenzt von Seitenkantenartefakten (Abb. 9.33 a,b). Feine Binnenechos sind bei sekundär verändertem Inhalt (z. B. Einblutung) möglich. Häufiger entsprechen sie Artefakten, vor allem Wiederholungsechos aus den Bauchdecken bei oberflächennaher Lage. Dies lässt sich anhand der Beobachtung während der der Atmung leicht erkennen: Die Zyste verschiebt sich mit der Leber, die Wiederholungsechos aus der Bauchwand bleiben stehen, da sich die Bauchdecke ja nicht mit verschiebt.

Die polyzystische Leber ist vergrößert. Die einzelnen Zysten sind unterschiedlich groß. Das Gesamtbild ist auf den ersten Blick verwirrend, da die Zysten selbst und die durch sie verursachten Phänomene, z. B. die Schallverstärkung, zu einem inhomogenen Bild führen (Abb. 9.34).

Meyenburg-Komplexe sind kleinste Zystchen oder echodichte Läsionen (Abb. 9.35).

### Dopplerbefund

Dopplersonographisch sind Zysten und Umgebung unauffällig. Gefäße können bei großen Zysten natürlich glatt und bogenförmig verschoben sein.

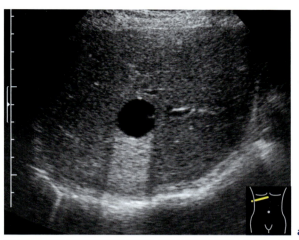
a

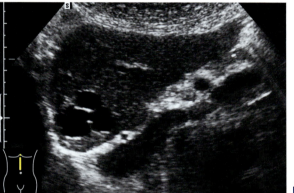
b

**Abb. 9.33 a,b.** Dysontogenetische Leberzysten. **a** Charakteristisches Bild: runde echofreie Läsion, scharf begrenzt, glatt (Seitenkantenartefakt!), dahinter Schallverstärkung. **b** Septierte Zyste (vgl. Abb. 9.9 b)

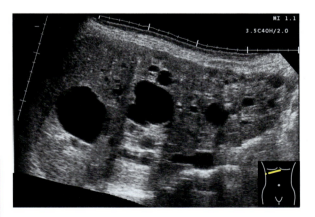

**Abb. 9.34.** Zystenleber mit multiplen kleinen und mittelgroßen Zysten

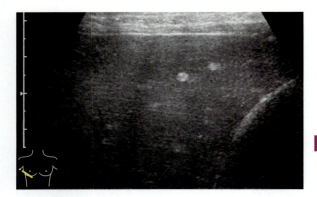

**Abb. 9.35.** Meyenburg-Komplexe im rechten Leberlappen (3 mm große echodichte, deutlich kontrastierende Knötchen)

Erworbene zystische Läsionen treten bei infektiösen, vor allem parasitären Erkrankungen auf (s. S. 157, vgl. Abb. 9.9 a-c).

*Sekundäre (Pseudo-) Zysten* sind abgekapselte Flüssigkeitsansammlung z. B. nach Traumen. Derartige abgekapselte Sekretansammlungen oder Biliome nach Gallenwegsverletzung sind, auch nach iatrogenen Maßnahmen, passager oder dauernd zu sehen. Dies gilt sowohl für chirurgische Eingriffe als auch für perkutane therapeutische Punktionen, etwa nach ablativer Tumorbehandlung.

**Ultraschallbefund**

Sonographisch sind diese „Pseudozysten" nicht immer rund und weisen eine Kapsel, die sich aus dem ursprünglichen abgrenzenden Granulationsgewebe entwickelt hat, auf. Der Zysteninhalt ist vor allem im frühen Stadium inhomogen und kann daher Binnenechos verursachen. Die Schallverstärkung ist dabei weniger ausgeprägt, und die Seitenkantenartefakte fehlen, da die Begrenzung nicht so glatt ist wie bei echten Zysten (vgl. Abb. 9.58 b).

**Peliosis hepatis**

Peliosis ist die Bezeichnung für multiple kleinste (etwa 1 mm) mit Blut gefüllte Läsionen, die teilweise noch mit Endothel ausgekleidet sind und erweiterten Sinus entsprechen. Einzelne Läsionen können auch 1–3 cm groß werden.

Ursachen sind infektiöse Erkrankungen, früher die Tuberkulose, heute die Infektion mit einem Bakterium aus der Familie der Rickettsien, Rochalimaea henselae, bei Aids. Diese Veränderungen kommen weiterhin bei malignen Tumoren vor oder werden toxisch oder medikamentös (Hormone und Anabolika, Zytostatika, Steroide) verursacht.

**Ultraschallbefund**

Sonographisch sind nur die größeren Herde, häufig subkapsulär gelegen, als echoarme Läsionen zu erkennen.

**Tumoren und tumorartige Prozesse**

*Inflammatorischer Pseudotumor (myelofibroblastischer Tumor, IMT)*

Die ätiologisch unklaren inflammatorischen Pseudotumoren sind sehr selten. Teilweise werden sie als Abheilungsphase von Abszessen oder Traumen erklärt.

Histologisch finden sich proliferierende Fibroblasten, Vernarbungen, Einblutungen und Schaumzellen., was ebenfalls auf einen postentzündlichen oder posttraumatischen Zustand hinweist. Biopsien sind nicht immer konklusiv.

**Ultraschallbefund**

Das sonographische Bild ist nicht einheitlich. Die Begrenzung ist rundlich oder seltener polyzyklisch. Manchmal ist der Prozess entlang der Gallengänge entwickelt. Die Echostruktur ist vergröbert und unregelmäßig, mitteldicht oder echoarm bzw. gering echoreich im Vergleich zur (normalen) Leber. Gefäße werden verdrängt oder imprimiert (Abb. 9.36 a).

**Dopplerbefund**

Die Farbdoppleruntersuchung zeigt keine Signale in der Läsion.

Bei Kontrastmittelgabe im frühen Stadium ist kein typisches Verhalten zu beobachten. Allenfalls einzelne Gefäße werden erkennbar. Später ebenfalls keine Aufnahme von Kontrastmitteln und somit negativer Kontrast (Abb. 9.36 b).

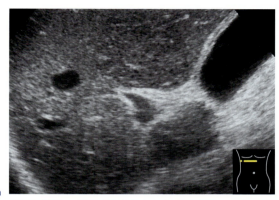

a

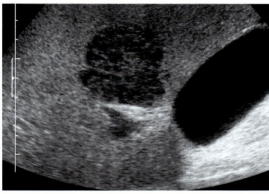

b

**Abb. 9.36 a,b.** Inflammatorischer Pseudotumor. **a** Wabig strukturierte Läsion im Segment 4 neben der Gallenblase. **b** Fast gleichartiges Bild der Läsion nach Kontrastmittel in der Spätphase, die sich allerdings so deutlicher gegen das Leberparenchym abhebt

### Adenom

Das (benigne) Leberzelladenom ist in Zusammenhang mit oralen Antikonzeptiva bei jüngeren Frauen sowie anabolen Hormonen bei Männern häufiger geworden. Sie werden eher zufällig bei unbestimmtem Druckgefühl oder Schmerz im Oberbauch entdeckt. Infolge der Risiken einer spontanen Einblutung mit möglicher Tumorruptur und der Transformation in ein Karzinom (10–15%?) ist die chirurgische Resektion indiziert, obwohl auch spontane Rückbildungen, z. B. nach Absetzen der Antikonzeptiva, zu sehen sind.

Histologisch fehlen Läppchenstruktur, Portalvenen, Gallengänge und Kupffer-Sternzellen. Die Blutversorgung erfolgt von der Peripherie zentripetal. Eine Kapsel kann vorhanden sein.

**Ultraschallbefund**

Die Struktur der meist solitären, kleineren Adenome ist mäßig echoarm oder fast der normalen Leber entsprechend und homogen. Größere und somit ältere Tumoren werden inhomogen infolge degenerativer Veränderungen, vor allem Einblutungen, Nekrosen und nachfolgenden Verkalkungen. Feine Echos an der Kapsel sind nur selten direkt zu sehen. Die Abgrenzung gegen das Leberparenchym ist jedoch scharf (Abb. 9.37 a,b).

Bei akuten Beschwerden sind echoarme Bezirke auf eine akute Einblutung verdächtig

**Dopplerbefund**

Dopplersonographisch zeigt sich ein mäßig hypervaskulärer Tumor mit Gefäßsignalen subkapsulär und mit zentropetaler Versorgung. Das Flusssignal ist venös.

Bei Kontrastmittelgabe wird in der arteriellen Phase ein schnelles Anfluten von der Peripherie her (positiver Kontrast) und in der portalen Phase eine Kontrastminderung (infolge fehlender Pfortaderäste) gesehen (im Gegensatz zur fokal noduläre Hyperplasie). In der späten Phase besteht ein geringer negativer oder kein Kontrast zum umgebenden Parenchym.

Im akuten Stadium einer Einblutung ist diese mittels Farbdoppler evtl. direkt erkennbar.

### Fokal noduläre Hyperplasie

Die fokal noduläre Hyperplasie (FNH) ist keine echte Neoplasie, sondern eine pathogenetisch noch nicht ganz verstandene hyperplastische Reaktion des Lebergewebes im Bereich eines atypischen Arterienastes. Dieser ist im Zentrum der Läsion von Bindegewebe umgeben, verzweigt sich sternförmig und versorgt den Pseudotumor „zentrifugal". Die lebertypische Läppchen- bzw. Gefäßarchitektur fehlt. Rudimentäre atypische Gallengänge und Pfortaderäste sind aber histologisch neben den in Säulen angeordneten Leberzellen nachzuweisen.

FNH sind in der Regel 1–10 cm groß. In etwa 15% sind 2 oder mehr, meist kleinere Knoten zu finden. Das simultane Vorkommen mit anderen Gefäßanomalien wird gelegentlich beschrieben.

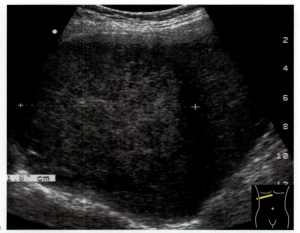

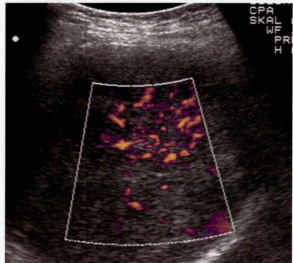

**Abb. 9.37 a,b.** Adenom im rechten Leberlappen. **a** B-Bild: 12 cm großer wenig echodichter Tumor mit einem angedeuteten Halo. **b** Powerdoppler: hypervaskulärer Prozess. Die Problematik dieser Diagnose wird durch diesen Fall illustriert: Die zufällig entdeckte Läsion wurde bei unsicherem sonographischen Befund mit anderen bildgebenden Verfahren als Adenom klassifiziert. Der Operationsbefund bestätigte die Diagnose, ebenso die Begutachtung durch den Pathologen. Bei der Nachbeobachtung fanden sich nach wenigen Monaten Metastasen eines HCC

Hormonelle Antikonzeptiva sind nicht ursächlich, eine hormonelle stimulierende Beeinflussung der Entwicklung erscheint aber möglich. Eine maligne Transformation ist nicht gegeben.

## Ultraschallbefund

Charakteristisch ist ein 2–6 cm großer Prozess mit von einer zentralen Narbe sternförmig ausgehenden septenartigen echodichteren Bindegewebssträngen. Das dazwischen liegende Gewebe ist im Vergleich zu normalem Lebergewebe gering echoärmer, gleichartig oder gering echodichter, kontrastiert also nur wenig. Kapselechos sind untypisch (vgl. Abb. 9.38 b).

Wenig charakteristische Bilder finden sich einerseits bei sehr kleinen Prozessen, die zu klein sind, um die typische Architektur darzustellen. Andererseits weisen ältere, manchmal sehr große FNH degenerative Veränderungen auf, wie echoarme Einblutungen, Nekrosen und zusätzliche Vernarbungen und sogar Verkalkungen, die insgesamt zu einem weniger typischen inhomogenen Bild führen.

Untypisch sind auch FNH mit exzentrischer Narbe und Verzweigung, oder solche, bei denen die zentrale echodichte Narbe und ihre Verzweigungen fehlen oder nicht abgrenzbar sind, da ihre Strukturdichte gegen das dazwischen liegende Leberzellgewebe nicht kontrastiert.

Die im B-Bild zu erkennenden Gefäße sind Arterien. Pfortaderäste sind zwar vorhanden, aber atypisch rudimentär, selten auch abschnittsweise ektatisch.

Bei großen FNH kann die A. hepatica dilatieren.

## Dopplerbefund

Mittels Farbdoppler ist die Verzweigung der versorgenden Arterie im typische Fall (nach Studien in etwa 70%) eindrucksvoll sternförmig oder radspeichenartig darzustellen. Weniger typische Muster entstehen bei exzentrisch gelegener Aufzweigung oder bei degenerativen Veränderungen, die auch zu Vernarbungen an den Arterienästen führen und die „klassische" Gefäßarchitektur (zer-) stören.

Das Dopplersignal ist arteriell und zeigt das Bild eines sehr niedrigen (< 0,6) Gefäßwiderstandes (infolge arteriosystemischer Fisteln). Einzelne Gefäße lassen sich dopplersonographisch als Venen identifizieren (Abb. 9.38 a–c, 9.39 a,b).

Die Kontrastmitteluntersuchung zeigt in der arteriellen Phase eine sehr schnelle Anreicherung (positiver Kontrast) und im weiteren Verlauf ein zunehmend ähnliches Verhalten, wie das Leberparenchym (Abb. 9.40 a–e).

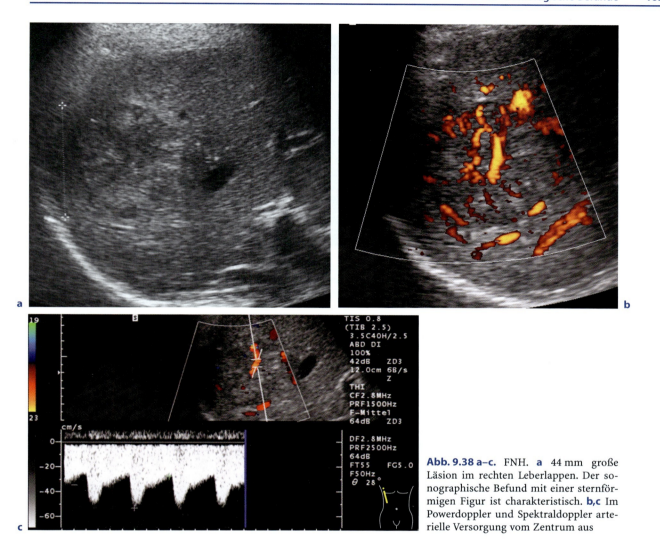

**Abb. 9.38 a–c.** FNH. **a** 44 mm große Läsion im rechten Leberlappen. Der sonographische Befund mit einer sternförmigen Figur ist charakteristisch. **b,c** Im Powerdoppler und Spektraldoppler arterielle Versorgung vom Zentrum aus

### Hämangiom

Das kavernöse Hämangiom ist ein häufiger benigner Lebertumor (bis zu 7%!), der bei Frauen etwas überwiegt. In Sektionsstatistiken ist das Verhältnis allerdings ausgeglichen, was als ein Hinweis auf eine Stimulation des Wachstums durch weibliche Hormone angesehen wird.

Die Tumoren liegen häufig subkapsulär, sind meist klein (<4 cm) und somit asymptomatisch. Feingeweblich bestehen sie aus durch Septen unterteilten und mit Endothel ausgekleideten Hohlräumen, die Blut oder thrombosiertes Blut enthalten oder obliteriert sind.

Die Unterteilung in kleine (<3 cm) kapilläre Hämangiome, die regelmäßig aufgebaut sind, und größere kavernöse Hämangiome, die unregelmäßiger strukturiert sind und größere blutgefüllte oder obliterierte Räume enthalten, wird nicht allgemein akzeptiert. Die Unterteilung in Hämangiome mit hohem Fluss und mit niedrigem Fluss ist diagnostisch wichtig (s. unten).

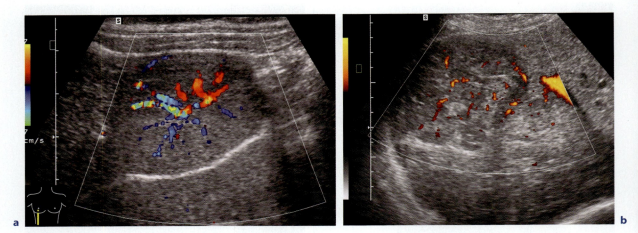

a

b

**Abb. 9.39 a,b.** FNH und hoch differenziertes HCC im Vergleich. **a** FNH mit uncharakteristischer gleichmäßiger, mitteldichter Echostruktur, aber charakteristischer sternförmiger geordneter Gefäßarchitektur. **b** HCC mit ähnlicher Echostruktur wie die FNH in Abb. 9.38 a,b, aber unregelmäßigen nur kurzstreckigen Dopplersignalen

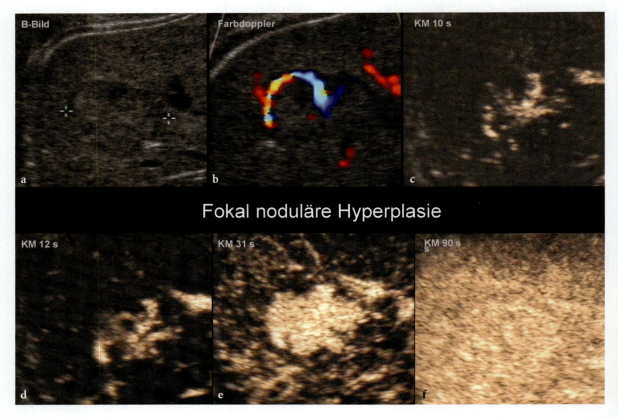

**Abb. 9.40 a–f.** FNH. Kontrastmittelsequenz mit typischer schneller Anflutung und gleichsinnigem Verhalten zum Lebergewebe in den späteren Phasen

## Ultraschallbefund

Typische Hämangiome sind 1–4 cm groß, rundlich oder polyzyklisch und scharf begrenzt. Sie liegen häufig subkapsulär oder an einer Lebervene. Die Struktur ist homogen echodicht, manchmal mit einem echoarmen Zentrum. Gefäßlumina sind im Tumor nicht zu sehen. Ein Halo fehlt. Schallverstärkung hinter der Läsion ist möglich.

In etwa 20% nach Literaturangaben, in eigener Erfahrung eher häufiger, finden sich untypische Befunde. Dies sind echoärmere, etwas inhomogener strukturierte und größere Tumoren (Abb. 9.41).

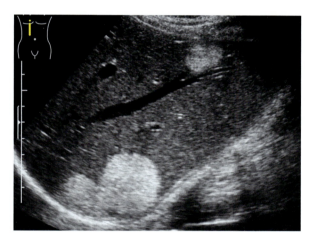

**Abb. 9.41.** 3 typische echodichte glatt begrenzte Hämangiome im rechten Leberlappen

> Zu beachten ist, dass sich die Begriffe „echoarm" oder „echoreich" auf den Vergleich zur Echostruktur des normalen Leberparenchyms beziehen. Ein eigentlich echoreicher Prozess kann also relativ echoarm in einer (noch echoreicheren) Fettleber erscheinen!

## Dopplerbefund

Die Farbdoppleruntersuchung zeigt keine Gefäßsignale in der Läsion aufgrund des extrem langsamen Flusses. Gefäßsignale um die Läsion können Hinweis auf arterioportale Fisteln sein. Nur bei Hämangiomen mit hohem Blutfluss werden selten abschnittsweise weite Tumorgefäße, also vereinzelt fleckförmige Dopplersignale gesehen. Der Fluss kann arteriell oder kontinuierlich sein. Weiterhin weisen weite abführende Venen sowie Portalvenenäste mit retrogradem Fluss auf diesen Typ hin (Abb. 9.42 a–d).

Selbst bei Kontrastmittelgabe sind größere Gefäße im Tumor, wie etwa bei der FNH, nicht nachzuweisen.

Die selteneren Hämangiome mit hohem Durchfluss reichern Kontrastmittel schnell (< 1 min) an. Zunächst sind die Kontrastmittelbläschen fleckförmig am Rand zu erkennen. Sie konfluieren in der Peripherie und füllen „irisblendenartig" die zentralen Abschnitte auf. Die Geschwindigkeit der Auffüllung hängt von der Art und dem Kaliber des zuführenden Gefäßes ab, das arteriell oder eine Portalvene sein kann. Auch abführende Gefäße und Shunts beeinflussen den Ablauf. Selten ist eine schnelle Anreicherung des gesamten Tumors in der arteriellen Phase, wie bei hypervaskulären malignen Tumoren.

Bei niedrigem Fluss verläuft die positive Kontrastierung langsamer in Minuten, aber im Prinzip gleichartig von der Peripherie aus. Besonders bei größeren Hämangiomen bleiben vernarbte und thrombosierte Bezirke ausgespart (Abb. 9.43 a–f).

### Hepatozelluläres Karzinom

Das hepatozelluläre Karzinom (HCC, zum chonangiozellulären Karzinom/CCC s. Kap. 10) gehört zu den häufigsten malignen Tumoren weltweit, mit jedoch geographisch sehr unterschiedlicher Verteilung und hoher Inzidenz in Südostasien und im subsaharischen Afrika. Diese Prävalenz korreliert mit der Verbreitung der Hepatitis B, wobei zwischen Infektion und Entwicklung eines HCC über 30 Jahre liegen. Jedoch sind auch andere ätiologische Faktoren bekannt, wie z. B. die Hämochromatose oder

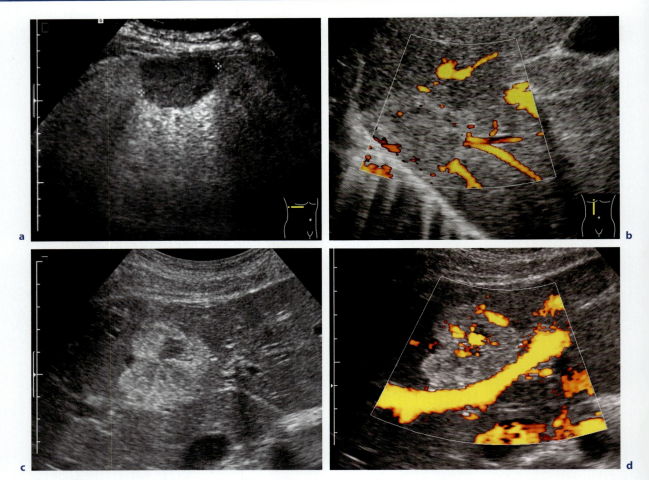

**Abb. 9.42 a–d.** Etwas atypischere Hämangiome. **a** Die Echostruktur dieses Hämangioms (47 mm) wirkt echoarm im Vergleich zum umgebenden Gewebe bei Fettleber. Bemerkenswert ist die Schallverstärkung hinter dem Tumor. **b** Teilthrombosiertes Hämangiom mit echoärmerem Zentrum. Keine eindeutigen Gefäßsignale im Tumor (auffallend die Artefakte an der Pleura: Auroraphänomen). **c** Ähnlich unregelmäßiges Bild in einem anderen Fall. Der Tumor ist sehr scharf und glatt begrenzt. **d** Kräftige Gefäßsignale im Tumor als Zeichen eines High-flow-Hämangioms

Toxine und Medikament (Aflatoxin, Alkohol oder Androgene). In Mitteleuropa wird es vorwiegend bei Patienten mit Leberzirrhose gefunden.

Pathologisch-anatomisch ist das Bild sehr variabel. Histologisch ist der Tumor hoch differenziert mit follikulär oder trabekulär angeordneten Zellen, mäßig differenziert mit großen oder spindelzellig veränderten Tumorzellen oder entdifferenziert anaplastisch. Makroskopisch finden sich mehr expandierend wachsende große Tumoren, evtl. mit Kapsel, oder infiltrierende Tumoren, einzeln oder multifokal. Gefäßeinbrüche können zu den oben beschrie-benen Folgen, also etwa einem Budd-Chiari-Syndrom, führen. Metastasen finden sich vorwiegend in peritonealen Lymphknoten. Lungenmetastasen sind nicht selten.

Das *fibrolammelläre Karzinom* ist eine gut differenzierte Variante eines HCC, die vor allem bei jüngeren Menschen (um 25 Jahre) ohne Zusammenhang mit einer Hepatitisinfektion, also in einer gesunden Leber auftritt. Der Tumormarker Alphafetoprotein (AFP) ist nicht erhöht. Histologisch sind die Tumorzellen lamellär zwischen kollagenem Bindegewebe angeordnet. Teilweise sind die Tumoren eingekapselt.

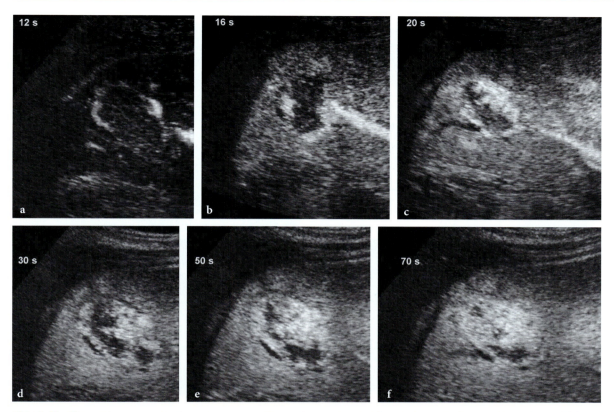

**Abb. 9.43 a-f.** Die Kontrastmitteluntersuchung eines Hämangioms zeigt ein hier relativ rasch eintretendes typisches Irisblendenzeichen

### Ultraschallbefund

Sonographisch findet sich häufiger ein solitäres HCC. Selten sind multiple Herde zu beobachten. Typisch ist im fortgeschrittenen Stadium ein großer Tumor mit mehreren kleinen Satellitentumoren in der Umgebung.

Die Abgrenzung gegen die Umgebung ist uneinheitlich: Vorwiegend bei höher differenzierten Tumoren ist sie relativ scharf. Häufige Seitenkantenartefakte können auf eine dickere (> 1-2 mm) Kapsel hinweisen. Bei infiltrierendem Wachstum ist die Grenze mehr unscharf. Hinter den Tumoren kann eine Schallverstärkung zu sehen sein.

Die Echostruktur ist erwartungsgemäß sehr variabel: Kleine Tumoren sind häufiger echoarm, seltener echodicht. Mittelgroßen Tumore zeigen häufiger einen Halo und sind eher mitteldicht oder

dicht. Größere Tumoren sind nicht selten inhomogen. Degenerative Veränderungen beeinflussen das Erscheinungsbild weiter bis hin zu einem echofreien „zystischen" Bild (Abb. 9.44 a-d, 9.45 a-d).

Insgesamt variiert das sonographische Bild sehr, abhängig von der Anatomie des Tumors, seinem Alter und seiner Größe (s. Abschn. 4.2). Eine eindeutige Korrelation zwischen sonographischem Phänotyp und Differenzierungsgrad lässt sich nicht feststellen.

Andererseits ist ein Tumor in einer Leberzirrhose, sofern keine Regeneratknoten vorliegen, in der Regel ein HCC, da Metastasen in zirrhotischen Lebern kaum vorkommen.

In den größeren Venen lassen sich Tumoreinbrüche schon im B-Bild erkennen, wenn auch nicht gegen Thromben abgrenzen (vgl. Abb. 9.48 a).

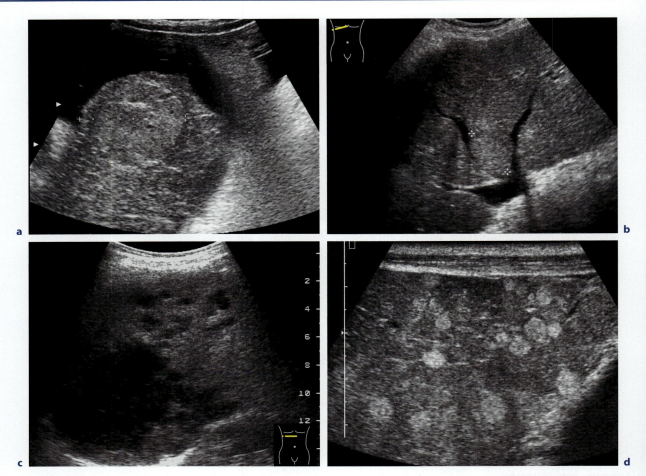

**Abb. 9.44 a–d.** HCC. Die Bildsequenz deutet die sehr unterschiedlichen sonographischen Bilder bei HCC an. **a** 44 mm großer mitteldichter Tumor in einer zirrhotischen Leber (Oberfläche, Aszites). **b** Kaum kontrastierender 35 mm großer Tumor bei Leberzirrhose (auffallend sind die Verläufe der schmalen Venen). **c** Sehr echoarmes HCC umgeben von intrahepatischen Satellitenmetastasen. **d** Multizentrisches, sonographisch echodichtes HCC

## Dopplerbefund

Die Farbdoppleruntersuchung, besonders im Power-mode, offenbart in etwa 2/3 der Fälle bereits die Hypervaskularität des HCC – abhängig nicht zuletzt von der Leistungsfähigkeit des Gerätes. Typisch aber nicht immer serkennbar ist das Eintreten der Gefäße vom Rand aus („basket pattern") Die einzelnen Gefäße verlaufen nicht so gestreckt wie etwa bei der FNH, sind also nur kurzstreckig darzustellen. Eine chaotische Gefäßarchitektur spricht für ein schlecht differenziertes HCC (Abb. 9.46 a,b, 9.47).

Die zuführende Arterie lässt sich nicht selten auffinden. Der Fluss ist pulsatil mit einer $V_{max}$ von 70–90 cm/s. Neugebildete Tumorgefäße zeigen einen hohen Gefäßwiderstand.

Die Hypervaskularität, die chaotische Gefäßarchitektur und Einzelheiten sind mittels Kontrastmittel besser zu sehen. So ist etwa die typische zuführende Arterie in einem wesentlich höheren Prozentsatz nachzuweisen.

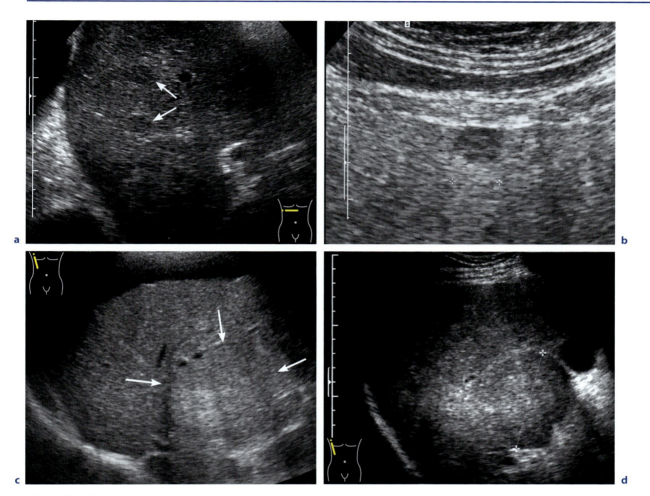

**Abb. 9.45 a–d.** HCC und Regeneratknoten bei Leberzirrhose. **a** 2 kleine, wenig kontrastierende echoarme Knoten (↓↓, etwa 10 mm groß). **b** 12 mm großer echoarmer Regeneratknoten. **c** Etwa 60 mm großes HCC medial im rechten Lappen, kaum kontrastierend, jedoch Verdrängung der Gefäße (↓). **d** 68 mm großes (ungewöhnlich!) Regenerat an gleicher Stelle (bei einem anderen Patienten)

Die Doppleruntersuchung, ggf. mit Kontrastmittel, ermöglicht weiterhin die Unterscheidung zwischen Tumorzapfen und Thrombosen in venösen Gefäßen aufgrund des Nachweises von Gefäßsignalen in den ersteren (Abb. 9.48 a,b).

Bei Kontrastmittelgabe ist ein schnelles Anfluten in der arteriellen Phase typisch für ein HCC mit zunächst der Darstellung der zuführenden Gefäße im Randgebiet („basket pattern"), dann des chaotischen Gefäßnetzes und einem meist deutlichen positiven Kontrast zum Leberparenchym in der kapillären Phase. Bei einem Teil der HCC fällt die Anreicherung in der portalen Phase oder zögerlicher erst in der Spätphase ab, und es entsteht ein negativer Kontrast zum umgebenden Lebergewebe. Andere HCC zeigen in der portalen Phase eine Anreicherung wie das umgebenden Lebergewebe (kein Kontrast) und fallen auch in der Spätphase nicht stärker ab. Dieses Verhalten spricht für einen höheren Differenzierungsgrad. Auch über eine teilweise Versorgung dieser Tumoren über Portalvenengefäße wird spekuliert (Abb. 9.49 a–d).

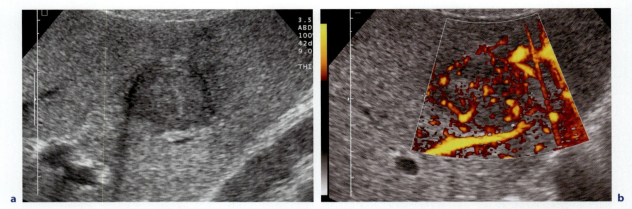

**Abb. 9.46 a,b.** HCC in einer nichtzirrhotischen Leber. **a** B-Bild: Bemerkenswert ist der Seitenkantenartefakt als Hinweis auf eine glatte Begrenzung (Kapsel). **b** Hypervaskuläres Gefäßbild vom angedeuteten „Basket-Typ"

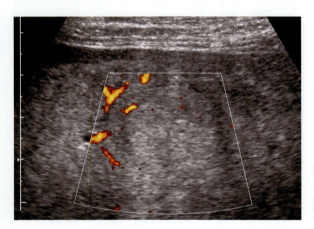

**Abb. 9.47.** Hypovaskuläres HCC bei Leberzirrhose (unregelmäßige Echostruktur, Aszites)

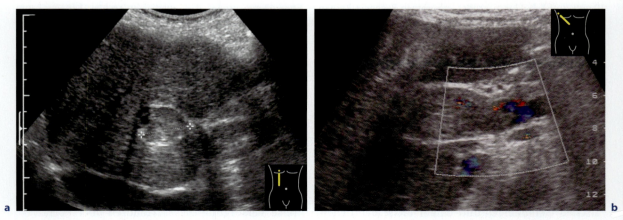

**Abb. 9.48 a,b.** Tumorthrombus bei HCC. **a** Im Querschnitt sieht die erweiterte (29 mm) Pfortader wie ein Tumor mit Kapsel aus. **b** Längsschnitt durch einen Tumorthrombus (anderer Fall). In der FKDS einzelne Gefäßsignale im Tumorthrombus

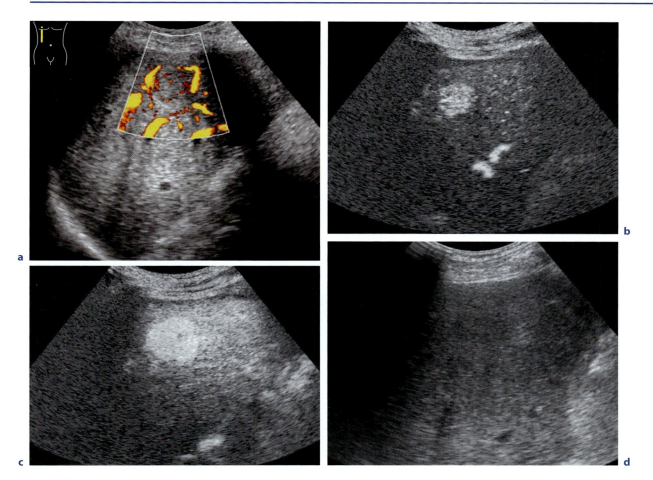

**Abb. 9.49 a-d.** Kleines HCC, Kontrastmitteluntersuchung. **a** Wenig Dopplersignale in dem mitteldichten, wenig kontrastierenden Tumor (vgl. Abb. 9.61 c). **b** Früharteriell deutliche „positive" Darstellung des HCC. **c** Nach 22 s kontrastiert das HCC deutlich gegen das Lebergewebe. **d** In der Spätphase (5 min) schwacher negativer Kontrast gegen das Parenchym

### Metastasen

Die Leber ist das bevorzugte Zielorgan für hämatogene Metastasen, nicht nur aus dem Bauchraum. Besonders häufig sind Metastasen von Primärtumoren des Dickdarms, Pankreas, der Mamma, des Magens, der Speiseröhre und der Lunge sowie von neuroendokrinen Tumoren. Insofern ist die Leber das wichtigste Organ bei der Suche nach hämatogenen Metastasen nach Entdeckung eines Primärtumors. Die Entdeckung von Lebermetastasen vor Diagnose des Primärtumors wird jedoch auf nur etwa 5% geschätzt.

**Ultraschallbefund**

Metastasen sind häufiger multipel als solitär und häufiger klein oder mittelgroß. Selten sind einzelne sehr große metastatische (langsam wachsende) Tumoren (Kolonkarzinom). Die Begrenzung ist mehr oder weniger (Halo) scharf. Kleine Metastasen sind rundlich, größere Tumoren sind oft unregelmäßig oder polyzyklisch begrenzt.

Die Echostruktur von Metastasen zeigt alle denkbaren Varianten einer abgrenzbaren soliden fokalen Läsion: Kleine Metastasen sind relativ homogen und echoarm oder echodicht im Vergleich zum Lebergewebe. Mittelgroße Metastasen haben häufig ein echoarmes peripheres Randgebiet, den so genannten Halo. Er entspricht am ehesten der wachsenden aktiven Tumorperipherie. Jedenfalls wird er nicht durch Gefäße verursacht, wie bei Schilddrüsenknoten (Abb. 9.50 a–d)!

Größere Metastasen sind eher mitteldicht oder echoreich und inhomogen. Zentrale echoarme oder gar echofreie Bezirke entstehen durch degenerative Veränderungen (Nekrosen). Vernarbungen und Verkalkungen führen zu echoreichen Veränderungen und starken Echokomplexen in dem dann inhomogenen Tumor (Abb. 9.51 a–c).

Das Erscheinungsbild des Tumors lässt nur begrenzt und näherungsweise Rückschlüsse auf die Art des malignen Tumors zu. So sind echoarme Metastasen bei Tumoren des Pankreas, des Magens, der Lunge und der gynäkologischen Organe zu sehen. Besonders echoarm sind Melanommetastasen. Echoreiche auch kleine Metastasen sind häufig bei Kolonkarzinomen.

Diese echoreichen Metastasen beim Kolonkarzinom gelten als prognostisch günstiger als echoarme (Abb. 9.52 a,b).

Das Erscheinungsbild eines metastatischen Tumors hängt auch von seinem Alter ab. So wird ein kleiner echoarmer Tumor zunehmend echodichter im Zentrum und zeigt einen Halo. Noch später wird der Tumor echodicht, und der Halo wird schmal oder verschwindet unter Therapie.

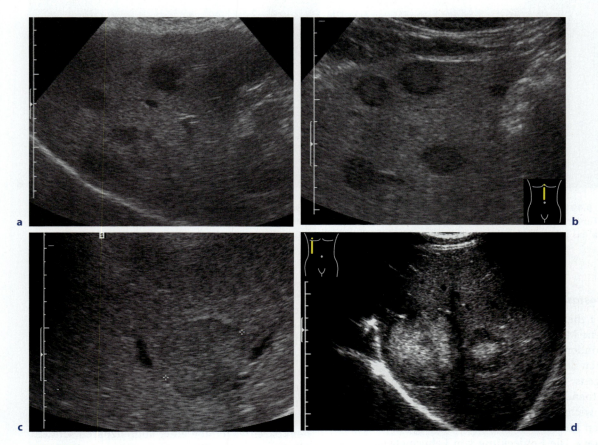

**Abb. 9.50 a-d.** Lebermetastasen. **a** Sehr echoarm, unscharfe Begrenzung (Pankreas). **b** Echoarm mit angedeutetem Halo und echodichterem Zentrum (Gallenblasenkarzinom). **c** Mitteldicht, d. h. gleiche Dichte wie die Leber. Die Metastase (Kolon) ist nur aufgrund des schmalen Halo zu erkennen. **d** Echodichte Metastasen mit Halo, ältere langsam wachsende Melanommetastasen

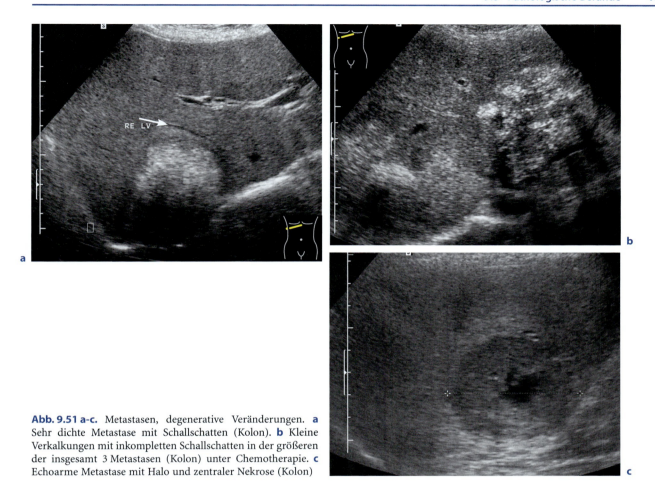

**Abb. 9.51 a-c.** Metastasen, degenerative Veränderungen. **a** Sehr dichte Metastase mit Schallschatten (Kolon). **b** Kleine Verkalkungen mit inkompletten Schallschatten in der größeren der insgesamt 3 Metastasen (Kolon) unter Chemotherapie. **c** Echoarme Metastase mit Halo und zentraler Nekrose (Kolon)

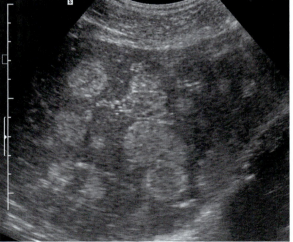

**Abb. 9.52 a,b.** Metastasenleber. **a** Echoarme Metastasen mit Halo (Mammakarzinom). **b** Echodichte Metastasen eine Kolonkarzinoms (vgl. Abb. 9.11)

Metastasen verdrängen die normalen Gefäße, und sind vorwiegend hypovaskulär, zeigen also nativ eher keine oder nur vereinzelt fleckförmige Gefäßsignale. Selten sind mit Powerdoppler gewundene irreguläre arterielle Gefäße zu sehen.

Hypervaskulär verhalten sich Metastasen von Nieren-, differenzierten Schilddrüsen-, Mamma- und neuroendokrinen Primärtumoren (Abb. 9.53 a–c).

Auch bei Kontrastmitteleinsatz zeigen sich in den Metastasen gewöhnlich keine größeren Gefäße. Die Anreicherung erfolgt in der arteriellen Phase unterschiedlich schnell vom Rand zum Zentrum, wobei narbige Bezirke ausgespart bleiben. Ein chaotisches Gefäßnetz mit vorwiegend kleinen irregulären Arterien kann vorübergehend sichtbar werden. Der besonders bei gefäßreicheren Metastasen positive Kontrast gegenüber dem Leberparenchym in der kapillären Phase verschwindet in der portalen Phase zunehmend. Dabei wird zunächst noch ein signalreicherer peripherer Ring sichtbar. In der Spätphase fehlen die Signale weitgehend. Somit ist diese Phase gut geeignet, kleine Metastasen zu entdecken (Abb. 9.54 a,b).

### Maligne Lymphome

Non-Hodgkin-Lymphome befallen die Leber meist sekundär. Primäre Leberlymphome sind sehr selten. Auch bei Morbus Hodgkin kann die Leber beteiligt sein (Stadium IV). Die Infiltration kann diffus oder nodal erfolgen.

Bei diffuser Infiltration kommt es zu einer Vergrößerung des gesamten Organs. Die Echostruktur ist uncharakteristisch, die Schallleitung gut (Abb. 9.55 a–c).

Herdförmiger Befall führt zu meist multiplen, eher kleinen und mittelgroßen, sehr echoarmen, etwas inhomogenen rundlich oder unregelmäßig begrenzten Knoten.

Die Milz und die (regionalen) Lymphknoten sind mit betroffen, was auf die Natur der Leberveränderungen hinweist.

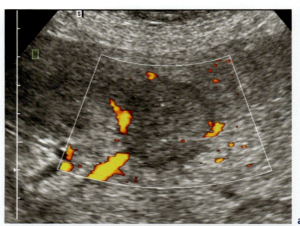

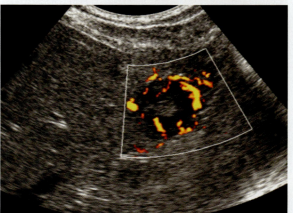

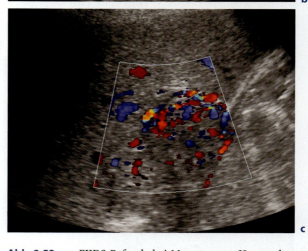

**Abb. 9.53 a-c.** FKDS-Befunde bei Metastasen. **a** Hypovaskuläre Metastase (Kolon). **b** Mäßig hypervaskuläre Metastase eines malignen Melanoms. **c** Hypervaskuläre Metastase eines Nierenzellkarzinoms

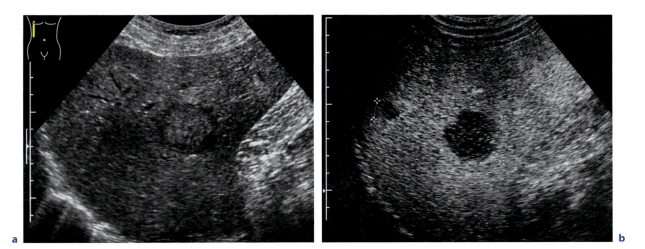

**Abb. 9.54 a,b.** Verbesserung der Metastasenerkennung durch Kontrastmittel. **a** Nativ einzelne größere mitteldichte Metastase (26 mm) mit Halo bei Kolonkarzinom. **b** In der Spätphase wird daneben eine 11 mm große Metastase erkennbar (sowie weitere außerhalb dieser Schnitteben). Diese haben nativ mutmaßlich noch keinen Halo und waren bei fehlendem Kontrast daher nicht zu erkennen

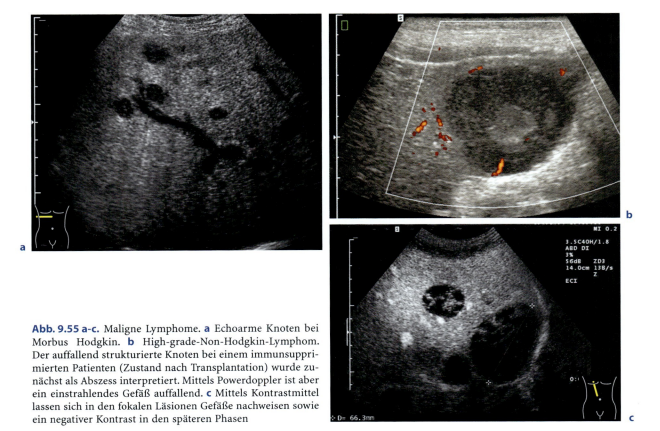

**Abb. 9.55 a-c.** Maligne Lymphome. **a** Echoarme Knoten bei Morbus Hodgkin. **b** High-grade-Non-Hodgkin-Lymphom. Der auffallend strukturierte Knoten bei einem immunsupprimierten Patienten (Zustand nach Transplantation) wurde zunächst als Abszess interpretiert. Mittels Powerdoppler ist aber ein einstrahlendes Gefäß auffallend. **c** Mittels Kontrastmittel lassen sich in den fokalen Läsionen Gefäße nachweisen sowie ein negativer Kontrast in den späteren Phasen

Systematische dopplersonographische Untersuchungen fehlen weitgehend. Nativ fehlen Dopplersignale in den Tumorknoten häufig.

Bei Kontrastmitteluntersuchungen verhalten sich die tumorartigen Läsionen ähnlich wie hypervaskuläre Metastasen. Es kommt zunächst zu einer schnellen Anreicherung in der arteriellen Phase, die besonders im Randgebiet bis in die portale Phase reichen kann mit Darstellung vieler fleckförmiger und dünner linearer Gefäße. In der Parenchymphase kommt es zu einem im Vergleich zum Leberparenchym zunehmenden Signalverlust mit einem retikulären Muster und zunehmend negativem Kontrast in der Spätphase.

### 9.3.4
### Therapiekontrolle

#### TIPS

Die *t*ransjuguläre Implantation eines *i*ntrahepatischen *p*ortosystemischen *S*hunts (TIPS) ist eine wichtige Behandlungsmethode der portalen Hypertension geworden. Die Senkung des portalen Hochdrucks wird durch die Verbindung zwischen einem rechten Pfortaderast und einer Lebervene erreicht, führt aber einen Teil des Pfortaderblutes an der Leber vorbei mit den Folgen eines fehlenden oder verminderten „First-pass-Effektes" einerseits und einer Verminderung der Leberdurchblutung andererseits. Diese kann über eine vermehrte arterielle Zufuhr allmählich ausgeglichen werden.

Die typische Komplikation vor allem im ersten Jahr (bis 30%) ist die thrombotische Stenosierung des Stents mit dem Risiko einer erneuten Varizenblutung. Die rechtzeitige Diagnose ermöglicht eine Behandlung über erneute transjuguläre Kathetertechnik.

Nach TIPS kommt es zu einer Flussbeschleunigung im Stamm der Pfortader und zu einer Strömungsumkehr in den Pfortaderästen (hepatofugaler Fluss Richtung TIPS). Die Geschwindigkeit in der A. hepatica steigt deutlich an.

Die sonographischen Kontrollen müssen stets unter gleichen Bedingungen erfolgen, am besten nach einer mindestens 6-stündigen Fastenperiode. Der Zugang erfolgt von rechts lateral, interkostal beim auf dem Rücken liegenden oder nach links gedrehten Patienten.

Mittels Farbdoppler wird zunächst die vollständige Offenheit unter Beachtung von Turbulenzen und (thrombotischen) Aussparungen sowie Strömungsrichtung im Stent und in den großen Lebergefäßen überprüft. Anschließend erfolgt die Geschwindigkeitsmessung proximal (portales Ende), in der Mitte und distal (Lebervene) im Stent sowie in der Pfortader vor und in der Lebervene hinter dem Stent. Dabei können die Messungen methodisch im Hinblick auf den Winkel schwierig sein.

Die Angaben über die Flussgeschwindigkeit in einem funktionierenden Stent bzw. für die Erkennung einer Stenosierung sind durchaus uneinheitlich. Die Geschwindigkeit ist auch an den verschiedenen Abschnitten des Stents unterschiedlich, am höchsten auf der venösen Seite ($V_{max}$ 90–200 cm/s). Ein turbulenter Fluss >200 cm/s in der Lebervene und ein $V_{max}$ <20 cm/s in der Pfortader gelten als dringend suspekt auf eine Stenosierung. Weiterhin wird eine Differenz zwischen $V_{max}$ und $V_{min}$ im Stent >50 cm/s als Hinweis auf eine Stenosierung berichtet.

Insgesamt muss die Frage der Funktion unter Beachtung aller Kriterien und unter Einschluss der Pfortader vor und der Lebervene hinter dem Stent erfolgen. Dabei ist die immer unter gleichen Bedingungen erfolgende Untersuchung und der Vergleich mit dem Ausgangswert wohl das sicherste Verfahren zur Erkennung einer Dysfunktion eines Stents.

3 Typen einer Stenosierung können unterschieden werden:

- Die früh auftretende Stenosierung am portalen Anfang des Stents ist zugleich die seltenste. Typisch hierfür sind eine turbulente Strömung am Anfang des Stents, eine Abnahme der Geschwindigkeit im distalen Stentverlauf und die bei jeder Stenose erniedrigte Geschwindigkeit in der zuführenden Pfortader.
- Häufiger ist die Stenosierung im mittleren Abschnitt. Die Strömung im Stent und poststenotisch ist turbulent und im Stent beschleunigt oder im fortgeschrittenen Stadium auch verlangsamt.
- Am häufigsten (etwa 70%) ist die Stenose infolge Pseudointimaablagerungen am venösen Ende des Stents oder am Anfang der abführenden Vene, kenntlich an den dort jeweils nachweisbaren Turbulenzen und der erniedrigten Geschwindigkeit in der Vene (Abb. 9.56 a,b).

### Leberresektion, Lebertransplantation

Postoperative Kontrollen dienen der Erkennung von Komplikationen. Spätere Kontrollen sind bei malignen Erkrankungen zur Erkennung von Rezidiven indiziert. Umgekehrt ist bei unklaren Läsionen die Kenntnis früherer Operationen zur richtigen Differenzierung der festgestellten Veränderungen notwendig.

Für die anfangs sehr engmaschigen Kontrollen nach Lebertransplantation, auch am Krankenbett, ist die Ultraschalldiagnostik besonders geeignet. Die Untersuchung dient in erster Linie der Erkennung von Komplikationen. Zuverlässige Kriterien einer Abstoßung konnten dagegen bisher nicht gefunden werden. Voraussetzung ist die genaue Kenntnis der Operation selbst, besonders bei teiltransplantierten Lebern.

### Ultraschallbefund

In der unmittelbar postoperativen Phase sind atypische Flüssigkeitsansammlungen Hinweise auf Hämatome, Serome und evtl. Biliome (Abb. 9.57 a). Differenzialdiagnostisch müssen Abszesse abgegrenzt werden, da die Patienten unter Immunsuppression stehen. Hier ist auf das ähnliche Bild von Nahtmaterial und Gasechos in Abszessen zu achten (Abb. 9.57 b).

Eine inhomogene Leberstruktur kann durch ein Ödem, ungleichmäßige Durchblutung und Ischämie verursacht sein und einen unspezifischen Hinweis auf eine drohende Abstoßung bedeuten.

Hinzu kommen in diesem Fall Symptome an den Gallenwegen, wie Rarefizierung der kleinen Gallengänge und Verengung der größeren Gallenwege.

Schließlich kann auch die ursprüngliche Erkrankung, die zur Transplantation führte, wieder auftreten.

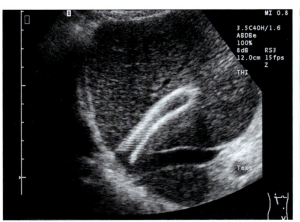
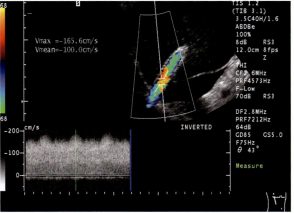

a  b

**Abb. 9.56 a,b.** TIPPS. **a** B-Bild. **b** Triplex mit Messung der (hohen) Geschwindigkeit

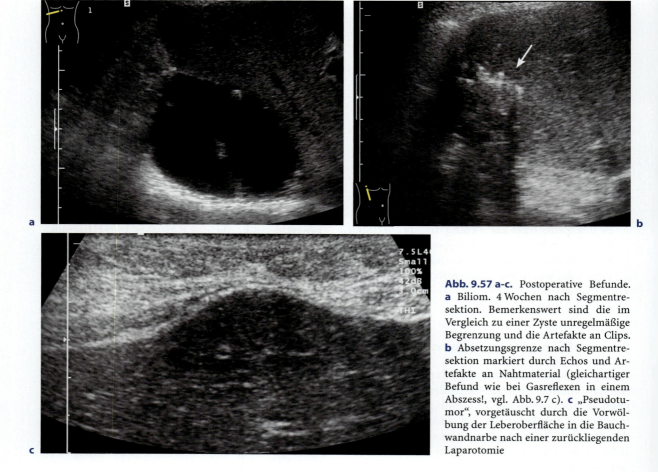

**Abb. 9.57 a–c.** Postoperative Befunde. **a** Biliom. 4 Wochen nach Segmentresektion. Bemerkenswert sind die im Vergleich zu einer Zyste unregelmäßige Begrenzung und die Artefakte an Clips. **b** Absetzungsgrenze nach Segmentresektion markiert durch Echos und Artefakte an Nahtmaterial (gleichartiger Befund wie bei Gasreflexen in einem Abszess!, vgl. Abb. 9.7 c). **c** „Pseudotumor", vorgetäuscht durch die Vorwölbung der Leberoberfläche in die Bauchwandnarbe nach einer zurückliegenden Laparotomie

## Dopplerbefund

Die Beurteilung der Gefäße mittels B-Bild oder Farbdoppler dient zunächst der Erkennung von Thrombosen und Aneurysmen. Die Analyse des Flusses in der A. hepatica und auch der Pfortader ist wichtig zur Erkennung von Änderungen des Flussprofils als Hinweis auf sich ausbildende Stenosen oder auf Fisteln. Bei proximalen Stenosen zeigen die Parenchymarterien einen langsamen Fluss (< 30 cm/s) bei niedrigem RI (< 0,5) und einen langsamen Anstieg der systolischen Geschwindigkeit (Tardus-parvus-Profil). Als Folge können sich Infarkte (anfangs echoarm und im Idealfall dreieckig) entwickeln (Im Zweifel Kontrastmittel!).

Dünne und irreguläre Gefäße finden sich bei einem Ödem des Parenchyms und bei Endophlebitis. Das Flussprofil in den Lebervenen ist abgeflacht. Dies und der langsame Fluss in den zunehmend engeren, weil teilthrombosierten Arterienästen kann wiederum ein unspezifisches Symptom auf eine (chronische) Abstoßung sein.

## 9.3.5
## Trauma

Das stumpfe Bauchtrauma trifft nicht selten die Leber. Bevorzugt ist der rechte Leberlappen, der linke kann dem Druck eher ausweichen. Folgen sind Blutungen in das Gewebe, Gewebeeinrisse und selten der Einriss größerer Gefäße. Letzteres ist eher typisch für spitze Verletzungen.

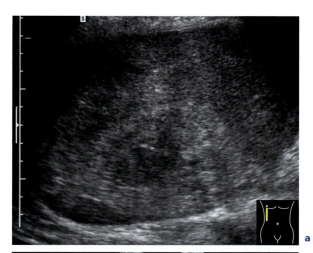

### Ultraschallbefund

Im B-Bild heben sich die Gewebeeinblutungen (Kontusionen) im frühen Stadium als unscharfe, landkartenartig begrenzte echodichte Bezirke gegen die nichtbetroffenen Leberabschnitte ab (Abb. 9.58 a).

Zusammenhängende Blutungen bei Gewebezerreißungen erscheinen sonographisch uneinheitlich. Abhängig vom Verletzungszeitpunkt sind sie echofrei, echoarm oder, bei zunehmender Thrombosierung und Organisation, mitteldicht und inhomogen oder sogar echoreich. Typisch ist bei unklarem Befund die schnelle Änderung des Befundes im Verlauf (Abb. 9.58 b).

Echofreie oder echoarme Flüssigkeit im Leberbett entspricht bei dieser Anamnese einer Blutung. Bei zunehmender Organisation werden hier faden- oder netzartige Echos in der Flüssigkeit sichtbar (Abb. 7.13).

Seltenere Komplikationen sind arteriovenöse Fisteln bei spitzen Traumen (auch bei Punktionen!), Pseudoaneurysmen infolge Intimaeinrissen, Infarkte bei Gefäßabrissen oder gar Leberrupturen (Abb. 9.59, vgl. Abb. 9.28 a,b).

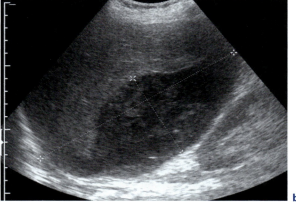

**Abb. 9.58 a,b.** Stumpfes Lebertrauma. **a** Nach Unfall landkartenartig begrenzter, großer Bezirk im rechten Leberlappen mit „wolkiger" echodichter Struktur als Zeichen der diffusen Einblutung. **b** 11 Tage später lässt sich ein 17×7 cm großes echoarmes Hämatom subkapsulär dorsal abgrenzen

### Dopplerbefund

Die zusätzliche Farbdoppleruntersuchung kann im Anfangsstadium eine Blutung direkt sichtbar machen. Im späteren Stadium ist sie zur Erkennung von Komplikationen wie Thrombosen, Pseudoaneurysmen und evtl. Infarkten hilfreich.

Für die sichere Abgrenzung nichtdurchbluteten Gewebes im frischen Stadium ist die Doppleruntersuchung allein nicht zuverlässig. Dies ist sicher nur mit Kontrastmitteleinsatz möglich. Dabei muss differenzialdiagnostisch beachtet werden, dass ein Kontusionsherd zunächst kein Kontrastmittel aufnimmt, also wie ein infarziertes Gebiet negativ kontrastiert bleibt. Nur die meist viel unregelmäßigere Abgrenzung und die schnelle Änderung des Befundes lässt eine Unterscheidung zu.

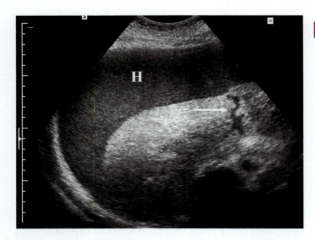

**Abb. 9.59.** Ausgedehntes subkapsuläres frisches Hämatom ventral (H) bei Einriss (↓) nach Blitzschlag. Die nach dorsal verdrängte Leber erscheint echodicht infolge der Schallverstärkung hinter dem Hämatom

**Ultraschallbefund**

Die Ultraschalldiagnostik spielt bei den 3 erstgenannten Erkrankungen allenfalls eine differenzialdiagnostische Rolle (Ikterus!).

Beim HELLP-Syndrom ist die Leber mäßig vergrößert. In der Leber sieht man unscharf und unregelmäßig begrenzte Bezirke mit verdichteter Echostruktur und starken Echos. Diese werden wohl durch multiple fleckförmige Einblutungen in den betroffenen Bezirken verursacht. Das Bild entspricht dem sonographischen Befund einer akuten Einblutung in das Gewebe nach stumpfem Trauma!

Größere echoarme, meist subkapsulär gelegene Läsionen entsprechen Hämatomen. Diese können im weiteren Verlauf organisiert werden und differenzialdiagnostisch als Pseudotumoren Probleme bereiten.

### 9.3.6
### Leber und Schwangerschaft

In der Schwangerschaft steigt das portalvenöse und damit das gesamte Blutflussvolumen etwa ab der 28. Woche physiologischerweise an, wie mittels Doppleruntersuchungen nachgewiesen wurde.

Als schwangerschaftsspezifische Erkrankungen der Leber gelten Störungen der Leberfunktion bei Hyperemesis, die Schwangerschaftscholostase, die akute Schwangerschaftsfettleber und das HELLP-(„*h*emolysis, *e*levated *l*iver enzymes, *l*ow *p*latelets") Syndrom. Das HELLP-Syndrom wird als eine besondere, schwere Verlaufsform einer schwangerschaftsinduzierten Hypertonie (SIH) angesehen. Meist bestehen Schmerzen im rechten Oberbauch. Pathogenetisch wird eine Endothelschädigung diskutiert. In der Leber werden histologisch fokale Leberzellnekrosen und Einblutungen gefunden. Komplikationen sind größere Hämatome, vereinzelt sogar Leberrupturen.

### 9.3.7
### Aids und Leber

Eine Vergrößerung der Leber findet sich bei rund der Hälfte der Patienten mit HIV-Infektion. Die Ursachen einer diffusen Vergrößerung sind vielfältig. Häufig ist die Leber von opportunistischen Infektionen betroffen. Typisch sind Infektionen mit Mycobacterium avium (seltener Mycobacterium tuberculosis) oder auch Rickettsien (Rochalimaea henselae – Peliosis hepatis!) sowie verschiedenen Pilzen. Schließlich ist die Leber nicht selten von den HIV-typischen Malignomen betroffen, den Non-Hodgkin-Lymphomen und dem Kaposi-Sarkom. Letzteres kann isoliert in der Leber auftreten.

**Ultraschallbefund**

Die diffuse Vergrößerung der Leber bei Aids ist zunächst unspezifisch und oft mit den Zeichen einer Verfettung oder seltener eines zirrhotischen Umbaus verbunden.

„Bunter" ist das sonographische Bild der opportunistischen Infektionen: Eine verdichtete und vergrößerte Leber kann man bei Infektion mit Mycobacterium avium finden. Seltener werden im weiteren Verlauf echoarme Granulome abgrenzbar. Bei Tuberkulose (Mycobacterium tuberculosis) finden sich auch größere echoarme Herde.

Auch eine Candidose kann zu multiplen kleinen echoarmen Mikroabszessen führen. Bei Pneumocystis carinii finden sich disseminiert starke Echos (Schneesturmleber).

Größere echoarme Läsionen sieht man bei Amöbenabszessen. Manche Pilzabszesse weisen ein komplexes Muster auf. Dieses besteht aus 2 („target like") oder sogar 3 Abschnitten: einem zentralen echoarmen (Nekrose), umgeben von einem echodichten Ring (Entzündung) und einem äußeren, wieder echoarmen Ring (Ödem). Typisch ist dieses Bild für Abszesse durch Pneumocystis, Kryptokokken, Aspergillen oder Candida.

Maligne Lymphome führen zu meist multiplen 1–4 cm großen echoarmen Läsionen mit unscharfen Grenzen, seltener zu sehr großen Prozessen, die dann auch inhomogen strukturiert sind. Bei diffusem Wachstum findet sich eine unspezifische Vergrößerung der Leber und der Milz.

Die Herde beim Kaposi-Sarkom sind gewöhnlich kleiner (etwa 1 cm) und echodicht. Auch hier wurden einzelne große inhomogene Herde beschrieben.

## 9.4
## Differenzialdiagnostik

### 9.4.1
### Leitsymptom diffuser Leberschaden

Die *vergrößerte Leber ohne signifikante Strukturveränderung* ist ein ebenso häufiger wie in jeder Hinsicht uncharakteristischer Befund. Oft handelt es sich um klinisch wenig bedeutsame geringgradige Leberverfettungen. Besonders bei gleichzeitiger Milzvergrößerung muss an die vergleichsweise selteneren Speichererkrankungen gedacht werden. Schließlich kann sich dahinter eine klinisch wesentlich wichtigere chronische Hepatitis sowohl viraler als auch anderer Ursache verbergen. Die wichtigste Konsequenz aus diesem häufigen, „harmlosen" Befund ist die eingehende Suche nach evtl. vorliegenden diskreten Zeichen eines zirrhotischen Umbaus

oder einer beginnenden portalen Hypertension. Geachtet werden muss weiterhin auf auffallende Symptome an anderen Organen wie der Milz oder der V. cava (s. oben).

Wichtig ist es, bei einer Vergrößerung auf eine Verschiebung der Relation verschiedener Leberabschnitte zu achten. Der relativ vergrößerte linke Leberlappen ist immer ein wichtiges Zeichen, das auf eine ernsthafte Lebererkrankung hinweist, in erster Linie auf eine Leberzirrhose.

Von besonderem Interesse ist weiterhin die Vergrößerung des *Lobus caudatus*. Auch sie ist ein Hinweis auf eine Leberzirrhose. Eine isolierte Vergrößerung mit oft auch abweichender Echostruktur findet sich weiterhin bei Polycythaemia vera und bei chronischer kardialer Stauung. Für erstere Erkrankung ist die ebenfalls vergrößerte Milz ein weiterer Hinweis. Eine chronische Stauungsleber ist aufgrund der gestauten V. cava und der erweiterten Lebervenen im Allgemeinen leicht zu erkennen.

Besonders wichtig ist es, an die Möglichkeit eines Budd-Chiari-Syndroms bzw. einer VOD bei evtl. erheblich (kompensatorisch) vergrößertem Lobus caudatus zu denken (Tabelle 9.7). Die Beurteilung der Lebervenen erlaubt in der Regel die korrekte Diagnose.

Eine *verkleinerte Leber* stellt kein differenzialdiagnostisches Problem dar. Gewöhnlich sind die Zeichen

Tabelle 9.7. Differenzialdiagnose des vergrößerten Lobus caudatus

| Diagnose | Lobus caudatus | Restliche Leber | Extrahepatisch |
|---|---|---|---|
| Zirrhose | Relativ und absolut vergrößert | Rechter Leberlappen klein, typische Zeichen der Zirrhose | Milztumor, Aszites |
| Budd-Chiari-Syndrom | Extrem vergrößert | Klein, inhomogen, Lebervenen! | Aszites |
| Polycythaemia vera | Vergrößert | Unauffällig oder gering vergrößert | Milztumor |
| Stauungsleber | Vergrößert, echoarm | Gering vergrößert, mäßig echodicht, weite Lebervenen | V. cava gestaut |
| Tumor | Tumorstruktur | Unauffällig oder Tumoren in anderen Abschnitten | |

einer fortgeschrittenen atrophischen Leberzirrhose unübersehbar (vgl. Tabelle 9.3). Daneben ist sie bei schwerer akuter Schädigung mit ausgedehnten Leberzelluntergängen zu erwarten, sei es toxisch verursacht oder bei fulminanter viraler Hepatitis. Hier ist der klinische Hintergrund von vornherein eindeutig.

Die *echodichte Leber* ohne erhebliche Vergrößerung und ohne auffallende Konturveränderungen ist zunächst ziemlich eindeutig das Zeichen eines höheren Verfettungsgrades der Leber wenn zusätzliche Symptome, wie Spuren von Aszites oder eine vergrößerte Milz, fehlen.

Differenzialdiagnostisch muss überprüft werden, ob die auffallend dichte Echostruktur der Verfettung nicht die diskreten Zeichen einer anderen und klinisch wichtigeren Lebererkrankung verdeckt. Zu achten ist besonders auf eine chronische Hepatitis und Verfettung sowie auf Zeichen einer Fettleberhepatitis. Hier eröffnet nur die sorgfältige und aufwändige dopplersonographische Untersuchung der Gefäße die Chance, frühe Veränderungen einer chronischen viralen Hepatitis oder die Zeichen einer progredienten Fettleberhepatitis infolge Alkohol oder bei Stoffwechselerkrankungen (Typ NASH) sonographisch, etwa bei Verlaufskontrollen, zu erkennen. Am wichtigsten ist wieder die Beachtung auch der diskretesten Veränderungen, z. B. der Leberoberfläche, um einen bereits eingetretenen zirrhotischen Umbau zu erfassen. Nur so können die klinisch wichtigen sonographischen Befunde (Zirrhoseverdacht) von den häufigen, klinisch weniger bedeutsamen Befunden einer Leberparenchymverfettung ohne Hinweis auf Progression abgegrenzt werden.

Eine *vergrößerte Leber mit Kontur- und Strukturunregelmäßigkeiten* weist sehr eindeutig auf eine Leberzirrhose hin. Über die Ursache (Alkohol, viral, primär biliäre Zirrhose, Hämochromatose, andere Formen) ist dagegen in der Regel keine Aussage zu machen.

Im Einzelfall muss ein subakut bis chronisch verlaufendes Budd-Chiari-Syndrom abgegrenzt werden. Dieses Bild mit diskret inhomogener Echostruktur bei relativ kleinem rechten Leberlappen und relativ und absolut vergrößertem Lobus caudatus sowie Konturunregelmäßigkeiten und Aszites entspricht auf den ersten Blick eindeutig dem sonographischen Bild einer Leberzirrhose. Eine differenzialdiagnostische Abgrenzung ist nur bei Beachtung der dominierenden Veränderungen an den Lebervenen, im Gegensatz zur fortgeschrittenen Zirrhose mit dominierenden Veränderungen an der Pfortader, möglich.

Ähnlich ist die Situation bei einer chronischen Stauungsleber, die als „cirrhose cardiaque" auch sonographisch typische Veränderungen einer Zirrhose zeigt. Die Beachtung der gestauten Lebervenen und vor allem der V. cava hilft, die Ursache der Leberveränderungen aufzudecken und richtig zuzuordnen (Tabelle 9.8).

Schließlich kann eine mehr diffuse massive tumoröse Infiltration der Leber zu einem ähnlichen Bild wie bei Zirrhose führen, mit einer evtl. erheblichen Vergrößerung, Abrundung der Form, unregelmäßiger höckriger Kontur und inhomogener Echostruktur. Hinzu kommt ein tumorbedingter Aszites. Bei diesem malignen Aszites kann bereits die normal dicke Gallenblasenwand auffallen. Auch evtl. knotige Veränderungen am Peritoneum geben Hinweise. Ansonsten sind die fehlenden oder unverhältnismäßig gering ausgeprägten Zeichen der portalen Hypertension differenzialdiagnostisch wegweisend (Abb. 9.60 a,b, vgl. Abb. 8.32).

**Tabelle 9.8.** Differenzialdiagnose bei vergrößerter, inhomogen strukturierter Leber

| Diagnose | Leber | Gefäße | Extrahepatisch |
|---|---|---|---|
| Zirrhose | Mäßig bis erheblich vergrößert, Lobus caudatus relativ groß, inhomogene Struktur, vermehrte Schallschwächung, irreguläre Kontur | Zeichen der portalen Hypertension | Aszites, Milztumor |
| Metastasen | Erheblich vergrößert, inhomogen, gute Schallleitung, evtl. höckrige Oberfläche | Nicht im Vordergrund | Maligner Aszites (Gallenblase!) |
| Budd-Chiari-Syndrom | Mäßig vergrößert, Lobus caudatus!, unregelmäßige Struktur, unregelmäßige Kontur | Lebervenen! | Aszites |
| Stauungsleber („cirrhose cardiaque") | Mäßig bis mittelgradig vergrößert, Lobus caudatus relativ groß, weniger auffällige Struktur- und Konturveränderungen | V. cava und Lebervenen weit | Aszites |

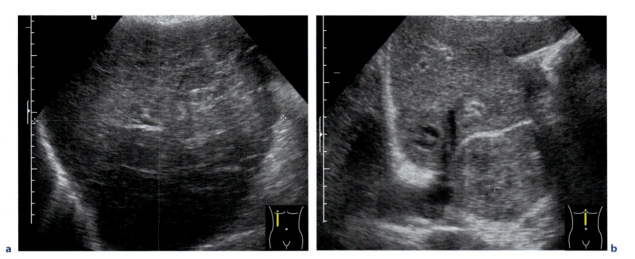

a
b

**Abb. 9.60 a,b.** Differenzialdiagnostik. Tumoren ahmen die sonographischen Kennzeichen einer Zirrhose nach. **a** Vergrößerte Leber mit höckeriger Oberfläche und inhomogener Struktur bei ausgedehnter Metastasierung eines Mesothelioms. **b** Vergrößerter Lobus caudatus infolge Metastasen eines Barrett-Karzinoms

### 9.4.2
### Leitsymptom portale Hypertension

Mit dem sonographischen Nachweis einer *portalen Hypertension* scheint die Diagnose einer Leberzirrhose auch bei geringen Veränderungen an der Leber selbst gesichert. Beachtet werden muss differenzialdiagnostisch die relativ seltene Möglichkeit eines posthepatischen Blocks. Auch hier zeigen sich infolge der Störung im Bereich der Lebervenen nicht nur auf die Dauer eine portale Hypertension, sondern auch eine inhomogene Struktur der Leber und eine Verschiebung der Größenrelation neben der portalen Hypertension. Aus diesem Grund wird häufig zunächst die Diagnose einer Leberzirrhose gestellt und nicht an die bei Beachtung der Veränderungen an der Leber oder des klinischen Hintergrundes keineswegs schwierige, aber eben seltene Diagnose eines *Budd-Chiari-Syndroms* gedacht wird (s. oben, vgl. Tabelle 9.7).

Bei einer *primär biliären Zirrhose* sind sonographisch eher keine Zeichen vorhanden, die die Unterscheidung von anderern Formen einer Zirrhose ermöglichen. Dagegen dominiert bei einer *primär sklerosierenden Cholangitis* (PSC) die Veränderung an den intrahepatischen Gallenwegen in Form verbreiterter Periportalfelder, und gleichartige Veränderungen an den extrahepatischen Gallenwegen und manchmal an der Gallenblase geben den entscheidenden differenzialdiagnostischen Hinweis. Ähnlich ist dies bei der Schistosomiasis, bei der sich die spezifischen Veränderungen zwar an den intrahepatischen Pfortaderästen entwickeln, sonographisch aber die echodichte Verbreiterung der Periportalfelder ebenfalls charakteristisch ist (s. Kap. 10.).

### 9.4.3
### Differenzialdiagnose portale Veränderungen ohne Leberveränderungen

Sind dagegen bei Nachweis einer portalen Hypertension keine Veränderungen an der Leber, den intrahepatischen Gallenwegen oder Pfortaderästen zu sehen, so liegt ein *prähepatischer Block* vor. Wichtigste Ursachen beim Erwachsenen sind Thrombosen in der Pfortader, der Milzvene oder auch der oberen Mesenterialvene. Diese thrombotischen Verschlüsse entwickeln sich meist chronisch und führen zu einer zunächst unklaren Milzvergrößerung oder Aszitesbildung. Ein eindrucksvolles Beispiel ist die erst bei Jugendlichen in Form von Aszites oder gar einer Varizenblutung manifest werdende portale Hypertension nach einer frühkindlichen Nabelschnurinfektion. In anderen Fällen steht die Grundkrankheit auch sonographisch zunächst im Vordergrund, etwa bei einer entzündlichen oder tumorösen Pankreaserkrankung (Tabelle 9.9).

Zur Erkennung der Ursache ist somit oft eine sorgfältige Anamnese (Vorerkrankungen, Trauma usw.) entscheidend, um die Höhe des Blocks festzustellen eine sorgfältige Untersuchung auf (rekanalisierte) Thrombosen. Je nach Sitz bilden sich auch Kollateralgefäße aus. Bei Milzvenenthrombosen entwickeln sich Umgehungskreisläufe über Magen- und Pankreasvenen in Richtung Pfortader und Leber. Bei Pfortaderthrombose entwickeln sich Kollateralen sowohl in Richtung Leber als auch hepatofugal. Letztere verlaufen über Magenvenen und führen zu Fundus- und Ösophagusvarizen oder splenorenale Kollateralgefäße. Besonders auffällig sind die venösen Kollateralen zur Leberpforte. Sie führen zu der so genannten *kavernösen Pfortadertransformation*, einem fast (Gefäß-) tumorartigem Bild (vgl. Abb. 9.22 a,b). Typisch sind auch Varizen in der Gallenblasenwand.

Eine im Erwachsenenalter seltenere prähepatische Ursache ist eine arterioportale Fistel. Wegweisend kann bei sorgfältiger klinischer Untersuchung ein pulssynchrones Strömungsgeräusch sein. Die Erkennung ist schon deswegen wichtig, weil diese Ursache evtl. leicht definitiv zu behandeln ist.

Manchmal wird in der Pfortader ein so genannter helikaler (spiralförmiger) Fluss gesehen, d. h. hepatopetale und -fugale Flussrichtungen sind gleichzeitig zu sehen. Dieser Typ ist nach Lebertransplantation vorübergehend zu beobachten und weiterhin bei TIPS. In anderen Fällen ist er als pathologisch einzustufen und sollte veranlassen, nach Shunts und Stenosen zu suchen.

### 9.4.4
### Herdförmige Veränderungen

**Echofreie Läsionen**

Die differenzialdiagnostische Bewertung echofreier Läsionen ist wichtig, da bei einzelnen dysontogenetischen Zysten weitere diagnostische Maßnahmen überflüssig sind und eine Therapie gewöhnlich nicht notwendig wird. Diese Zysten lassen sich aufgrund der typischen sonographischen Zeichen (runde Form, keine oder sehr dünne Wand, keine echten Binnenechos sowie Schallverstärkung und oft Seitenkantenartefakte) meist gut gegen andere „zystische" Läsionen abgrenzen.

Zu beachten ist stets auch der klinische Hintergrund. Generell ist stets bei jüngeren Erwachsenen mit zystischen Läsionen Vorsicht geboten, da sich die harmlosen dysontogenetischen Zysten vorwiegend bei älteren Menschen finden. Hier sind zunächst die kongenitalen Gallenwegsektasien zu erwähnen. Besonders bei jüngeren Patienten in einem oder aus einem endemischen Gebiet für Echinococcus cysticus müssen sorgfältig Zeichen einer parasitären Zyste gesucht werden, da diese ja im Stadium CE 1 bzw. CE 2 (vgl. Tabelle 9.1) einer einfachen bzw. gekammerten dysontogenetischen Zyste mindest auf den ersten Blick gleicht. Lediglich der Nachweis einer parasitären Zystenwand kann sonographisch die Diagnose klären.

**Tabelle 9.9.** Sonographische Differenzialdiagnose des Pfortaderhochdrucks

| Erkrankung | Sitz | Leberparenchym | Differenzialdiagnostische Hinweise |
|---|---|---|---|
| Zirrhose | Sinusoidal/postsinusoidal | Typische Veränderungen | -- |
| Budd-Chiari/VOD | Posthepatisch/postsinosuidal | Inhomogen | Lebervenen |
| PSC | Präsinusoidal | Inhomogen | Intra- und extrahepatische Gallenwege |
| Schistosomiasis | Präsinusoidal | Eher gleichmäßig | Periportalfelder |
| Pfortader-/Milzvenenthrombose | Prähepatisch | Unauffällig | Thrombose, kavernöse Pfortadertransformation, Grundkrankheit |

Auf andere erworbene „Pseudozysten" etwa post-traumatisch oder postoperativ weist von vornherein die Anamnese hin.

Bei Nachweis von umschriebenen echofreien Flüssigkeitsbezirken in der Leber von symptomatischen Patienten wird man ebenfalls von vornherein an eine weniger harmlose Ursache, also etwa einen Abszess denken.

Klinisch besonders wichtig ist die Abgrenzung gegenüber zystischen Tumoren. Kleinen echofreien (etwa 1 cm) Läsionen entsprechen häufig *Meyenburg-Komplexe*, kleine Hamartome der Gallenkanäle. Diese Hamartome können sich auch echoreich darstellen (vgl. Abb. 9.35). Da vereinzelt maligne Tumoren in Zusammenhang mit diesen Hamarto-

men beschrieben werden, empfiehlt sich eine regelmäßige Überwachung dieser Patienten ab etwa dem 60. Lebensjahr.

Größere, auch septierte zystische Läsionen können seröse Zystadenome der Gallenwege sein, an die besonders bei etwas älteren Frauen zu denken ist (s. Kap. 10). Gerade bei dieser Patientengruppe ist bei Läsionen mit sehr feinen Binnenechos, die leicht als Artefakte fehl interpretiert werden auch an Metastasen eines Ovarialkarzinoms zu denken. Dabei sind weiterhin feine Wandunregelmäßigkeiten mit schmalen soliden Anteilen zu finden. Diese Veränderungen sind generell auf einen zystisch degenerierten (malignen) Tumor verdächtig, z. B. auf ein HCC (Abb. 9. 61 a–c).

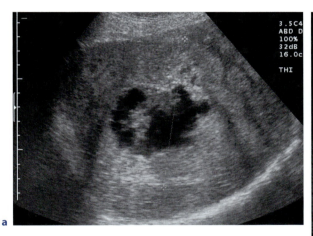

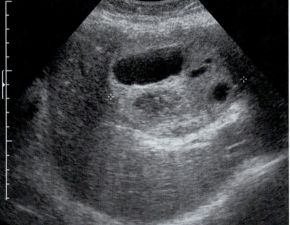

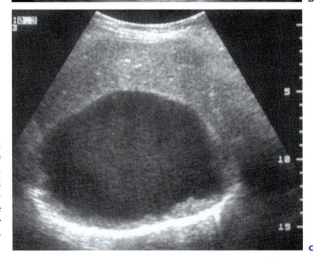

**Abb. 9.61 a–c.** Differenzialdiagnostik. Tumore mit echofreien "zystischen" Anteilen. **a** Große, mäßig echodichte Metastase (11 cm) eines Prostatakarzinoms mit zentraler Nekrose. **b** Metastase eines Zystadenokarzinoms mit zystischen und soliden Anteilen. **c** Metastase eines Ovarialkarzinoms. Die feinen Binnenechos sind keine Artefakte. Dorsal einige schmale solide Anteile. Nur die Beachtung dieser Zeichen schützt vor der Fehldiagnose „Zyste" bei noch nicht bekanntem Primärtumor

Ein zystisches Erscheinungsbild ist schließlich bei Aneurysmen und anderen Gefäßmalformationen zu sehen. Die Natur dieser zystischen Läsionen lässt sich schnell mit der zusätzlichen Farbdoppleruntersuchung klären (Tabelle 9.10).

## Solide Läsionen

Die Differenzialdiagnose solider, echoarmer oder echoreicher Herde in der Leber erscheint auf den ersten Blick sehr komplex und, beachtet man die Vielzahl der möglichen zugrunde liegenden Veränderungen, nahezu unlösbar. Tatsächlich lässt sich dieses Problem vor dem klinischen Hintergrund aber im Wesentlichen auf 3 Fragen reduzieren. Diese sind:

- die Suche nach Metastasen bei nachgewiesenem Primärtumor und die Nachsorge nach Primärtherapie,
- die Differenzierung zwischen Regeneratknoten und HCC bei Leberzirrhose und
- die Differenzierung des zufällig entdeckten Herdes beim symptomfreien oder symptomarmen Patienten.

In der ersten Fragestellung ist die Erkennung von kleinen Metastasen, also die Frage der Sensitivität der Methode das wesentlichere Problem (s. unten). Allerdings darf der Nachweis eines oder mehrerer Herde in der Leber auch in dieser Situation, also bei bekanntem Primärtumor, nicht automatisch als Metastase(n) interpretiert werden. Es besteht ja die Möglichkeit eines bisher unentdeckten, weil asymptomatischen und womöglich benignen Prozesses. Daran ist insbesondere zu denken, wenn nur ein einzelner größerer Tumor vorliegt und das Erscheinungsbild des Leberherdes nicht typisch für die Metastasen eines bestimmten Primärtumors ist. Ein Beispiel wäre ein einzelner großer echodichter Tumor (Hämangiom-typisch) bei bekanntem Pankreaskarzinom. Metastasen des Pankreaskarzinoms sind erfahrungsgemäß echoarm. Weiterhin treten diese Metastasen meistens in der Mehrzahl auf und sind zum Zeitpunkt der Diagnosestellung klein bis mittelgroß.

Bei der Nachsorge ist eine frühzeitige Untersuchung unmittelbar nach der primären Therapie wichtig. Ausgehend von diesem unauffälligen Erstbefund müssen alle später auftretenden herdförmigen Veränderungen als metastasenverdächtig angesehen werden, es sei denn eine andere Ursache ist aufgrund des klinischen Hintergrundes oder des sonographischen Erscheinungsbildes des Prozesses möglich.

**Tabelle 9.10.** Differenzialdiagnostik echofreier „zystischer" Läsionen

| Diagnose | Läsion, B-Bild | Doppler | Klinischer Hinweis |
|---|---|---|---|
| Dysontogenetische Zyste | Klassisches Bild | -- | Alter, symptomfrei |
| Echinococcus cysticus | Wand! | -- | Endemisches Gebiet, auch Reisen!, jüngere Patienten |
| Abszess | Unscharfe und unregelmäßige Abgrenzung | Hyperämischer Saum (nicht beim Amöbenabszess) | Klinik! |
| Postnekrotische Pseudozyste | Echofrei bis echoarm, unregelmäßige Kapsel | -- | Trauma, Operation! |
| Hamartom (Meyenburg-Komplex) | Klein, echofrei (können sich auch echoreich darstellen!) | -- | -- |
| Seröses Zystadenom | Echofrei, septiert | -- | Weiblich >50 Jahre |
| Nekrotischer Tumor | Unregelmäßige Wand | -- | Weitere Tumoren? |
| Ovarkarzinommetastase | Feine Binnenechos, Wand! | -- | Primärtumor |
| Aneurysma, Malformationen | Oval, Gefäßbezug | Flusssignale | -- |

Tumorknoten, echoarm oder auch mitteldicht bis gering echoreich, die in der Verlaufskontrolle bei Leberzirrhose auffallen, sind zunächst auf ein HCC verdächtig. Alternativ kommen ein Regeneratknoten bzw. ein hyperplastischer Knoten in Betracht. Dagegen sind metastatische Tumoren in einer zirrhotischen Leber eine extreme Seltenheit, da sich Tumorzellen in der zirrhotischen Leber nicht einnisten können.

Im B-Bild ist ein Halo, wenn vorhanden, ein eindeutiger Hinweis auf das HCC. Ein selteneres aber ebenso eindeutiges Zeichen ist ein Tumorzapfen/Tumorthrombus in einem Gefäß. Schließlich ist eine unscharfe Begrenzung ein weniger klarer Hinweis auf den malignen Prozess. Regeneratknoten sind meist nur maximal 2 cm groß, echoarm, scharf begrenzt und haben keinen Halo.

Die zusätzliche Farbdoppleruntersuchung kann bei einer deutlichen chaotischen Hypervaskularität oder der Identifikation der zuführenden Arterie das HCC nachweisen. Auch abweichende Spektren in den Tumorgefäßen sind sehr suspekt, da die Gefäße in den Regeneratknoten ein mit der Restleber übereinstimmendes Flussprofil zeigen.

Im Zweifelsfall ist das Kontrastverhalten eines HCC das entscheidende Kriterium gegenüber dem hyperplastischen Knoten. Wichtig sind vor allem die Kriterien "chaotisches Gefäßmuster" (arterielle Phase) und "höchste Signalanreicherung" (kapilläre Phase). Der negative Kontrast in der portalvenösen Phase ist manchmal auch bei den hyperplastischen Knoten zu beobachten und kann (s. oben) beim HCC wenig ausgeprägt sein.

In der dritten Situation – herdförmige Läsion beim symptomfreien oder symptomarmen Patienten – ist die Differenzialdiagnostik sehr umfassend. Die Häufigkeit der Tumoren und Pseudotumoren verschiebt sich dabei zu den lebereigenen und benignen Tumoren und Läsionen und entspricht keinesfalls der Häufigkeitsverteilung einer Autopsiestatistik.

Wichtig ist zunächst die Abgrenzung so genannter Pseudotumoren von neoplastischen Prozessen, also von atypischen und nichtechofreien Flüssigkeitsansammlungen, Narben, atypischen herdförmigen Verfettungen oder gespeicherten Stoffwechselprodukten bei Porphyrie. Dies ist nicht immer von vornherein möglich, z. B. bei einem entzündlichen Pseudotumor. Auch muss beachtet werden, dass teilweise echofreie, also flüssigkeitshaltige Läsionen maligne Tumoren mit verflüssigten Anteilen sein können (Tabelle 9.11).

**Tabelle 9.11.** Pseudotumoren

| Diagnose | Sonographischer Befund | Wichtige Kriterien |
|---|---|---|
| Riedel-Lappen | Einschnürung Unterrand rechts | Normale Struktur |
| Polycythaemia vera | Vergrößerter, evtl. echoarmer Lobus caudatus | Restleber allenfalls gering, harmonisch vergrößert, Milztumor |
| Stauungsleber | Vergrößerter echoarmer Lobus caudatus | V. cava gestaut |
| Budd-Chiari/VOD | Extrem vergrößerter, regelrecht strukturierter Lobus caudatus | Lebervenen/Anamnese |
| Fettleber | Echoarme Bezirke | Lage (Segment 4), unauffällige Gefäße |
| Porphyrie | Echodichte rundliche Herde | Unauffällige Gefäßverläufe |
| Abszesse | Variabel, inhomogen, Gasechos | Klinik! |
| Hämatome | Echoarm, inhomogen | Trauma |
| Narben | Echodicht, unregelmäßig | Anamnese? |
| Pseudozysten | Variabel, echoarm bis echofrei | -- |
| Entzündlicher Pseudotumor | Variabel | Meist nur histologisch zu klären |
| Extramedulläre Blutbildung | echoarm, selten echoreich | Grundkrankheit (z. B. OMS) |

Im B-Bild zeigen Tumoren ein sehr unterschiedliches Echomuster. Es wird schon seit langem versucht, aus der Erscheinungsform auf die Art oder wenigstens die Dignität zu schließen. Dies kann aber nicht gelingen, zum einen weil Tumoren schon pathologisch-anatomisch im Hinblick auf Typ, Differenzierungsgrad und sekundäre Veränderungen sehr unterschiedlich sein können. Zum anderen bildet der Ultraschall die akustischen Eigenschaften des Tumors ab, und diese sind nicht nur von der anatomischen Feinstruktur, sondern auch vom Flüssigkeitsgehalt, Fettgehalt, der Gefäßarchitektur, aber auch der aktuellen Durchblutung abhängig. Dies wird sehr eindrucksvoll durch das so genannte *Chamäleonphänomen* gezeigt: Manche Hämangiome zeigen eine unterschiedliche Echodichte, wenn man sie im Liegen und im Stehen (nach jeweils mehreren Minuten) untersucht, ein Phänomen, das wohl nur durch eine unterschiedliche Blutfülle zu erklären ist.

Insgesamt gibt es bei der B-Bild-Untersuchung kein Erscheinungsbild eines malignen Tumors, das grundsätzlich eine zuverlässige Unterscheidung von benignen Lebertumoren zulässt. Lediglich bei einem Teil der malignen Tumoren finden sich verdächtige Zeichen. Das zuverlässigste Merkmal ist der so genannte. Halo. Er ist bei Metastasen ab etwa 2 cm häufig und auch bei HCC teilweise zu sehen. Bei benignen Tumoren fehlt er nahezu immer. Er darf allerdings nicht mit einem Gefäßkranz, der sich im B-Bild auch echoarm darstellt (s. Schilddrüse), verwechselt werden. Auf einen malignen Prozess weist auch ein Einbruch in größere Gefäße hin. Unscharfe Grenzen sind ein weniger sicheres Zeichen. Eine unregelmäßige Struktur oder das Auftreten mehrerer Tumoren gleichzeitig (Porphyrie!) sind unspezifisch.

Besonders bei komplex strukturierten großen Tumoren muss mit seltenen lebereigenen (malignen) Tumoren gerechnet werden, z. B. mit malignen von den Gefäßen ausgehenden Tumoren.

Umgekehrt fehlen auch Zeichen der Benignität eines Prozesses. Weder darf verdrängendes Wachstum mit scharfen Grenzen noch etwa eine gleichmäßige echodichte Struktur als eindeutig benigne angesehen werden. Das Bild ist typisch für Hämangiome, findet sich z, B. aber auch bei Metastasen

eines Kolonkarzinoms. An diesen Tumor muss auch bei einem einzelnen Tumor in der Leber und einem noch asymptomatischen (älteren) Patienten immer gedacht werden.

Die Farbdoppleruntersuchung verbessert die differenzialdiagnostische Problematik nicht wesentlich. Abgrenzen lassen sich zunächst nur hypervaskuläre von hypovaskulären Tumoren. Lediglich wenn sich schon nativ ein typisches Gefäßmuster (basket pattern) oder eine zuführende Arterie bei einem HCC nachweisen lässt oder ein geordnetes sternförmiges Muster gestreckt verlaufender Gefäße bei einer FNH, ist eine sichere Diagnose beim asymptomatischen Patienten möglich. Weiterhin sind nichtneoplastische Pseudotumoren evtl. besser abzugrenzen.

Den entscheidenden Durchbruch in differenzialdiagnostischer Hinsicht hat zweifellos die Einführung der Kontrastmittel gebracht. Die verschiedenen benignen Lebertumoren und auch das HCC zeigen jeweils ein weitgehend charakteristisches dynamisches Verhalten. Im Prinzip verhalten sich benigne Läsionen in der Spätphase wie das Leberparenchym, d. h. die Kontrastmittel waschen zusammen mit dem Kontrastmittel im Parenchym spät aus (typisches Verhalten in >90%). Dagegen heben sich Metastasen in der Spätphase aufgrund des frühen Auswaschens „negativ" gegen das Parenchym ab (80% typisches Verhalten). HCC allerdings können sich in der Spätphase nur wenig oder selten gar nicht vom Parenchym abheben (s. oben; Tabelle 9.12, 9.13, 9.14). Weiterhin ist auch die Beurteilung eines typischen Verhaltens bei kleinen Tumoren (<2 cm) schwierig.

### 9.4.5
### Möglichkeiten einer Fehlinterpretation

Relativ häufig führt die Beurteilung einer lokalisierten Veränderung der Echostruktur oder auch Kontur als tumorösen Prozess zu einer klinisch relevanten Fehlinterpretation. Typisches Beispiel ist eine angeborene Formvariante, der Riedel-Lappen.

Zu einer vergleichbaren Fehlinterpretation kommt es auch bei (erworbenen) Verschiebungen

**Tabelle 9.12.** Differenzialdiagnostische Aspekte bei vorwiegend echoarmen Läsionen

| Diagnose | B-Bild-Kriterien | Doppler | „Hintergrund" |
|----------|------------------|---------|----------------|
| Metastase | Meist mehrere kleine bis mittelgroße unscharf begrenzte Herde, ab 2 cm oft Halo | Meist hypovaskulär, negativer Kontrast in der portalvenösen und späten Phase | Primärtumor? |
| Lymphom | Mehrere kleine sehr echoarme Herde | Wenig Gefäßsignale, Spätphase negativer Kontrast | Milzbefall, Lymphknoten! |
| HCC | Echoarm bis mäßig echoreich, inhomogen, evtl. Halo und Gefäßeinbruch, nicht selten Seitenkantenartefakt | Meist Gefäßsignale, schnelle Kontrastierung, Abfall portalvenöse Phase | Leberzirrhose! |
| Regenerat | Meist <2–3 cm, echoarm bis mitteldicht, scharf begrenzt | Evtl. einzelne Signale, Kontrast wie Parenchym | Zirrhose |
| CCC (s. Abschn. 10) | Klein echoarm, größer zunehmend echodicht, Halo | Ähnlich HCC, Kontrastmittel | Gallengangobstruktion |
| Hämangiom | Seltener echoarm, inhomogen, scharf begrenzt | Kaum Gefäßsignale, aber „High-flow-Typ!"; „Irisblende" | Symptomfrei |
| FNH | Echoarme oder mitteldichte Läsionen (selten echodicht) mit sternförmigen Bindegewebezügen | Meist Gefäßsignale, typisch sternförmig, verzweigte Gefäße, positiver Kontrast arteriell und portalvenös | Symptomfrei |
| Adenom | Oval, einzeln, echoarm bis mitteldicht, selten echodicht, Einblutung! | Häufig Gefäßsignale | Selten!, Einblutung! |
| Granulome | Klein, disseminiert | Hypovaskulär | -- |
| Lobus caudatus | Isoliert vergrößert, echoarm | Grundkrankheit! | Budd-Chiari, Stauung, Polycythaemia vera |
| Fettleber (atypisch) | Oval oder landkartenartig, bevorzugt Segment 4b | Wie Leber | Fettleber |
| Abszess | Echofrei bis echoarm, inhomogen, evtl. Gasreflexe | Hyperämischer Saum | Klinik! Aids? |
| Hämatom | Echoarm, inhomogen, oval oder landkartenartig | Keine Signale | Trauma? |
| Atypische Zysten | Echoarm, bei verändertem Inhalt | Keine Signale | Symptomfrei |
| Echinokokkus | Inhomogen in den Stadien III bis V, Kapsel! | -- | Endemisch, Reise? |
| Gefäßmalformation | Echoarm, Beziehung zu Gefäß | Klärung mit Farbdoppler | -- |

der Größenrelation, insbesondere bei relativ oder absolut vergrößertem Lobus caudatus bei sonst nicht oder weniger auffallend veränderten Leber. Diese Situation besteht bei der Polycythaemia vera, aber auch bei einer Stauungsleber und nicht zuletzt beim Budd-Chiari-Syndrom (vgl. Abb. 9.14 a-c, 9.16, 9.61 a-c).

Umschriebene Veränderungen der Echostruktur, die Tumoren vortäuschen können, sind die lokal abweichende Echostruktur bei der Fettleber (häufig!), echoarme oder auch echoreiche Bezirke extramedullärer Blutbildung und selten die rundlichen echodichten Bezirke bei der Porphyrie (vgl. Abb. 9.11, 9.13 a,b, 9.14 a-c).

**Tabelle 9.13.** Differenzialdiagnostische Aspekte bei vorwiegend echoreichen Läsionen

| Diagnose | B-Bild-Kriterien | Doppler | „Hintergrund" |
|---|---|---|---|
| Metastasen | Einzeln oder multipel, echodicht, inhomogen, evtl. Halo | Kaum Signale | Kolonkarzinom?! |
| HCC | Inhomogen echodicht, unscharf begrenzt, evtl. Halo | Häufig Signale | Zirrhose, aber fibrolamelläres Karzinom |
| CCC | Ähnlich HCC | Uncharakteristisch | Gallenwegsobstruktion |
| Hämangiom | Echodicht, evtl. inhomogen oder zentral echoarm | Keine oder wenig Signale | Symptomarm |
| FNH | Gering echodicht (oder mitteldicht bis gering echoarm), zentrale Narbe | Sternförmige Gefäße | Symptomarm |
| Adenom | Gering echodicht (oder mitteldicht bis echoarm) | Häufig Gefäßsignale | Symptomarm, aber Einblutung! |
| Hamartome | Multiple kleine Herde | -- | Symptomfrei |
| Lipome | Homogen echodicht | Kaum Signale | Symptomfrei |
| Narben | Inhomogen, unregelmäßig begrenzt, Verkalkung | -- | Anamnese? |
| Porphyrie | Multiple echodichte Ringe | Wie Parenchym | Symptomfrei, aber Grundkrankheit |
| Granulome, verkalkt | Multiple kleine Herde, starke Echos | -- | -- |
| Mikroabszesse | Disseminiert starke Echos | -- | Aids? |
| Abszess | Wirkt echodicht bei Gasreflexen | -- | Klinik! |
| Pilzabszess | Ringfigur (zentral echoarm, echodichter mittlerer Ring) | -- | Aids? |
| Kaposi Sarkom | mehrere echodichte Knötchen | -- | AIDS (Hintergrund) |

**Tabelle 9.14.** Kontrastmittelverhalten fokaler Läsionen in der Leber

| Läsion | Arterielle Phase | Portalvenöse Phase | Spätphase |
|---|---|---|---|
| Metastasen, hypovaskulär | Kontrastierung im Randsaum | - oder 0 | --, - selten 0 |
| Metastasen hypervaskulär | + chaotische Gefäßmuster | - | --, - selten 0 |
| CCC | Randsaum + | - oder 0 | - oder 0 |
| HCC | ++, chaotische Gefäße, „basket pattern", Nekrosen | - oder 0 | - bis 0 |
| Regenerat | 0 | 0 | 0 |
| Adenom | +, ++ (Einblutungen) | 0 | 0 |
| FNH | +, Gefäßstern | + | 0 oder + |
| Hämangiom | Peripher + | Irisblende + (unterschiedlich schnell) | + oder 0 evtl. zentral negativ bei Thrombosierung |
| Fokale Andersverfettung | 0 | 0 | 0 |

neg. = wenig (-) oder kein (--) Kontrastmittel im Vergleich zum Parenchym,
pos. = mehr (+) Kontrastmittel als Parenchym,
Iso = kein Kontrast (0).

## 9.5
## Stellenwert

Der Stellenwert der Ultraschalluntersuchung bei *diffusen Veränderungen* des Leberparenchyms lässt sich nicht abschließend beurteilen. Zweifellos stellen Laboruntersuchungen bei den meisten Leberparenchymerkrankungen zu Recht die Basis der Diagnostik im Hinblick auf Ausmaß, Aktivität und Art der Erkrankung dar. Bei vielen chronischen Leberparenchymerkrankungen ist es weiterhin wichtig, den Firbrosierungsgrad zu erkennen und im Verlauf abschätzen zu können, was mit den typischen Ultraschaltechniken nicht möglich ist. Vielleicht wird hier in Zukunft die Elastographie eine wichtige Ergänzung zu den vorhandenen Ultraschallmethoden.

Als entscheidendes Kriterium bei unklarer Ätiologie oder unklarem Stadium gilt bisher die histologische Begutachtung. Die laparoskopische Biopsie war Goldstandard. Die laparoskopisch-makroskopische Beurteilung der Leber diente insbesondere bei der Erkennung des Übergangs einer chronischen Hepatitis in eine Zirrhose als korrigierende „Plausibilitätskontrolle" des histologischen Befundes. Denn dieser Übergang lässt sich allein histologisch nicht immer zuverlässig diagnostizieren.

Mit Einführung der Ultraschalluntersuchung in die gastroenterologische Diagnostik konnte die Leber nun perkutan unter sonographischer Sicht kontrolliert punktiert werden, und die Laparoskopie wurde als Routineverfahren verdrängt.

Daraus wird deutlich, dass die Ultraschalldiagnostik nicht nur zur Kontrolle einer gezielten Punktion oder zur klinisch wenig wichtigen Erkennung einer „unspezifisch" vergrößerten oder verdichteten Leber eingesetzt werden darf. Dieses bildgebende Verfahre hat vielmehr in der Zusammenschau mit Labordiagnostik und histologischer Begutachtung des Lebergewebes 3 wesentliche Aufgaben:

- Sie dient zunächst der Erkennung von Begleiterkrankungen, also etwa zusätzlicher Erkrankungen der Gallenwege bei bekannter Leberparenchymschädigung, insbesondere bei der Virushepatitis.

 **Zeichen des Übergangs einer chronischen Hepatitis in eine Zirrhose**

- Nicht mehr glatte Oberfläche!
- Zeichen der portalen Hypertension
- Verschiebung der Größenrelationen
- Ungleichmäßige, vergröberte Echostruktur

- Die zweite wichtige Aufgabe ist die Erkennung auch schon diskreter Zeichen eines zirrhotischen Umbaus bei allen festgestellten diffusen Lebererkrankungen und in der Verlaufsüberwachung chronischer Leberparenchymschäden. Die Untersuchung hierzu ist sorgfältig durchzuführen, soll das Verfahren sinnvoll eingesetzt werden. Sie umfasst dabei nicht nur eine qualitativ hochwertige die B-scan-Technik zur Erkennung diskreter Veränderungen, insbesondere der Kontur, sondern auch die aufwändigere dopplersonographische Untersuchung der Gefäße zur Erkennung früher Veränderungen der beginnenden portalen Hypertension. In diesem Zusammenhang erscheint es schwierig, dass die publizierten Parameter zur Gefäßbeurteilung durchaus uneinheitlich sind im Hinblick Messverfahren und Normalwerte, was übrigens nicht nur durch unterschiedliche Untersuchungstechnik verschiedener Schulen, sondern durch unterschiedlicher Geräte verursacht ist. Zusätzlich werden, im Einzelfall durchaus begründet, von vielen Arbeitsgruppen immer wieder neue oder modifizierte Indizes und Parameter herausgearbeitet, um so die frühen Veränderungen bei portaler Hypertension mit guter Trennschärfe zu erfassen. Notwendig für die breite Anwendung in der Routine ist es aber, sich auf wenige Parameter und Indizes zu konzentrieren, einheitliche Grenzwerte zu erstellen und mittels dieser Standardisierung die Leistungsfähigkeit der Methode in der Breite zu verbessern, damit die heute technisch vorhandenen Möglichkeiten auch sinnvoll genützt werden (Tabelle 9.15). Andererseits werden zusätzliche Möglichkeiten noch zu wenig genutzt. Dies gilt für Funktionstests, die nicht nur die Empfindlichkeit in der Erkennung z. B. der portalen Hypertension verbessern können, sondern möglicherweise Aussa-

**Tabelle 9.15.** Empfehlenswerte Gefäßparameter für die Erkennung und Überwachung der Leberzirrhose bzw. portalen Hypertension

| Parameter | Wert | Zweck |
|---|---|---|
| Kaliberschwankung V. mesenterica superior abhängig von der Atmung | 2 mm | Schließt portale Hypertension aus |
| Querschnitt der V. portae | Rund | Wichtiges B-scan-Zeichen der Druckerhöhung |
| Durchmesser der A. hepatica communis | >5 mm | Suspekt auf Übergang von Hepatitis in Zirrhose |
| Flussgeschwindigkeit V. portae | $V_{mean} < 12–14$ cm/s | Erkennung der portalen Hypertension, aber Überlappung! |
| RI A. lienalis | >0,61 | Erkennung portale Hypertension |
| RI Aa. arcuatae | >0,7 | Risiko hepatorenales Syndrom |

gen über den Nutzen bestimmter medikamentöser Therapie zulassen, wie etwa die Behandlung mit Betablockern.

● Sie ist drittens nützlich zur Beurteilung des Verlaufs chronischer Lebererkrankungen, besonders zu Erkennung von Komplikationen bis hin zu HCC im Verlauf von zirrhotischen Erkrankungen. In diesem Fall wird die Kombination einer Ultraschalluntersuchung alle 3–6 Monate mit der Bestimmung des Tumormarkers AFP empfohlen.

Hier ist weiterhin die mit Ultraschall (Dopplertechnik) gut mögliche Überwachung von TIPS und die Nachsorge nach Lebertransplantation zu erwähnen.

### Herdförmige Erkrankungen

Auch hier ist eine generelle Bewertung nicht ohne Weiteres möglich. Zweifellos hat sich die Ultraschalldiagnostik zu einem Standardverfahren entwickelt. Genauso regelmäßig wird aber in unserer Region ein zweites bildgebendes Verfahren, also CT oder MRT, eingesetzt. Dies ist sicher nicht sinnvoll. Einer der Gründe für dieses Verfahren dürfte die sehr unterschiedliche Qualität der Ultraschalluntersuchungen sein, abhängig von der angewandten Untersuchungstechnik und der Gerätequalität. Sie beeinflusst die Leistungsfähigkeit naturgemäß negativ.

Übersehen wird dabei aber, dass die Ultraschalluntersuchung durch den behandelnden Arzt (in diesem Fall dem Gastroenterologen) selbst durchgeführt werden kann. Dadurch wird die Qualität der Untersuchung in einem erheblichen Ausmaß positiv beeinflusst, denn er kennt Patient und Fachgebiet am besten, kann so die Ergebnisse optimal einschätzen und fragliche Befunde auf ihre Plausibilität überprüfen.

Bezüglich zystischer Läsionen ist die Untersuchung mit Ultraschall sicher in den meisten Fällen ausreichend. In unklaren Fällen ist sie durch Labortests (Parasit) oder durch die Punktion mit Analyse des Zysteninhalts besser zu ergänzen als mit einem weiteren bildgebenden Verfahren.

Bei soliden Prozessen müssen 2 Fragen diskutiert werden. Die erste Frage betrifft die Leistungsfähigkeit der Methode in der Erkennung von Tumoren, also insbesondere von Metastasen beim primären Staging oder in der Tumornachsorge (Abb. 9.62 a-c). Der Vergleich einer nativen Ultraschalluntersuchung mit einem technisch optimalen CT- oder MRT-Verfahren zeigt eine Überlegenheit der letzteren Methoden. Insofern kann die sonographische Untersuchung zunächst nur als Vorfeldmethode eingesetzt werden, d. h. in bestimmten Situationen muss eine aufwändigere bildgebende Methode als weiterführendes Verfahren zusätzlich zur definitiven Klärung angewandt werden. Im Wesentlichen ist dies notwendig bei Verdacht auf Metastasen, aber negativem sonographischen Befund und bei sonographischem Nachweis von einzelnen Metastasen, wenn die Zahl der Metastasen für die Therapie entscheidend ist.

Die Situation hat sich allerdings infolge der Entwicklung von Kontrastmitteln nun auch für die Ultraschalldiagnostik gewandelt. Die Erkennung

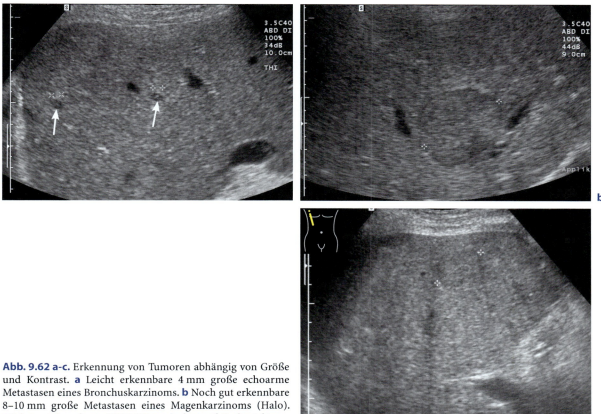

**Abb. 9.62 a-c.** Erkennung von Tumoren abhängig von Größe und Kontrast. **a** Leicht erkennbare 4 mm große echoarme Metastasen eines Bronchuskarzinoms. **b** Noch gut erkennbare 8–10 mm große Metastasen eines Magenkarzinoms (Halo). **c** Schwer erkennbares HCC (27 mm), das praktisch nicht gegen das Leberparenchym (Zirrhose) kontrastiert (gleicher Tumor wie in Abb. 9.49 a-d, vgl. auch Abb. 9.54 a)

von Tumoren hängt ja nicht nur von deren Größe, sondern auch vom Kontrast des Tumors gegen das umgebende Gewebe ab. Mit Kontrastmitteln kann der Kontrast der malignen Tumoren in der portalvenösen bzw. späten Phase deutlich verbessert werden, d. h. sie kontrastieren dann deutlich negativ gegen das noch Kontrastmittel aufnehmende Lebergewebe. In entsprechenden Studien konnte ein deutlicher Effekt auf die Sensitivität des Ultraschalls im Nachweis von Metastasen nachgewiesen werden, die mit dieser Technik wieder auf dem Niveau der anderen bildgebenden Verfahren liegt. Bei dieser Fragestellung ist aus medizinischer Sicht der Einsatz von Kontrastmitteln unumgänglich, zumindest in den Situationen, die, wie oben diskutiert, den Einsatz eines weiterführenden Verfahrens erfordern. Eine

weitergehende Standardisierung der Methodik wird sich in kurzer Zeit etablieren lassen. Wirtschaftliche Probleme müssen selbstverständlich auch gelöst werden.

Vergleiche zur intraoperativen Diagnostik zeigen, dass alle bildgebenden Verfahren Tumoren nur ab zu einer bestimmten Größe nachweisen können: Etwa linsengroße Tumoren können nicht mehr erkannt werden. In diesem Zusammenhang sind Untersuchungen interessant, die in der Nachsorge diejenigen Patienten herausfinden können, bei denen besonders eingehende Untersuchungen auf Metastasenbildung notwendig sind. Derartige Risikogruppen mittels Tumormarkern zu identifizieren hat sich bisher allenfalls z. T. realisieren lassen.

Basierend auf der Überlegung, dass Metastasen arteriell versorgt werden, wurde versucht, die Wahrscheinlichkeit okkulter, im Bild noch nicht abgrenzbarer Metastasen aufgrund einer Flussbeschleunigung in der A. hepatica oder eines erhöhten Dopplerperfusionsindex (DPI, vgl. Tabelle 9.6) herauszufinden. Unterschiede zwischen Gesunden und Patienten mit Lebermetastasen ließen sich so nachweisen. Der Überlappungsbereich ist allerdings groß, nicht zuletzt wegen der Schwierigkeiten, den DPI korrekt zu messen.

Eindrucksvoller sind die ersten Ergebnisse bei der Bestimmung der hepatischen Transitzeit (Zeitdifferenz des Erscheinens eines Kontrastmittelbolus in der A. hepatica und der Pfortader). Hier sind deutliche Unterschiede zwischen Patienten mit und ohne Lebermetastasen zu sehen.

Diese Untersuchungen zeigen einen Weg zur Identifizierung von Risikogruppen in der Tumornachsorge, bei denen die Frage nach okkulten Metastasen eingehend geklärt werden muss (sofern eine Therapieoption besteht!). In diesen Studien wurde weiterhin klar, dass die veränderte Leberdurchblutung nicht einfach durch einen vermehrten arteriellen Durchfluss oder durch Shunts zu erklären ist, sondern dass eine komplexe, wohl auch durch humorale Faktoren beeinflusste Änderung eintritt.

Das zweite Problem ist die Differenzierung gefundener herdförmiger Läsionen in der Leber. Die vielfältigen Möglichkeiten, die gerade bei Tumoren und anderen Läsionen in der Leber als einem zentralen Stoffwechselorgan bestehen, wurden im Abschn. 9.4, „Differenzialdiagnostik", diskutiert. So lässt sich die entscheidende Frage der Dignität mittels nativem Ultraschall nur z. T. klären. Auch hierfür wird häufig ein zweites bildgebendes Verfahren eingesetzt, etwa zur Diagnose von Hämangiomen und anderen benignen Tumoren.

Zur Lösung dieses Problem stellt ebenfalls die Einführung der Kontrastmittel in die Ultraschalldiagnostik einen entscheidenden Schritt dar. Das unterschiedliche Verhalten maligner Tumoren, insbesondere von metastatischen Tumoren im Vergleich zu benignen Läsionen, und das typische Verhalten von benignen Tumoren wie den Hämangiomen oder FNH lässt sich vergleichbar zuverlässig differenzieren wie bei Kontrastmitteluntersuchungen mittels CT oder MRT.

Somit ist auch hier der Schritt von einer Methode, die oft nur als Vorfelduntersuchung eingesetzt werden konnte, zu einem vollwertigen Verfahren durch den Einsatz der Kontrastmittel erfolgt. Der Stellenwert der Ultraschalldiagnostik ist – wie bei den konkurrierenden Methoden – ebenfalls vom Einsatz qualitativ leistungsfähiger Geräte *und* dem sinnvollen Einsatz von Kontrastmitteln abhängig.

## 9.6 Alternative und weiterführende Maßnahmen

Die Stellung des Ultraschalls zu den konkurrierenden Methoden CT und MRT wurde oben besprochen. Diese Methoden werden ergänzend eingesetzt, wenn man die Ultraschalldiagnostik ohne Kontrastmittel durchführt. Mit Anwendung von Kontrastmitteln in den notwendigen Fällen, also etwa zur Erkennung kleiner Metastasen und zur Differenzierung von unklaren Tumoren, wird die zusätzliche Untersuchung mit einem zweiten bildgebenden Verfahren eher unnötig, da gleichartige Ergebnisse zu erwarten sind.

Die geeignete weiterführende Methode bei unklaren herdförmigen Veränderungen ist dann die (ultraschallgezielte) Feinnadelpunktion. Die Indikation ist dabei streng zu stellen, da die Inplantation von Metastasen in den Stichkanal ein nicht völlig auszuschließendes Risiko darstellt. Insbesondere bei einer noch möglichen kurativen Therapie, also etwa bei HCC und Zirrhose sollte versucht werden, die Punktion durch Ausschöpfen der Möglichkeiten bildgebender Methoden zu vermeiden.

Entsprechend den EASL-Kriterien sind kleine Läsionen in einer zirrhotischen Leber, die mit 2 bildgebenden Kontrastmittelverfahren übereinstimmend als hypervaskulär nachgewiesen wurden, als HCC anzusehen. Bei einem AFP Wert > 400 mg/l genügt der Nachweis mit einem bildgebenden Verfahren.

Zeigt sich keine eindeutige Hypervaskularität, die die EASL-Kriterien erfüllt, so ist eine Punktion nicht zu vermeiden, da bei mindestens der Hälfte dieser „negativen" Fälle doch ein HCC vorliegt.

Bei Tumoren in einer unauffälligen Leber, z. B. einem fibrolamellären HCC, ist eine feingewebliche Sicherung der Diagnose vor Therapie ebenfalls kaum zu umgehen.

Bei der Feinnadelpunktion zur histologischen Klärung solider Tumoren muss beachtet werden, dass die Abgrenzung eines Adenoms von einem hoch differenzierten HCC oder die Unterscheidung zwischen einer FNH und einem fibrolamellären HCC auch für den Pathologen durchaus schwierig ist. Letztlich ist das viel strapazierte Wort von der „untersucherabhängigen Leistungsfähigkeit" der Methode keinesfalls spezifisch für die Ultraschalldiagnostik, sondern gilt ähnlich für andere Verfahren, nicht zuletzt für die zytologische oder histologische Begutachtung von Leberbiopsien.

Vor der diagnostischen Punktion zystischer Läsionen muss ein vitaler Echinokokkus ausgeschlossen werden. Besonders bei nicht aus endemischen Gebieten stammenden Patienten wird diese Möglichkeit nicht selten ignoriert, trotz der bekannten und verbreiteten Reiselust auch mitteleuropäischer Menschen, die ja häufig in endemische (Mittelmeer-) Gebiete führt. Die Punktion bei vitalem Parasit beinhaltet das Risiko eines Schocks und vor allem der peritonealen Aussaat von Tochterzysten. Eine therapeutische Punktion muss den entsprechenden Richtlinien (PAIR) folgen.

Bei der Punktion solider Läsionen müssen die notwendigen Vorsichtsmaßnahmen beachtet werden (s. Kap. 5). Dies gilt besonders bei von den Gefäßen ausgehenden Tumoren, So hat ein Hämangiosarkom ein hohes Blutungsrisiko nach einzelnen Mitteilungen.

# Gallenblase und Gallenwege

## Indikationen

Gallenblase
- Schmerzen rechter Oberbauch
- Ikterus
- Verdacht auf
  - Steine
  - Entzündung
  - Tumor
- Screening

Gallenwege
- Ikterus
- Schmerzen rechter Oberbauch
- Im Rahmen der Leberdiagnostik
- Verdacht auf Pankreaserkrankungen
- HIV - Infektion

## 10.1
## Untersuchungstechnik

### Gerät

#### Gallenblase

B-Bild-Technik. Linear oder Curved array sind besser geeignet als Sektorscanner. Mindestens 2,5- bis 3,5 MHz, evtl. auch höher.

Dopplertechniken sind im Allgemeinen nicht erforderlich. Lediglich bei Tumoren können sie zusätzliche Informationen liefern.

#### Gallenwege

B-Bild-Technik, je nach Distanz (Dicke der Bauchdecken) 2,5- bis 5 MHz.

Die Dopplertechnik (CD) ist manchmal günstig zur Differenzierung der Gefäße von den Gallengängen. Mittels THI ist eine bessere Darstellung bzw. Abgrenzung der Gallenwege möglich.

### Vorbereitung

#### Gallenblase

Im Allgemeinen wird die Untersuchung nüchtern empfohlen, da die volle Gallenblase leichter aufzufinden und zu beurteilen ist. Für den erfahrenen Untersucher und in dringlichen Situationen ist dies nicht zwingend notwendig.

Die Funktionsdiagnostik erfordert natürlich einen zunächst nüchternen Patienten.

#### Gallenwege

Keine Vorbereitung erforderlich.

Flüssigkeit im distalen Magen bzw. Duodenum kann die Sicht verbessern (Methodik s. Kap. 13).

## Lagerung

### Gallenblase

Die Untersuchung erfolgt in Rückenlage, evtl. ergänzende Untersuchung im Stehen oder in Linksseitenlage zur Überprüfung der Beweglichkeit von Steinen usw.

### Gallenwege

Rückenlage, oder häufig besser: 45°-Linksseitenlage.

## Untersuchungsgang

### Gallenblase

Die Gallenblase wird durch langsames Verschieben des Schallkopfes im Längsschnitt aufgesucht, entweder von links beginnend mit einer Schnittebene, die den linken Leberlappen und die V. cava zeigt, oder von rechts mit Darstellung zunächst des rechten Leberlappens und der Niere, jeweils in tiefer Inspiration. Nach Auffinden der Gallenblase wird der Schallkopf entsprechend der Längsachse der Gallenblase gedreht.

Die Beweglichkeit von Steinen wird durch Umlagerung oder zusätzliche Untersuchung im Stehen überprüft.

Überprüft wird ebenfalls die Funktion durch Reizmahlzeit und Kontrolle nach 45(!) min.

Zur Untersuchung der Gallenblase gehört die Beurteilung der Gallenwege (s. unten).

### Gallenwege

Die intrahepatischen Gallenwege verlaufen parallel zu den Pfortaderästen und werden entsprechend deren Verlauf am besten zunächst in einer Schnittebene parallel zum Rippenbogenrand aufgesucht (s. Kap. 9).

Die extrahepatischen Abschnitte, Ductus hepaticus und Ductus choledochus, sind am besten in 45°-Linksseitenlage in einer Schnittebene, etwa senkrecht zum Rippenbogenrand knapp medial der Gallenblase aufzufinden. Der Schallkopf muss je nach dem mehr horizontalen bzw. vertikalen Verlauf des Gallengangs (und der Pfortader) etwas gedreht werden, um den Gang möglichst langstreckig darzustellen.

In einer Schnittebene entsprechend dem Verlauf des Pankreaskopfes ist der distale Abschnitt des Ductus choledochus im Querschnitt hinter dem Pankreas zu erkennen.

## Messpunkte

### Gallenblase

Bei erheblichen Form- und Größenvariationen erscheint die Messung des größten queren Durchmessers am besten geeignet. Zusätzlich wird die Dicke der Wand vermessen.

Bei Steinen ist der Schallschatten im größten Durchmesser zu messen, in der Funktionsdiagnostik der größte Längs-, Quer-, und sagittale Durchmesser zur Berechnung des Volumens.

### Gallenwege

Weite des Ductus choledochus distal der Einmündung des Ductus cysticus (mit Einschluss nur einer Wand). Maximal 6–7 mm.

## Dokumentation

### Gallenblase

Im Normalfall genügt ein Bild entsprechend der Längsachse der Gallenblase. Ebenso bei unkomplizierten Steinen und Cholezystitis.

Bei beabsichtigter chemischer Steinauflösung muss die Steingröße eindeutig im größten Durchmesser oder in 2 Ebenen mit Ausmessung des Schallschattens dokumentiert werden.

Tumoren sollen immer in mindestens 2 Ebenen dokumentiert werden.

### Gallenwege

Dokumentiert wird ein Bild mit Darstellung des Lig. hepatoduodenale und somit des distalen Gallengangs und der Pfortader. Bei Verschluss erfolgt eine Dokumentation jeweils der erweiterten intra- und extrahepatischen Gallenwege mit Kennzeichnung, falls möglich, der Höhe des Verschlusses bzw. der Ursache.

## Untersuchungshindernisse

### Gallenblase

Infolge der oberflächlichen Lage der Gallenblase sind keine Untersuchungshindernisse vorhanden.

*Gallenwege*

Meteorismus und erhebliche Adipositas können die Untersuchung vor allem der distalen Abschnitte erschweren.

## 10.2
# Normalbefund

### 10.2.1
### Topographisch-anatomische Vorbemerkung

#### Gallenblase

Die Gallenblase liegt in der Fossa vesicae felleae an der viszeralen Fläche der Leber. Sie ist etwa 8 cm lang, mit deutlicher Größenvariation, und unterragt den Leberunterrand um bis zu 1,5 cm. Im anatomischen Längsschnitt ist sie oval bis birnenförmig. Der Korpus ist mit der Leber mehr oder weniger ausgeprägt verwachsen (Gallenblasenbett). Der Hals setzt sich in den abgewinkelt oder bogenförmig verlaufenden, bis 3 mm weiten Ductus cysticus fort, grenzt an den rechten Ast der V. portae und ist normalerweise nicht mit der Leber verwachsen. Er mündet bei einer durchschnittlichen Länge von 4 cm in Höhe des Oberrandes des Duodenums in den Ductus hepaticus.

Die Gallenblasenwand setzt sich schichtweise zusammen aus der Mukosa, der Muskelschicht mit zirkulären, longitudinalen und schräg verlaufenden glatten Muskelfasern sowie aus der Subserosa und der Serosa, soweit sie vom Bauchfell überzogen ist.

Bemerkenswert ist die enge Lagebeziehung der Gallenblase zum Colon transversum, mit dem sie verwachsen sein kann, und zur oberen Flexur des Duodenums (gedeckte Perforationen!).

Die Wand besteht aus 3 Schichten: Tunica mucosa, muscularis und serosa.

Die zuführende Arterie kommt gewöhnlich aus dem rechten Ast der A. hepatica. Selten entspringt eine weitere Arterie direkt aus der A. hepatica communis.

Der Abfluss erfolgt Richtung Hals in einem Venennetz. Von dort dringen die Venen in das Lebergewebe und verzweigen sich in Kapillaren, ohne mit den Pfortaderästen zu anastomosieren.

Der Lymphabfluss erfolgt subserös. Ein regionaler Lymphknoten liegt links des Halses, weitere am Ductus choledochus.

#### Gallenwege

Rechter und linker Ductus hepaticus vereinigen sich in der Regel vor dem rechten Ast der V. portae in der Leberpforte zum Ductus hepaticus communis. Dessen Länge beträgt im Mittel 3 cm. Sie variiert abhängig von der Einmündung des Ductus cysticus. Der Durchmesser misst etwa 4 mm.

Nach Einmündung des Ductus cysticus verläuft der Ductus choledochus zunächst oberhalb und hinter dem Duodenum (variable Länge!), dann etwa 3 cm lang hinter dem Pankreas, manchmal auch intrapankreatisch und schließlich etwa 1,5 cm lang in der Wand des Duodenums. Die Weite beträgt bei der Einmündung des Ductus cysticus bis 9 mm, distal davon bis 6 mm und intraduodenal um 4 mm.

### 10.2.2
### Varianten und Anomalien

#### Gallenblase

Die Form der Gallenblase variiert von birnenförmig kugelig bis länglich.

Eine Abwinkelung ist häufig. Ist dabei der Fundus nach kranial abgewinkelt, spricht man von einer phrygischen Mütze.

Eine relativ häufige Anomalie sind Septen, die die Gallenblase längs oder quer (Sanduhr-Gallenblase) meist nur inkomplett unterteilen. Im Halsbereich werden sie als Heister-Klappen bezeichnet. Seltener (<0,03%) sind inkomplette oder komplette Duplikaturen bis zur doppelten Anlage einer rechten und linken Gallenblase mit je einem eigenen Ductus cysticus.

Eine Entwicklungshemmung führt zur intrahepatischen Lage. Noch seltener ist eine Ektopie, etwa im Lig. falciforme oder im kleinen Netz. Die ektope Lage am linken Leberlappen links des Lig. falciforme wird als Transposition bezeichnet.

Hypoplastische Gallenblasen oder eine Agenesie sind ebenfalls sehr selten (< 0,02%).

Echte Divertikel der Wand sind 0,5–4 cm groß und meist am Infundibulum oder im Korpus lokalisiert.

Der Verlauf des Ductus cysticus zeigt erhebliche Varianten von tiefen Einmündungen bis zur häufigeren Einmündung in den linken oder selten den rechten Ductus hepaticus und doppelten Anlagen.

### Gallenwege

Während die Länge des Ductus hepaticus und des Ductus choledochus abhängig u. a. von der unterschiedlich hohen Einmündung des Ductus cysticus (s. oben) stark variiert, sind Anomalien wie eine Doppelung äußerst selten. Gelegentlich münden akzessorische Gänge in die Gallenblase oder tief in den Gallengang. Bemerkenswert sind auch die Anomalien der Lebergefäße (s. Kap. 9), da sie als Landmarken für die Identifikation der Gallenwege genutzt werden.

Wichtig sind vorwiegend in der Pädiatrie kongenitale zystische Gallengangserweiterungen, die intrahepatisch (Caroli-Syndrom), extrahepatisch (Choledochuszyste) oder kombiniert vorkommen. Die bekannte Einteilung ist in Tabelle 10.1 aufgeführt.

### 10.2.3
### Ultraschallbefund

#### Gallenblase

**Ultraschallbefund**

Bei Darstellung entsprechend der anatomischen Längsachse ist die Gallenblase birnenförmig. Das Verhältnis Längs- zu Querdurchmesser variiert stark. Häufig erscheint die Gallenblase abgewinkelt oder abgeknickt, was nicht als Septum fehlgedeutet werden darf (Untersuchung in verschiedenen Schnittebenen und evtl. im Stehen!).

Der quere Durchmesser nüchtern liegt bei 2–3 cm, auf alle Fälle aber <4 cm. Dieser Durchmesser erscheint brauchbarer als der entsprechend der unterschiedlichen Form variablere Längsdurchmesser, der mit maximal 7–10 cm angegeben wird. Erreichen beide Durchmesser den oberen Grenzwert, ist eine Erweiterung der Gallenblase anzunehmen, da sich ein Volumen >50 ml errechnet.

Das Volumen wird dabei nach der bekannten Ellipsoidformel (a × b × c × 0,5) aus den 3 Durchmessern näherungsweise berechnet oder mittels 3D-Technik bestimmt. Es liegt normalerweise bei 20–30 ml.

Der Inhalt stellt sich echofrei dar. Artefakte, vor allem Wiederholungsartefakte, können diesen Eindruck verschleiern (Abb. 10.1 a).

Die Wand ist als schmale Echolinie oder bei gut auflösenden Geräten und besonders bei hohen Ultraschallfrequenzen dreigeschichtet darstellbar. Diese Dreischichtung entspricht nicht der anatomischen Schichtung, sondern erklärt sich physikalisch als echodichte vordere Grenzschicht (Eintrittsechos), echoärmere Wand und echodichte Austrittsschicht (s. Abschn. 10.4). Die Dicke der Wand beträgt 2 bis maximal 3 mm (vgl. Abb. 10.1 a–c, 10.3).

Der Ductus cysticus ist lateral des Ductus hepaticus schwierig darzustellen, zumal er bogenförmig bis abgewinkelt verläuft (Abb. 10.2).

#### Gallenwege

**Ultraschallbefund**

Die intrahepatischen Gallengänge sind nur mit sehr leistungsfähigen Geräten bei hoher Frequenz gegen die Pfortaderäste abzugrenzen. Sie sind jeweils kaliberschwächer als die parallelen Pfortaderäste.

Ductus hepaticus und Ductus choledochus sind vor der Pfortader aufgrund des echofreien Inhalts mit mittelstarken „einschichtigen" Wandreflexen zu identifizieren (Abb. 10.3). Der rechte Ast der A. hepatica verläuft normalerweise hinter dem Ductus hepaticus. Der Durchmesser der größeren Gallengänge intrahepatisch hilusnah erreicht 3 mm. Durchmesser des Ductus choledochus bis 6 mm.

Der Eindruck, dass nach Cholezystektomie der Gallengang weiter wird oder erweitert bleiben kann, etwa bis 9 mm, wird kontrovers diskutiert. Dagegen findet sich eine leichte Zunahme des Durchmessers mit zunehmendem Alter, sodass der Grenzwert junger Erwachsener bis maximal 5 mm und bei älteren Menschen bis 7 mm festgelegt werden sollte.

### 10.2.4
### Funktion

#### Gallenblase

Vor allem im Zusammenhang mit der Litholyse ist die Überprüfung der Funktion der Gallenblase wichtig.

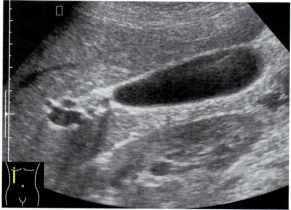

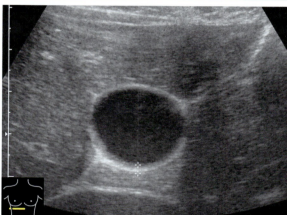

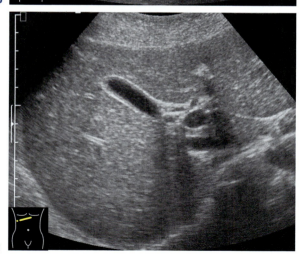

**Abb. 10.1 a–c.** Normale Gallenblase. **a** Längsschnitt (Wiederholungsechos an der Vorderwand). **b** Querschnitt (Wand 2 mm). **c** Flachschnitt (Schallkopf am Rippenrand und nach kranial gerichtet)

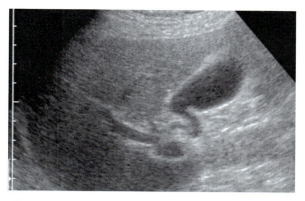

**Abb. 10.2.** Gallenblase und Ductus cysticus (dahinter Pforte mit Pfortader)

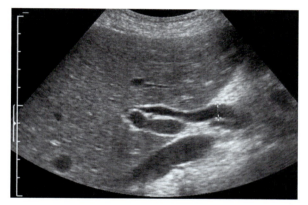

**Abb. 10.3.** Unauffälliger distaler Gallengang (7 mm). In der typischen Schnittebene sind hinter dem Ductus hepaticus der R. dexter der A. hepatica (quer), die Pfortader und dahinter die V. cava abschnittsweise dargestellt

**Tabelle 10.1.** Zysten des Gallengangsystems nach Alonso-Lej und Todani

| Typ | Bild |
| --- | --- |
| Ia | Umschriebene („klassische") Zyste des Ductus hepatocholedochus |
| Ib | Segmentale Dilatation des Ductus hepatocholedochus |
| Ic | diffuse oder zylinderförmige Dilatation des Ductus hepatocholedochus |
| II | Supraduodenales Choledochusdivertikel |
| III | Choledochozele (intraduodenales Divertikel) |
| IVa | Multiple intra- und extrahepatische Gallengangzysten (entspricht dem Caroli-Syndrom) |
| IVb | Multiple extrahepatische Gallengangzysten |
| V | Intrahepatische Gangzysten, solitär oder multipel |

Sie kann durch Errechnung des Volumens nüchtern und nach Gabe einer standardisierten oder physiologischen fettreichen Reizmahlzeit überprüft werden. Dabei vermindert sich das Volumen der gesunden Gallenblase auf < 30% des Ausgangsvolumens (Abb. 10.4). Dies wird aber nach oraler Reizmahlzeit erst nach bis zu 45 min und nicht immer zuverlässig erreicht. Jedenfalls zeigt die vergleichende Beurteilung nach Gabe von Ceruletid (Takus) i. m. (0,3 µg/kg) oder Cholezystokinin nicht nur einen schnellen Eintritt der Entleerung mit Tiefstwerten nach 15–20 min, sondern auch eine deutlich ausgeprägtere Verminderung des Volumens. Der Nachteil dieser Methode sind die Applikation und die evtl. als unangenehm empfundenen Wirkungen auf den Darm.

Studien zeigten eine leichte Größenzunahme der Gallenblase bei älteren Menschen, aber keine Abnahme der Funktion.

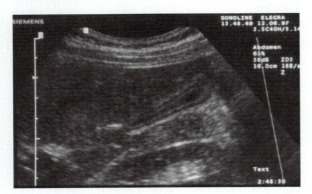

**Abb. 10.4.** Kontrahierte Gallenblase. Zu beachten ist die vergleichsweise dickere Wand mit den 3 „Schichten"

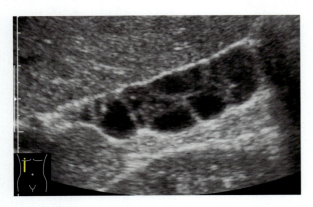

**Abb. 10.5.** Multiple Septen

## 10.3 Pathologische Befunde

### 10.3.1 Normvarianten und Anomalien

#### Gallenblase

*Ultraschallbefund*

Die seltenen echten Septen sind sonographisch wie der Sporn bei einer abgewinkelten Gallenblase als quere oder längs verlaufende einschichtige Echobänder darzustellen. Die Unterscheidung ist oft schwierig. Die praktische Bedeutung liegt in der Gefahr, die bei diesen Gallenblasen gehäuft auftretenden Steine in einem Abschnitt zu übersehen. Auch kann eine septierte steinfreie Gallenblase infolge unterschiedlichen Drucks in den unterteilten Abschnitten kolikartige Schmerzen verursachen (Abb. 10.5, 10.6 a,b).

Doppelte Gallenblasen sind extrem selten. Sie sind nachgewiesen, wenn auch 2 Ductus cystici nachzuweisen sind. Andernfalls ist die eng benachbarte Lage einer Leberzyste zu erwägen, die sich nach Reiz nicht kontrahieren würde.

Bei echten Divertikeln ist die Wand auch im ausgestülpten Bereich unauffällig. Finden sich allgemein Wandveränderungen (s. unten) so liegt eher ein Pseudodivertikel vor (Abb. 10.7).

### 10.3.2 Gallenblaseninhalt

#### Gallensteine

Gallensteine sind bei uns, d. h. in westlichen Ländern, sehr häufig, bedingt durch die Risikofaktoren Übergewicht und Diabetes mellitus. Infolge des zusätzlichen Risikofaktors Östrogen sind sie bei Frauen doppelt so häufig wie bei Männern. In westlichen Ländern überwiegen die cholesterinreichen Steine. Sie verkalken sekundär schalenartig. In Asien finden sich erheblich häufiger Pigmentsteine, die auf die Risikofaktoren Häemolyse, Zirrhose und Alkohol (schwarze Steine) bzw. parasitäre Infektionen (braune Steine vorwiegend in den Gallengängen) der Gallenwege zurückzuführen sind.

Häufig sind Steine asymptomatisch und werden zufällig entdeckt.

### Ultraschallbefund

Sonographisch sind *Steine* am Steinecho (Reflexion des Schalls an der dem Schallkopf zugewandten Steinoberfläche) zu erkennen. Steine verursachen weiterhin ab einer Größe von 3–5 mm einen Schallschatten (Abb. 10.8, 10.9 a,b).

Meistens liegen sie der Schwere nach der dorsalen Wand (beim liegenden Patienten) auf und sind bei Umlagerung beweglich. Sehr kleine einzelne Steine können an der Wand haften. Bei zahlreichen Steinen lässt sich die Beweglichkeit nicht mehr zeigen. Ist die ganze (nicht kontrahierte!) Gallenblase mit Steinen ausgefüllt, spricht man von einer „Steingallenblase" (Abb. 10.10, 10.24 c).

Der Schallschatten entsteht durch die totale Schwächung des Schallstrahls, der infolge Reflexion und Absorption auf den Stein trifft. Ist der Stein kleiner als der quere Durchmesser des auftreffenden Schallstrahls, so gelangt ein kleinerer oder größerer Teil der Energie am Stein vorbei. Es entsteht folglich nur ein inkompletter Schallschatten oder dieser fehlt vollständig (Abb. 10.11, 10.12, vgl. Abb. 10.8, 10.15 a). Die Frage, ob ein Stein einen kompletten oder inkompletten Schatten verursacht, hängt also von dem Durchmesser des aktuellen Schallstrahls und damit von der Qualität des Gerätes bzw. von der eingesetzten Ultraschallfrequenz ab sowie davon, ob der Stein im Fokusbereich oder außerhalb der besten Auflösungszone (s. Abschn. 2.2) liegt.

Das Auflösungsvermögen lässt heute die genauere Beurteilung der Form und auch Oberfläche einzelner Steine zu. Allerdings ist daraus kein eindeutiger Rückschluss auf die Art des Steines möglich (Abb. 10.13, Abb. 10.14). Weitere sonographische Symptome ermöglichen aber manchmal die Artdiagnose: Schwebende Steine (Abb. 10.15 a,b) in unveränderter Galleflüssigkeit sind Cholesterinsteine. Steine, die keine intensiven Oberflächenechos, aber Binnenechos aufweisen und trotz ihrer Größe nur einen inkompletten Schallschatten verursachen, sind ebenfalls wahrscheinlich Cholesterinsteine (vgl. Abb. 10.9 a,b). Umschriebene intensive Echos an der Steinoberfläche sprechen für umschriebene Verkalkungen. Starke, glatt begrenzte Eintrittsechos verbunden mit einem kompletten Schallschatten finden sich bei den stark kalkhaltigen schwarzen Pigmentsteinen und den schalenartig verkalkten Cholesterinsteinen. Weiche braune Pigmentsteine zeigen einen weniger auffallenden Eintrittsreflex, einzelne Binnenechos und oft nur einen imkompletten Schallschatten (s. Abb. 10.44).

Sandkorngroße Steinchen können als *Gallengries* bezeichnet werden. Sie verursachen intraluminal helle Echos, aber keine Schallschatten. Nur wenn viele kleinste Steinchen eng zusammen liegen, können sie insgesamt einen meist inkompletten Schallschatten verursachen (vgl. Abb. 10.11). Sie lagern sich im Gegensatz zum so genannten „sludge" (s. unten) ähnlich schnell um wie Steine, oder bewegen sich mit den Bewegungen des Patienten.

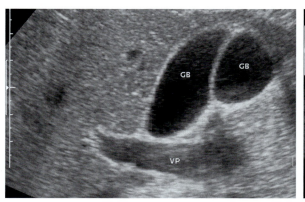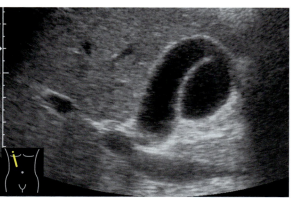

a       b

**Abb. 10.6 a,b.** Stark abgewinkelte Gallenblase. **a** Scheinbar 2 Gallenblasen oder Septum. **b** Verbindung der 2 Kompartimente in geeigneter Schnittebene erkennbar (so genannte phrygische Mütze)

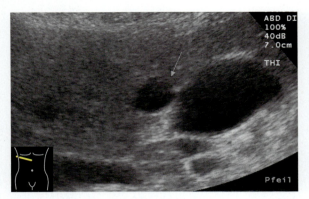

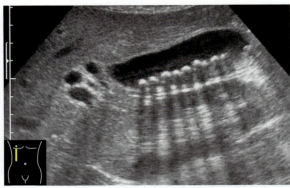

**Abb. 10.7.** (Echtes) Divertikel der Gallenblase

**Abb. 10.8.** Viele kleine Gallensteinchen (um 3 mm groß), die gerade noch einen Schallschatten verursachen, sowie Gallengries

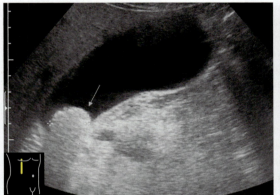

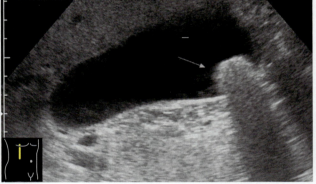

a

b

**Abb. 10.9a,b.** Beweglicher 22 mm großer Stein. Die Echos im Stein und der inkomplette Schallschatten sprechen für einen Cholesterinstein. **a** Im Liegen, **b** nach Umlagerung

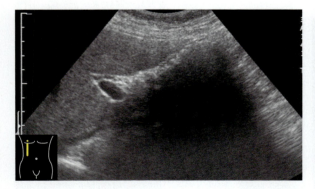

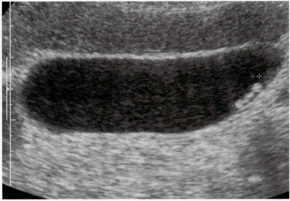

**Abb. 10.10.** Mit Steinen ausgefüllte Gallenblase. Der an der Vorderfläche entstehende Schallschatten verdeckt Lumen, Hinterwand und hinter der Gallenblase gelegene Strukturen (vgl. Abb. 10.25)

**Abb. 10.11.** 2 mm große Steinchen, die keinen Schallschatten verursachen

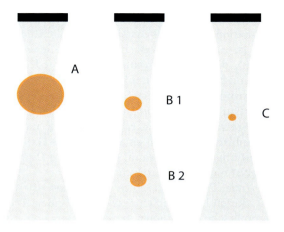

**Abb. 10.12.** Beziehung zwischen Gallenstein und Schallfeld bezüglich der Verursachung eines Schallschattens: Stein A ist größer als der Schallfelddurchmesser und verursacht einen kompletten Schallschatten. Stein B verursacht einen inkompletten Schallschatten, wenn er in der Fokuszone liegt (B 1), außerhalb verursacht er praktisch keinen, da genügend Energie an ihm vorbei kommt (B 2). Steinchen C verursacht generell keinen Schallschatten

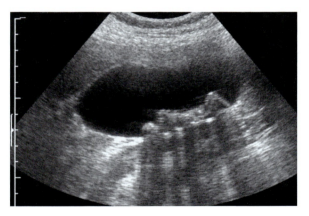

**Abb. 10.13.** Tetraederförmige Gallensteine

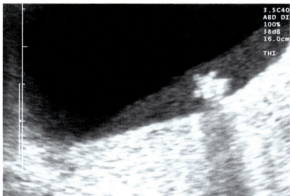

**Abb. 10.14.** Maulbeerförmiger Gallenstein und Sludge

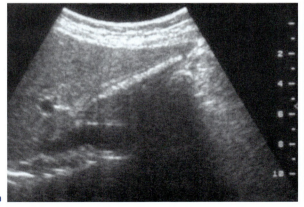

a

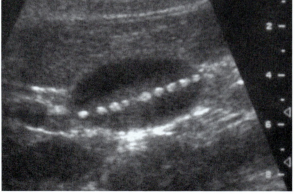

b

**Abb. 10.15 a,b.** Multiple kleine Cholesterinsteinchen. **a** Kontrahierte Gallenblase. Die zusammen liegenden Steinchen sind als zusammenhängende Echolinie zu erkennen. Sie verursachen zusammen einen schwachen Schallschatten. **b** In der gefüllten Gallenblase schweben die Steinchen. Einzeln für sich verursachen sie nur einen angedeuteten Schallschatten

### Komplikationen

Komplikationen von Gallensteinen sind die Cholezystitis (s. unten), der Verschluss der Gallenwege (s. unten), die freie Perforation und die gedeckte Perforation bzw. Penetration.

Ein chronischer Steinverschluss des Ductus cysticus führt zu einem *Gallenblasenhydrops*. Bei langsamem Eintritt ist diese Erkrankung symptomarm. Sonographisch findet sich eine vergrößerte Gallenblase mit unauffälliger Wand. Der Stein im Ductus cysticus ist nicht leicht direkt nachweisbar.

Die *freie Perforation* eines Gallenblasensteins ist mit akuten heftigen Schmerzen verbunden. Das sonographische Bild einer freien Perforation ist uneinheitlich. Meist ist es mit den Symptomen einer akuten (Peri-) Cholezystitis (s. unten) verbunden, also mit einer Verdickung der Wand und Flüssigkeit um die Gallenblase. Die Lücke selbst lässt sich nicht immer direkt nachweisen. Manchmal ist die Gallenblase selbst nicht (mehr) darzustellen (Abb. 10.16).

Die *Penetration* eines Steins in einen Darmabschnitt, meist Duodenum oder Kolon, ist sonographisch an einer Luft- bzw. Gasblase in der Gallenblase erkennbar. Diese verursacht einen starken Reflex, der im Unterschied zu einem Steinecho stets an der höchste Stelle des Gallenblasenlumens zu finden ist. Der durch die Luftblase verursachte Schallschatten ist durch zusätzliche Artefakte verändert. In der angloamerikanischen Literatur wird er daher

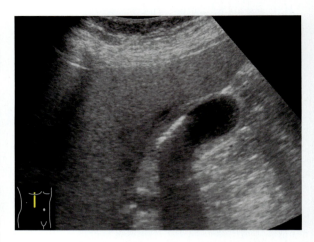

**Abb. 10.17.** Luftblase in der Gallenblase. Die Echos liegen der vorderen Wand an (beim liegenden Patienten) und verursachen einen inkompletten Schallschatten. Die Wand ist verdickt, im Gallenblasenbett Spuren von Flüssigkeit als Zeichen der Cholezystitis

treffend als „dirty shadow" bezeichnet (Abb. 10.17, 10.24, vgl. Abb. 14.3 a).

Die Penetration kann akut mit der Symptomatik eines akuten Abdomens verlaufen, aber auch relativ symptomarm, d. h. die vorübergehend heftigen Schmerzen klingen nach der Penetration ab, sodass der betroffene Patient evtl. nicht mehr zum Arzt geht. Überraschend findet man bei einer später aus anderer Indikation durchgeführten Untersuchung die typische Luftblase. Erst auf Befragen berichtet der Patient von einer zurückliegenden Schmerzepisode. In anderen Fällen treten nach einem symptomfreien Intervall die Symptome eines Gallensteinileus auf.

### Präoperative Diagnostik

Vor einer geplanten laparoskopischen Cholezystektomie lässt sich sonographisch eine Reihe von Befunden feststellen bzw. ausschließen, die auf mögliche technische Probleme mit diesem Operationsverfahren weisen. Befunde an der Gallenblase selbst, wie die starke Vergrößerung oder die erheblich verdickte Wand verursachen Probleme bei der Extraktion. Anomalien der Gefäße und vor allem der nicht so seltene Nachweis größerer Pfortaderäste im Gallenblasenbett bedeuten eine vermehrte Blutungsgefahr (Abb. 10.18). Prognostisch wichtige Befunde sind in Tabelle 10.2 zusammengefasst.

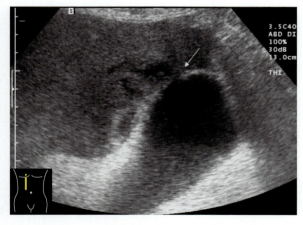

**Abb. 10.16.** Gedeckte Perforation in das Gallenblasenbett. Die echoarmen Bezirke im Lebergewebe sind Zeichen der übergreifenden Entzündung

**Tabelle 10.2.** Präoperative Diagnostik bei geplanter laparoskopischer Cholezystektomie, Risikofaktoren für technische Probleme

- Gefäßanomalien
- Kaliberstarker Pfortaderast im Gallenblasenbett
- Ausgeprägte Hypervaskularität in der Wand
- Erhebliche Wandverdickung
- Kalkeinlagerungen in der Wand
- Volumen > 50 ml
- Erkrankungen der Leber
- Adhäsionen

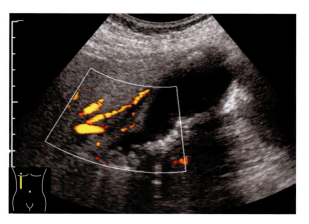

**Abb. 10.18.** Kaliberstarker Pfortaderast im Gallenblasenbett. In der Gallenblase kleine Steinchen. Wand mäßig verdickt (chronische Cholezystitis, Murphy-negativ)

### Sludge

Mit „sludge" (Schlick) bezeichnet man feine Binnenechos in der Gallenblase, die an mikroskopisch kleinen kristallinen Partikeln (ab etwa 50 μm) entstehen.

**Ultraschallbefund**

Diese feinen Echos können die ganze Gallenblase ausfüllen. Dabei werden die diffuse Verteilung schwebender Echos gelegentlich als „Sternhimmelgallenblase" und das mehr oder weniger echodichte parenchymatöse Erscheinungsbild als "weiße" oder "echogene" Gallenblase beschrieben. Häufig findet man bei Sludge einen horizontalen Spiegel. Seltener sieht man "verklumpten" Sludge, der das Bild eines Polypens nachahmt. Bei Umlagerung des Patienten verlagert sich verklumpter Sludge oder eine horizontale Schichtung, aber nur sehr langsam in Minuten. Die Ursache des Sludge ist keine Erkrankung der Gallenblase selbst, sondern Folge einer übergeordneten Störung ihrer Funktion, d. h. der Entleerung und Wiederauffüllung. Beispiele sind ein länger andauernder Fastenzustand oder eine länger dauernde parenterale Ernährung. Nach Wegfall der Grundkrankheit, d. h. nach Wiederaufnahme einer oralen Ernährung, muss dieses Phänomen verschwinden. Sludge kann aus diesem Grund nicht einfach mit dem Begriff einer lithogenen Galle verbunden werden. Andererseits sind der Nachweis von Sludge und ebenso einer Funktionsstörung Risikofaktoren eines Steinrezidivs nach steinauflösender Therapie (Abb. 10.19 a–d, vgl. Abb. 10.24 d).

Kalkmilchgalle ist ein aus der Röntgendiagnostik bekannter Begriff, der einen im Nativröntgenbild positiv kontrastierenden Gallenblaseninhalt beschreibt. Dieser Kontrast wird durch Kalziumkarbonatkristalle verursacht, die auch der Galle ein milchiges Aussehen verleihen können. Meist finden sich gleichzeitig Steine. Ursache sind rezidivierende Verschlüsse des Ductus cysticus und chronische Cholezystitis. Sonographisch findet man bei diesem seltenen Krankheitsbild simultan Sludge, Steine und Wandveränderungen (s. unten).

Bei entzündlichen Prozessen können ebenfalls intraluminal schwache Echos entstehen, die dem Bild des Sludge gleichen (vgl. Abb. 10.19 c, 10.21).

### Hämobilie

Ein Sludge-ähnliches Bild findet sich bei Hämobilie. Die anfänglich diffus verteilten oder sedimentierten Echos können sich verklumpen oder auch geschichtet ablagern. Ursache ist meist ein – diagnostisch wegweisendes – Trauma. Fehlt es, muss an eine tumorbedingte Hämobilie gedacht werden. Eine Hämobilie findet sich seltener bei Cholezystitis, Zirrhose, portaler Hypertension oder Koagulopathie (Abb. 10.20).

Alle beschriebenen Veränderungen im Gallenblasenlumen können selbstverständlich kombiniert vorkommen.

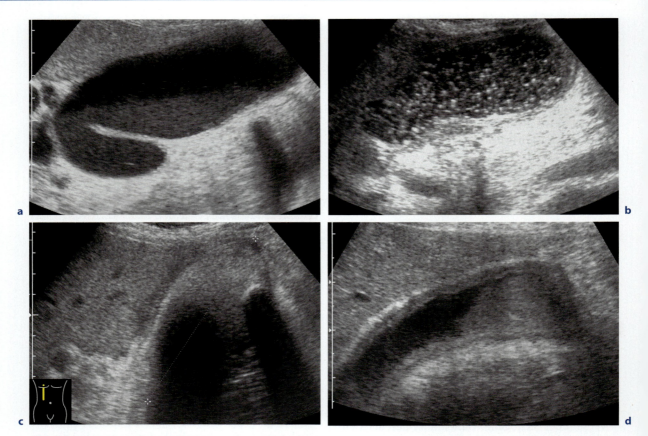

**Abb. 10.19 a–d.** Sludge in verschiedener Form. **a** Feiner Sludge mit horizontalem Spiegel, abgewinkelte Gallenblase. **b** Relativ grobe disseminierte Echos, so genanntes Sternhimmelphänomen. **c** Dichte Echos in der großen Gallenblase (Ø 93 mm) bei gangränöser Entzündung. Hier handelt es sich eher um Partikel im Rahmen der Entzündung (Wand relativ unauffällig, Steine). **d** Verklumpter Sludge. Gefahr der Verwechslung mit einem Tumor (vgl. Abb. 10.32) durch Beurteilung der Wand und der langsamen (!) Umlagerung vermeidbar

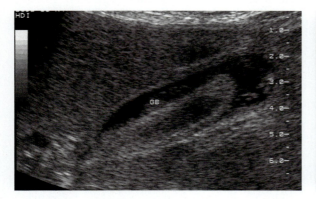

**Abb. 10.20.** Blutkoagel in der Gallenblase nach Trauma. (Nach Tagen bis Wochen kann sich daraus vorübergehend ein der Abb. 10.19 b entsprechendes Bild entwickeln)

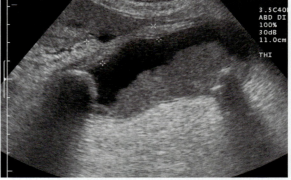

**Abb. 10.21.** Akute Cholezystitis. Typisch sind die Verdickung der Wand (8 mm) und Spuren von Flüssigkeit im Gallenblasenbett. Weiterhin Steine und verklumpter Sludge

## 10.3.3
## Gallenblasenwand

### Akute Cholezystitis

Zu etwa 90% entsteht die akute Cholezystitis als Komplikation von (eingeklemmten) Gallensteinen. Sie tritt gehäuft bei älteren Frauen und Diabetes mellitus auf. Die Steine behindern den venösen und lymphatischen Abfluss, was schließlich zu einer intraluminalen Druckerhöhung führt. Sekundär entwickelt sich aus der zunächst abakteriellen Ent-

zündung in etwa der Hälfte der Fälle eine Bakterieninvasion in die vorgeschädigte Wand.

Die akalkulöse Cholezystitis des Erwachsenen tritt als Zweiterkrankung auf bei immobilisierter Gallenblase infolge fehlender oraler Nahrungszufuhr, z. B. nach belastenden Operationen, nach Polytrauma und bei Immunsuppression. Sie wird demnach besonders bei schwerkranken Patienten und postoperativ, sowie bei HIV-Infektion beobachtet. Im Gegensatz zu Kindern entsteht sie beim Erwachsenen selten im Rahmen einer bakteriellen Allgemeininfektion.

### Ultraschallbefund

Im B-Bild fällt vor allem die verdickte Wand der Gallenblase auf. Die Struktur ist nur teilweise echoarm. Häufig wirkt sie durch bandartig angeordnete Echos geschichtet. Diese stark reflektierenden Echobänder sind charakteristisch für eine Cholezystitis und korrelieren wahrscheinlich mit einem subserösen entzündlichen Ödem (Abb. 10.21, 10.22 a,b).

Um die Gallenblase findet sich nicht selten eine schmale Flüssigkeitssichel (Pericholezystitis). Zumindest in diesen Fällen muss nach einer Unterbrechung der Wand als direkter Hinweis auf eine *Perforation* gesucht werden. Bei einer abgedeckten Perforation in das Leberbett kann sich dort ein — sonographisch echofreier bis echoarmer — Abszess ausbilden (vgl. Abb. 10.17, 10.24 a-c). Die Penetration eines Steins lässt sich dagegen nur selten direkt nachweisen, etwa wenn ein größerer Stein noch an Ort und Stelle zu erkennen ist.

Steine finden sich, abgesehen von der akalkulösen Cholezystitis, fast immer, stellen aber für sich kein Kriterium einer Entzündung dar. Abgesehen von den Steinen finden sich im Lumen oft feine Echos, die an „entzündlichen" Partikeln, wie Eiweißflocken, entstehen.

Zumindest im frühen Stadium ist die Gallenblase bei der akalkulösen Cholezystitis oft vergrößert. Weiterhin findet sich Sludge (vgl. Abb. 10.19 c, 10.21).

Bei bakterieller Invasion kann sich ein *Empyem* entwickeln. Dieses ist sonographisch nicht charakterisiert, da sich sowohl eine, abgesehen von Steinen, echofreie Galle als auch ein Sludge-ähnelndes Bild mit disseminierten oder unregelmäßig verteilten feinen Echos zeigen kann (Abb. 10.23).

Bei Besiedlung mit gasbildenden Bakterien finden sich im Lumen oder in der Wand Gasechos. Kennzeichnend ist im ersten Fall ein starker beweglicher Reflex in der Gallenblase, jeweils an der höchsten Stelle mit einem atypischen Schallschatten. Bei der *emphysematischen Cholezystitis* finden sich starke bandförmige Echos unbeweglich in der Wand, die je nach Ausprägung einen inkompletten Schallschatten mit zusätzlichen Artefakten verursachen. Auf diese Weise können das ganze Lumen und die Rückwand der Gallenblase verdeckt sein (Abb. 10.24 a).

Im Bereich einer akuten Cholezystitis sind manchmal entzündlich vergrößerte regionale Lymphknoten zu sehen.

### Dopplerbefund

Dopplersonographisch finden sich vermehrt Signale in der Wand als Folge der entzündlichen Hyperämie (Abb. 10.25). Dieses sonographische Symptom ist allerdings nur bei Einsatz von Kontrastmitteln regelmäßig und signifikant, wie es erste Studien belegen, nachweisbar.

> Das zuverlässigste sonographische Zeichen der akuten Cholezystitis mit einer Sensitifität um 90% ist das positive *Murphy-Zeichen*: Die gezielter Einfingerpalpation der Gallenblase unter sonographischer Sicht löst Schmerzen aus. Beim Empyem kann es fehlen! Bei der akalkulösen Cholezystitis ist es weniger zuverlässig oder nicht prüfbar.

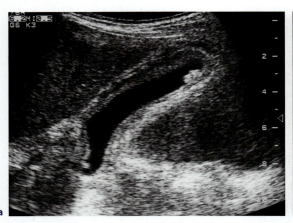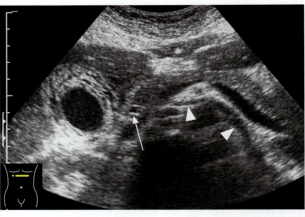

a                                                                                                       b

**Abb. 10.22 a,b.** Akute Cholezystitis, typische geschichtete Wand. **a** Längsschnitt, 2 winzige Steinchen. **b** Querschnitt. Medial der Gallenblase das unauffällige Pankreas mit der Milzvene und der nicht erweiterte distale Gallengang (↑). Hinter der Milzvene links die linke Nierenvene (▷)

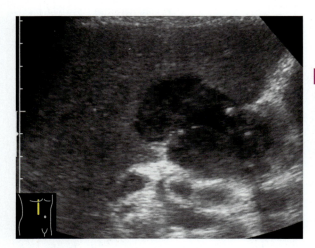

**Abb. 10.23.** Empyem mit Einbruch in das Leberbett. Bemerkenswert sind die unregelmäßigen Binnenechos in der Gallenblase. Zwei stärkere Echos entsprechen kleinen Steinchen. Die Wand ist unregelmäßig, teils verdickt, teils normal dick oder nicht sicher erkennbar

### Chronische Cholezystitis

Die chronische Cholezystitis ist fast ausschließlich mit Steinen assoziiert. Sie entsteht chronisch oder entwickelt sich seltener nach akuten Schüben. Die Symptomatik ist weniger dramatisch und charakteristisch. Dementsprechend ist auch das sonographische Murphy-Zeichen nicht eindeutig.

Im Verlauf kommt es zu einer Funktionseinschränkung und zur Schrumpfung der Gallenblase.

**Ultraschallbefund**

Im B-Bild findet sich auch bei der chronischen Entzündung eine verdickte Wand (vgl. Abb. 10.18). Sie ist oft inhomogen und relativ echodicht. Intensive Echos weisen auf Wandverkalkungen im Sinne der Entwicklung einer so genannten Porzellangallenblase hin und werden besonders bei Diabetikern beobachtet.

In der Gallenblase sind Steine und meist nur wenig Galleflüssigkeit zu sehen. Die Gallenblase wird zunehmend klein (Schrumpfgallenblase). Die (Entleerungs-) Funktion ist bei entsprechenden Tests zunehmend eingeschränkt.

**Dopplerbefund**

Dopplersonographisch ist der Befund unauffällig. Vergrößerte Lymphknoten fehlen.

### Porzellangallenblase

Kalkeinlagerungen in die Wand sind wahrscheinlich Folgen einer chronischen Cholezystitis und

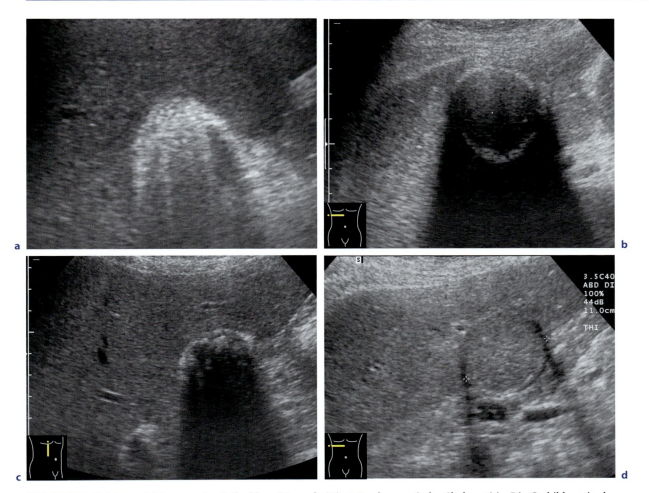

**Abb. 10.24 a-d.** Schattenbildung an der Gallenblase (Querschnitt). **a** Emphysematische Cholezystitis: Die Gasbildung in der Wand führt zu Schallschatten, die von anderen Artefakten überlagert werden („schmutziger Schatten"). **b** Porzellangallenblase: Die dünne Kalkschale verursacht einen nur inkompletten Schallschatten, sodass die starken Echos der verkalkten Rückwand noch erkennbar sind. **c** Steingallenblasse: kompletter Schallschatten. **d** Dichter Sludge in der Gallenblase (Ø 35 mm). Die Schallschatten entstehen an der glatten Oberfläche der Gallenblase (Seitenkantenartefakt)

einer chronischen oder rezidivierenden Abflussbehinderung durch Steine im Ductus cysticus. Jedenfalls sind in der so genannten Porzellangallenblase gewöhnlich Steine zu finden. Die Verkalkungen entwickeln sich fleckförmig in der Mukosa oder plattenartig in der Muskelschicht. Sie können abschnittsweise und meist im Fundus auftreten oder die gesamte Wand erfassen.

**Ultraschallbefund**

Sonographisch finden sich intensive Wandechos an den betroffenen Stellen. Der Schallschatten ist gewöhnlich inkomplett, da etwas Energie durch das kalkhaltige Gewebe dringt. Steine sind zusätzlich nachweisbar (vgl. Abb. 10.24 b,d).

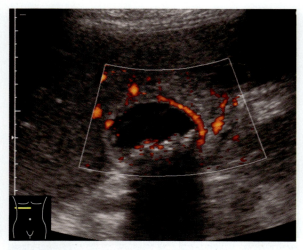

**Abb. 10.25.** Akute Cholezystitis. Entzündliche Hyperämie, dargestellt mittels Power-Doppler

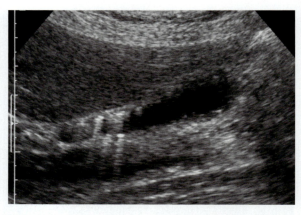

**Abb. 10.26.** Cholesterolose. Charakteristisch sind die Kometenschweifartefakte (Infundibulum). Auffällig ist auch die raue innere Oberfläche der Wand (vgl. Abb. 10.27 b)

### Cholesterolose und Cholesterolpolypen

Bei der Cholesterolose werden Lipide in der Mukosa der Gallenblasenwand, aber nicht der Gänge, abgelagert. Die Ablagerung in den Zottenspitzen führt zu dem bekannten makroskopischen Bild der gelben "Stippchengallenblase" (vgl. Abb. 10.27 b). Die Anreicherung von fetthaltigen Makrophagen und freiem Fett kann so ausgeprägt sein, dass polypenartige Gebilde entstehen. Dies sind keine echten (neoplastischen) Polypen.

#### Ultraschallbefund

Im B-Bild finden sich fleckförmig echodichte Bezirke in der Wand sowie kleine relativ echodichte polypenartig ins Lumen ragende Gebilde. Meist sind sie <5 mm und treten multipel auf. Die Wand ist nicht verdickt. Charakteristisch sind weiterhin kleine Kometenschweifartefakte (Abb. 10.26, 10.27 a,b).

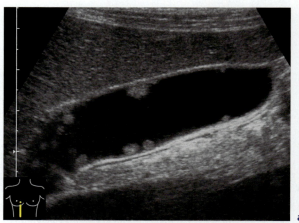

#### Dopplerbefund

Doppplersonographisch sind bei größeren Polypen (>6 mm) Gefäße zu sehen.

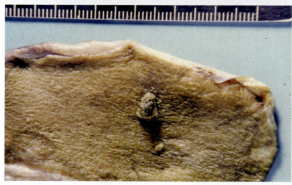

**Abb. 10.27 a,b.** Cholesterolpolypchen. **a** Mehrere kleine Cholesterolpolypchen (<5 mm). **b** Operationspräparat mit einem kleinen und einem winzigen Cholesterolpolypchen und Cholestorolose der Wand

## Adenomyomatose

Die Adenomyomatose der Gallenblase ist gekennzeichnet durch eine umschriebene oder allgemeine, aber ungleichmäßige Verdickung der Wand infolge einer Hypertrophie der Drüsenausführungsgänge in der Mukosa (Rokitansky-Aschoff-Gänge). Darin sind häufig Cholesterinkristalle eingelagert.

### Ultraschallbefund

Entsprechend findet sich sonographisch eine umschriebene oder allgemeine Verdickung der Wand, manchmal mit einer sanduhrförmigen Einengung. Die Wandstruktur ist inhomogen und teilweise echodicht. Typisch sind die kleinen Kometenschweifartefakte, die an den Cholesterinkristallen entstehen (Abb. 10.28). Mit hoher Auflösung können die erweiterten Gänge als echofreie Läsionen in der Wand dargestellt werden.

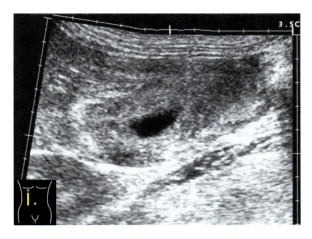

**Abb. 10.28.** Adenomyomatose der Gallenblase (fast 2 cm dicke Wand, stark eingeengtes Lumen, links des eingeengten Lumens drei winzige echoarme Gangabschnitte)

## Adenome

Adenome sind häufiger breitbasig, selten gestielt, gewöhnlich 5–10 mm groß. Eine Adenom-Karzinom-Sequenz ist auch bei den seltenen Gallenblasenadenomen anzunehmen.

### Ultraschallbefund

Im B-Bild finden sich mäßig echoarme, unbeweglich der Wand aufsitzende polypöse Gebilde (Abb. 10.29 a).

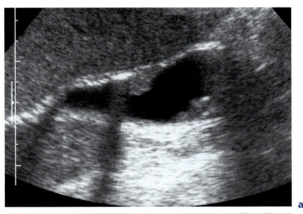

a

### Dopplerbefund

Dopplersonographisch sind Gefäßsignale nachweisbar (Abb. 10.29 b). Zuverlässig gelingt dies bei kleinen Prozessen wohl nur unter Einsatz von Kontrastmitteln.

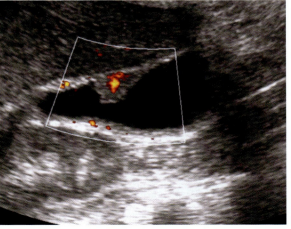

b

**Abb. 10.29 a,b.** Adenom. **a** 10 mm großer Polyp an der Vorderwand, seitlich Luftblase (nach Endoskopie). Fundus von Darmluft überlagert. Dorsal etwas Schlick. **b** Nachweis des zuführenden Gefäßes

### Karzinome

Die relativ seltenen Gallenblasenkarzinome sind mit Gallensteinen assoziiert und anscheinend besonders mit der Porzellangallenblase. Sie entwickeln sich relativ lange klinisch stumm. Vorwiegend sind es Adenokarzinome, die entweder die Wand diffus infiltrieren oder blumenkohlartig wachsen. Am häufigsten entstehen sie im Fundus.

**Ultraschallbefund**

Sonographisch sieht man im frühen, oft noch asymptomatischen Stadium eine umschriebene Wandverdickung oder einen polypenartigen unbeweglichen, evtl. unregelmäßig begrenzten in das Lumen ragenden >1 cm großen Tumor (Abb. 10.30 a,b). Steine sind begleitend nachweisbar. Im ungünstigen Fall kann ihr Schatten einen kleinen Tumor verdecken!

Im fortgeschrittenen, symptomatischen Stadium findet sich dann ein in die Leber hineinreichender echoarmer Tumor mit unscharfer Grenze gegen das Leberparenchym. Die Gallenblase ist unter Umständen nicht mehr abgrenzbar. Die in den tumorösen Prozess eingeschlossenen Steine zeigen den Ursprung des Tumors an (Abb. 10.31 a,b, 10.32).

Zusätzlich können Lymphknotenmetastasen, Metastasen in der Leber, eine Infiltration in andere benachbarte Strukturen, insbesondere in die Gallenwege in der Leberpforte, und Aszites nachweisbar werden.

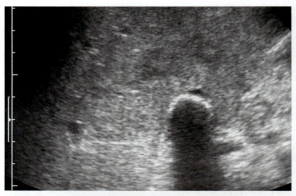
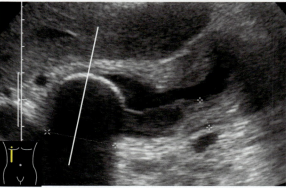

**Abb. 10.31 a,b.** Fortgeschrittenes Karzinom. **a** Im Querschnitt ist zunächst der Stein auffällig. Der etwas echodichtere Tumor der Gallenblasenwand hebt sich kaum gegen die unregelmäßige Echostruktur der Leber ab. **b** Im Längsschnitt ist die Gallenblase mit der verdickten tumorösen Wand (10 mm) noch recht gut abzugrenzen. 25 mm großer ovaler Stein. (Die eingezeichnete Linie gibt die Schnittebene der Abb. 10.31 a an)

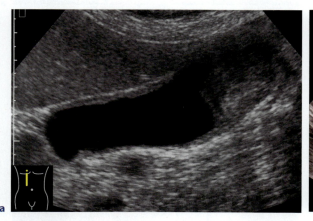
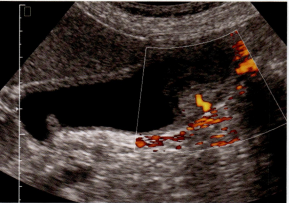

**Abb. 10.30 a,b.** Fokales Karzinom, entwickelt aus einem Adenom. **a** B-scan: der echoarme Prozess ist von der Wand nicht abzugrenzen und bei Umlagerung unbeweglich, im Unterschied zu verklumptem Sludge, vgl. Abb. 10.19 d! **b** Der Power-Doppler zeigt ein zuführendes Gefäß (was ebenfalls Sludge ausschließt!)

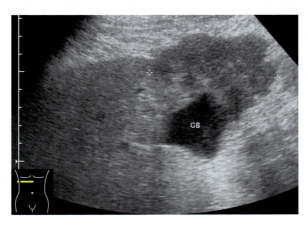

**Abb. 10.32.** Tumor (Ø 70 mm) im Fundus der Gallenblase, bzw. am Unterrand der Leber: HCC oder CCC?

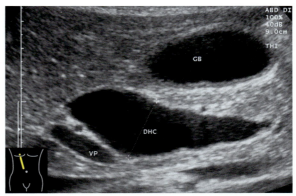

**Abb. 10.33.** Choledochuszyste. Der distale Choledochus ist zylindrisch erweitert. Dahinter A. hepatica und Pfortader, sowie die schwach gefüllte V. cava. Davor die unauffällige Gallenblase

## 10.3.4
### Gallenwege

Auf die häufig variierenden Verläufe der Gefäße im Leberhilus wurde in Kap. 9 bereits hingewiesen.

**Choledochuszysten**

Choledochuszysten werden in der Regel im Kindesalter und nur selten erst beim Erwachsenen diagnostiziert. Es handelt sich um sackartige Ausweitungen des Gangsystems mit erhaltener, meist im Hilus gelegener Verbindung zum Gangsystem.

### Ultraschallbefund

Sonographisch findet sich eine mehrere Zentimeter große echofreie Raumforderung mit dünner Wand. Die Verbindung zum Gallengangsystem muss gesucht werden. Umschriebene Wandveränderungen sind vorsichtig zu bewerten, da Gallengangkarzinome bei Choledochuszysten deutlich häufiger sind als bei normalem Gangsystem (Abb. 10.33).

Multiple abschnittsweise zystische Erweiterungen vorwiegend der intrahepatischen Gallenwege werden als *Caroli-Syndrom* bezeichnet. Dieses seltene

Krankheitsbild ist durch zusätzliche Steinbildung und rezidivierende Cholangitiden gekennzeichnet. Es kann mit einer angeborenen periportalen Leberfibrose vergesellschaftet sein. Es wird oft erst nach dem 10. Lebensjahr klinisch manifest.

### Ultraschallbefund

Das sonographische Bild ist sehr komplex und verwirrend. Die erweiterten Segmente sind oft nicht echofrei, sondern zeigen Binnenechos infolge der entzündlichen Vorgänge und der Bildung von Gangsteinen. Die Fehldeutung als tumoröse Veränderungen ist möglich, zumal echodichte Wandveränderungen und Veränderungen des angrenzenden Lebergewebes (periportale Fibrose) auftreten.

Weitere seltene zystische Anomalien sind in Tabelle 10.1 aufgeführt (Abb. 10.34 a-c).

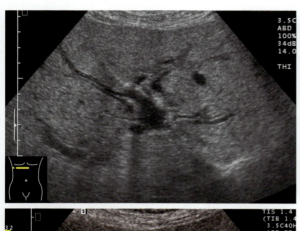

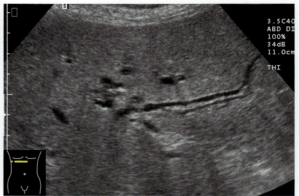

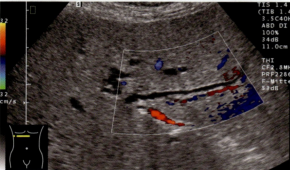

**Abb. 10.34 a–c.** Erweiterung der intrahepatischen Gallenwege (Pankreastumor). **a** Schrägschnitt durch die Leber mit erweiterten Gallengängen parallel zu den Pfortaderästen. **b** Parallel und gleichweit Gallengang und Pfortaderast links („Doppelflintenphänomen"). **c** CD-Doppler zur Identifikation des erweiterten Gallengangs

## Cholestase

**Ultraschallbefund**

Die Erweiterung der extrahepatischen und intrahepatischen Gallengänge, verbunden mit dem klinischen Leitsymptom Ikterus, ist sonographisch auf den ersten Blick zu erkennen: Der Ductus hepatocholedochus ist >7 mm weit. Die intrahepatischen Gallengänge erreichen das Kaliber der parallel verlaufenden Pfortaderäste oder sind weiter.

Bei isolierter intrahepatischer Cholestase mit zahlreichen gang- bzw. gefäßartigen Strukturen ist die Zugehörigkeit eines Abschnitts zum Gallengangsystem in der Regel durch Beachtung des Verlaufs im B-Bild festzustellen. Einfacher klärt eine zusätzliche Untersuchung mittels Farbdoppler die Situation (Abb. 10.35, 10.36).

Die Höhe des Verschlusses muss sorgfältig gesucht werden. Dabei ergibt sich die Chance, auch die Art des Verschlusses zu erkennen. Dies kann schwierig sein, wenn der distale Gallengang nicht in ganzer Länge dargestellt werden kann.

Bei grenzwertigem Befund kann der Nachweis oder Ausschluss einer Obstruktion des Ductus choledochus mittels physiologischer (Fettmahlzeit) oder medikamentöser (Ceruletid, s. oben) Stimulierung der Gallenblasenentleerung versucht werden: Eine Obstruktion ist wahrscheinlich bei einer Erweiterung des Choledochus um mindestens 1 mm und unwahrscheinlich bei fehlender Aufweitung bzw. Aufweitung <0,5 mm. Aufweitungen von 0,5–1 mm sind unsicher. Voraussetzung ist eine mindestens teilweise erhaltene Entleerungsfunktion (mindestens 3 ml).

Bei der kritischeren Gruppe nach Cholezystektomie spricht eine Erweiterung nach Reiz des vorher normal weiten Gallengangs oder eine fehlende Abnahme des vorher erweiterten Gangs für eine Obstruktion, während eine Abnahme der Weite bei vorbestehenden weiten Gängen diese ausschließt.

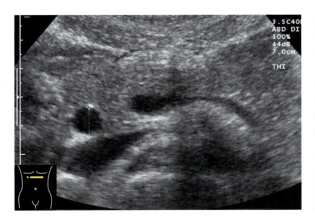

**Abb. 10.35.** Erweiterter Ductus choledochus (10 mm), retropankreatischer Abschnitt im Querschnitt. Dahinter die V. cava mit der von links einmündenden Nierenvene. Pankreaskopf und -korpus mit Milzvene unauffällig

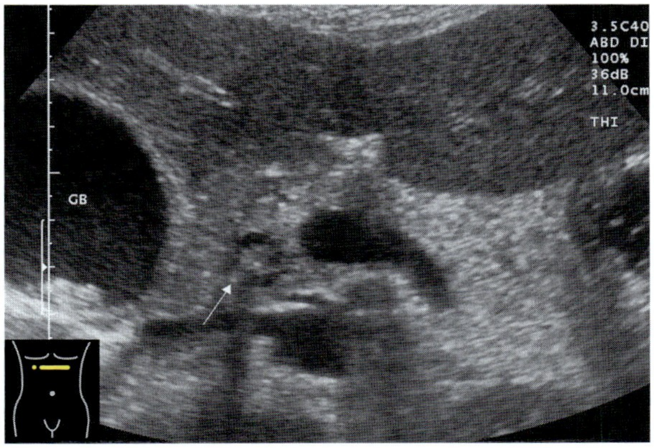

**Abb. 10.36.** Gallengangstein (↑) im distalen DHC. Daneben die Gallenblase mit Steinchen und Sludge. Pankreasabschnitte und proximale Milzvene unauffällig. Dahinter noch V. cava mit einmündender rechter Nierenvene

## Gallengangsteine

Die extrahepatischen Gangsteine sind bei uns selten primär. Es handelt sich dann um braune, oft weiche Pigmentsteine bei Hämolyse, Cholangitis oder postoperativ um Steine, die sich an nichtresorbierbarem Nahtmaterial entwickeln (Abb. 10.37, 10.38). Überwiegend finden sich im distalen Gallengang jedoch aus der Gallenblase stammende sekundäre Steine.

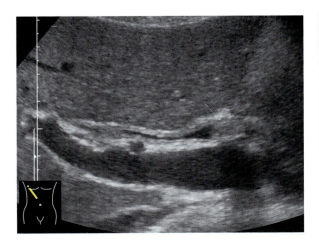

**Abb. 10.37.** Gallengangstein. Der Gang ist nicht erweitert, die Wand grenzwertig. Auffallend sind das schwache Eintrittsecho des Steins, die Echos im Stein und der schwache inkomplette Schallschatten

### Ultraschallbefund

Ihre sonographischen Kennzeichen entsprechen denen der Steine in der Gallenblase (Abb. 10.39, 10.40). Allerdings fallen ihr Schallschatten und auch das Eintrittsecho weniger auf als im Lumen einer echofreien Gallenblase. Auch ist der Abstand vom Schallkopf größer, was ebenfalls die Erkennung erschweren kann: Sie liegen, wenn nicht nachjustiert wird, außerhalb der besten Auflösung. Eventuell wird der Gallengang gerade noch am unteren Bildrand abgebildet und so ein Schallschatten „abgeschnitten". Der sonographische Nachweis verlangt also eine eingehende, engagierte Untersuchung, wie schon seit langem in Studien nachgewiesen wurde.

Steine sind beweglich oder eingeklemmt. Dann verursachen sie eine Obstruktion mit zunehmender Erweiterung des Gallengangs. Diese Dilatation tritt nicht sofort ein, sondern benötigt bis zum Vollbild eines insgesamt gestauten Gallengangsystems mehrere Tage.

Intrahepatische Gangsteine sind bei uns selten. Sonographisch finden sich vor dem Hintergrund der Leberparenchymstruktur relativ starke Echos mit einem beweisenden meistens nur inkompletten Schallschatten. Die Gallengänge selbst können erweitert sein. Gewöhnlich sind mehrere bis viele Steine zu sehen (Abb. 10.41).

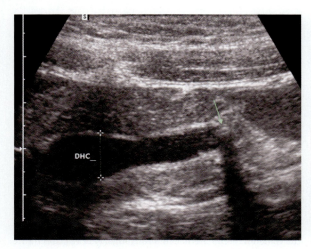

**Abb. 10.38.** Gallengangstein. Gang erweitert (10 mm). Der kleine Stein verursacht einen deutlichen Schallschatten (vgl. Abb. 10.37)

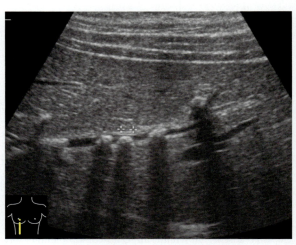

**Abb. 10.40.** Mehrere intrahepatische Gangsteine, 3–5 mm groß. Der Gang selbst ist gering erweitert

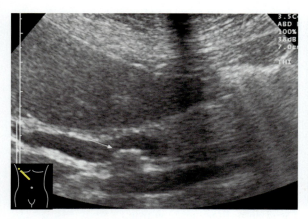

**Abb. 10.39.** Nichtokkludierender Gallengangstein (↑). Da der Gang erweitert ist, muss distal noch ein weiteres Hindernis, vom Darmgas verdeckt, liegen! (Der durch das ganze Bild verlaufende Schallschatten wird von einer Luftblase zwischen Schallkopf und Haut verursacht)

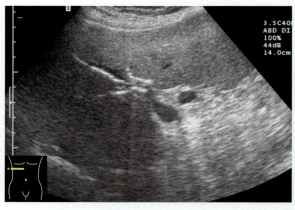

**Abb. 10.41.** Aerobilie: bandförmige Echos in den intrahepatischen Gallenwegen. Sie verursachen einen schwachen inkompletten Schallschatten, sodass die Struktur der dorsal gelegenen Leberabschnitte echoärmer erscheint

## Aerobilie

Luft in den Gallenwegen wird am häufigsten bei einer atypischen Verbindung zwischen Gangsystem und Darmtrakt gesehen. Diese kann in seltenen Fällen durch die Penetration eines Steins in den Darm entstehen. Häufiger ist eine operativ geschaffene Verbindung oder eine endosko-pisch durchgeführte Papillotomie die Ursache (Abb. 10.42 a,b). Auch nach Stenteinlage ist eine Aerobilie zu beobachten. Fehlt sie bei einer Kontrolluntersuchung, so spricht das für einen Stentverschluss (Abb. 10.43 a,b).

Selten kann sich eine Aerobilie auch bei einer massiven bakteriellen Entzündung mit Gasbildnern entwickeln.

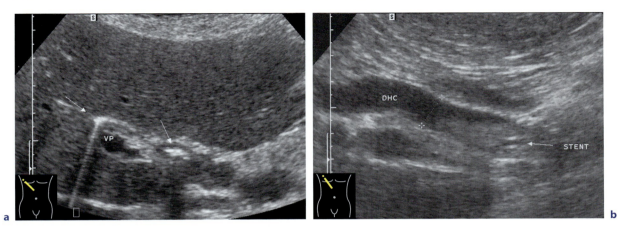

**Abb. 10.42. a** Luftblase im Ductus hepaticus. Weiter distal Stein (Zustand nach ERC). Der Schatten hinter der Luftblase ist charakteristisch aufgrund des überlagernden zweiten Artefakts (heller Streifen). **b** Erweiterter distaler Gallengang (13 mm). Der Stent ist nicht mehr durchgängig, die feinen Echos um den Stent entsprechen Sludge, evtl. auch entzündlichem Material oder koaguliertem Blut. Proximal keine Luftreflexe

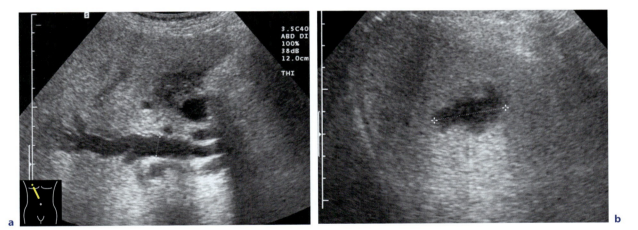

**Abb 10.43 a,b.** Eitrige Cholangitis. Erweiterter distaler Gallengang mit feinen Binnenechos (12 mm). Davor ein Abschnitt der Gallenblase und Pericholezystitis (bei zugrunde liegendem Steinleiden; vgl. Abb. 9.7 a)

**Ultraschallbefund**

Sonographisch sind die beweglichen intensiven Echos in den Gängen ein ins Auge fallender typischer Befund. Hinter den Luftblasen finden sich Artefakte in Form eines „schmutzigen" Schattens (vgl. Abb. 10.43 a,b).

## Cholangitis

Die *akute bakterielle Cholangitis* ist eine typische Folge einer Obstruktion der Gallenwege. Eine hämatogene Entstehung ist eher die Ausnahme. Sie kann jedoch mit auch atypischen Erregern bei Aids beobachtet werden.

Die chronische Cholangitis ist symptomärmer.

### Ultraschallbefund

Im B-Bild ist das Bild der erweiterten Gallenwege infolge der Obstruktion führend. Als Hinweise auf die zusätzliche Cholangitis finden sich feine Echos im Lumen der großen Gallenwege, eine echoarme oder auch echoreiche Wandverdickung und kleine und kleinste echofreie oder echoarme Herde im Bereich der Wand oder auch peripher im Leberparenchym (Abb. 10.44, 10.45 a-c).

Da die Obstruktion der Gallenwege intermittierend bestehen kann, schließen normal weite Gallenwege eine Cholangitis nicht aus. Besonders bei Aids-Patienten mit Cholangitis werden segmental erweiterte intrahepatische Gänge mit echodichter verdickter Wand beschrieben.

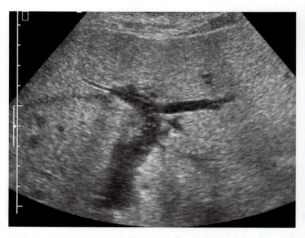

**Abb. 10.44.** Cholangitis unklarer Ätiologie: erweiterter intrahepatischer Gallengang mit Binnenechos und unscharfer, unregelmäßiger Begrenzung

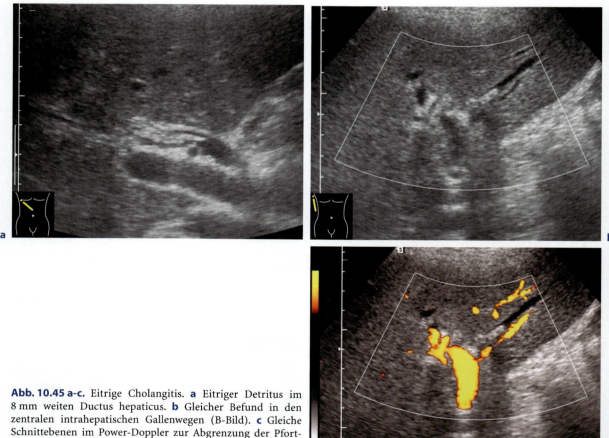

**Abb. 10.45 a-c.** Eitrige Cholangitis. **a** Eitriger Detritus im 8 mm weiten Ductus hepaticus. **b** Gleicher Befund in den zentralen intrahepatischen Gallenwegen (B-Bild). **c** Gleiche Schnittebenen im Power-Doppler zur Abgrenzung der Pfortaderäste

In asiatischen Ländern sind parasitäre Formen der Cholangitis häufig (*Clonorchis silensis*).

Das sonographische Bild ähnelt dem einer sklerosierenden Cholangitis. Auch die Entwicklung von cholangiozellulären Karzinomen ist gehäuft (s. Kap. 9).

Auch in Europa können die weltweit verbreiteten Askariden zu Cholangitiden, Cholostase und über eine Superinfektion sogar zu einem Leberabszess führen, wenn sie als erwachsene Würmer aus dem Darm in die Gallenwege gelangen.

### Ultraschallbefund

Sonographisch sind Askariden in den Gallenwegen oder scheinbar im Leberparenchym (wenn die Wand des Gallengangs nicht dargestellt ist) direkt nachweisbar als längliche echodichte Gebilde. Entzündliche Wandverdickung, Dilatation oder ein einem Abszess entsprechender echoarmer Prozess sind unspezifische Befunde (Abb. 10.46).

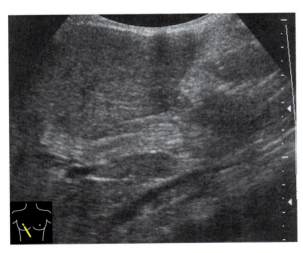

**Abb. 10.46.** Askariden (echodichte Doppelkonturen) in den distalen Gallengängen

## Primär sklerosierende Cholangitis

Die primär sklerosierende Cholangitis (PSC) ist eine ätiologisch unklare Erkrankung der Gallenwege. Sie ist gehäuft mit einer Colitis ulcerosa assoziiert und entwickelt sich letztlich progredient zu einer Leberzirrhose. Weiterhin bedeutet sie ein hohes Risiko für die Entstehung eines Cholangiokarzinoms. Sie beginnt schleichend und oft fokal. Klassisch erfasst sie die intra- und extrahepatischen Gallenwege. Sie kommt vorwiegend als „Large-duct-" oder als prognostisch günstigere „Small-duct-Form" vor. Vergrößerte Lymphknoten im Hilus finden sich häufig.

### Ultraschallbefund

Sonographisch sind vorwiegend die Veränderungen an den größeren Gallengängen zu erfassen. Kaliberunregelmäßigkeiten der extrahepatischen Abschnitte und segmentäre Erweiterung intrahepatischer Gallengänge, jeweils verbunden mit einer unregelmäßigen echodichten Wand, sind vor allem bei entsprechendem klinischen Hintergrund (Colitis ulcerosa) suspekt (Abb. 10.47 a-c).

## Gallengangskarzinom (cholangiozelluläres Karzinom, CCC)

Das Gallengangkarzinom ist histologisch ein Adenokarzinom mit 3 verschiedene Varianten.

Bevorzugt entsteht es im oberen Drittel der extrahepatischen Gallenwege, also in der Gabel oder höher (Klatskin-Tumor, noduläre Variante).

Weiter distal entstehende Karzinome zeigen eine papilläre Struktur.

Intrahepatisch im Bereich der kleinen Gallengänge findet sich vorwiegend eine bindegewebereiche sklerosierende Form.

Es metastasiert lymphogen zunächst in die Lymphknoten des Lig. hepatoduodenale und hämatogen in die Leber. Das (späte) Leitsymptom ist der schmerzlose Verschlussikterus.

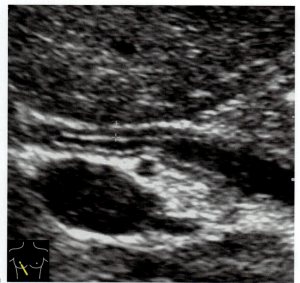

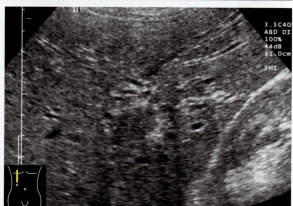

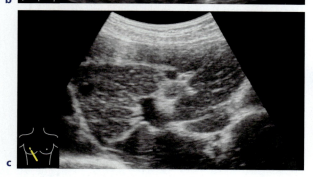

**Abb. 10.47 a-c.** Sklerosierende Cholangitis. **a** Distaler Gallengang mit gering verdickter Wand (2 mm). **b** Intrahepatisch echodichte Veränderungen um die Gallengänge. **c** Schistosomiasis. Auffallend sind die echodichten Bezirke um die Pfortaderäste

### Ultraschallbefund

Dieses Leitsymptom – sonographisch die Erweiterung des oberhalb des Tumors gelegenen Gallengangabschnitts – leitet zu dem kleinen und oft wenig auffallenden Tumor. Er ist nicht immer direkt erkennbar. Seine Struktur ist echoarm-mitteldicht. Die Grenze gegen den "abgebrochenen" Gallengang ist unregelmäßig und oft scharf. Die Abgrenzung gegen das umgebende Lebergewebe ist dagegen unscharf, schon aufgrund des geringen Kontrasts zwischen Tumor und Parenchym (Abb. 10.48 a,b, 10.49 a,b). Die Wand des betroffenen Gangabschnitts ist oft nicht mehr zu identifizieren. Er breitet sich in den Gallenwege aus und füllt die betroffenen Gallengänge evtl. längerstreckig aus.

Das intrahepatisch entstehende CCC ist anfangs echoarm und wird mit zunehmender Größe mitteldicht bis gering echodichter in Relation zum Leberparenchym. Größere CCC sind irregulär begrenzt und weist evtl. einen Halo auf. Gelegentlich ist im fortgeschrittenen Stadium ein größerer echodichter Tumor von kleinen echoarmen Satellitenmetastasen umgeben. Die Leber ist unauffällig oder vergrößert. Segmental kann der Tumor eine Gallenwegsobstruktion verursachen. Einbrüche in die Pfortader sind – im Unterschied zum HCC – nicht typisch.

### Dopplerbefund

Mittels Farbdoppler sind in der Mehrzahl der Fälle Gefäßsignale im Randgebiet oder zentral im Tumor zu sehen im Sinne eines hypervaskulären Tumors (Abb. 10.50 a,b).

Sonographisch zunächst nicht erkennbare Klatskin-Tumoren lassen sich mittels Kontrastmitteluntersuchung darstellen. Diese zeigt auch gut die Ausdehnung dieser Tumoren aufgrund des negativen Kontrastes zum Lebergewebe an.

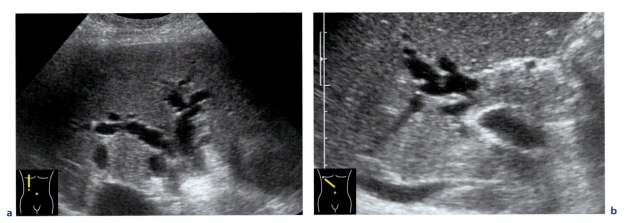

**Abb. 10.48 a,b.** Klatskin-Tumor. **a** Erweiterte intrahepatische Gallenwege, die im Hilus „abbrechen" als erster Hinweis. **b** Der Abbruch des erweiterten Gallengangs ist wegweisend. Der Tumor kontrastiert kaum gegen die Leber. Dahinter Abschnitt der Pfortader

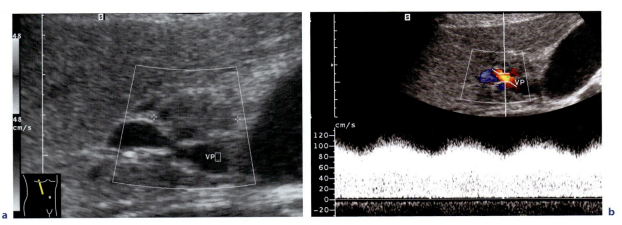

**Abb. 10.49 a,b.** Gallengangstumor mit Kompression der Pfortader. **a** Im B-Bild ist die Einengung der Pfortader bereits deutlich zu sehen. **b** Die Triplexdarstellung zeigt den beschleunigten Fluss in der stenosierten Pfortader

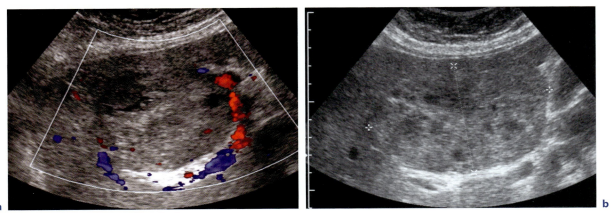

**Abb. 10.50 a,b.** Cholangiozelluläres Karzinom (CCC). **a** B-Bild des inhomogenen Tumors. **b** Der Farbdoppler zeigt eine Verdrängung der umgebenden Gefäße

Andere primäre Tumoren der Gallenwege sind sehr selten. Noch am ehesten wird in Fallbeschreibungen das manchmal eindrucksvolle sonographische Bild der *Gallengangpapillomatose* berichtet: Vorwiegend in den größeren Gangabschnitten, seltener auch in den kleineren Gallengängen finden sich multiple und rezidivierend auftretende echoarme tumoröse Gebilde, die zu einer segmentaler Gangerweiterung führen. Infolge dieses multiplen und rezidivierenden Auftretens ist der Verlauf bei diesem gutartigen Tumor ungünstig.

Als zystische Tumoren sind außerdem biliäre Zystadenome, vorwiegend bei Frauen, und kleine Hamartome, die so genannten Meyenburg-Komplexe zu nennen (s. Kap. 9, vgl. Abb. 9.35).

## 10.4
## Differenzialdiagnostik

### 10.4.1
### Gallenblase

Die Differenzierung der Gallenblase selbst gegen eine zystische Läsion der Umgebung (Leber- oder Pankreaszyste) ist einfach, indem man beide „Zysten" in einer Schnittebene darstellt. Beim Fehlen einer Gallenblase ist die vorausgegangene Cholezystektomie aufgrund der Narben evident bzw. dem Patienten bewusst. Eine Schrumpfgallenblase kann allerdings so klein werden, dass sie sonographisch nicht sicher zu entdecken ist. Vor der Diagnose einer Gallenblasenagenesie sollte daher die Vorgeschichte unter dem Aspekt einer äußerst seltenen Agenesie und einer doch häufigeren infolge chronischer Entzündung geschrumpften Gallenblase geprüft werden. Auch die Ektopie ist differenzialdiagnostisch auszuschließen.

Vor allem für den weniger erfahrenen Untersucher gilt, dass eine fehlende oder geschrumpfte Gallenblase erst nach einer Kontrolluntersuchung des *wirklich nüchternen* Patienten vermutet werden darf, da eine maximal kontrahierte Gallenblase schon einmal übersehen werden kann.

Die Differenzierung des Gallenblaseninhalts ist im Allgemeinen einfach. Gallensteine unterscheiden

sich durch ihren starken Reflex, verbunden mit einem Schallschatten, und ihre Beweglichkeit von anderen Veränderungen gewöhnlich leicht (Tabelle 10.3). Lediglich eine Luftblase verursacht ebenfalls ein bewegliches starkes Echo mit einem Schallschatten. Dieser ist aber nicht so auffallend wegen der kennzeichnenden zusätzlichen Artefakte („schmutziger Schatten"). Vor allem steigt die Luftblase an den höchsten Punkt der Gallenblase, während der Stein an die tiefste Stelle fällt (vgl. Abb. 10.17).

Die Differenzierung von Steinen ist, wie oben dargestellt, nur begrenzt möglich.

Für die Differenzierung feinerer nichtschattengebender Binnenechos ist meist schon der klinische Hintergrund hilfreich. Sludge entsteht bei infolge fehlender oraler Ernährung funktionsloser Gallenblase. Bei einer Umlagerung schichtet sich Sludge im Gegensatz zu Gallengries nur sehr langsam um.

Bei entsprechender Klinik und sonographisch nachweisbaren Wandveränderungen müssen Entzündungsfolgen und insbesondere ein Empyem erwogen werden.

Die Differenzierung umschriebener Wandveränderungen ist besonders wichtig, da diese Veränderungen echten Tumoren entsprechen können. Differenzialdiagnostisch ist bei umschriebenen Wandprozessen und wandständigen „polypoiden" Veränderungen an die häufigeren Cholesterolpolypen und an die seltenen echten Tumoren, Adenom und Karzinom, zu denken. Ein solcher Befund kann auch bei einer umschriebenen Adenomatose gefunden werden und bei verklumptem Sludge sowie einem inpaktierten (Cholesterin-) Stein. Ähnlich wie verklumpter Sludge kann auch ein Thrombus an der Gallenblasenwand haften und bei unklarer Anamnese (kein Trauma) einen neoplastischen Prozess imitieren.

Typische Kriterien sind in Tabelle 10.4 zusammengefasst.

Eine vergrößerte Gallenblase bei unveränderter Wand ist das klassische Courvoisier-Zeichen eines Pankreaskopftumors, der den distalen Gallengang komprimiert. Eine symptomlose oder -arme Vergrößerung der Gallenblase ohne Wandveränderungen und ohne gleichzeitige Erweiterung der Gallenwege entspricht dem Bild des Gallenblasenhydrops, verursacht durch einen chronischen Verschluss des Ductus cysticus durch einen Stein. Dieser ist nicht

**Tabelle 10.3.** Differenzierung des Gallenblaseninhalts

| Befund | Echo | Schatten | Differenzialdiagnostische Kriterien |
|---|---|---|---|
| Stein > 5 mm | Stark | Ja, meist komplett | Liegt beweglich dorsal |
| Stein < 5 mm | Stark | Inkomplett oder fehlend (Gerät!) | Liegt beweglich dorsal |
| Cholesterinstein | Schwach bis mittelstark | Ja, evtl. nur inkomplett | Echos im Stein, manchmal schwebend |
| Gallengries | Schwach | Inkomplett wenn zusammenliegend | Beweglich, dorsal, lagert sich schnell um |
| Sludge | Fein, diffus, sedimentiert oder verklumpt | Nein | Lagert sich nur sehr langsam um |
| Empyem | Fein, irregulär verteilt | Nein | Wandveränderungen! |
| Luftblase | Stark | Ja, „schmutzig" | Beweglich an der höchsten Stelle |

**Tabelle 10.4.** Differenzierung umschriebener Wandveränderungen

| Befund | Läsion | Abgrenzung | Wand | Dopplersignale? | Steine |
|---|---|---|---|---|---|
| Kleines Karzinom | Echoarm | Evtl. unregelmäßig und unscharf | Unauffällig oder infiltriert, evtl. chronische Entzündung | Ja, evtl. nur mit Kontrastmittel erfassbar | + |
| Adenom | Echoarm | Scharf | Unauffällig | Ja, evtl. nur mit Kontrastmittel nachweisbar | + - |
| Cholesterolpolyp | Mitteldicht-echoreich | Scharf | Unauffällig | bei Polypen > 6 mm | + - |
| Adenomyomatose | Echoarm-mitteldicht | Unscharf | Verdickung der Wand, Artefakte | Möglich | + |
| Sludge, verklumpt | Echoarm, beweglich | Scharf | Unauffällig | Nein | + - |
| Stein, impaktiert | Stark oder mitteldicht, Schallschatten | Abhängig von Umgebung | Entzündliche Veränderungen | Nein, evtl. „twinkling" | + |
| Hämobilie | Fein, oft unregelmäßig | Scharf | Unauffällig, selten entzündlich | Nein, es sei denn akute Blutung aus der Wand | - + |

immer leicht zu erkennen. Eine symptomlose Vergrößerung der Gallenblase findet sich auch bei Lebererkrankungen. Die Entleerungsfunktion ist dabei vermindert. Die medikamentöse Prüfung der Funktion zur Abgrenzung gegen einen Steinverschluss ist natürlich nicht zulässig.

Einer Verdickung der gesamten Gallenblasenwand kann ebenfalls eine ganze Reihe von Erkrankungen unterschiedlicher Wertigkeit zugrunde liegen. Die differenzialdiagnostische Bewertung ist in Tabelle 10.5 zusammengefasst.

Beachtenswert ist die Möglichkeit, dass eine Cholezystitis mit atypischem Hintergrund (keine Steine) auch durch ungewöhnliche Erreger (CMV) bei Immunschwäche infolge HIV-Infektion entstehen kann.

Bemerkenswert ist schließlich, dass eine verdickte Wand auch durch außerhalb der Gallenblase gelegene Erkrankungen verursacht sein kann: durch Lebererkrankungen (Hepatitis, Zirrhose und portale Hypertension) sowie Hypalbuminämie (s. Kap. 8).

Bei Cholezystitis finden sich dopplersonographisch vermehrte Gefäßsignale in der Wand. Sie können auch bei varikös erweiterten Venen infolge portaler Hypertension beobachtet werden. Ein differenzialdiagnostisches Problem kann daraus nur bei isolierter Beurteilung der Gallenblasenwand entstehen.

**Tabelle 10.5.** Differenzialdiagnose der allgemein verdickten Gallenblasenwand

| Erkrankung | Differenzialdiagnostische sonographische Aspekte |
|---|---|
| Akute Cholezystitis | Positives Murphy-Zeichen, Schichtung. Hypervaskularität, Steine |
| Emphysematische Cholezystitis | Wandechos mit komplexen Artefakten („dirty shadow") |
| Chronische Cholezystitis | Eher kleine Gallenblase, verminderte Funktion |
| Porzellangallenblase | Starke Wandechos mit inkomplettem Schallschatten |
| Adenomyomatose | Kometenschweifartefakte |
| Diffus wachsendes Karzinom | Irreguläre Begrenzung, wandüberschreitendes Wachstum vor allem in die Leber. Im späten Stadium evtl. Lymphknoten- und Lebermetastasen, Aszites |
| Zirrhose | Evtl. gering gleichmäßig verbreiterte Wand |
| Portale Hypertension | (Dopplersonographisch) Varizen |
| Benigner Aszites | Geringe echoarme, sehr homogene Verbreiterung, Umgebungsdiagnostik! (z. B. Zirrhose) |
| Akute Hepatitis | Gleichmäßig echodicht verdickte Wand, mäßige Vergrößerung |

Starke Echos an der vorderen Begrenzung der Gallenblase mit Schallschatten, in dem das Lumen und die dorsale Wand verschwinden, sind bei einer Verkalkung der Wand (Porzellangallenblase) und bei der klinisch bedeutsameren emphysematischen Cholezystitis zu finden. Im ersten Fall ist der Schallschatten je nach Ausprägung der Wandverkalkungauf die gesamte Wand ausgedehnt oder fleckförmig. Er ist meist nur inkomplett im Gegensatz zu den Steinschatten. Bei Gasreflexen in der Wand ist der Schallschatten inhomogen infolge weiterer Artefakte (vgl. Abb. 10.24 a). Ein ähnliches Bild findet sich bei einem Tonnenstein, evtl. auch bei multiplen Steinen, die die Gallenblase völlig ausfüllen: Die eigentlichen Wandechos heben sich gegen den starken Eintrittsreflex des oder der Steine nicht mehr ab, und der Schallschatten ist komplett (vgl. Abb. 10.24 a-d).

## 10.4.2
## Gallenwege

Die Unterscheidung erweiterter Gallengänge von parallel verlaufenden Gefäßen ist bei Beachtung des Verlaufs und der Darstellung beider Gangsysteme in einer Schnittebene, leicht. Eine zusätzliche Doppleruntersuchung ist dafür allenfalls bei seg-

mentär erweiterten intrahepatischen Gallenwegen nützlich.

Die Erkennung der Ursache eines Verschlusses kann schwierig sein. Die vielfältigen Ursachen sind in Tabelle 10.6 zusammengefasst. Wesentlich ist die Unterscheidung zwischen einem Steinverschluss und einem Tumor. Hier gibt bereits die Höhe des Verschlusses einen Hinweis: Der Gallengangtumor liegt häufiger im Bereich der Gabel in der Leberpforte. Steinverschlüsse und natürlich das Pankreaskopfkarzinom sind distal und somit durch die Erweiterung des distalen Gallengangs und der Gallenblase gekennzeichnet. Auch ist die Dilatation des Gallengangsystems und ggf. der Gallenblase bei Tumorverschluss ausgeprägter. Eine Weite des Gallengangs >14 mm und ein Gallenblasenvolumen von >50 ml sowie eine steinfreie Gallenblase gelten daher als dringend tumorverdächtig.

Bei direkter Darstellung sind der starke Eintrittsreflex und der Schallschatten Zeichen eines Steins. Bei weichen Pigmentsteinen können beide Zeichen aber sehr diskret sein oder sogar fehlen. Zusätzlich kann, wie oben erklärt, die Darstellung des Schallschattens aus technischen Gründen schwierig sein. Auch kann (entzündlicher) Sludge ein tumorähnliches Bild verursachen.

Die Unterscheidung eines primären Gallengangtumors von einem Tumor, der den Gallen-

**Tabelle 10.6.** Ursachen einer mechanischen Obstruktion der Gallenwege

| Ursache | Sonographische Kriterien |
|---|---|
| Stein | Starkes Echo, Schallschatten, jedoch nicht immer vorhanden, distaler Verschluss |
| Gallengangtumor | Echoarm, kein Schallschatten, stark erweitertes Gangsystem, hochsitzender Gangabbruch |
| Pankreastumor | Echoarmer Tumor des Pankreaskopfes, distal bzgl. Gallengang, Gallenblase erweitert |
| Papillentumor | Schwer erkennbar, distaler Verschluss ohne Steinnachweis, evtl. zusätzlich Pankreasgang erweitert |
| Pankreatitis | Typische Veränderungen des Pankreas |
| Bakterielle Cholangitis | Unregelmäßige Erweiterung mit Wandveränderungen, Steine |
| Atypische Cholangitis | Bild wie oben, evtl. keine Steine: Aids-assoziiert, selten bei uns parasitär bei entsprechendem Hintergrund |
| PSC | Unregelmäßige, segmentale Gangerweiterung mit starken Wandreflexen und Wandverdickung |
| Narben | Sonographisch meist nur Höhe des Verschlusses zu erkennen |
| Intrahepatischer Tumorverschluss | Segmentäre Erweiterung ohne Wandveränderungen, komprimierende lebertypische Raumforderung |
| Parasiten (Askariden, Echinokokkus) | Nachweis der Askariden oder der Membranen aus einer Echinokokkuszyste (Patienten aus entsprechender Region!) |

gang von außen komprimiert, z. B. einem hepatozellulären Karzinom, ist möglich, solange die Wandreflexe mit dem eingeengten ballonierten Lumen gegen den komprimierenden Tumor abzugrenzen sind.

Vergrößerte und somit tumorverdächtige Lymphknoten im Lig. hepatoduodenale dürfen in diesem Zusammenhang nicht überbewertet werden. Vergrößerte, aber entzündliche Lymphknoten sind hier auch bei nichttumorösen Erkrankungen immer wieder zu sehen.

Die Unterscheidung zwischen Gangsteinen und einer Aerobilie ist einfach. Die Luftblasen sind oft schon spontan beweglich und steigen bei Umlagerung nach oben. Ihre Schallschatten sind bei der direkten Beobachtung typisch.

Unterschieden werden muss eine Aerobilie von Luft bzw. Gas in der Pfortader, beispielsweise infolge einer ischämischen Kolitis. Die Luftbläschen wandern mit dem Blut und steigen perlschnurartig in die kleineren Äste auf. Im Zweifelsfall ist der Nachweis der Gasechos in der Pfortader selbst das entscheidende Kriterium (s. Abb. 14.26).

Die sonographischen Zeichen einer Cholangitis sind unspezifisch. In Kombination mit einer obstruktiven Cholostase ist in erster Linie an eine akute oder chronische bakterielle Cholangitis zu denken. Bei vorherrschenden Veränderungen der Wand und nur geringen, evtl. segmentären Erweiterungen ist vor allem bei entsprechendem klinischem Hintergrund (Kolitis, jüngerer männlicher Patient) an die PSC zu denken.

Alternativ müssen bei vorwiegend intrahepatischen Veränderungen eine atypische Infektion bei Aids und bei aus einem endemischen Gebiet stammenden Patienten parasitäre Erkrankungen in die Differenzialdiagnose einbezogen werden. Bei Patienten aus Ostasien ist das die Clonorchis-silensis-Infektion, bei der auch vermehrt Gallengangkarzinome auftreten. Bei Patienten beispielsweise aus Ägypten kann eine Infektion durch Schistosoma Mansoni zu einem ähnlichen Bild mit stark reflektierenden, verbreiterten Periportalfeldern führen, allerdings verbunden mit Zeichen der portalen Hypertension (s. Abb. 10.47).

Eine Verbreiterung der Wände der extrahepatischen Gallengänge kann auch Folge einer portalen Hypertension anderer Ursache sein: In den Wänden verlaufen kleine Varizen, die kaum im B-Bild, aber zuverlässig mittels Farbdoppler erkannt werden.

### 10.4.3
### Möglichkeiten der Fehlinterpretation

Auf das Nichterkennen einer stark kontrahierten oder infolge chronischer Entzündung stark geschrumpften Gallenblase und daraus folgenden falschen Schlüssen wurde oben schon hingewiesen.

Das größte Potenzial einer Fehlinterpretation stellen zweifellos die häufigen Gallensteine dar. Im Sinne einer „impertinenten Diagnose" kann ihr richtiger Nachweis von einer wichtigeren, aber schwieriger zu erkennenden Diagnose ablenken. Gerade im Hinblick auf den zwar seltenen, aber eben mit Steinen assoziierten Tumor ist bei Steinnachweis immer nach weiteren Veränderungen zu suchen (Abb. 10.51).

Jedoch stellt ein kleiner Tumor auch bei guter Untersuchungstechnik ein Problem dar: Vor allem bei an der Rückwand entstehenden Tumoren besteht die Gefahr, dass sie im Schallschatten von Steinen verdeckt sind. Diese „blinde Region" bei einer mit Steinen weitgehend ausgefüllten Gallenblase ist selbst bei sorgfältiger Untersuchung nicht zu erfassen. Eine Ausschlussdiagnose ist also in diesen Fällen sonographisch nicht möglich.

Die Fehlinterpretation von verklumptem Sludge als Polyp sollte sich dagegen aufgrund der oben besprochenen differenzialdiagnostischen Kriterien vermeiden lassen. Andererseits können dichte Binnenechos bei Sludge, die die ganze Gallenblase ausfüllen, sodass sie wie ein parenchymatöses Organ

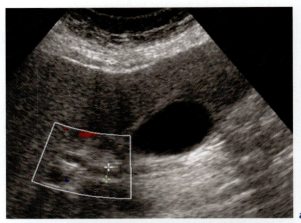

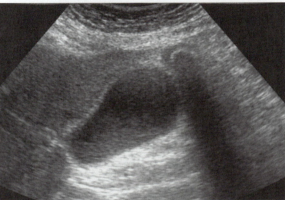

**Abb. 10.52 a,b.** Der übersehene Stein. **a** Unauffällige Gallenblase? (Gallengang 6 mm). **b** Stein in einem abgewinkelten Kompartiment am Fundus („phrygische Mütze", vgl. Abb. 10.6 a,b)

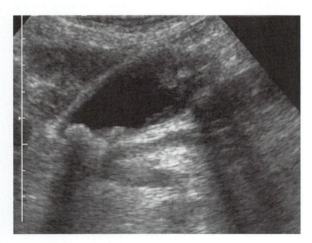

**Abb. 10.51.** Gallensteine *und* Karzinom im Fundus

erscheint, einen zusätzlichen echten Tumor auch einmal maskieren.

Die Fehldiagnose einer unauffälligen Gallenblase bei übersehenem Stein dürfte im Routinebetrieb nicht ganz selten vorkommen. Ursachen sind kleine Steine im Infundibulum oder in einem nichtbeachteten Abschnitt einer abgeknickten oder septierten Gallenblase. Dieser Fehler ist durch eine sorgfältige Untersuchung vermeidbar (Abb. 10.52 a,b, 10.53, 10.54 a-c).

Umgekehrt darf ein an der Seitenkante der Gallenblasenwand entstehender Schallschatten nicht als Steinschatten, etwa bei einem im Infundibulum nicht direkt darstellbaren Steinchen, fehlgedeutet werden, es handelt sich um einen infolge der glatten

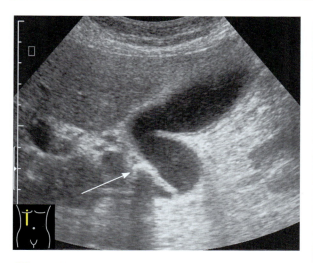

**Abb. 10.53.** Der übersehene Stein: Steinchen im Ductus cysticus (↑) bei mehrfach abgewinkelter Gallenblase

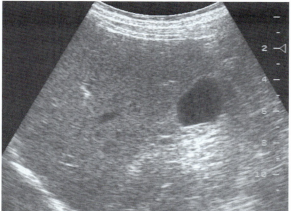

a

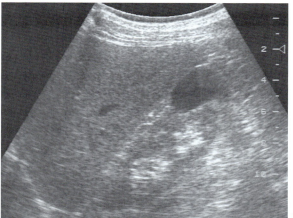

b

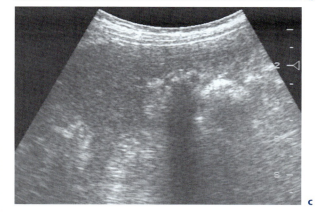

c

Oberfläche entstehenden Artefakt, wie er auch bei Zysten zu sehen ist (vgl. Abb. 10.24 d). Auch die Fehldeutung einer Luftblase im Kolon als Gallenstein kann bei der engen Lagebeziehung beider Organe vorkommen (Abb. 10.55 a,b). Durch gezielte Palpation ist diese Fehldeutung absolut vermeidbar.

## 10.5
## Diagnostischer Stellenwert

### 10.5.1
### Gallenblase

Eine sorgfältige Untersuchungstechnik vorausgesetzt, ist die Ultraschalldiagnostik der Gallenblase das zuverlässige bildgebende Routineverfahren der Wahl geworden. Es ist sicher im Steinnachweis wie im Steinausschluss, in der Erkennung und im Ausschluss entzündlicher Wandveränderungen und in der Abgrenzung gegenüber den meisten anderen Erkrankungen, die zu Wandveränderungen führen. Mit Ultraschall lässt sich weiterhin die Funktion der Gallenblase einfach überprüfen.

**Abb. 10.54 a-c.** Der übersehene Stein, z. B. bei schlechteren Untersuchungsbedingungen. **a** Unauffällige Gallenblase? **b** Nein: Nierenzyste! **c** Steingallenblase

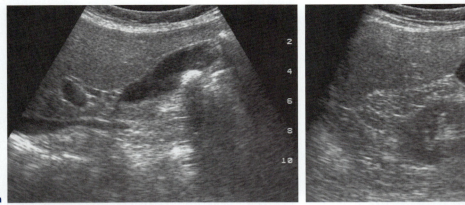
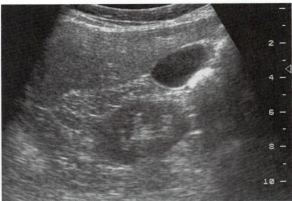

a
b

**Abb. 10.55 a,b.** Der „diagnostizierte" Stein: **a** Stein in der Gallenblase? **b** Nein: Luft im angrenzenden Kolon!

Besonders wichtig ist die einfache und unbelastende Untersuchung zur Erkennung einer akalkulösen Cholezystitis auf den Intensivstationen bei schwerkranken Patienten und ihre Differenzierung gegen die Wandverdickung bei portaler Hypertension und bei Hypalbuminämie.

Vor einer laparoskopischen Therapie lassen sich sonographisch Risikofaktoren für diese Operationstechnik feststellen (s. Tabelle 10.2). Nach einer medikamentösen Steinauflösung können Risikofaktoren für ein Rezidiv überprüft werden.

Die Grenzen der Methode liegen im Ausschluss kleiner Tumoren bei gleichzeitig bestehenden Gallenblasensteinen. Dies gilt vorwiegend für die frühe Erkennung im asymptomatischen Stadium, weniger im bereits symptomatischen Stadium, d. h. beim fortgeschrittenen Tumor.

## 10.5.2
## Gallenwege

Das Erkennen erweiterter Gallenwege ist einfach und zuverlässig. Beim ikterischen Patienten kann so die Obstruktion der Gallenwege schnell gegen andere Ursachen abgegrenzt werden.

Schwierig ist die Entscheidung bei grenzwertigen Durchmessern. Diese Unsicherheit besteht vor allem bei Zustand nach Cholezystektomie. In diesem Fall sind die Grenzwerte für den „normalen" Gallengang weniger klar. Die Zahl unsicherer Befunde (und damit

notwendiger endoskopischer Maßnahmen) lässt sich durch Funktionstests deutlich verkleinern.

In Zweifelsfällen muss bei grenzwertig weiten Gallengängen (5–6 mm bei Alter <50 Jahren, 6–7 mm bei >50 Jahren) und auffallenden Laborwerten eine eingehende Untersuchung erfolgen.

Die Ursache der Obstruktion lässt sich nicht mit gleicher Sicherheit nachweisen: Der Nachweis von Gangsteinen ist auch bei sorgfältiger Technik nicht so zuverlässig, wie etwa die Erkennung von Gallenblasensteinen. Sie werden vor allem im distalen Abschnitt bei schlechten Untersuchungsbedingungen und bei nichterweiterten Gängen nicht gefunden. Die Sensitivität erreicht in Studien bestenfalls nur etwa 80%.

Ähnlich ist die Zuverlässigkeit bei Gallengangtumoren einzuschätzen. Infolge der oft schwierigen Untersuchungsbedingungen ist sie weniger zuverlässig bei distalem und sicherer bei dem häufigeren höher sitzenden Tumor. Eine Ausschlussdiagnostik ist nicht möglich.

Zeichen einer Cholangitis lassen sich auch sonographisch erfassen. Gewöhnlich ist hier bereits die Klinik führend. Vorteilhaft ist die Erkennung außerhalb der Gänge gelegener Veränderungen und Komplikationen, wie z. B. von Abszessen. Bei der PSC kann der Ultraschall gut zur schonenden Verlaufskontrolle eingesetzt werden, auch im Hinblick auf das Gallengangkarzinom.

Sehr geeignet ist die Methode weiterhin zur Stentkontrolle. Die Lage kann ebenso überprüft werden (möglichst nach einer initialen Untersuchung, um die ursprüngliche Lage zu dokumentieren), wie die Durchgängigkeit anhand der Aerobilie.

## 10.6
## Ergänzende Methoden

### 10.6.1
### Gallenblase

Eine CT-Untersuchung ist in erster Linie ergänzend bei Steingallenblase und einem sonographisch nicht möglichen Tumorausschluss sinnvoll.

Für den direkten Nachweis erweiterter Roki-tansky-Aschoff-Gänge bei Adenomyomatose ist die einfache orale Cholezystographie geeignet, wenn sich die Diagnose sonographisch nicht anhand der typischen Artefakte stellen lässt.

Für den zweifelsfreien Nachweis von Wandverkalkungen reicht eine Röntgenleeraufnahme.

Zum Tumornachweis ist die ultraschallgezielte Feinnadelpunktion geeignet. Die perkutane Punktion kann in besonders gelagerten Fällen auch zum Nachweis eines Empyems und zur therapeutischen Dekompression genutzt werden. Der Nadelweg wird dabei durch die Leber in die proximale Gallenblase so gewählt, dass ein Galleaustritt in die Bauchhöhle vermieden wird.

### 10.6.2
### Gallenwege

Die wichtigste ergänzende Methode ist die endoskopisch retrograde Gallengangdarstellung (ERC). Sie muss bei allen unklaren Verschlüssen diagnostisch eingesetzt werden. Sie wird allgemein als das zuverlässigste diagnostische Verfahren zur Therapieentscheidung angesehen. Das Restrisiko spricht dafür, die Methode bei klaren Situationen und zur Verlausbeobachtung nur sparsam einzusetzen.

Inwieweit und bei welchen Fragestellungen sie als diagnostische Methode letztlich von der MR-Angiographie ersetzt werden kann, ist zur Zeit noch nicht abschließend zu beurteilen.

Die intraduktale Ultraschalldiagnostik (IDUS) ist bei manchen Indikationen eine wichtige Ergänzung der ERC. Ihre Sensitivität in der Erkennung kleiner Gangsteinchen oder von Papillenprozessen wird in manchen Studien noch höher eingeschätzt als die der ERC.

Die ultraschallgezielte Feinnadelpunktion spielt bei Prozessen an den Gallenwegen eine geringe Rolle. Sie ist aber sowohl zur definitiven Diagnose von Tumoren als auch von Abszessen im Einzelfall geeignet.

# Pankreas

## Indikationen

- Jeder Verdacht auf Pankreaserkrankung (akute Pankreatitis bezüglich Prognose und Verlauf)
- Ikterus
- Oberbauch- und Rückenschmerz
- Stumpfes Bauchtrauma

## 11.1
## Untersuchungstechnik

### Gerät

Verwendet wird ein B-scan-Gerät für abdominelle Technik. Die Schallkopftechnik kann beliebig gewählt werden, da sich Vor- und Nachteile aufwiegen: Sektor- und stärker gekrümmte Curved arrays ermöglichen einen besseren Überblick bei kleinem akustischem Fenster (Darmgas!). Linear arrays bilden das Organ bei rechtwinkelig auftreffendem Schallstrahl eher besser ab. Die Frequenz sollte um 3,5 MHz betragen, zusätzlich können, wenn möglich, höhere Frequenzen angewandt werden. In einzelnen Studien wird ein Vorteil moderner Techniken (THI) gesehen.

Die Dopplertechnik ist erforderlich zur Beurteilung der Gefäße, insbesondere bei malignen Prozessen und Komplikationen. Sie ist nützlich in der Differenzialdiagnostik von Tumoren, besonders endokriner Tumoren, und herdförmiger Entzündungen.

### Vorbereitung

Eine Untersuchung in nüchternem Zustand ist empfehlenswert, da Mageninhalt die Untersuchung erschwert. Der Wert einer diätetischen oder medikamentösen Vorbereitung gegen Meteorismus ist nicht gesichert.

Alternativ erscheint die Untersuchung bei kontrollierter Füllung des Magens unmittelbar vor der Untersuchung besser geeignet und auch praktikabler (s. Abschn. 13.1).

> **Flüssigkeitskontrastuntersuchung des Magens**
>
> - 350–600 ml Flüssigkeit, z. B. Orangensaft, nicht Wasser
> - Zusatz eines Entschäumers (Dimeticon)
> - Langsam trinken, evtl. mittels Strohhalm
> - Vermindern der Peristaltik und schnellen Entleerung mit Butylscopolamin i. v. (Kontraindikationen beachten!)

## Lagerung

Die Untersuchung erfolgt zunächst in Rückenlage. Bei ungenügender Darstellung des Pankreas wird ein Versuch in Linksseitenlage (proximale Abschnitte), Schräglage oder im Stehen vorgenommen, der distalen Abschnitte in Rechtsseitenlage.

Bei Untersuchung durch den flüssigkeitsgefüllten Magen muss die Flüssigkeit in die distalen Magenabschnitte, etwa durch Schräglage, bewegt werden.

## Untersuchungsgang

Zur ersten Orientierung über die Darstellungsmöglichkeit und eventuelle Hindernisse dienen die Einstellung der Aorta im Längsschnitt mit anschließendem Aufsuchen der V. mesenterica superior und die Beurteilung des dahinter gelegenen Processus uncinatus. Der Schallkopf wird nach rechts verschoben mit Abbildung des nach kaudal abgewinkelten Pankreaskopfes, etwas vor und rechts der V. cava.

Anschließend wird der Schallkopf in einen Querschnitt gedreht, der Längsachse des Pankreas entsprechend. Wenn möglich soll der Schallweg durch den linken Leberlappen führen mittels kranial angesetztem und etwas nach kaudal gerichtetem Schallstrahl. Seltener ist es günstig, den Schallkopf kaudal des Querkolons aufzusetzen, um mit nach kranial geneigtem Schallstrahl einen günstigen Zugang zu finden. Die Gefäße, insbesondere die dem Pankreas direkt anliegende Milzvene und die Pfortader dienen als wichtige Orientierungshilfen.

Die distalen Pankreasabschnitte sind häufig von ventral durch Luft im Magen-Darm-Trakt verdeckt. Eine zusätzliche Untersuchung von der Flanke mit Milz und oberem Nierenpol als Orientierungsmarken, ist dann nötig (vgl. Abb. 11.3a,b).

Bei der alternativen Untersuchung durch den flüssigkeitsgefüllten Magen von vorne muss die Schnittebene jeweils durch den flüssigkeitsgefüllten distalen Magen gelegt werden und das Pankreas durch Neigen des Schallstrahls nach kranial bzw. kaudal optimal eingestellt werden (vgl. Abb. 11.47b).

Es ist notwendig, alle Abschnitte des Pankreas (s. unten) eindeutig darzustellen, um etwa einen Tumor ausschließen zu können!

Ebenso müssen Pfortader, Milzvene (Thrombose? Infiltration?) und distaler Gallengang (Dilatation?) sowie der distale Magen bzw. das Duodenum in die Beurteilung einbezogen werden.

## Messpunkte

Gemessen wird jeweils der quere Durchmesser des Kopfes, Körpers und Schwanzes (<25 mm, mit zunehmendem Alter abnehmend).

## Dokumentation

Im Normalfall wird ein der anatomischen Längsachse des Pankreas entsprechendes Bild aufgenommen.

Bei pathologischen Befunden sind die Beziehung zu den Gefäßen, dem Gallengang bzw. benachbarten Organen mit zu dokumentieren!

## Hindernisse

Wesentlich behindert wird die Ultraschalluntersuchung des versteckt liegenden, relativ kleinen Organs durch Luft bzw. Gas im Magen oder Darm, aber auch durch fettreiche Bauchdecken und fettreiches Gewebe bei Adipositas. Ungünstig ist weiterhin ein kurzer linker Leberlappen, etwa beim pyknischen Habitus, da der günstigere akustische Zugang durch den linken Leberlappen wegfällt. Eine aufwändigere Untersuchung im Stehen oder nach Auffüllen des Magens mit Flüssigkeit wird in diesen Fällen notwendig. Dies ist aber etwa bei akuter Pankreatitis nicht möglich.

## 11.2 Normalbefund

### 11.2.1 Topographisch-anatomische Vorbemerkungen

Bei einer Gesamtlänge des sekundär retroperitoneal gelegenen Pankreas von etwa 14–17 cm verläuft die Achse des Korpus (ventral des 1. oder 2. LWK) und des Schwanzes gewöhnlich nach links zum Milzhilus leicht ansteigend und in der Frontalprojektion gestreckt bis leicht S-förmig. In der Frontalebene biegt das distale Pankreas aber nach dorsal entlang der Lendenwirbelsäule um, sodass der Pankreasschwanz deutlich weiter dorsal liegt als der Körper.

Der Pankreaskopf liegt rechts der Mittelinie an der medialen Fläche des duodenalen C. Definitorisch beginnt er in Höhe der V. mesenterica superior. Seine Längsachse (und damit der Hauptgang!) verläuft steiler. Dorsal grenzen direkt die V. cava und die V. renalis dextra sowie mehr kranial die V. portae an. Ventral liegen häufig Abschnitte des Querkolons auf, was die Untersuchungsbehinderung durch Darmgas erklärt. Der vom kaudalen „Pol" des Kopfes nach links ziehende Processus uncinatus ist variabel ausgeprägt und kann bis hinter die V. mesenterica superior nach links reichen. Die Dicke des Pankreas beträgt 1,5–2,7 cm im Kopfbereich, 1-2,5 cm im Bereich des Korpus und bis 2,2 cm im Bereich des Schwanzes und nimmt mit zunehmendem Alter etwas ab.

Der Pankreasgang verläuft etwas dorsal der Organmitte mit einem anatomischen Durchmesser von 1–1,5 mm im Schwanz, 2 mm im Korpus und 3 mm, vereinzelt bis 4 mm, im Kopf. Der Durchmesser nimmt im Alter etwas zu. Er mündet an der Papille (Papilla duodeni major) zusammen mit dem Ductus choledochus in das Duodenum, wobei die Beziehung der beiden Gänge in der Mündung variieren.

Das Pankreas wird normalerweise über die A. gastroduodenalis und die A. pancreaticoduodenalis inferior aus der A. mesenterica superior. und aus Ästen der A. lienalis versorgt.

### 11.2.3 Ultraschallbefund

**Ultraschallbefund**

Der Pankreaskopf ist im Längsschnitt etwa 3–5 cm lang und bis 2,5 cm dick (sagittal). Das anschließende Korpus ist besser im Querschnitt darzustellen, mit einem sagittalen Durchmesser bis zu 2,5 cm bei jüngeren Individuen (Abb. 11.1, vgl. Abb. 11.4 c). Hier ist der Gang meist gut abzugrenzen aufgrund der parallelen Wandreflexe und dem echofreien Lumen mit einem Durchmesser von 2 mm (Abb. 11.2 a,b). Der Pankreasschwanz biegt nach dorsal um und reicht bis in den Milzhilus bzw. vor die linke Niere (Abb. 11.1, 11.2 a,b, 11.3 a,b). Die direkt an das Pankreas grenzenden Venen (Pfortader, Milzvene, V. mesenterica superior und V. cava) sind klar abgrenzbar. Der Processus uncinatus biegt rechts der V. mesenterica superior nach hinten und reicht zwischen diese und die V. cava (Abb. 11.2 a,b). Die größeren Arterien (Aorta, A. mesenterica superior) verlaufen in geringem Abstand zum Pankreas. Nur die Milzarterie grenzt wieder direkt an das distale Pankreas (vgl. Abb. 11.1, 11.4 a, 12.4).

Die Echostruktur des Pankreas ist homogen, die Strukturdichte variabel, in der Jugend gewöhn-

Der venöse Abfluss geschieht in die V. lienalis und die V. mesenterica superior.

Der Lymphabfluss aus dem Kopf und Körper erfolgt in ventral und dorsal gelegene regionale Lymphknotengruppen, aus dem Schwanz in die Milzlymphknoten, z. T. auch in mesokolische Lymphknoten.

### 11.2.2
### Varianten und Anomalien

Aus der Entwicklungsgeschichte (Vereinigung einer dorsalen und ventralen Anlage) bedingt, gibt es – für die Ultraschalldiagnostik weniger bedeutsame – Gangvarianten, etwa mit einer Ausführung des Hauptganges über den Ductus Santorini in die Papilla duodeni minor.

Das Pancreas divisum weist 2 vollständig getrennte Gangsysteme auf.

Entwicklungsgeschichtlich verständlich ist auch das sehr seltene Pancreas anulare bei persistierender linker Anlage, die sich nach ventral vor das Duodenum ausdehnt und dieses umfasst.

lich echoarm (vgl. Abb. 11.1) und der Echodichte der gesunden Leber entsprechend im Alter sehr echodicht (vgl. Abb. 11.4 a,c). Gleichzeitig nimmt der Durchmesser des Organs ab und der Durchmesser des Hauptgangs zu (bis 3 mm im Korpus). Dieses echodichte Pankreas hebt sich beim älteren Individuum schlechter gegen das umgebende (fettreiche) Bindegewebe ab (vgl. Abb. 11.4 a,c). Die unterschiedliche Dichte hängt wahrscheinlich mit einem unterschiedlichen Fettgehalt zusammen. Insgesamt kann diese unterschiedliche Echodichte bei homogener Verteilung nicht als pathologisch bewertet werden. Selbst die *Lipomatose* des Pankreas, erkennbar als sehr echodichtes Pankreas mit leicht welliger Begrenzung hat keine klinische Bedeutung.

Vor allem gegen die dichtere Echostruktur des Pankreas bei älteren Patienten kontrastiert nicht selten eine echoärmere Struktur von dorsokaudalen Abschnitten des Pankreaskopfes, die wohl den aus der ventralen Anlage entwickelten Bereichen entsprechen (vgl. Abb. 11.4 a-c). Die Ursache hierfür ist ebenfalls ein unterschiedlicher Fettgehalt.

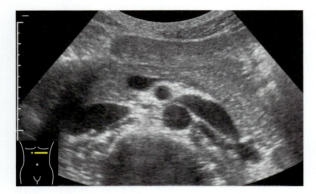

**Abb. 11.1.** Normales Pankreas. Die Gefäße dorsal sind klar abgegrenzt. Zu beachten sind links Nierenvene („Nussknakkervene", s. Kap. 15) und dahinter die kaliberschwächere Nierenarterie

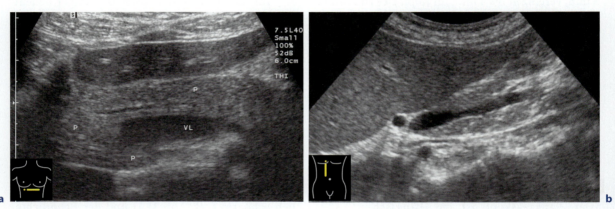

a                                                               b

**Abb. 11.2 a,b.** Pankreaskorpus und Processus uncinatus. **a** Querschnitt. Zu beachten ist der normale Pankreasgang (*P* Pankreas, *Vl* V. lienalis). **b** Längsschnitt: vor der V. mesenterica superior das Korpus, dahinter der Processus uncinatus. Zwischen Leber und Pankreas die A. hepatica

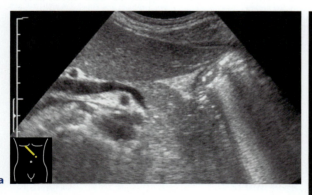

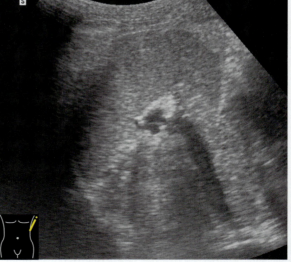

a

**Abb. 11.3 a,b.** Problem Pankreasschwanz. **a** Im Querschnitt sind oft distale Abschnitte durch Luft im Magen oder Kolon verdeckt. **b** Darstellung entweder von lateral mit der Milz und der Milzvene als „Landmarken", wie im Bild, oder durch den flüssigkeitsgefüllten Magen (vgl. Abb. 11.47 a-c)

b

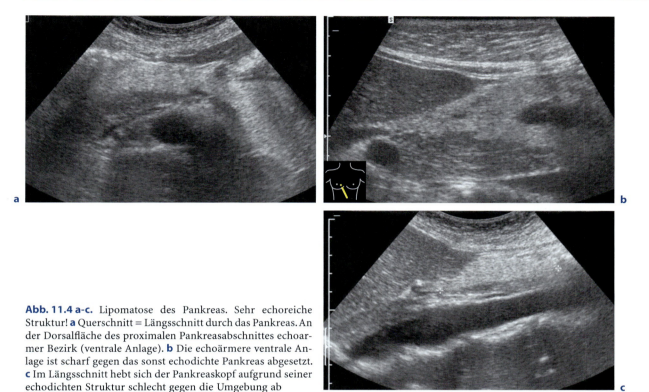

**Abb. 11.4 a-c.** Lipomatose des Pankreas. Sehr echoreiche Struktur! **a** Querschnitt = Längsschnitt durch das Pankreas. An der Dorsalfläche des proximalen Pankreasabschnittes echoarmer Bezirk (ventrale Anlage). **b** Die echoärmere ventrale Anlage ist scharf gegen das sonst echodichte Pankreas abgesetzt. **c** Im Längsschnitt hebt sich der Pankreaskopf aufgrund seiner echodichten Struktur schlecht gegen die Umgebung ab

## 11.3
## Pathologische Befunde

### 11.3.1
### Akute Pankreatitis

Die akute Pankreatitis ist klinisch durch das plötzliche, manchmal schlagartige Auftreten der Symptome gekennzeichnet. Häufig wird sie durch an der Papille eingeklemmte Gallensteine ausgelöst oder tritt bei Alkoholmissbrauch auf. Seltenere Ursachen sind Hyperkalzämie, Hyperlipidämie, Medikamente, hereditäre Faktoren, Traumen oder Viren. In etwa 10% bleibt die Ursache unklar (idiopathische Pankratitis).

Pathophysiologisch kommt es zum Austritt von aktiven Enzymen, anfangs vor allem Lipase, in das umgebende Gewebe mit Autodigestion. Patholo-gisch-anatomisch finden sich zunächst Fettgewebsnekrosen und ein reaktives entzündliches Ödem.

Bei der häufigeren klinisch leichten Verlaufsform treten die Fettgewebsnekrosen nur punktförmig an der Oberfläche des Organs auf und heilen gewöhnlich folgenlos ab.

Bei der selteneren schweren Verlaufsform kommt es zu konfluierenden hämorrhagischen Nekrosen im peripankreatischen Gewebe. Diese können seltener auf das Pankreas selbst übergreifen, das aber gegen die Selbstverdauung besser geschützt ist als das umgebende Gewebe. Häufiger ist die Ausbreitung des Prozesses im Bauchraum, die sich als so genannte Nekrosestraßen vorwiegend nach links und kaudal entwickeln. Typische Ausbreitungswege sind parakolisch zur linken, seltener zur rechten Niere, mesenterial und mesokolisch, also ventral des Duodenums, nach kaudal und subphrenisch nach links. In diesem Stadium kommt es zur Ausbildung von hämorrhagischem Aszites. Häufig entwickelt sich auch ein linksseitiger Pleuraerguss.

Innerhalb von Tagen verflüssigen sich die Nekrosen und werden schließlich im günstigen Fall resorbiert. Größere Nekroseherde oder Nekrosen mit Verbindung zum Gangsystem werden durch Granulationsgewebe abgegrenzt. Dieses wird schließlich bindegewebig umgewandelt, und es entsteht die Pankreaspseudozyste. Dementsprechend liegt sie neben dem Pankreas oder auch entfernt vom Pankreas und nur selten im Organ selbst.

Bei bakterieller Infektion der Nekrosen oder Pseudozysten bilden sich Abszesse.

Als weitere Komplikationen können Funktionsstörungen des Darmtrakts, eine akute Schädigung der Nieren und eine Thrombosierung in der Milzvene auftreten.

## Ultraschallbefund

Das sonographische Bild einer akuten Pankreatitis ist aus den gennanten Gründen uneinheitlich. Bei der milden Verlaufsform ist nur das entzündliche Ödem zu erfassen. Die peripheren punktförmigen Fettgewebsnekrosen liegen unter der Auflösungsgrenze. In dieser Situation werden die variable Größe des gesunden Pankreas und seine unterschiedliche Echostruktur zum Problem: Zwar führt ein entzündliche Ödem zu einer Vergrößerung eines Organs und zu einer Auflockerung seiner Echostruktur. Beide Veränderungen können aber im weiten Normbereich bleiben, da die Größenzunahme nicht über die obere Normgrenze hinausgeht und eine echoarme Struktur besonders bei jüngeren Menschen von vornherein bestehen kann. Das Ödem ist dann nicht mit Sicherheit zu erkennen. Allenfalls weist eine plumpe Form des Pankreas selbst und ein kleiner Flüssigkeitssaum um das Pankreas oder in der Bursa auf die Pankreatitis hin (Abb. 11.5, 11.6 a,b).

Der Pankreasgang verhält sich uneinheitlich. Einerseits kann das Ödem zu einer Einengung führen. Andererseits kann eine Erweiterung bei einem ursächlichen Stein in der Papille vorliegen. Eine mehr unregelmäßige Gangweite spricht für eine vorbestehende chronische Pankreatitis.

Heilt eine als mild eingestufte akute Pankreatitis zögerlich ab, sollte bei den sonographischen Kontrollen nach kleinen, 1–2 cm großen echoarmen Prozessen peripankreatisch gesucht werden, die Fettgewebsnekrosen entsprechen.

Bei der schweren Verlaufsform ist im Anfangsstadium ein ausgedehntes Ödem der gesamten Pankreasregion auffällig. Die Organgrenzen schwimmen (Abb. 11.7). Manchmal ist das Pankreas nicht mehr eindeutig abgrenzbar. In der Folge entwickeln sich bizarr begrenzte, echoarme bis echofreie inhomogene Areale mit einzelnen starken Echos um das Pankreas. Diese Nekrosezonen breiten sich vorwiegend von der Pankreasschwanzregion zur linken Niere und retroperitoneal weiter nach kaudal, aber auch subphrenisch in die Milzregion sowie im Mittelbauch ventral der großen Gefäße nach kaudal aus. Seltener verlaufen sie zur rechten Niere. Die Ausbreitung kann diskontinuierlich sein, sodass sich im Unterbauch nekrotische Massen finden, ohne dass vom Bild her ein Zusammenhang mit dem Pankreas zu erkennen ist (Abb. 11.8, 11.9 a,b, 11.10). Nekrosen im Pankreas sind nur mittels Kontrastmitteldarstellung auch im frühen Stadium zu erkennen. Sie grenzen sich dann „negativ" gegen die durchbluteten, intakten Abschnitte ab.

Abszesse sind sonographisch nicht von umschriebenen Nekrosen zu unterscheiden. Lediglich bei Nachweis von Gasreflexen in einem echoarmen Prozess ist die sonographische Diagnose möglich. In den meisten Fällen muss diese Frage bei klinischem Verdacht durch eine ergänzende Untersuchung, z. B. mittels Feinnadelpunktion, geklärt werden, wenn eine therapieentscheidende Konsequenz zu erwarten ist.

Das Pankreas grenzt sich nach der initialen Phase oft besser gegen die Umgebung ab. Die Kontur ist unregelmäßig und wirkt manchmal ausgefranzt. Nekrosen im Pankreas selbst sind als echoarme Abschnitte zu erkennen.

Das Gesamtbild kann durch Aszites zusätzlich komplex werden. Ein linksseitiger Pleuraerguss ist häufig nachweisbar.

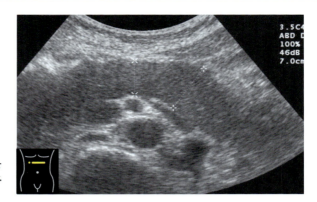

**Abb. 11.5.** Akute ödematöse Pankreatitis. Auffallend, aber nicht beweisend ist die echoarme Struktur. Die Maße (14 bzw. 20 mm) sind noch im Normbereich

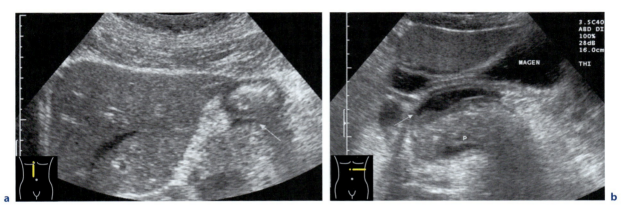

a        b

**Abb. 11.6 a,b.** Akute Pankreatitis. **a** Spuren von Flüssigkeit in der Bursa hinter dem distalen Magen (↑) als einziger Hinweis bei normal großem Pankreas. **b** Wenig Exsudat in der Bursa (↑), Pankreas nicht vergrößert etwas inhomogen echoarm

Im weiteren Verlauf werden die echoarmen Nekrosen kleiner oder verschwinden ganz. Manche größere Nekrosebezirke grenzen sich zunehmend schärfer ab, was als Entwicklung zu Pseudozysten anzusehen ist (vgl. Abb. 11.10).

Die sonographische Untersuchung bei akuter Pankreatitis muss die benachbarten Organe und Strukturen einbeziehen. Dies dient der Erkennung von Komplikationen und möglicher Ursachen (Abb. 11.11, 11.12).

Der Nachweis von Gallengangsteinen spricht für eine biliäre Pankreatitis. Der Nachweis von Gallenblasensteinen weist ebenfalls auf diese Ursache hin, kann aber auch ein unbedeutender Nebenbefund sein. Das Bild eines Leberschadens kann einen Hinweis auf die gemeinsame Ursache, Alkohol, geben.

Weite flüssigkeitgefüllte Darmabschnitte mit verminderter oder fehlender Peristaltik sind Zeichen einer Funktionsstörung, die ausgeprägt im Sinne eines paralytischen Ileus sein kann (s. Abschn. 14). Vergrößerte Nieren sind auf einen prognostisch ungünstigen akuten prärenalen Nierenschaden verdächtig (s. Kap. 16).

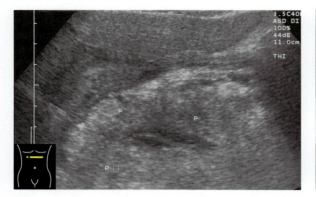

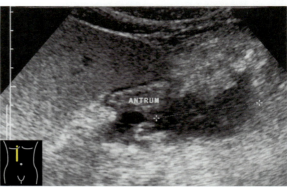

**Abb. 11.7.** Ödem des Pankreas und der Umgebung (Organ nicht abgrenzbar), wenig Flüssigkeit vor dem Pankreas. Im Initialstadium sehr verdächtig auf schwereren Verlauf

**Abb. 11.8.** Akute nekrotisierende Pankreatitis. Pankreas schlecht abgrenzbar. Hinter dem Magen etwas Flüssigkeit in der Bursa. Kaudal davon mäßig ausgedehnter echoarmer (nekrotischer) Bezirk (53 mm)

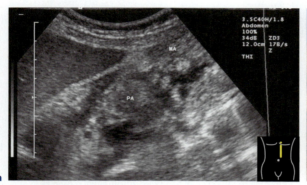

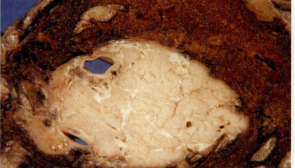

**Abb. 11.9 a,b.** Schwere akut nekrotisierende Pankreatitis. **a** Das Pankreas ist im Längsschnitt noch erkennbar, aber zirkulär umgeben von Fettgewebsnekrosen. **b** Sektionspräparat (hämorrhagische Pankreatitis): Das nahezu unauffällige Organ ist von hämorrhagischen Nekrosen umgeben (Schnitt durch das distale Pankreas)

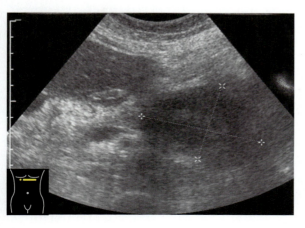

**Abb. 11.10.** Nekrotisierende Pankreatitis. Ausgedehnterer echoarmer Bezirk (75×50 mm) im distale Pankreasbereich unscharf gegen die Umgebung begrenzt. V. cava und distaler Magen noch abgrenzbar

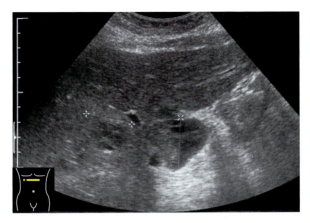

**Abb. 11.11.** Nekrotischer Bezirk an der Leberpforte (38 mm) sowie Nekrosen in der Leber (30 mm). (Gleicher Fall wie in Abb. 11.10!)

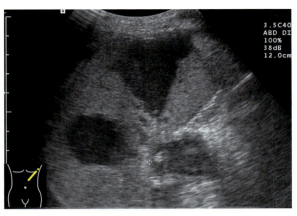

**Abb. 11.12.** Schwer verlaufende nekrotisierende Pankreatitis. Echoarmer nekrotischer Bezirk im Milzhilus sowie 2 Herde in der Milz, wobei die keilförmige Form des kaudalen Herdes zumindest hier für eine Infarzierung spricht

### Dopplerbefund

Eine weitere, durchaus häufige Komplikation (30–50% bei schwerer Verlaufsform!) sind Thrombosen in der Milzvene oder der Pfortader, die nach einigen Tagen schon im B-Bild, einfacher aber mit dem Farbdoppler zu sehen sind (Abb. 11.13 a,b). Sie können auf die Dauer eine Vergrößerung der Milz nach sich ziehen und evtl. zur Entwicklung von Umgehungskreisläufen führen.

Die Möglichkeiten der sonographischen Untersuchung bei akuter Pankreatitis werden durch die Darmgasentwicklung infolge einer Funktionsstörung des Darms oft stark behindert. Eine Vorbereitung des Patienten ist bei diesem akuten Krankheitsbild kaum möglich, ein Nachteil, der durch wiederholte Untersuchungen nur z. T. ausgeglichen werden kann. So ist das Pankreas in mindestens 20% nicht befriedigend darstellbar. Hinweise zur Unterscheidung zwischen milder oder schwerer Verlaufsform lassen sich meist dennoch erkennen.

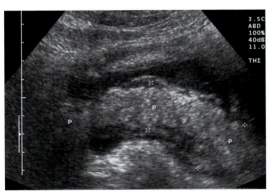

a

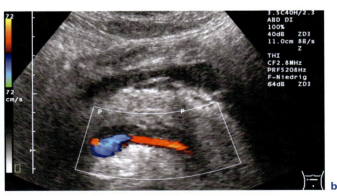

b

**Abb. 11.13 a,b.** Mittelschwere Pankreatitis. Etwas aufgelockerte Struktur des wenig vergrößerten Pankreas (26 mm im Korpus, distale Messung nicht korrekt!), Flüssigkeit in der Bursa. Wandständige Thrombose in der Milzvene. **a** Die Thrombose ist schon im B-Bild zu erkennen. **b** Farbdopplerbefund

## 11.3.2
## Pseudozysten

Pseudozysten sind als Folge einer nekrotisierenden Pankreatitis nicht selten. Ihre Häufigkeit nach akuter Pankreatitis wird mit 1–10% angegeben. Viele Pseudozysten bilden sich in einem Zeitraum von 6 Wochen zurück, etwa wenn die anfängliche Verbindung zum Gangsystem sistiert. Zu einer spontanen Zurückbildung kann es auch nach mehreren Monaten noch kommen. Insofern ist eine frühe, aktive Therapie nur bei Problemen sinnvoll.

Im Unterschied zu echten Zysten sind Pseudozysten nicht mit einer Epithelschicht ausgekleidet. Anfangs sind sie nur vom umgebenden Gewebe begrenzt, und ihr Inhalt ist hämorrhagisch. Oft finden sich zusätzlich Sequester aus nekrotischem Gewebe. Im weiteren Verlauf verflüssigen sich die Nekrosen, der Zysteninhalt wird klar, und es entwickelt sich aus dem umgebenden Granulationsgewebe allmählich eine bindegewebige Kapsel.

Die Pseudozysten liegen vorwiegend peripankreatisch, aber gelegentlich auch entfernt vom Pankreas, im Unterbauch oder sogar im Mediastinum.

Pseudozysten finden sich auch häufig bei chronischer Pankreatitis als Folge eines entzündlichen Schubs mit Nekrosebildung. Daneben gibt es Retentionszysten, die wahrscheinlich durch Abflussstörungen bei Gangveränderungen entstehen.

Pseudozysten können sich weiterhin nach einem Trauma, wahrscheinlich infolge der Ruptur eines Gangs mit Fistelung in das Gewebe entwickeln.

Die Pseudozysten selbst sind meist symptomfrei oder symptomarm, und die Symptomatik der zugrunde liegenden Erkrankung steht im Vordergrund. Größere Pseudozysten können aber bei ungünstiger Lage Probleme verursachen, indem sie etwa den Magenausgang oder den distalen Gallengang komprimieren.

Eine seltene und dramatische Komplikation ist die Ruptur eines in der (Pseudo-) Wand verlaufenden größeren Gefäßes infolge „Andauung" der Wand durch den aggressiven (Enzyme!) Zysteninhalt. Aus einer Pseudozyste wird so zunächst ein Pseudoaneurysma. Dieses kann wiederum rupturieren, mit Blutung in den Bauchraum oder das Retroperitoneum. Bei noch bestehender Verbindung mit dem Gangsystem kommt es aus dem Pseudoaneurysma zu einer transpapillären Blutung in das Duodenum.

### Ultraschallbefund

Dem Charakter der Pseudozysten entsprechend ist das Ultraschallbild uneinheitlich. Die Wand kann wenig auffällig oder unregelmäßig und breit sein. Ab einer Dicke von 1–2 mm kann man von einer festen Kapsel ausgehen. Die Form ist anfangs eher unregelmäßig, wird aber im weiteren Verlauf meist rundlich. In der Zyste finden sich zunächst oft noch unregelmäßige Echokomplexe, die Sequestern entsprechen, und feine disseminierte oder auch sedimentierte Echos, die von dem inhomogenen oft hämorrhagischen Inhalt verursacht werden. Erst im weiteren Verlaufe wird der Inhalt echofrei, und das sonographische Bild gleicht zunehmend dem typischen Bild einer Zyste (Abb. 11.14, 11.15, 11.16).

Bindegewebige Züge in den Pseudozysten oder zwischen nebeneinander gelegenen Pseudozysten sollten vor allem vor Punktionen mittels Dopplersonographie untersucht werden, da sie kaliberstärkere Gefäße enthalten können (Abb. 11.17, 11.18 a,b).

Impressionen und Kompressionen des Magen-Darm-Trakts oder der Gallenwege sind sonographisch gut zu erkennen (Abb. 11.19).

Bei Wiederauftreten von Binnenechos ist an eine Superinfektion oder eine Einblutung in die Pseudozyste zu denken (Abb. 11.20). Infektiöse Vorgänge müssen bei entsprechendem klinischen Verdacht mittels Feinnadelpunktion nachgewiesen werden.

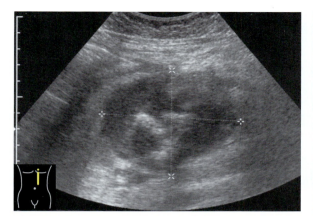

**Abb. 11.14.** Beginnende Zystenbildung. Umschriebener inhomogener Flüssigkeitsbezirk (66×83 mm) im Verlauf einer akuten Pankreatitis. Noch keine Kapsel erkennbar

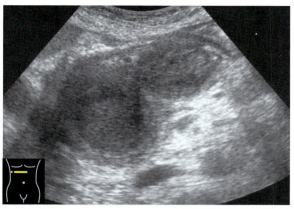

**Abb. 11.15.** 2 „junge" Pseudozysten mit noch imhomogenem Imhalt (Binnenechos). Um die Zysten verlaufen distaler Magen (vorne) und Duodenum (rechts und dorsal)

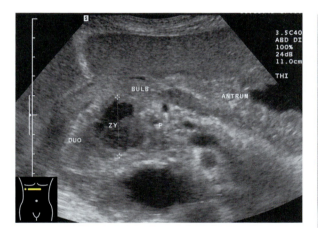

**Abb. 11.16.** Kleine Retentionszysten bei chronischer Pankreatitis. Medial der ventralen Zyste (Durchmesser 30 mm) unregelmäßige Struktur des Pankreas auffällig. Weiter medial V. und A. mesenterica superior. Um den entzündlichen Pseudotumor das ausgedehnte Duodenum

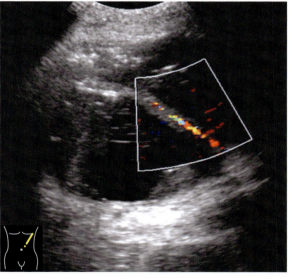

**Abb. 11.17.** Pseudozyste mit Septen. In der Septe verläuft ein kaliberstarkes arterielles Gefäß (*Cave*: Punktion!)

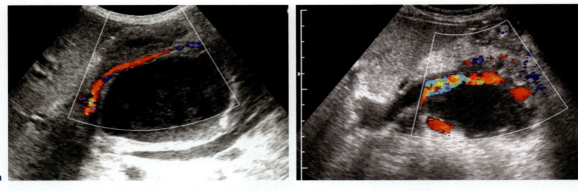

a　　　　　　　　　　　　　　　　　　　　　　　　　　　　　b

**Abb. 11.18 a,b.** Pseudozysten und Gefäße. **a** Nicht ganz frische Pseudozyste mit schon erkennbarer Kapsel, aber noch inhomogenem Inhalt. Ventral verläuft die A. hepatica praktisch in der Kapsel. Dorsal die verdrängte Pfortader (außerhalb des Dopplerfensters). **b** Bei dieser dorsal gelegenen Pseudozyste ist die Pfortader nach ventral verdrängt

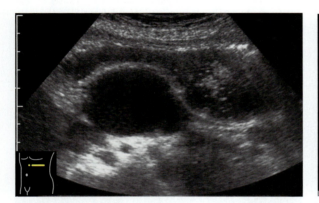

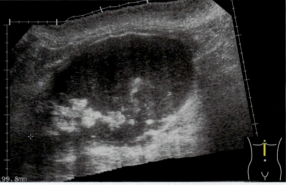

**Abb. 11.19.** Ältere Pseudozyste dorsal des flüssigkeitgefüllten Magens. Das Bild veranschaulicht gut die Möglichkeit der endoskopisch-sonographisch platzierten Zystendrainage in den Magen

**Abb. 11.20.** Große ältere infizierte Pseudozyste (Kapsel!). Neben Sequestern (grobe Binnenechos) auch feine Binnenechos. Punktion: eitriger Inhalt

---

**Dopplerbefund**

Die Blutungskomplikation lässt sich mittels Doppleruntersuchung direkt nachweisen. Zusätzlich kann man mit Farbdoppler das betroffene Gefäß auffinden und identifizieren (Abb. 11.21 a,b).

### 11.3.3
### Chronische Pankreatitis

Die chronische Pankreatitis ist eine meist mit Schmerzen verbundene, kontinuierlich oder in Schüben fortschreitende entzündliche Erkrankung. Auf die Dauer führt sie zu einem Verlust der exokri-

nen Funktion. Der Verlust der endokrinen Funktion mit Entwicklung eines Diabetes mellitus tritt erst im Spätstadium ein.

Sie kann (anfangs?) vorwiegend segmentär auftreten oder das gesamte Organ betreffen.

Morphologisch finden sich erweiterte Gänge, umschriebene Nekrosen, Verlust des Drüsengewebes und nachfolgend die Vernarbung des Parenchyms (vgl. Abb. 11.23 b, 11.25 c). Vor allem bei der alkoholinduzierten Form sind Verkalkungen und Steinbildung zu erwarten. Kleine Pseudozysten und Retentionszysten sind häufig. Extrapankreatische Komplikationen sind die Obstruktion des Ductus choledochus oder des Duodenums und die Entwicklung einer Thrombose der Milzvene oder Pfortader.

## Ultraschallbefund

Das sonographische Erscheinungsbild der chronischen Pankreatitis ist somit sehr unterschiedlich. Im Anfangsstadium der schleichend beginnenden Erkrankung sind oft noch keine morphologischen Veränderungen zu erfassen. Verdächtig sind ein grenzwertiger oder gering erweiterter (2–4 mm), evtl. etwas unregelmäßiger Gang, eine inhomogene Echostruktur des Parenchyms und, seltener, eine Größenzunahme des Pankreas (Abb. 11.22, 11.23 a,b).

Im weiteren Verlauf entwickelt sich ein sehr variables und oft komplexes Bild mit einem unregelmäßig erweiterten Hauptgang, einer unregelmäßigen Echostruktur des Parenchyms, kleinen echoarmen Herden bei Nekrosen, häufig kleineren Zysten oder Pseudozysten und intensiven Echos an Verkalkungen und Gangsteinen (Abb. 11.24, 11.25 a-c). Letztere können ab einer Größe von 3–5 mm einen Schallschatten verursachen. In extremen Fällen verursachen die Verkalkungen insgesamt einen inkompletten Schallschatten hinter dem Pankreas.

Besonders eindrucksvoll ist das Bild von Gangsteinen und massiveren Verkalkungen, wenn mittels Dopplertechnik der sogenannte „Twinkling-Artefakt" ausgelöst wird (Abb. 11.26 a,b, und s. Abschn. XX).

Der Ductus Wirsungianus ist unregelmäßig erweitert, oft geschlängelt. Die Wandreflexe sind ebenfalls ungleichmäßig intensiv (Abb. 11.27 a,b, vgl. Abb. 11.23 a,b, 11.24, 11.25 a-c).

Diese Veränderungen können segmentär auf den Kopf (Abb. 11.28 a-c) oder den Schwanz, seltener auf den Körper begrenzt sein oder das ganze Organ erfassen. Das Organ ist dabei umschrieben oder insgesamt vergrößert, normal groß oder atrophisch klein. Im Extremfall sieht man eine gefäßartige Struktur, die parallel vor der Milzvene verläuft mit kräftigen Wandechos, jedoch kein Drüsengewebe mehr (vgl. Abb. 11.28 a,b).

Morphologische Komplikationen, wie Obstruktionen der Gallenwege oder des Duodenums, oder die Pfortaderthrombose können dieses stark variierende „bunte" Bild der chronischen Pankreatitis noch verstärken (vgl. Abb. 11.28 a,b).

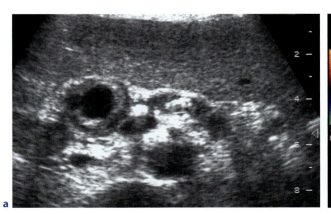
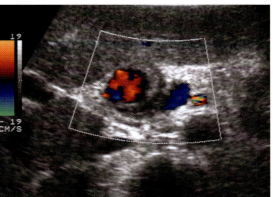

a  b

**Abb. 11.21 a,b.** Komplikation einer Pseudozyste. **a** Kleine Pseudozyste bei fortgeschrittener chronischer Pankreatitis (rechts der Zyste 2 Gangsteine bei weitgehend atrophischem Pankreas). Chronische Pankreatitis und Pseudozyste waren zum Zeitpunkt der Untersuchung lange bekannt. **b** Die Farbdoppleruntersuchung zeigt die Entwicklung eines Pseudoaneurysmas (durch Andauen eines Astes der A. pancreaticoduodenalis)

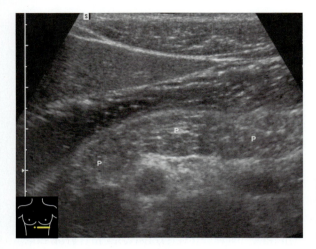

**Abb. 11.22.** Lobuliertes Pankreas. Dieser Befund wird bei der Endosonographie als frühes Zeichen einer chronischen Pankreatitis beschrieben. Der untersuchte Patient war klinisch und laborchemisch unauffällig! Vor dem Pankreas der leere distale Magen

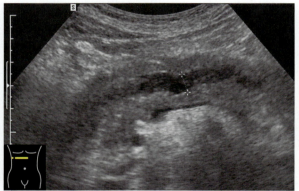

a

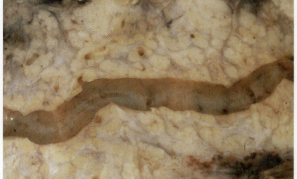

b

**Abb. 11.23 a,b.** Chronische, noch wenig fortgeschrittene Pankreatitis. **a** Auffälliges Zeichen ist der dilatierte Gang (8 mm). Das Parenchym ist weitgehend unauffällig. **b** Operationspräparat einer wenig fortgeschrittenen chronischen Pankreatitis: Zu sehen sind der erweiterte Gang sowie graues Narbengewebe zwischen dem erhaltenen Drüsengewebe. Rechts unten im Bild kleine hämorrhagische Nekrose

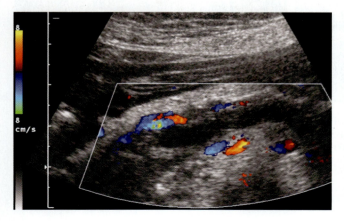

**Abb. 11.24.** Fortgeschrittene chronische Pankreatitis mit deutlich verschmälertem echoarmen Parenchym und weitem Gang. Keine Verkalkungen. Die Farbdopplersignale weisen auf entzündliche Hyperämie

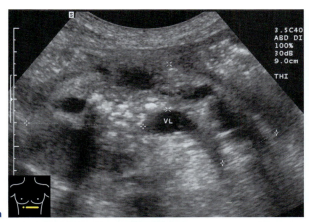 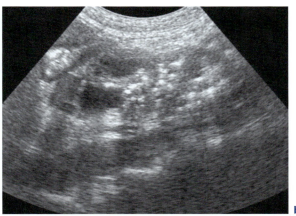

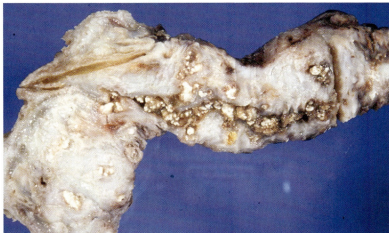

**Abb. 11.25 a-c.** Fortgeschrittene kalzifizierende chronische Pankreatitis. **a** Im Längsschnitt durch das Pankreas (Durchmesser 47 bzw. 19 mm) sind distal erweiterte Gangabschnitte, proximal kleine Zysten und dazwischen die starken Echos bei Verkalkungen zu sehen. Bemerkenswert ist die schlechte Abgrenzung gegen die Umgebung, die in den Entzündungsprozess einbezogen ist. **b** Gleicher Fall im Längsschnitt (bezogen auf den Körper). Hinter dem Pankreas die Aorta. Kranial distaler Magenabschnitt mit Luftreflexen. **c** Präparat einer fortgeschrittenen Pankreatitis zum Vergleich. Praktisch nur noch Narbengewebe und Steine in den dilatierten Gängen

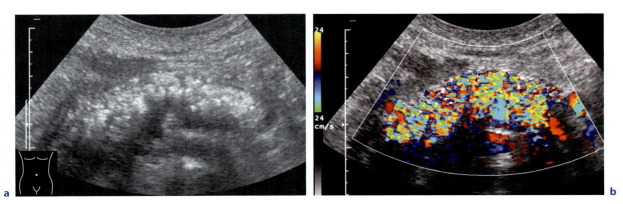

**Abb. 11.26 a,b.** Massive Verkalkungen bei chronischer Pankreatitis. **a** B-Bild. Teilweise sind Schallschatten hinter den Verkalkungen zu sehen. **b** Farbdoppler. Massive Artefakte („twinkling")

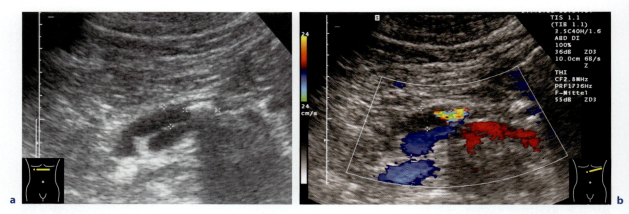

**Abb. 11.27 a,b.** Ausgebrannte chronische Pankreatitis. **a** Das B-Bild zeigt den vor der Milzvene parallel verlaufenden weiten Gang mit einem größeren Stein mit Schallschatten. Distal Schallschatten hinter Luft. **b** Farbdoppler. Typischer Artefakt am Stein

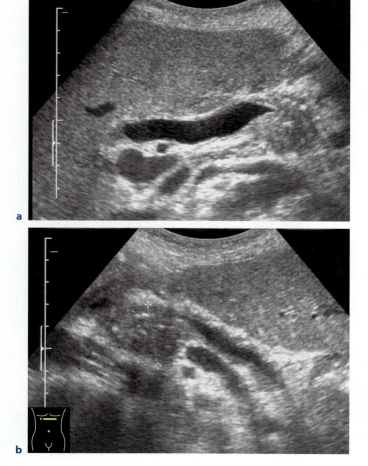

**Abb. 11.28 a,b.** Segmentäre chronisch-kalzifizierende Pankreatitis. **a** Trichterförmige Stenose des distalen Gallengangs bei Kopfpankreatitis. **b** Atrophie des distalen Pankreas und Erweiterung des Ductus Wirsungianus distal der Kopfpankreatitis (Durchmesser 28 mm), dahinter die Milzvene. (Im Bild rechts vorne Anteile des linken Leberlappens und dahinter des Magens; Schrägschnitt Oberbauch)

## Sonderformen

### Obstruktive chronische Pankreatitis

Eine Sonderform stellt die so genannte obstruktive chronische Pankreatitis dar. Hier entwickelt sich eine gleichförmige Fibrosierung der Drüse distal eines den Gang verlegenden Hindernisses. Der Gang ist weit, und das Parenchym wird atrophisch. Das Hindernis kann eine Narbe, aber auch ein Tumor sein.

Sonographisch ist zunächst der erweiterte distale Gangabschnitt, umgeben von einem schmalen, ziemlich homogenen mitteldichten Parenchym zu erkennen. Proximal ist das Pankreas normal groß oder vergrößert. Die Ursache der Obstruktion ist nicht immer ersichtlich. Nachweisbar sind ein Tumor und evtl. ein Stein. Dagegen sind Narben sonographisch nicht zuverlässig zu erfassen (vgl. Abb. 11.31 a,b).

### Pankreas-divisum-Pankreatitis

Bei dieser Anomalie können zusätzliche Stenosen im Bereich der Minor- oder Majorpapille bei völliger Trennung beider Gangsysteme zu einer Pankreatitis entweder im Bereich der dorsalen oder der ventralen Anlage führen. Sie verläuft häufiger akut bis subakut.

Sonographisch findet sich das uncharakteristische Muster einer segmentär begrenzten Pankreatitis.

### Rinnenpankreatitis

Als Sonderform einer Kopfpankreatitis wird die Rinnenpankreatitis diskutiert. Der Name stammt von dem anatomischen Begriff der Rinne zwischen Duodenum und Pankreaskopf. Als auslösend werden eingeklemmte Steine in dem unmittelbar angrenzenden Ductus choledochus angesehen. Der Verlauf ist subakut und auch chronisch.

Sonographisch findet sich ein vergrößerter echoarmer Prozess im Pankreaskopfbereich. Verkalkungen kommen nicht vor. Die Duodenalwand kann verdickt sein. Das sonographische Bild ähnelt stark dem eines Tumors (Abb. 11.29).

### Autoimmune Pankreatitis

Diese Erkrankung ist in Europa seltener als etwa in Japan. Sie ist gekennzeichnet durch einen obstruktiven Ikterus, immunologische Phänomene und gutes Ansprechen auf eine Kortisontherapie. Morphologisch bestehen eine segmentäre Vergrößerung des Kopfes oder eine proximal betonte totale Vergrößerung des Organs und ein unregelmäßig verengter Gang. Der Ductus choledochus ist dagegen erweitert.

Sonographisch finden sich eine echoarme Vergrößerung des gesamten Pankreas oder echoarme Läsionen. Der Gallengang ist erweitert, sodass sich ein tumorverdächtiges Bild bietet, zumal der Pankreasgang, wenn er überhaupt darstellbar ist, eingeengt ist.

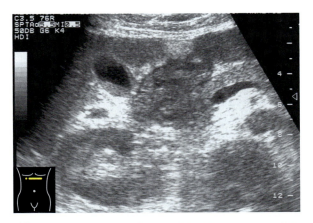

**Abb. 11.29.** Pankreaskopfpankreatitis (Rinnenpankreatitis). Bemerkenswert ist die isolierte deutliche inhomogene Vergrößerung des Pankreaskopfes. Das teilweise sichtbare Restpankreas ist unauffällig. In der nichtvergrößerten(!) Gallenblase Sludge

Im aktiven Entzündungsstadium sind die betroffenen Bezirke hypervaskulär, was sich vorallem mit Kontrastmitteln nachweisen läßt. Im späteren fibrotischen Stadium verhält sich das Gewebe zunehmend „hypovaskulär" (Abb. 11.30 a,b).

## 11.3.4
## Pankreastumoren

### Exokrine Pankreastumoren

Die wichtigsten exokrinen Pankreastumoren sind das duktale Adenokarzinom (>90%) und das seltene muzinöse Zystadenokarzinom (etwa 2%). Noch seltener sind das Azinuszellkarzinom und andere maligne Tumoren. Benigne Tumoren sind die ebenfalls sehr seltenen serösen Zystadenome.

Das so genannte Papillenkarzinom entspricht dem typischen duktalen Adenokarzinom. Aufgrund seiner Lage verursacht es sehr früh eine Cholestase, wird früher entdeckt und hat deshalb eine etwas günstigere Prognose. Es kann sich aus einem Papillenadenom entwickeln. Ein erst neuerdings erkannte Neoplasie zweifelhafter Dignität ist die intraduktale papillär muzinöse Neoplasie (IPMN).

## Das duktale Adenokarzinom

### Ultraschallbefund

Das Pankreaskarzinom hat eine tumortypische echoarme Struktur. Kleine Tumoren noch im Niveau des Pankreas sind relativ scharf abgegrenzt und rundlich. Größere organüberschreitende Tumoren haben oft unscharfe Grenzen und eine unregelmäßigere Oberfläche. Der Pankreasgang wird komprimiert und ist im Tumor selbst oft nicht abgrenzbar (Abb. 11.31 a,b, 11.32, 11.33, 11.34, 11.35, 11.36, 11.37, 11.38, 11.39 a,b, 11.40). Distal ist er erweitert, und es entwickelt sich das Bild der obstruktiven Pankreatitis (s. oben). Retrospektive Untersuchungen weisen auf den grenzwertig oder gering erweiterten Gang als sehr frühes Zeichen eines mit bildgebenden Methoden noch nicht sichtbaren Karzinoms hin!

Der häufigere proximale Tumor führt früh zu einer Obstruktion des Ductus choledochus mit dem klinischen Leitsymptom des schmerzlosen Ikterus und den sonographischen Zeichen des Gallenwegsverschlusses mit vergrößerter Gallenblase, dem Courvoisier'schen-Zeichen. Diese fehlen bei einem vom Processus uncinatus ausgehenden Tumor (vgl. Abb. 11.35).

Eine Infiltration der Duodenalwand ist beim proximalen Tumor ebenfalls nicht selten.

Aszites als Folge der peritonealen Metastasierung, Lymphknoten- und Lebermetastasen sind Symptome des fortgeschrittenen Tumors.

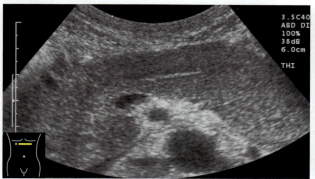
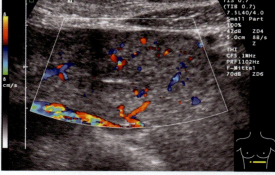

**Abb. 11.30 a,b.** Autoimmune Pankreatitis. **a** B-Bild. Plump vergrößertes Organ mit eigentümlicher grober Echostruktur und nur strichförmig dargestelltem Gang. **b** Farbdoppler. Vermehrte Dopplersignale als Hinweis auf die entzündliche Hyperämie. Zusätzlich sind die kleinen echoarmen Bezirke bei der höheren Auflösung (7,5 MHz) auffällig

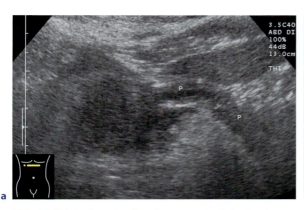
a

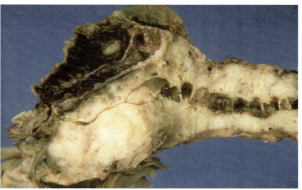
b

**Abb. 11.31.** Pankreaskopfkarzinom. Das B-Bild zeigt einen großen echoarmen, inhomogenen Tumor. Distal ist der Gang erweitert und das Parenchaym atrophisch. Das pathologisch-anatomisches Präparat, vgl. Abb. 11.25 c, zeigt eine ähnliche Situation: Der Tumor komprimiert den Pankreasgang. Distal ist der Gang erweitert und das Organ vernarbt (so genannte obstruktive chronische Pankreatitis)

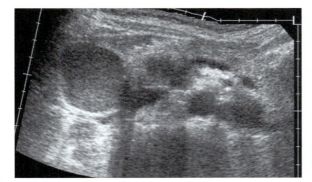

**Abb. 11.32.** Kleineres Pankreaskopfkarzinom mit Courvoisier-Zeichen (vergrößerte Gallenblase mit Sludge). Auffallend die fließenden Grenzen des echoarmen Tumors

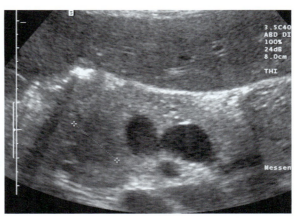

**Abb. 11.34.** Pankreaskopftumor (19 mm) neben einer kleinen Zyste (zwischen Tumor und V. mesenterica superior) bei mäßiger chronischer Pankreatitis (Luftblase dorsal der Leber im Duodenum)

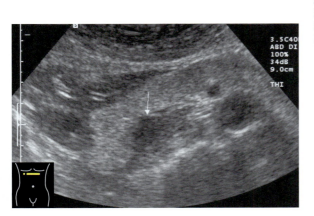

**Abb. 11.33.** Kleiner echoarmer Pankreaskopftumor(↑, Durchmesser 19 mm)

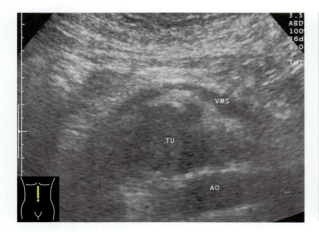

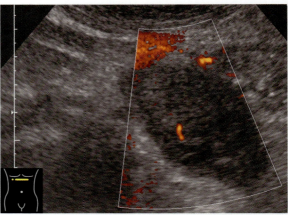

**Abb. 11.35.** Karzinom des Processus uncinatus. Der Tumor (*TU*) liegt vor der Aorta (*AO*) und verdrängt die V. mesenterica superior (*VMS*) nach vorne

**Abb. 11.36.** Karzinom im Pankreasschwanz. Bemerkenswert und ungewöhnlich ist das kurze Gefäßsegment im Tumor (Powerdoppler)

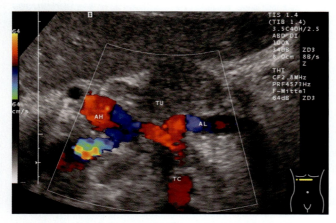

**Abb. 11.37.** Karzinom des Pankreaskorpus in die Gabel des Truncus coeliacus entwickelt

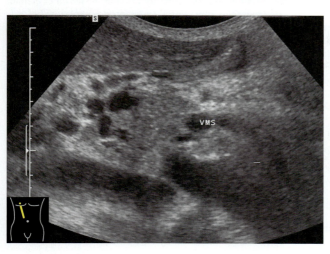

**Abb. 11.38.** Karzinom des Pankreaskorpus mit Verlegung der V. mesenterica superior (*VMS*). Bemerkenswert sind die Lumina der Kollateralgefäße (Schrägschnitt)

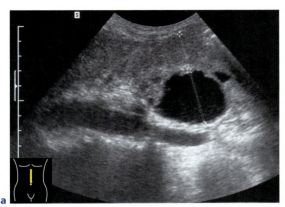

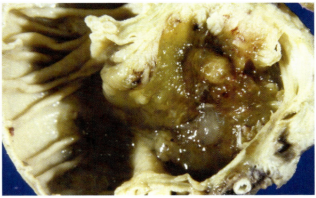

a                                                                                                        b

**Abb. 11.39 a,b.** Zystadenokarzinom. **a** Tumor im mittleren Oberbauch vor der Aorta mit zystischen (Durchmesser 38 mm) und soliden Anteilen (Gesamtdurchmesser 62 mm). Deutliche Schallverstärkung hinter dem Prozess! **b** Operationspräparat eines Zystadenokarzinoms mit Demonstration des gallertartigen Inhalts

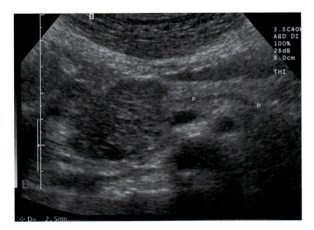

**Abb. 11.40.** Mikrozystisches Adenom im Pankreaskopf. Bemerkenswert ist die angedeutet netzartige Struktur, die durch die kleinen Zystchen verursacht wird. Distal grenzwertig weiter Gang (2,5 mm)

### Dopplerbefund

Dopplersonograhisch sind Pankreaskarzinome hypovaskulär, d. h. ohne Kontrastmittel sind keine Dopplersignale nachzuweisen (vgl. Abb. 11.36). Nur mittels Kontrastmittel sind kurzstreckige und irreguläre arterielle Gefäße im Powerdoppler darzustellen. Venöse Gefäße finden sich nicht. Die Kontrastmitteluntersuchung bestätigt weiterhin die Hypovaskularität des Tumorgewebes im Vergleich zum gesunden Parenchym in der Parenchymphase. (Die Ergebnisse der Kontrastmitteluntersuchungen stammen vorwiegend aus Studien mit endosonographischer Untersuchung des Pankreas.)

Wichtig ist die Lagebeziehung des Tumors zu den großen Gefäßen der Region, die sich mittels Farbdopplertechnik am besten darstellen lässt. Dabei ist die Infiltration der Wand direkt nicht immer zuverlässig nachzuweisen oder auszuschließen. Sie wird wahrscheinlich, wenn keine Wandechos mehr nachweisbar sind. Weiterhin macht eine direkte Berührung der Gefäßwand über die halbe Zirkumferenz eine Infiltration wahrscheinlich. Ein direkter Kontakt zu der Wand der Pfortader über >2 cm gilt ebenfalls als ungünstiges Zeichen.

Die fortgeschrittene Einengung führt zu einer Flussbeschleunigung, wobei eine $V_{mean}$ >40 cm/s bzw. $V_{max}$ >80 cm/s mit Aufhebung der Atemmodulation als prognostisch ungünstig bezüglich der Resektabilität gilt (vgl. Abb. 11.37, 11.38).

### Muzinöses Zystadenokarzinom

Dieser seltene Pankreastumor entwickelt sich bevorzugt bei Frauen mittleren Alters aus einem muzinösen Zystadenom langsam, aber immer zu einem malignen Tumor, sodass der Begriff muzinös-zystischer Tumor von manchen Autoren bevorzugt wird.

---

**Ultraschallbefund**

Im B-Bild dominieren die zystischen echofreien Abschnitte, die auch groß werden können. Wenige Binnenechos sind bei dem gallertartigen Inhalt verständlich. Oft sind 2 oder mehrere zystische Abschnitte durch septenartige Echobänder unterteilt. Die Wand des Tumors ist dick und unregelmäßig. Relativ echodichte Ausläufer können in den zystischen Abschnitt hineinreichen. Auffallend starke fleckförmige Wandechos weisen auf Verkalkungen hin (vgl. Abb. 11.39 a,b).

---

**Dopplerbefund**

Bei der Farbdoppleruntersuchung erweisen sich die soliden Anteile auch dieses Tumors als hypovaskulär. In der Wand und in den Septen lassen sich jedoch oft kräftige Gefäße nachweisen. Besonders die deutliche Aufnahme von Kontrastmittel in die Septen gilt als Unterscheidungskriterium gegenüber septierten Pseudozysten.

---

### Seröses Zystadenom (mikrozystisches Adenom)

Dieser benigne Tumor findet sich häufiger im mittleren und distalen Pankreas, vor allem bei älteren Frauen. Die Zystchen messen 1–5 mm, selten sind sie größer.

---

**Ultraschallbefund**

Sonographisch imponiert dieser Tumor meist „solid" mit einer mitteldichten gröberen Echostruktur. Im Einzelfall sind größere Zystchen (>0,5– 2 cm) als solche erkennbar (vgl. Abb. 11.40).

---

Bei jüngeren Frauen wird selten ein papillär-zystischer Tumor beschrieben, der relativ groß werden kann (bis 10 cm). Er ist teils solid, teils zystisch mit Einblutungen. Dementsprechend wird eine inhomogene Echostruktur mit echofreien und auch dichteren Abschnitten in Kasuistiken beschrieben.

### IPMN

Die intraduktale papillär muzinöse Neoplasie tritt bei älteren Menschen auf. Der Tumor entsteht in einem Gangabschnitt. Charakteristisch ist reichlich zäher Schleim.

---

**Ultraschallbefund**

Sonographisch fällt ein umschrieben oder insgesamt unregelmäßig erweiterter Gang auf. Die eigentlichen wandständigen Tumoranteile sind kaum darzustellen. Nicht selten sind größere zystische Läsionen.

---

### Metastasen

Metastasen von beispielsweise Bronchus- oder Ovarialkarzinomen werden relativ selten gesehen.

---

**Ultraschallbefund**

Sie treten häufiger einzeln auf und zeigen vorwiegend eine echoarme, selten eine teilweise echofreie Struktur (Abb. 11.41).

---

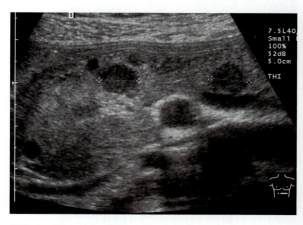

**Abb. 11.41.** Mehrere kleine (9 mm) Metastasen eines Karzinoidtumors im Pankreas (dargestellt sind Kopf und Korpus)

Dopplersonographisch verhalten sie sich wie die jeweils primären Tumoren meistens hypovaskulär. Eine differenzialdiagnostisch wichtige Ausnahme ist die Metastase eines Hypernephroms.

### Endokrine Tumoren

**Ultraschallbefund**

Maligne Lymphome im oder am Pankreas sind besonders echoarm (Abb. 11.42). Größere Raumforderungen sind oft polyzyklisch. Lassen sich einzelne Lymphknoten abgrenzen, wird die Art des Tumors klar.

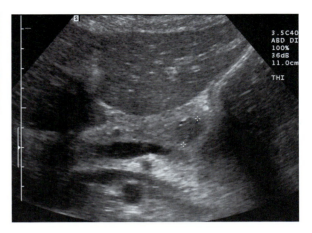

**Abb. 11.42.** Lymphom (sekundär) im distalen Pankreas (Durchmesser 14 mm). Das Lymphom ist echoarm, unterscheidet sich aber nicht von den Metastasen des Karzinoids in Abb. 11.41

**Dopplerbefund**

Dopplersonographisch sind sie eher normo- bis hypervaskulär.

Neben dem organtypischen Insulinom kommen noch Gastrinome, Glukagonome oder Vipome vor. Eher häufiger als letztere sind hormonell inaktive endokrine Tumoren.

**Ultraschallbefund**

Im B-Bild sind die kleinen Insulinome (meist nur 1–2 cm) rundlich bis oval, mitteldicht oder mehr oder weniger echoarm. Sie kontrastieren oft nur schlecht gegen das umgebende Drüsengewebe, was die Diagnostik neben der Kleinheit erschwert (Abb. 11.43 a,b).

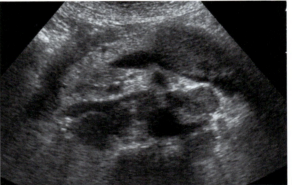

a

**Dopplerbefund**

Dopplersonographisch sind sie allerdings hypervaskulär. Dies fällt noch deutlicher bei einer Kontrastmitteluntersuchung sowohl in der arteriellen als auch in der Parenchymphase auf.

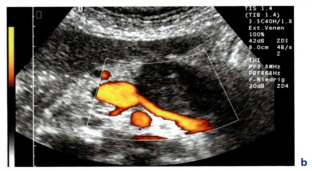

b

**Abb. 11.43 a,b.** Neuroendokriner Tumor. **a** Das B-Bild zeigt den echoarmen Tumor im Pankreasschwanz sowie einen vergrößerten, gleichartig strukturierten Lymphknoten an der Aorta, gerade vor der einmündenden linken Nierenarterie. **b** Im Powerdoppler erscheint der Tumor nicht hypervaskulär (vgl. Abb. 11.36)

Andere endokrinen Tumoren sind selten. Sie wurden in Einzelbeschreibungen als echoarm und scharf begrenzt beschrieben (Abb. 11.44 a,b).

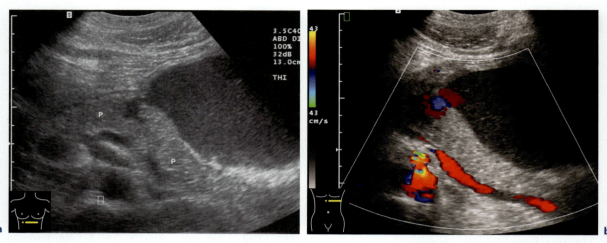

**Abb. 11.44 a,b.** Einriss im Pankreas (Sturz beim Jogging!). **a** Der Einriss und eine große Blutansammlung links des Pankreas im B-Bild. **b** Nachweis der aktiven Blutung mittels Farbdoppler

## 11.3.5
## Pankreastrauma

Verletzungen des Pankreas beim stumpfen Bauchtrauma sind relativ selten. Sie können aber besonders beim Sport und bei Fahrradunfällen vor allem bei Kindern und jüngeren Erwachsenen gesehen werden, z. B. infolge eines heftigen Schlages (Fahrradlenker, Skistock). Ein Ausweichen des Pankreaskorpus wird von der Wirbelsäule verhindert. Die Folge sind Einrisse und umschriebene Nekrosen.

### Ultraschallbefund

Sonographisch sind im akuten Stadium Blutungen evtl. direkt darzustellen. Häufig ist die Blutungsquelle aber nicht direkt nachzuweisen (s. Kap. 8). Eventuell fallen echoarme Bezirke im Pankreas auf. Aus diesen können sich Pseudozysten entwickeln. Diese werden manchmal erst lange nach dem Trauma zufällig entdeckt. Erscheint Flüssigkeit erst mehrere Tage nach einem Trauma im Abdomen, so ist ein (pankreatogener) Aszites wahrscheinlicher als eine Blutung (Abb. 11.45).

## 11.4
## Differenzialdiagnostik

Die wichtigste Differenzialdiagnose ist zwischen Pankreaskarzinomen und benignen Veränderungen zu treffen.

Bei ganz oder teilweise zystischen Läsionen betrifft sie die Abgrenzung der Pseudozysten, der Regeneratzysten und der seltenen angeborenen Zysten (etwa 80%) gegenüber zystischen Neoplasien, insbesondere dem letztlich malignen muzinösen Zystadenokarzinom. Bei den postentzündlichen oder posttraumatischen Zysten ist der klinische oder anamnestische Hintergrund wegweisend. Somit ist bei leerer Anamnese und Nachweis einer vorwiegend zystischen Raumforderung an das Zystadenokarzinom zu denken. Das sonographische Bild ist dabei weniger zu einer sicheren Unterscheidung geeignet. So finden sich Septen, die von manchen Autoren als typisch für das Zystadenokarzinom angesehen werden, eben auch bei Pseudozysten einschließlich der in diesen verlaufenden Gefäße (vgl. Abb. 11.19). Auch die abschnittsweise verdickte Wand ist bei Pseudozysten zu finden. Die geeignete weiterführende Methode stellt in diesem Fall die Feinnadelpunktion mit Bestimmung des CEA in der aspirierten Flüssigkeit dar. Die zytologische Untersuchung ist dagegen wenig zuverlässig.

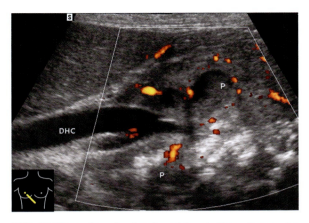

**Abb. 11.45.** Pankreaskopfpankreatitis mit Stenosierung des distalen Gallengangs. Die Dopplersignale (Powerdoppler) sprechen für einen entzündlichen Prozess, ebenso die Verkalkungen im dorsalen Abschnitt

Das benigne mikrozytäre Zystadenom imponiert sonographisch zunächst als solid und geht daher in die Differenzialdiagnose solider Tumoren ein (vgl. Abb. 11.40).

Die weite Differenzialdiagnose vorwiegend benigner zystischer Läsionen ist in Tabelle 11.1 zusammengefasst. An Zysten benachbarter Organe muss vor allem gedacht werden, da sich pankreatitische Pseudozysten oft entfernt vom Pankreas (s. oben) entwickeln. Insofern ist eher die umgekehrte Fehlinterpretation einer atypisch gelegenen, morphologisch aber unauffälligen Pseudozyste als Zyste der Leber, Nebenniere, Niere, des Netzes oder gar des Mediastinums möglich. Andererseits können nahe des Pankreas gelegene Aortenaneurysmen, etwa der Milzarterie, eine Pseudozyste oder auch einen echoarmen Tumor vortäuschen, wenn die Beziehung zu dem betroffenen Gefäß nicht beachtet und keine Farbdoppleruntersuchung durchgeführt wird (s. Abb. 15.17).

Eine differenzialdiagnostische Herausforderung kann die Unterscheidung zwischen einem Pankreaskarzinom, anderen soliden Raumforderungen und umschriebenen entzündlichen Prozessen bedeuten. Eine Raumforderung in der Pankreasregion kann zunächst auch von einem benachbarten Organ ausgehen. Zu erwähnen sind hier die submukösen Magenwandtumoren (s. Kap. 13), Tumoren der linken Nebenniere und maligne Lymphome etwa im Truncus coeliacus. Ihr Ausgangspunkt ist durch die

**Tabelle 11.1.** Differenzialdiagnostik zystischer Läsionen im oder am Pankreas

| Befund | Sonographische differenzialdiagnostische Kriterien | Klinische Hinweise |
|---|---|---|
| Pseudozyste | Uneinheitliches Bild | Pankreatitis, Trauma |
| Regeneratszyste | Meist kleine typische Zysten, zusätzlich Zeichen einer chronischen Pankreatitis | Chronische Pankreatitis |
| Kongenitale Zyste | Auch Zysten in Leber und Nieren | Symptomfrei |
| Duodenalwandzyste | Lage | -- |
| Flüssigkeit in der Bursa | Lage, Pankreatitis, Tumor | Grundkrankheit |
| Zystadenokarzinome | Unregelmäßige Wand und Septen sind nicht beweisend,' Punktion mit CEA! | Unauffällige Vorgeschichte, meist Frauen >50 Jahre |
| Seröses Zystadenom | Wenn einzelne Zystchen nicht auflösbar (mikrozystisch!) solide erscheinende, grobe Echostruktur im distalen Pankreas | Symptomarm, meist Frauen >50 Jahre |
| Zysten benachbarter Organe (Leber, Niere, Nebenniere, Netz) | Typische Zysten, Lage! | Symptomfrei |
| Zystische Tumoren benachbarter Organe (Neurinom!) | Atypisches Bild | -- |
| Aneurysmen der benachbarten Gefäße | Beziehung zum Gefäß, Doppler! | -- |

Beziehung zu anderen Organen und die Abgrenzung eines unauffälligen Pankreas zu erkennen. Die Differenzialdiagnose gelingt sonographisch nicht immer. Sie ist aber wegen der unterschiedlichen Prognose etwa eines fortgeschrittenen, inoperabel erscheinenden Karzinoms im Vergleich zu einem fortgeschrittenen malignen Lymphom zwingend notwendig. Weiterführende Maßnahmen wie die Feinnadelpunktion sind in diesem Fällen erforderlich.

Schwierig wird die Unterscheidung zwischen dem Pankreaskarzinom und entzündlichen Erkrankungen des Pankreas im B-Bild vor allem, wenn letztere nur segmentär auftreten. Nur der Nachweis von typischen Verkalkungen kann die Abgrenzung einer chronischen Entzündung ermöglichen. Fehlen diese, besonders bei den nichtalkoholischen Formen wie der Rinnenpankreatitis oder der autoimmunen Pankreatitis, sind Abgrenzungen nur mit subtiler Technik einschließlich Doppler- und Kontratmitteluntersuchungen oder durch weiterführende Methoden einschließlich der Feinnadelpunktion möglich (vgl. Abb. 11.45).

Auch mittels Powerdoppler sind beim Karzinom im Gegensatz zu entzündlichen Prozessen keine Gefäßsignale zu erhalten (vgl. Abb. 11.36).

Die Kontrastmitteluntersuchung macht die Hypovaskularität des Karzinoms im Unterschied zu entzündlichen herdförmigen Prozessen und natürlich zu den in der Regel hypervaskulären endokrinen Tumoren noch deutlicher: Im Vergleich zu einem entzündlichen Pseudotumor sind die darstellbaren arteriellen Gefäße kurzstreckig und irregulär und

Venen fehlen ganz. In der Parenchymphase sind Karzinome hypovaskulär zum normalen Parenchym im Unterschied zu den entzündlichen Herden.

Eine Kontrastmitteluntersuchung ist bei guten Untersuchungsbedingungen daher vor allem bei den atypischen segmentalen chronischen Pankreatiden wie der so genannten Rinnenpankreatitis oder der autoimmunen Pankreatitis differenzialdiagnostisch wertvoll. Allerdings ist ihr Wert begrenzt bei Vernarbungsvorgängen, da narbige Bezirke ebenfalls hypovaskulär werden.

Metastatische Tumoren sind meist hypovaskulär. Eine wichtige Ausnahme stellen Metastasen des Nierenzellkarzinoms dar.

Mit Vorsicht sind in diesem Zusammenhang die Gangveränderungen zu bewerten: Der erweiterte Gang ist ein charakteristisches Zeichen einer chronischen Pankreatitis, findet sich aber auch distal einer Obstruktion. Solange der Grund dieser Obstruktion nicht eindeutig als benigne (z. B. als Stein) erkannt ist, muss ein Karzinom als wahrscheinlich angenommen werden. Dies gilt auch, wenn sich distal Zeichen einer chronischen Entzündung, wie z. B. eine narbige Atrophie des Pankreas, finden. Es handelt sich hierbei um die so genannte obstruktive chronische Pankreatitis, die auch distal eines Karzinoms entstehen kann (Abb. 11.47 a-c, vgl. Abb. 11.31).

Fällt die Gangerweiterung distal eines raumfordernden Pankreaskopfprozesses auf, so stellt sich die Differenzialdiagnose zwischen einem Karzinom und einer segmentären Kopfpankreatitis. Ist

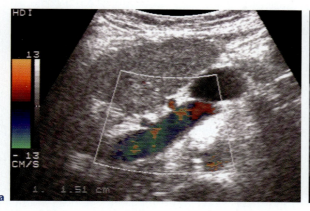
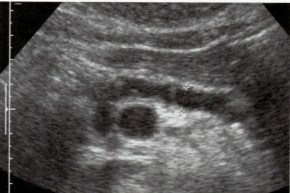

**Abb. 11.46 a,b.** Pitfalls. **a** Der echoarme Bezirk vor der Aorta und dorsal des linken Leberlappens ist der erweiterte Pankreasgang bei einer ausgebrannten atrophischen Pankreatitis! **b** Erweiterter Pankreasgang bei Luftüberlagerung des proximalen Abschnittes: atrophische Pankreatitis bei Pankreaskopfkarzinom!

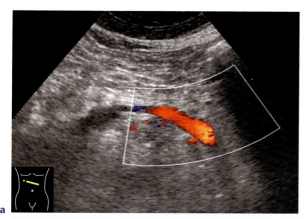

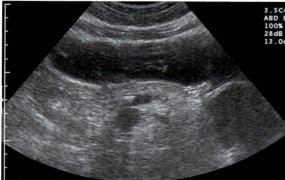

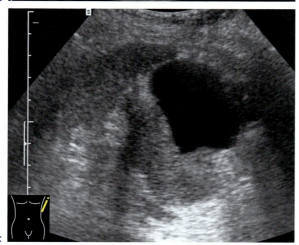

es möglich, den Gang auch in der Läsion selbst dar-zustellen, so ist er beim Tumor komprimiert (vgl. Abb. 11.31 b), dagegen bei der Pankreatitis auch in der Läsion erweitert. Die seltene Ausnahme bildet die autoimmune Pankreatitis, für die Einengungen des Gangs und Strikturen charakteristisch sind.

Bemerkenswert ist in diesem Zusammenhang eine retrospektive Untersuchung, bei der ein grenzwertig weiter Pankreasgang lange vor dem späteren Nachweis eines Pankreaskarzinoms gesehen wurde. Diese Erfah-rung unterstreicht, dass ein auch nur gering erweiter-ter Gang solange als tumorverdächtig anzusehen ist, bis eine andere Ursache zweifelfrei nachgewiesen ist.

> Differenzialdiagnostisch schwierig ist das erst in neuerer Zeit bekannter gewordene Krank-heitsbild der *intraduktalen papillären muzinösen Neoplasie (IPMN)*. Es tritt vorwiegend im höheren Lebensalter auf und verläuft chronisch bei uncha-rakteristischer Symptomatik. Die Pankreasenzyme sind mäßig erhöht, was zur Fehldiagnose einer Pan-kreatitis, evtl. verbunden mit Zysten, führen kann. Die Dignität ist unsicher. Eine schnellere Zunahme der Weite des Pankreasgangs um >2 mm pro Jahr und auf >7 mm, unregelmäßige polypoide Struktu-ren im Gang und die Größenzunahme von Zysten gelten als ungünstige (maligne) Zeichen.

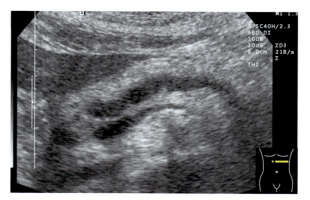

**Abb. 11.47 a–c.** Pitfalls. **a** Unauffälliges Pankreas? **b** Erst bei Untersuchung durch den flüssigkeitsgefüllten Magen wird in diesem Fall eine Pseudozyste erkennbar. **c** Zystadenokarzinom des Pankreasschwanzes. *Cave*: Umschriebene Prozesse im Pankreasschwanz werden häufiger übersehen, und es handelt sich nicht um eine Pseudozyste (leere Anamnese!)

**Abb. 11.48.** IPMN. Auffallend ist der unregelmäßig erweiterte Hauptgang. Bemerkenswert auch die unscharfe Grenze zwi-schen Lumen und Wand: die normalen scharfen Wandreflexe fehlen, dagegen sind zum Lumen unregelmäßig begrenzte teil-weise etwas echoärmere Strukturen zu sehen. Das Pankreas selbst ist echoreich (älterer Patient!)

Eine Erweiterung der Gallenwege gilt als typisch für das Pankreaskarzinom, wird aber auch bei Pankreatitis beobachtet oder verursacht diese. Eine erhebliche Erweiterung der Gallenwege (>14 mm) und der Gallenblase (>50 ml) gilt als dringend tumorverdächtig. Umgekehrt fehlt eine Obstruktion bei einem vom Processus uncinatus ausgehenden Karzinom. Dieses liegt auch dorsal der Gefäße A. und V. mesenterica superior und Pfortader im Bereich der häufig von Malignomen betroffenen Lymphknoten.

Weitere indirekte Zeichen eines Karzinoms, wie die Infiltration benachbarter Strukturen oder Lebermetastasen, sprechen für einen fortgeschrittenen Tumor. Aszites oder vergrößerte regionale Lymphknoten sind dagegen durchaus unspezifisch, da sie auch bei entzündlichen Erkrankungen auftreten.

Kleine echoarme Herde im Pankreas sind vieldeutig. Hier ist neben einem kleinen Karzinom an gutartige Tumoren zu denken, aber auch an kleine asymptomatische, aber nicht ganz echofreie Zystchen. Größere benigne Tumoren, z. B. auch hormonell inaktive, endokrine Tumoren des Pankreas sind selten. Ihr sonographisches Bild unterscheidet sich nicht von dem eines Karzinoms. Die Artdia-gnose ist meist nur feingeweblich zu stellen. Die Differenzialdiagnostik echoarmer Läsionen ist in Tabelle 11.2 zusammengestellt. In Tabelle 11.3 sind die sonographischen Befunde der typischen chronischen Pankreatitis und des Pankreaskarzinoms gegenübergestellt.

### 11.4.1
### Möglichkeiten einer Fehlinterpretation

Die Gefahr einer (negativen) Fehldiagnose steigt bei schlechten Untersuchungsbedingungen. Insbesondere besteht das Problem des „Übersehens" bei Prozessen im distalen Pankreas, das häufig von Luft im Magen verborgen ist (vgl. Abb. 11.47 a-c).

Vermieden werden muss weiterhin die Fehlinterpretation einer normalen Struktur als pathologischer Prozess. Bei sorgfältiger Untersuchungstechnik und Beurteilung jeder Läsion in mindestens 2 Ebenen sollte die Interpretation einer rundlichen Gallenblase, des quer getroffenen Ductus choledochus, des vollen Magens oder eines Gefäßquerschnitts als zystische Läsion aber zu vermeiden sein. Ebenso ist die falsche Zuordnung eines tumorösen Prozesses in dieser untersuchungstechnisch schwierigen Region zum Pankreas zu vermeiden.

**Tabelle 11.2.** Sonographische Differenzialdiagnostik von soliden Raumforderungen im Pankreasbereich

| Befund | Sonographische Kriterien | Klinische Hinweise |
|---|---|---|
| Pankreaskarzinom | Echoarmer Prozess, Gang komprimiert, Stau der Gallenwege bei Pankreaskopfkarzinom | Schmerzloser Ikterus |
| Segmentale Pankreatitis | Verkalkungen, Pankreasgang weit, Gallengänge evtl. erweitert | Schmerzen |
| Atypische Pankreatitis | Echoarm, Pankreasgang uneinheitlich, Gallengänge evtl. erweitert, evtl. Kontrastmitteluntersuchung | Evtl. schmerzhafter Ikterus |
| Nekrose, Abszess | Entzündliches Muster | Akute Pankreatitis |
| Malignes Lymphom | Multiple, sehr echoarme Knoten, normales Pankreas abgrenzbar | -- |
| Ventrale Anlage | Echoarmer Bezirk dorsal im Pankreaskopf ohne Kontur- oder Gangveränderungen | Symptomlos |
| Tumoren benachbarter Organe | Lage, Beziehung zu anderen Organen, normales Pankreas abgrenzbar | -- |
| Tumor des Magen-Darm-Trakts | Charakteristisches Bild („Kokarde"), Ausnahme: submuköse Tumoren | -- |
| Aneurysmen | Beziehung zu Gefäßen, Doppler | Symptomarm |

**Tabelle 11.3.** Sonographische Merkmale der typischen chronischen Pankreatitis und des Pankreakarzinoms

| Kriterium | Chronische Pankreatitis | Karzinom |
|---|---|---|
| Befall | Segmental oder total | Umschrieben |
| Größe | Variabel | Umschriebene Raumforderung |
| Restpankreas | Gering beteiligt bei segmentaler Pankreatitis | Unauffällig oder distal atrophisch |
| Abgrenzung Prozess gegen Restpankreas | Unscharf | Häufiger scharf |
| Echostruktur | Inhomogen, mitteldicht | Echoarm |
| Steine/Verkalkung | Typisch | Nein |
| Pankreasgang | Erweitert, unregelmäßig | Komprimiert, distal erweitert |
| Gallenwege | Geringerer Aufstau möglich, evtl. Gallensteine | Gallenwege erheblich gestaut bei proximalem Sitz |
| Gefäße | Gefäße nicht betroffen | Gefäßwände evtl. infiltriert |
| Lymphknoten | Entzündliche Vergrößerung möglich | Lymphknotenmetastasen |
| Leber | Diffuse Leberschaden häufig | Metastasen |

## 11.5
## Stellenwert

Der Stellenwert der sonographischen Pankreasdiagnostik ist generell eingeschränkt, da die Untersuchungstechnik anspruchsvoll ist und selbst ein erfahrener Untersucher das Pankreas nicht immer befriedigend darstellen kann, wie oben besprochen. Interessant ist dabei, dass eine unbefriedigende Darstellung des Pankreas in Studien, d. h. bei erfahrenen Untersuchern, selten bei Pankreaserkrankungen zu beobachten ist, sondern eher beim unauffälligen Organ, wie sich bei ersatzweise durchgeführten alternativen Untersuchungen zeigte. Ist die Untersuchung möglich, können Veränderungen sehr differenziert beurteilt werden.

Bei einer akuten Pankreatitis sind die Untersuchungsbedingungen infolge der Schmerzen und der Immobilität des Patienten oft besonders schlecht. Andererseits ist eine Wiederholung der Untersuchung „bedside" und ohne Belastung des Patienten möglich.

Weiterhin kann das Pankreas bei einer milden Verlaufsform weitgehend unauffällig sein, da die Veränderungen infolge des entzündlichen Ödems gering sind und der sonographische Befund nicht aus dem weiten Rahmen des Normalbefundes fällt. Insofern sollte die Untersuchung nicht der primären Diagnose dienen, sondern nach der klinisch und laborchemisch einfach zu stellenden Diagnose zur prognostischen Beurteilung und zur Klärung der Ursache (biliäre Pankreatitis) durchgeführt werden. Findet sich bei der ersten Untersuchung ein wenig vergrößertes echoarmes Pankreas oder gar ein Normalbefund des Organs mit höchstens ein wenig Flüssigkeit peripankreatisch, so kann von einem blanden Verlauf ohne Komplikationen ausgegangen werden. Dagegen sprechen ein ausgeprägtes Ödem der gesamten Region am ersten Tag und Nekrosezonen für einen mittelschweren bis schweren Verlauf. In diesem Fall ist die Ultraschalluntersuchung zur Verlaufskontrolle und zur Erkennung weiterer Komplikationen sehr gut geeignet.

Schwierig war bisher die Abgrenzung nekrotischer Pankreasabschnitte von noch vitalem Gewebe. Diese Fragestellung vor einem Eingriff gilt daher als Indikation zu einer CT-Untersuchung, obwohl diese Untersuchung evtl. eine kritische Belastung der schwerkranken Patienten bedeutet. Die Frage, ob sich dieses Problem mit einer Ultraschallkontrastmitteluntersuchung genauso sicher, aber weniger belastend klären lässt, ist noch nicht abschließend zu beantworten.

Die Diagnose einer typischen ausgeprägten chronischen Pankreatitis ist einfach. Auch die Verlaufsüberwachung ist unproblematisch und umfassend. Die initialen Stadien sind dagegen nicht sicher zu erfassen. Die Empfehlung, bei nur einem erkennbaren Symptom, wie etwa einem grenzwertig erweiterten Gang, nur von einem Verdacht zu sprechen, ist sicher berechtigt. Ebenso ist der sichere Ausschluss bei noch unauffällig erscheinendem Organ naturgemäß nicht möglich — übrigens auch nicht mit anderen bildgebenden Verfahren. Im Vergleich etwa zum Sekretintest ist selbst die hochauflösende Endosonographie nicht leistungsfähig bei der Erkennung initialer Stadien.

Die Diagnose eines herdförmigen echoarmen Prozesses ist zunächst ein dringend auf ein (duktales) Pankreaskarzinom verdächtiger Befund. Tatsächlich sind aber nur etwa 75–80% der ursprünglich aufgrund der Bildgebung als duktale Pankreaskarzinome angesehenen Raumforderungen ein duktales Pankreaskarzinom. Insofern ist die Abgrenzung gegenüber anderen neoplastischen Prozessen aufgrund der unterschiedlichen Prognose und Therapieoptionen und erst recht gegenüber umschriebenen entzündlichen Veränderungen zwingend zu fordern.

Eine zuverlässige Ausschlussdiagnostik bei Verdacht auf ein (kleines) Pankreaskarzinom mit transkutanem Ultraschall ist nicht möglich, sodass hier ebenso wie bei Verdacht auf einen endokrinen Tumor ergänzende Untersuchungen eingesetzt werden müssen, wie z. B. eine endosonographische Untersuchung.

## 11.6
## Ergänzende Methoden

Die CT-Untersuchung wird vielfach als wichtige Ergänzung der transabdominellen Ultraschalluntersuchung angesehen und routinemäßig ausgeführt. Tatsächlich ist sie eher eine konkurrierende Methode, da sie ähnliche Grenzen und differenzialdiagnostische Probleme aufweist wie die Ultraschall-

diagnostik. So sind kleine Tumoren mit Ultraschall mindestens mit gleicher Sensitivität zu erkennen. Die CT-Untersuchung ist daher vor allem als alternative Methode anzusehen, wenn die Ultraschalluntersuchung keine befriedigende Darstellung des gesamten Pankreas ermöglicht.

Als typische Indikation für eine weiterführende CT-Untersuchung gilt auch die Abgrenzung vitaler Pankreasabschnitte bei nekrotisierender Pankreatitis vor einer geplanten Operation, obwohl eine problematische Belastung der schwerkranken Patienten in Studien beobachtet wurde. Im Prinzip kann diese Frage heute auch mittels Kontrastmittelsonographie geklärt werden. Hier sind aber noch systematische Untersuchungen über deren Stellenwert und das eventuelle Risiko notwendig.

Als weiterführende Methoden werden vorwiegend endoskopische Untersuchungen wie endoskopische retrograde Cholangiopankreatographie (ERCP), Endosonographie und Feinnadelpunktion eingesetzt. Die Indikation zur diagnostischen ERCP stellen vor allem die Gangveränderungen bei den verschiedenen Pankreaserkrankungen dar. Die Feinnadelpunktion ist geeignet zur feingeweblichen Untersuchung von Tumoren, mit dem Ziel, duktale Karzinome gegen andere Tumore und tumorartige entzündliche Raumforderungen abzugrenzen. Der Wert eines einmaligen zytologisch negativen Befundes bei (sonographischem) Karzinomverdacht darf aber nicht zu hoch eingeschätzt werden, wie kritische Analysen gezeigt haben.

Die Methode wird weiterhin zur Analyse des Inhalts zystischer Läsionen eingesetzt. Hierbei werden sie diagnostisch in erster Linie zur Erkennung infizierter Pseudozysten und zur Abgrenzung des Zystadenokarzinoms angewandt. In letzterem Fall ist die Bestimmung des Tumorfaktors CEA erheblich zuverlässiger als die Zytologie.

Als Nebenwirkungen müssen Blutungen und entzündliche Reaktionen beachtet werden, sodass eine strenge Indikationsstellung wichtig ist sowie eine vorherige sorgfältige Untersuchung auf größere Gefäße in oder vor dem zu punktierenden Prozess, nicht zuletzt bei zystischen Läsionen.

Die Endosonographie ist in der Pankreasdiagnostik sehr geschätzt, da sie einerseits durch Darmgas nicht behindert wird, und andererseits aufgrund der höheren Ultraschallfrequenz eine bessere Detailerkennbarkeit als die transkutane Ultraschalluntersuchung (TUS) ermöglicht. Die Indikationen sind folglich die Erkennung kleiner Tumoren, insbesondere der endokrinen Tumoren bei klinischem Verdacht, und kleiner Karzinome bei klinischem oder sonographischem (grenzwertiger Gang) Verdacht. Im Nachweis endokriner Tumoren gilt der endoskopische Ultraschall (EUS) als sensitivste bildgebende Methode. Auch die Beziehung kleiner Tumoren zu den Gefäßen wird in Studien als zuverlässiger als mit TUS eingestuft.

Die Erkennung diskreter Veränderungen im Pankreasparenchym bei initialer chronischer Pankreatitis ist mittels einer EUS früher möglich als mittels TUS oder CT. Weiterhin wird die Erfassung von Veränderungen sowohl an den Gängen als auch im Parenchym als Vorteil gegenüber der ERCP gesehen. Dabei erfasst die EUS sensitiver die Lobulierung des Parenchyms (echoarme Areale, von echoreichen septenartigen Echobändern unterteilt) und winzige Zystchen, als die TUS.

Ergänzend zur endoskopischen Untersuchungen wird sie weiterhin zur Beurteilung der Papille und des distalen Gallengangs eingesetzt. Dies dient der Erkennung kleiner Tumoren und dem Staging, d. h. oft ihrer Beziehung zu den Gefäßen. Auch kleine Gangsteine sind mit dieser Methode z. B. als Ursache von Pankreaserkrankungen nachzuweisen. Der Stellenwert der EUS sinkt im Vergleich zu einer TUS-Diagnostik, je mehr die Bildqualität der letzteren etwa durch Einführung des THI verbessert wurde und noch verbessert wird.

Als ergänzende Methode bei unklarer Ursache einer rezidivierenden Pankreatitis wird verschiedentlich der Sekretintest empfohlen. Nach Sekretin i. v. (1 IE/kg KG) kommt es bei Dysfunktion des Sphinkters zu einer vorübergehenden Erweiterung des zuvor normalen oder erweiterten Pankreasgangs. Besonders ausgeprägt ist die stimulierte Erweiterung bei obstruktiver chronischer Pankreatitis. Sie fehlt jedoch bei einer kalzifizierenden chronischen Pankreatitis mit erweitertem Gang. Der Test wird empfohlen zur Selektion der Patienten mit rezidivierender Pankreatitis, die von einer Sphinkterotomie profitieren.

# Milz

## Indikationen

- Hämatologische Erkrankungen (malignes Lymphom, Anämien, Leukämie)
- Leberparenchymschaden, insbesondere Verdacht auf portale Hypertension
- (Systemische) Infektionskrankheiten
- Diagnostik von Metastasen bei Karzinomen
- Schmerzen linker Oberbauch
- Stumpfes Bauchtrauma
- HIV-Infektion

## 12.1 Untersuchungstechnik

### Gerät

Eingesetzt werden B-scan-Geräte für die abdominelle Diagnostik. Die Frequenz sollte 2,5–5 MHz betragen. Sektor- und Curved-array-Schallköpfe eignen sich wegen der störenden Rippen besser als Linaer array.

Die Dopplertechnik ist bei Milzinfarkten nützlich.

### Vorbereitung

Nicht erforderlich.

### Lagerung

Die Untersuchung erfolgt in Rücken- oder Rechtsseitenlage, selten von dorsal in Bauchlage.

### Untersuchungsgang

Bei Verwendung eines Sektor- oder Curved-array-Schallkopfes erfolgt zunächst die Untersuchung in Rückenlage im Längsschnitt lateral (etwa vordere Axillarlinie) in tiefer Inspiration. Da sich bei tiefer Inspiration der Sinus phrenicocostalis mit lufthaltigen Lungenanteilen „füllt", kann eine andere Atemlage günstiger sein. Ergänzend wird eine Untersuchung interkostal in zum Rippenverlauf parallelen Ebenen unter Kippen des Schallkopfes und in verschiedenen Atemphasen durchgeführt.

Gelingt die Darstellung der Milz so nicht befriedigend, insbesondere bei Verwendung eines Linear-array-Schallkopfes, ist die Untersuchung in Rechtsseitenlage von lateral oder dorsal (etwa hintere Axillarlinie) im Längs- und Schrägschnitt (interkostal) besser geeignet.

Im Querschnitt wird die Untersuchung subkostal oder auch durch das Interkostalfenster in der zweiten Ebene mit Darstellung des Milzhilus durchgeführt.

### Messpunkte

Gemessen wird der größte Durchmesser entsprechend der Körperlängsachse (bis 11 cm). Je nach Schallkopf lässt sich dieser Durchmesser besser als diagonaler Durchmesser vom kaudalen „Pol" zum medialen kranialen Abschnitt (vgl. Abb. 12.1, 12.2) messen. Die Bestimmung des queren Durchmessers (maximal 7 cm ) ist unsicher. Die Dicke, in Seitenlage gemessen, beträgt maximal 4 cm (4-7-11-Regel). Die Bestimmung dieses Durchmessers ist wohl der zuverlässigste Parameter zur Erkennung einer Vergrößerung (> 5 cm).

Das Volumen kann entsprechend der Ellipsoidformel annähernd berechnet werden und liegt normalerweise < 200 ml.

### Dokumentation

Bei Normalbefund genügt ein Bild, etwa zusammen mit der linken Niere. Beim stumpfen Bauchtrauma ist eine sorgfältige Dokumentation mit zusätzlichen Bildern aus forensischen Gründen empfehlenswert. Bei vergrößerte Milz ist mindestens ein Bild mit eindeutiger Messstrecke erforderlich. Bei portaler Hypertension sollte die Hilusregion abgebildet werden.

Herdförmige Veränderungen sollten in 2 Ebenen dokumentiert werden.

### Untersuchungshindernisse

Eine kleine Milz kann insbesondere bei weniger geeigneten Schallköpfen schwer aufzufinden sein. Dann hilft die Untersuchung von dorsal in Seiten- oder Bauchlage oder im Stehen mit dem oberen Nierenpol als topographischem Bezugspunkt.

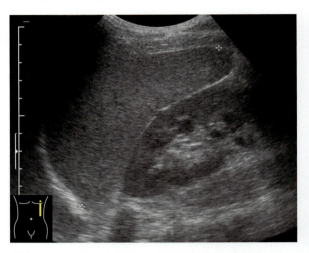

**Abb. 12.1.** Grenzwertig große Milz (11,5 cm). Typischer Aspekt mit Verdeckung der Kuppe durch Rippenschatten. Die Bildpunkte oberhalb der starken Echos, die das Zwerchfell markieren (s. dort) sind Spiegelartefakte

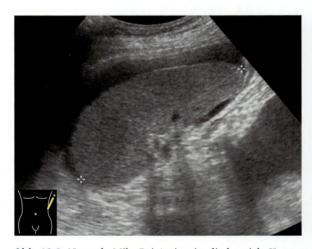

**Abb. 12.2.** Normale Milz. Bei Aszites ist die kraniale Kontur der Milz (93 mm), die normalerweise meist verdeckt ist, gut zu sehen

## 12.2
## Normalbefund

### 12.2.1
### Topograhisch-anatomische Vorbemerkungen

Die Milz hat eine etwas variierende Form, ähnlich einer Kaffeebohne. Der vordere, kraniale Rand ist scharf, der hintere dorsale mehr stumpf. Das Gewicht beträgt etwa 160 g, das Volumen ungefähr 160 ml. Der Durchmesser von Pol zu Pol (eine Bezeichnung, die nicht allgemein akzeptiert ist!) beträgt bis 12 cm, der quere Durchmesser wird mit 7,5 cm und die Dicke mit 3 cm im Mittel angegeben.

Die Milz liegt intraperitoneal weit dorsolateral unterhalb des Zwerchfells in Höhe der 9. bis 11. Rippe. Sie wird gehalten von den Ligg. splenolienale, gastrolienale und phrenicolienale. Medial grenzt sie an die große Kurvatur des Magens, dorsomedial an den kranialen Abschnitt der linken Niere.

Die gewöhnlich am Oberrand des Pankreas im Lig. phrenicolienale verlaufende 4–11 mm weite Milzarterie teilt sich mehr oder weniger weit vor dem Milzhilus in 2 Hauptäste, die Aa. terminales und im Hilus weiter in die Aa. segmentales.

Auch die Milzvene entsteht erst einige Zentimeter außerhalb des Milzhilus aus den Vv. terminales. Diese können dorsal, ventral oder zwischen den entsprechenden Arterien verlaufen.

Der Lymphabfluss geschieht über Lymphknoten im Milzhilus, z. T. auch direkt in die Lymphknoten am Truncus coeliacus.

### 12.2.2
### Varianten und Anomalien

Nebenmilzen, meist einzeln, aber auch multipel, sind häufig (10-35%). Sie sind rundlich, etwa 5–20 mm groß und liegen an der Milzarterie, im Milzhilus oder auch nahe des Unterrandes im Lig. gastrosplenicum (vgl. Abb. 12.3 a,b).

Als Lien lobatus wird die stärkere Einschnürung der Milzkontur bezeichnet.

Die Aplasie der Milz oder Doppelmilzen sind sehr selten und dann meist im Verbund mit multiplen Missbildungen zu beobachten.

### 12.2.3
### Ultraschallbefund

**Ultraschallbefund**

Im Längsschnitt weist die Milz eine mehr dreieckige bis bohnenförmige Gestalt auf, mit einer mehr gerade verlaufenden medialen und halbkreisförmigen kraniolateralen Begrenzung. Die kranialen Abschnitte sind oft teilweise oder ganz durch Artefakte hinter der lufthaltigen Lunge oder den Rippen maskiert (Abb. 12.1). Eine klare Darstellung der zwerchfellnahen Abschnitte ist dagegen bei Aszites möglich (Abb. 12.2). Die Atemverschieblichkeit beträgt mindestens 2–3 cm und ermöglicht so, alle Abschnitte im Interkostalfenster zu untersuchen.

Die Echostruktur des Milzparenchyms ist homogen und etwas dichter als die der Leber oder des Nierenparenchyms. *Nebenmilzen* haben eine gleichartige Echostruktur wie die Milz. Dadurch und aufgrund der typischen Lage sind sie gewöhnlich von den echoärmeren entzündlichen oder malignen Lymphknoten zu unterscheiden (Abb. 12.3 a-c). Nach Milzexstirpation ist oft eine Größenzunahme zu sehen (Abb. 12.3 b).

**Dopplerbefund**

Gefäße sind in der Milz allenfalls hilus- bzw. kapselnah abzugrenzen (Abb. 12.4 a-d).

Die Milzarterie ist gewöhnlich 4–8 mm weit. Die $V_{max}$ wird mit 70–110 cm/s, die $V_{mean}$ mit 45–55 cm/s angegeben. Der RI liegt < 0,6.

Der Durchmesser der Milzvene ist variabel, um 6 mm, aber < 10 mm. Der Fluss ist hepatopetal gerichtet und gering atemmoduliert, ähnlich dem in der Pfortader (vgl. Abb. 11.2, 11.3).

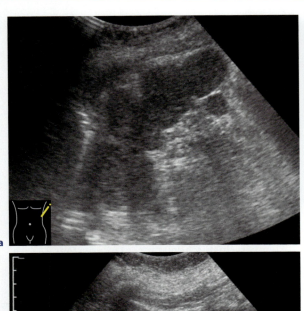

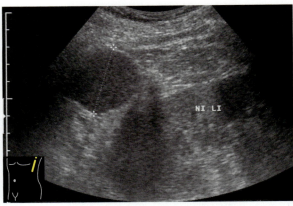

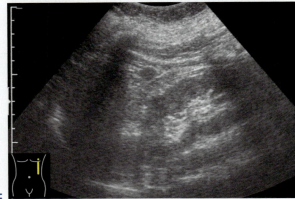

**Abb. 12.3. a** Anomale, gelappte Form der Milz, Nebenmilz sowie kleiner Winkelerguss, sodass die Kuppe der Milz zu sehen ist (Luftreflex in der Lunge). **b** Vergrößerte Nebenmilz (40 mm) bei Zustand nach Milzexstirpation. **c** Kleine Milz, die fast vollständig von einem Rippenschatten verdeckt wird, Nebenmilz am unteren Pol

## 12.3
## Pathologische Befunde

### 12.3.1
### Entzündungen

Entsprechend ihrer Funktion reagiert die Milz bei vielen akuten und chronischen, vorwiegend infektiösen entzündlichen Erkrankungen mit. Die akute systemische Infektion mit Eitererregern führt zu der so genannten septischen Milz.

Eine Reihe spezifischer und chronischer Erkrankungen führt ebenfalls zu einer unspezifischen Vergrößerung, aber auch zu herdförmigen Veränderungen. Dazu gehören virale Infektionen wie die Mononukleose, bakterielle Infektionen wie die (miliare) Tuberkulose, Pilzerkrankungen wie die Histoplasmose und viele parasitäre (tropische) Infektionen (Tabelle 12.1). Eine Beteiligung der Milz ist weiterhin bei entzündlichen rheumatischen Erkrankungen, wie dem rheumatischen Fieber, dem Felty-Syndrom, dem Still-Syndrom oder dem Lupus erythematodes häufig oder obligat.

**Abb. 12.4 a-d.** Normale Milz (86×31 mm). Die großen Gefäße verlaufen am distalen Pankreas. **a** Das B-Bild zeigt die im Vergleich zur Vene kaliberschwächere und nicht echofreie Arterie. **b** Farbdoppler. **c** Milzgefäße zentral im Milzhilus (B-Bild). **d** Milzgefäße in der Milz zentral nur mit FKDS darstellbar

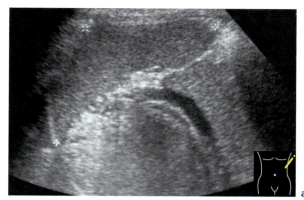

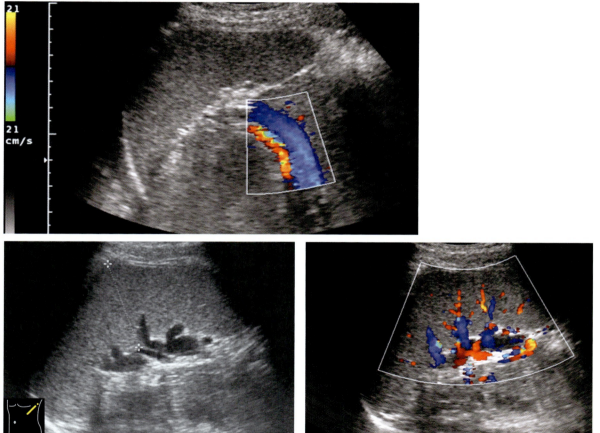

### Ultraschallbefund

Sonographisch ist die Milz bei vielen entzündlichen Erkrankungen unspezifisch mäßig bis mittelgradig vergrößert (Abb. 12.5, vgl. Abb. 12.21 a,b). Ausgeprägte Vergrößerungen sind bei entzündlichen Erkrankungen in unserem Gebiet ungewöhnlich, finden sich aber bei Malaria und Leishmaniose. Die Echostruktur bleibt gleichmäßig und weitgehend unverändert gegenüber dem Normalbefund. Manchmal wird sie echoärmer, und die Gefäßwände kontrastieren als intensive Echos deutlich.

Deutlichere Veränderungen der Struktur finden sich nur bei Erkrankungen mit herdförmigem Befall, wie einem Echinococcus cysticus oder bei granulomatösen Entzündungen (Abb. 12.6). So kann man bei der extrapulmonalen Tuberkulose kleine echoarme Herde sehen, die Tuberkulomen entsprechen, oder es finden sich disseminierte starke Echos bei vernarbten und verkalkten Herden nach einer miliaren Form.

Ein gleichartiges Bild ist bei Verkalkung von Granulomen oder kleinen Herden bei anderen infektiösen Erkrankungen zu sehen, wie bei Brucellose, oder als Gandy-Gamna-Knötchen bei Schistosomiasis. Diese siderofibrotischen Herde wurden bei Stauungsmilz erstmals beschrieben. Die auffallenden Veränderungen werden gelegentlich als „Sternhimmelmilz" oder „Schneegestöber" bezeichnet (Abb. 12.7, vgl. Abb. 12.9 c).

Echoarme Abszesse können sich aus entzündlich infektiösen Erkrankungen vor allem bei abwehrgeschwächten Patienten (HIV-Infektion) entwickeln. Dann sieht man viele kleine echoarme Läsionen (Mikroabszesse). Bei einzelnen größeren echoarmen oder echofreien Abszessen, die oft unregelmäßig begrenzt sind, ist eher eine andere Ursache zu vermuten.

Eine erheblich vergrößerte Milz bei chronischer Infektion kann zu einer Erweiterung der abführenden Milzvene führen. Der Strömungscharakter ändert sich dabei nicht.

 ### Tropische Splenomegalie

Die idiopathische tropische Splenomegalie ist als klinisches Syndrom definiert durch die Kombination von:
- Milztumor mit oder ohne Leberbeteiligung
- Erhöhte IGM-Werte
- Sekundäre Gerinnungsstörungen
- Unklare Ätiologie

Im engeren Sinne wird die tropische Splenomegalie als Milzvergrößerung bei jüngeren Patienten in endemischen Malariagebieten (M. falciparum) verstanden. Die Häufigkeit ist dabei ein Maß für die Durchseuchung (< 50% unterdurchschnittlich, > 75% überdurchschnittlich hoch).

**Tabelle 12.1** Wichtige Infektionskrankheiten mit Milzbeteiligung

- Tuberkulose
- Brucellose
- Histoplasmose
- Malaria
- Leishmaniose (Kala-Azar)
- Trypanosomiasis (T. cruzi, Chagas-Krankheit)
- Schistosomiasis (S. mansoni, S. japonicum)
- Toxoplasmose
- Echinokokkose
- Mononukleose

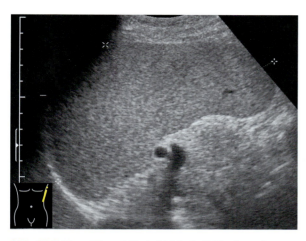

**Abb. 12.5.** Vergrößerte Milz bei Malaria (150×68 mm)

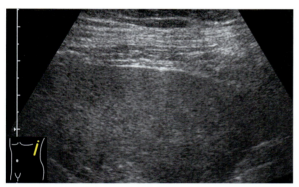

a

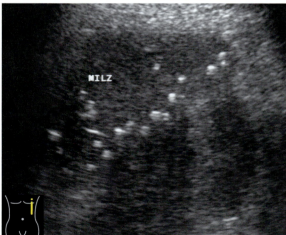

b

**Abb. 12.6 a,b.** Fokale Läsionen bei entzündlichen Erkrankungen. **a** Morbus Boeck (schwach kontrastierende echoarme Granulome). **b** Starke Echos im Spätstadium einer Miliartuberkulose (vgl. Abb. 12.9, 12.10)

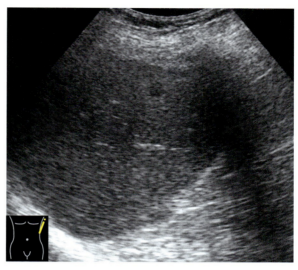

**Abb. 12.7.** Kleiner Abszess (hämatogene Streuung nach Cholangitis, vgl. Gallengang)

## 12.3.2
## Speicherkrankheiten

Eine Reihe von Speicherkrankheiten beteiligen die Milz und führen zu einer nicht selten erheblichen Vergrößerung der Milz. Typische Beispiele beim Erwachsenen sind der Morbus Gaucher Typ I und die Niemann-Pick-Erkrankung Typ B.

Bei Amyloidose wird auch ein herdförmiger Befall beobachtet.

**Ultraschallbefund**

Sonographisch ist die Milz unspezifisch, evtl. erheblich (Morbus Gaucher) vergrößert. Die Echostruktur verändert sich nicht signifikant. Zugleich findet sich eine Vergrößerung der Leber, und es können sich Zeichen einer portalen Hypertension entwickeln (s. unten).

### 12.3.3
### Hämatologische Erkrankungen

Verschiedene ererbte oder autoimmune *hämolytische Erkrankungen* und die ebenfalls autoimmun verursachte *idiopathisch thrombozytopenische Purpura* (Morbus Werlhof) führen zu einer meist nur mäßigen Milzvergrößerung.

> **Ultraschallbefund**
>
> Sonographisch zeigt sich eine unspezifische Vergrößerung ohne signifikante Veränderungen der Echostruktur.

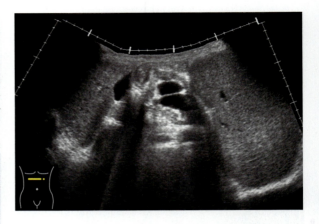

**Abb. 12.8.** Stark vergrößerte Milz bei Osteomyosklerose. Die linke Niere ist nach medial verdrängt und hydronephrotisch

Die chronisch verlaufenden *myeloproliferativen* Erkrankungen, *Polycythaemia vera* und *Osteomyelofibrose (OMS)* und die *chronische myeloische Leukämie (CML)* können dagegen eine deutliche Vergrößerung der Milz verursachen. Besonders bei der OMS kommt es im Verlauf zu einer extremen Vergrößerung der Milz mit Verdrängung der angrenzenden Organe einschließlich der Niere.

> **Ultraschallbefund**
>
> Auch bei diesen Erkrankungen bleibt die Echostruktur der vergrößerten Milz homogen, solange keine zusätzlichen Komplikationen auftreten (s. unten). Die Strukturdichte kann gering, aber nicht signifikant zunehmen (Abb.12.8, 12.9 a-c, vgl. Abb. 12.18 a,b).

> **Dopplerbefund**
>
> Die Milzvene ist besonders bei der Polycythaemia vera und der OMS oft auffallend erweitert. Dopplersonographisch ist eine Flussbeschleunigung zu erkennen.

Eine Beteiligung der Milz bei *malignen Lymphomen* ist häufig. Beim *Morbus Hodgkin* muss in etwa 40% mit einem Milzbefall gerechnet werden. Die Infiltration, ausgehend von der weißen Pulpa, ist meist disseminiert, seltener und eher bei den hoch malignen Lymphomen herdförmig.

> **Ultraschallbefund**
>
> Von den *Non-Hodgkin-Lymphomen (NHL)* führt vor allem die *chronische lymphatische Leukämie (CLL)* zu einer erheblichen Milzvergrößerung. Die Echostruktur bei den NHL ist sehr variabel. In manchen Fällen ist die Milz nur erheblich vergrößert mit homogener Struktur. Die Strukturdichte ist dabei ebenfalls unterschiedlich, manchmal echoarm im Vergleich zur Leber, ebenso aber etwas echodichter. In anderen Fällen können die disseminierten Herde als kleine echoarme oder echodichte Läsionen noch erkennbar sein. In anderen Fällen sind sogar disseminierte starke Echos zu sehen (Abb. 12.10 a,b). Lassen sich in der Milz ein oder einzelne größere echoarme Herde abgrenzen, so spricht dies eher für ein hoch malignes Lymphom (Abb. 12.11 a,b).
>
> Beim *Morbus Hodgkin* können echoarme Herde auf einen Befall der Milz hinweisen (Abb. 12.12 a,b). Andererseits ist die Milz nicht immer vergrößert, und ein nur mikroskopischer Befall ist dann weder direkt noch indirekt anhand der Vergrößerung des Organs erkennbar.

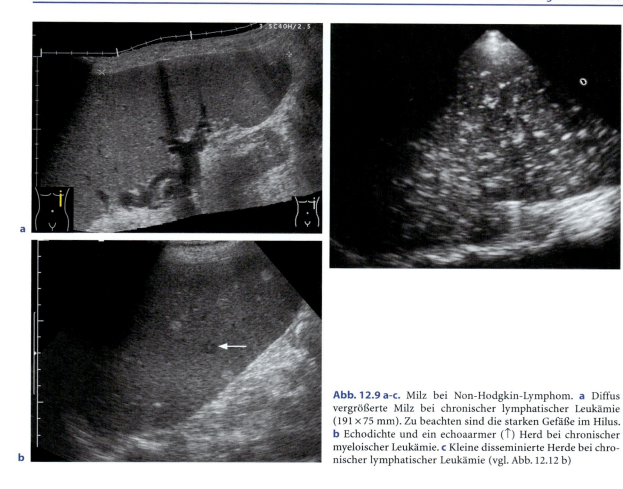

**Abb. 12.9 a-c.** Milz bei Non-Hodgkin-Lymphom. **a** Diffus vergrößerte Milz bei chronischer lymphatischer Leukämie (191×75 mm). Zu beachten sind die starken Gefäße im Hilus. **b** Echodichte und ein echoarmer (↑) Herd bei chronischer myeloischer Leukämie. **c** Kleine disseminierte Herde bei chronischer lymphatischer Leukämie (vgl. Abb. 12.12 b)

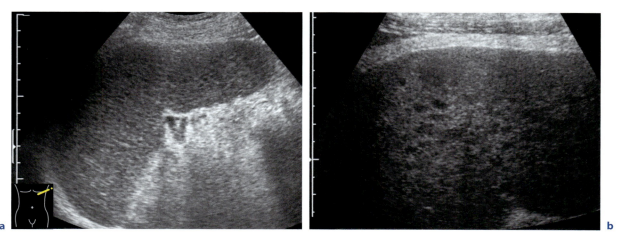

**Abb. 12.10 a,b.** Mantelzelllymphom. **a** Vergrößerte Milz mit etwas grober Struktur. **b** Bei besserer Auflösung (7,5 MHz) sind die wenige Millimeter großen disseminierten Herde zu erkennen

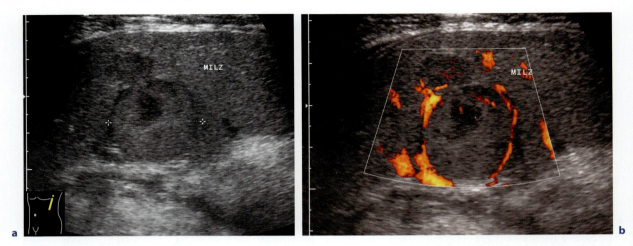

**Abb. 12.11 a,b.** Großer echoarmer Herd (Durchmesser 24 mm) bei einem hoch malignen Non-Hodgkin-Lymphom. **a** B-Bild. Inhomogene Läsionen mit feinem Halo. **b** Powerdoppler: Größere Gefäße verdrängt, hypovaskulär

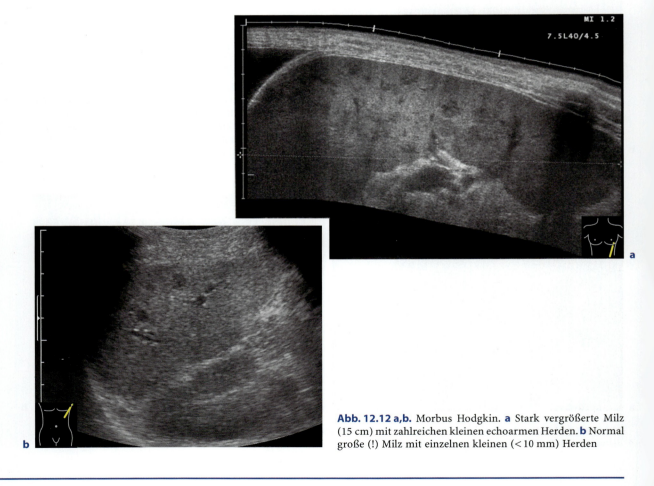

**Abb. 12.12 a,b.** Morbus Hodgkin. **a** Stark vergrößerte Milz (15 cm) mit zahlreichen kleinen echoarmen Herden. **b** Normal große (!) Milz mit einzelnen kleinen (< 10 mm) Herden

## 12.3.4
## Tumoren

*Primäre Tumoren* der Milz sind sehr selten. Noch am ehesten sind sie vaskulären Ursprungs. Die benignen Formen sind das Hämangiom und das Lymphangiom, die maligne Form ist das Hämangiosarkom.

Eine besonderer milztypischer Tumor ist das benigne Splenom.

### Ultraschallbefund

Hämangiome sind gewöhnlich homogen echodicht und glatt abgegrenzt. Splenome haben eine der Milz ähnliche, wenig kontrastierende Echostruktur. Lymphangiome sind dagegen polyzyklisch begrenzte, echofreie, durch septenartige Strukturen unterteilte Läsionen.

Die malignen Hämangiosarkome stellen sich im B-Bild deutlich inhomogen und unregelmäßig begrenzt dar.

### Dopplerbefund

Dopplersonographisch verhalten die primären Tumoren in der Regel hypovaskulär. Dies wird auch für das Splenom beschrieben. Wie in Abb. 12.13 a,b zu sehen, ist der seltene Prozess eher isovaskulär, was aus der Natur dieser Geschwulst zu erklären ist.

Metastatische Tumoren sind ebenfalls relativ selten, d. h. deutlich seltener als etwa Lebermetastasen. Beachtenswert ist die relative Häufigkeit von Melanommetastasen.

### Ultraschallbefund

Sonographisch findet sich das aus der Leberdiagnostik bekannte uneinheitliche Bild auch bei Metastasen in der Milz: Neben den häufigeren echoarmen Metastasen sind auch echodichte (Kolonkarzinom) und inhomogene Prozesse mit nekrotischem echofreiem Zentrum oder mit Halo zu sehen (Abb. 12.14 a,b).

## 12.3.5
## Zysten

Dysontogenetische Zysten sind durch eine innere Epithelschicht gekennzeichnet, während erworbene, nichtparasitäre Zysten sich aus Milzinfarkten oder nach einem Trauma entwickeln können.

Die häufigste parasitäre Zyste ist die Echinokokkuszyste.

**Abb. 12.13 a,b.** Splenom. **a** B-Bild. Großer wenig kontrastierender Herd. **b** Powerdoppler. Im Tumor etwa gleich starke Dopplersignale wie in der Restmilz ▼

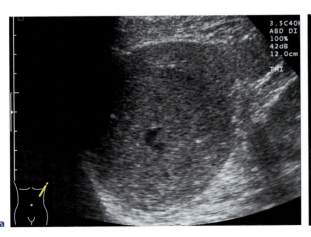

a

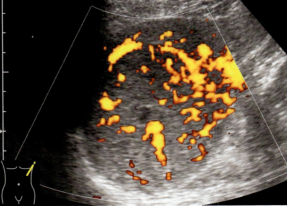

b

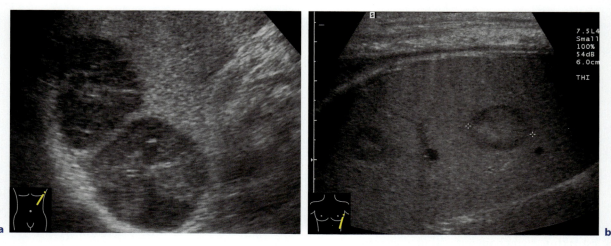

a

b

**Abb. 12.14 a,b.** Metastasen. **a** Inhomogene echoarme Metastasen eines malignen Melanoms. **b** Metastasen (Durchmesser 16 mm) eines Mammakarzinoms („target like")

### Ultraschallbefund

Sonographisch zeigen dysontogenetische Zysten eine dünne Wand bei runder bis ovaler Form. Der Inhalt ist echofrei, oder es zeigen sich sehr feine Binnenechos, die sich bei Umlagerung oder Stoßpalpation bewegen. Seltener sind sie septiert. Sekundäre Veränderungen sind Einblutungen bei geringgradigen Traumen.

Erworbene, nichtparasitäre Zysten sind in der Form variabler. Auch die Wand kann unregelmäßiger oder auch verkalkt sein. Ein eindeutiger Unterschied zu den dysontogenetischen Zysten muss nicht bestehen (Abb. 12.15 a-c).

Die Echinokokkuszyste gleicht im Stadium I dem sonographischen Bild einer angeborenen Zyste. In den weiteren Stadien (s. Kap. 9) sind Tochterzysten und typische Wandveränderungen zu erkennen.

### 12.3.6
### Milzinfarkt

Milzinfarkte entstehen infolge embolischer oder thrombotischer Verschlüsse peripherer Milzarterien. Im Infarktgebiet kommt es zu Nekrose, begleitet von ödematös entzündlichen Vorgängen. Besonders bei lokalem thrombotischen Verschluss kann es auch zu Einblutungen in das Infarktgebiet kommen. Im weiteren Verlauf vernarbt das Infarktgebiet unter Schrumpfung. Besonders größere Infarktgebiete werden verflüssigt bis zur Entwicklung einer erworbenen Zyste. Eine problematische Komplikation stellt die Ruptur dar.

Zugrunde liegende häufigere Erkrankungen sind einerseits kardiale Erkrankungen, insbesondere die Endokarditis oder Rhythmusstörungen, andererseits lokale Störungen vor allem im Rahmen verschiedener hämatologischer (hämolytischer oder myeloproliferativer) Erkrankungen.

### Ultraschallbefund

Das sonographische Bild eines Milzinfarktes ist variabel, nicht zuletzt abhängig vom Alter des Infarktes. Das „ideale" Bild des akuten Infarktes, nämlich eine dreieckige echoarme Läsion mit der Basis an der Milzoberfläche, ist nur selten zu beobachten, da eine ideale Schnittebene aufgrund der Rippen nicht immer möglich ist. Die Begrenzung einer peripheren echoarmen Läsion kann also auch rundlich erscheinen.

Bei Einblutung nach thrombotischem Verschluss ist die Struktur eher echodicht. Bei großen Infarkten ist die Echostruktur meist inhomogen (Abb. 12.16 a,b).

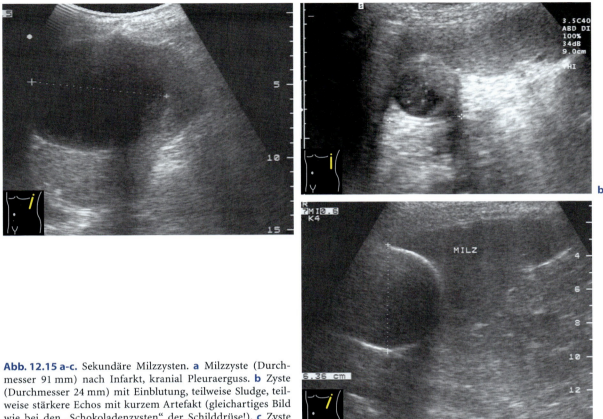

**Abb. 12.15 a–c.** Sekundäre Milzzysten. **a** Milzzyste (Durchmesser 91 mm) nach Infarkt, kranial Pleuraerguss. **b** Zyste (Durchmesser 24 mm) mit Einblutung, teilweise Sludge, teilweise stärkere Echos mit kurzem Artefakt (gleichartiges Bild wie bei den „Schokoladenzysten" der Schilddrüse!). **c** Zyste (Durchmesser 64 mm) mit verkalkter Wand

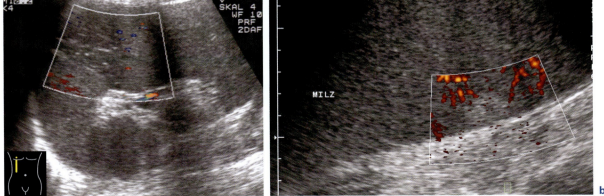

**Abb. 12.16 a,b.** Milzinfarkt. **a** Klassischer keilförmiger Infarkt. Im Infarkt keine Dopplersignale. **b** Kleiner echodichter Infarkt

Im weiteren Verlauf entwickelt sich eine echodichte Narbe, evtl. mit Einziehung der Oberfläche. Alternativ ist die Entwicklung eines echofreien Bezirkes bis hin zu einer Zyste (s. oben) zu beobachten. In diesem Fall muss speziell bei zugrunde liegender Endokarditis an die Möglichkeit einer Abszessentwicklung gedacht werden.

Bei subkapsulärer Flüssigkeitsansammlung ist die kurzfristige Kontrolle im Hinblick auf eine Ruptur angezeigt (s. unten). Generell ist eine zusätzliche dopplersonographische Untersuchung bei Ausbildung einer zystische Läsion zum Ausschluss oder Nachweis einer arteriovenösen Fistel ratsam.

**Dopplerbefund**

Dopplersonographisch zeigen infarzierte Bezirke keine oder deutlich reduzierte Signale. Bei der Kontrastmitteluntersuchung kontrastieren die infarzierten Läsionen negativ gegen das kontrastmittelaufnehmende gesunde Parenchym.

### 12.3.7
### Trauma

Das hohe Risiko einer Milzruptur bei adäquatem stumpfen Bauchtrauma ist bekannt. Bei vorgeschädigter Milz muss mit einer Ruptur auch bei einem Bagatelltrauma, das dem Patienten möglicherweise gar nicht bewusst wurde, oder mit einer spontanen Ruptur gerechnet werden.

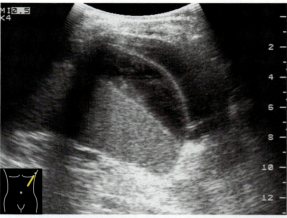

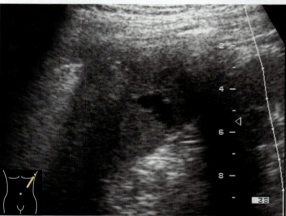

**Abb. 12.17. a** Subkapsuläres traumatisches Hämatom der Milz sowie Blut außerhalb der Milz. Die Kapsel ist zwischen den beiden Blutansammlungen deutlich zu erkennen. **b** Kleines Hämatom in der Milz. Bei schlechten Untersuchungsbedingungen ist die kleine echoarme Läsion in einem Zwischenrippenfenster dennoch zu erkennen!

*Ultraschallbefund*

Im B-Bild ist eine echoarme oder echofreie Flüssigkeitsansammlung subkapsulär auf eine drohende (zweizeitige) Ruptur verdächtig. Echofreie oder echoarme Flüssigkeit in der Milzloge muss bei vorliegendem Trauma als Blutung aus Einrissen der Milzkapsel interpretiert werden. Größere Einrisse sind direkt als Konturunterbrechung zu sehen (Abb.12.17 a,b, 12.18 a,b).

**Dopplerbefund**

Die zusätzliche Doppleruntersuchung ist sinnvoll, um nichtdurchblutete Milzabschnitte zu erkennen, die im B-Bild im Anfangsstadium oft nicht auffallen. Bei unsicherem oder suspektem Befund nativ, oder bei Doppleruntersuchung, ist der Einsatz eines Kontrastmittels eine einfache Methode, nichtdurchblutete Areale abzugrenzen.

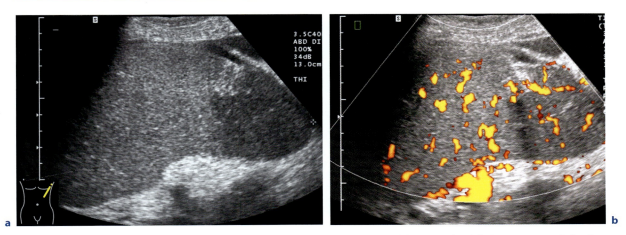

**Abb. 12.18 a,b.** Einriss in einer vergrößerten Milz (Polycythaemia vera). **a** B-Bild. Wenig Flüssigkeit am unteren Pol, echoärmerer Bezirk kaudal, sowie Konturunterbrechung. **b** Powerdoppler. Auch der kaudale Abschnitt ist durchblutet, somit kein Gefäßabriss

Ist aufgrund der Klinik ein sofortiger Eingriff nicht indiziert, muss auch bei weniger ausgeprägtem sonographischen Befund eine engmaschige Kontrolle im Hinblick auf eine Progredienz erfolgen, da sich das Geschehen dramatisch entwickeln kann (Abb. 12.19 a,b).

Folge eines Traumas oder einer Milzexstirpation kann die Autotransplantation von Milzgewebe auf das Netz mit Entwicklung kleiner Milztransplantate sein.

**Ultraschallbefund**

Im B-Bild zeigt sich die Milz mäßig vergrößert. Die Struktur bleibt homogen und ist gewöhnlich relativ dicht. Nur bei akuter Stauung ist auch eine echoarme Struktur zu beobachten (Abb. 12.20).

Bereits im B-Bild sind Umgehungskreisläufe zu erkennen.

## 12.3.8
## Portale Hypertension

Die Leberzirrhose ist eine häufige Ursache für die Entwicklung einer *Stauungsmilz* (kongestive Splenomegalie) über eine portalen Hypertension. Seltener ist eine Thrombose der Milzvene oder der Pfortader bei lokalen, meist malignen Grundkrankheiten oder einer systemischen Erkrankung mit erhöhtem thromboembolischen Risiko die Ursache. Noch seltener verursacht ein ursprünglich posthepatischer Block (Budd-Chiari-Syndrom) das Entstehen einer Stauungsmilz. Die Milzvergrößerung ist dabei, abhängig von der Entwicklung der Umgehungskreisläufe, meist moderat.

**Dopplerbefund**

Kollateralen werden aber mittels Dopplersonographie einfacher und zuverlässiger nachgewiesen (Abb. 12.20, vgl. Abb. 9.23).

In gleicher Weise ist eine Thrombose etwa in der Milzvene oft schon im B-Bild zu erkennen. Zur sytematischen Untersuchung und zur Beurteilung des Ausmaßes (Restfluss?) ist die zusätzliche Farbdoppleruntersuchung nützlich (s. Kap. 9 und 11).

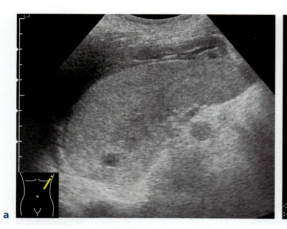 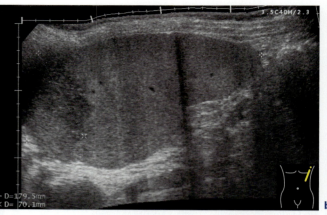

a

b

**Abb. 12.19. a** Älteres (3 Wochen nach Trauma) subkapsuläres Hämatom bei konservativer Behandlung. **b** Älteres Hämatom in der Milz

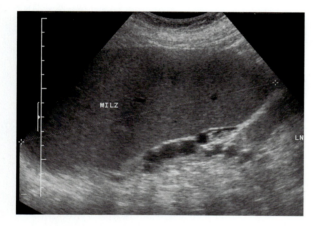

**Abb. 12.20.** Vergrößerte Milz bei Leberzirrhose (136 mm). Die Echostruktur unterscheidet sich nicht eindeutig von der Echostruktur bei Milztumor anderer Genese (vgl. Abb. 12.5, 12.9 a). Nahe dem Hilus mehrere Gefäßquerschnitte bei splenorenalen Kollateralen als Zeichen der portalen Hypertension

> **Milzbefunde bei HIV-Infektion**
> - Unspezifische Vergrößerung häufig (keine klinische Bedeutung)
> - Echoarme Läsionen bei Abszessen und malignen Lymphomen
> - Inhomogene Läsionen (Schießscheibenmuster bei mykotischen Abszessen)
> - echoreiche Läsionen bei Kaposi Sarkom
> - Multiple echoreiche punktförmige Läsionen bei Pneumozystose

## 12.4 Differenzialdiagnostik

### 12.4.1 Die vergrößerte Milz

Die Milz reagiert, wie oben dargestellt, auf vielfältige Störungen mit einer Größenzunahme. Eine vergrößerte Milz ist also ein häufiger und völlig unspezifischer Befund. Eine signifikante Änderung der Echostruktur, abhängig von den unterschiedlichen Erkrankungen, ist zumindest ohne rechnergestützte quantitative Analyse nicht erkennbar. Zwar wird etwa bei der chronischen Stauungsmilz und bei vielen hämatologischen Erkrankungen eine echodichte Struktur im intraindividuellen Vergleich zur Leber beschrieben. Dabei wird aber nicht berücksichtigt, dass auch die Echostruktur der gesunden Milz echodichter als die der gesunden Leber ist.

Eine Vergrößerung der Milz findet sich typischerweise bei HIV-Infektion, anscheinend ohne dass dieser Tatsache ein prognostische Bedeutung zukommt.

Bei der akuten Stauung sowie inkonstant beim Morbus Hodgkin findet sich eher eine Auflockerung der Echostruktur. Insgesamt sind diese Veränderungen alle nicht so eindeutig, dass ein differenzialdiagnostischer Schluss gezogen werden könnte. Im Zweifelsfall muss dies anhand von sonographischen Symptomen außerhalb der Milz, die auf die zugrunde liegende Erkrankung weisen, entschieden werden, sofern nicht der klinische Hintergrund eindeutig ist. So weisen beispielsweise vergrößerte Lymphknoten bei Milztumor auf ein malignes Lymphom hin oder kollaterale Gefäße auf eine Stauungsmilz (Tabelle 12.2).

Dopplersonographisch weist ein verlangsamter Fluss in der Milzvene auf eine Stauungsmilz, ein beschleunigter Fluss auf eine andere Ursache der Milzvergrößerung.

## 12.4.2
## Echofreie Läsionen

Zystische Läsionen sind durchaus vieldeutig. Neben der Differenzierung zwischen (harmlosen) dysontogenetischen Zysten und erworbenen parasitären und nichtparasitären Zysten sind auch das Lymphangiom, Tumoren mit Einschmelzungen, (blande) Abszesse, Blutungen (anamnestisch ohne adäquates Trauma) und die Verflüssigung eines infarzierten Bezirkes in die Überlegungen einzubeziehen (Tabelle 12.3).

**Tabelle 12.2.** Differenzialdiagnose der vergrößerten Milz

| Ursache | Vergrößerung | Echostruktur | Extralienale US-Befunde | Klinik |
|---|---|---|---|---|
| Infektionen | Mäßig, selten massiv | Unspezifisch, evtl. Abszesse | Variabel | Wegweisend |
| HIV-Infektion | Häufig | Unspezifisch oder zusätzliche Herde bei opportunistischen Abszessen oder Tumoren | Weitere Manifestationen abhängig vom Stadium | Zahl der CD4 Helferzellen |
| Hämolytische Anämie | Mäßig bis mittelgradig | Unspezifisch | -- | Intermittierender Ikterus, Labor |
| Benigne myeloproliferative Erkrankungen | Mäßig bis extrem (OMS) | Unspezifisch, evtl. kleine Herde | Hepatomegalie | Labor |
| Maligne myeloproliferative Erkrankung | Mittelgradig | Unspezifisch | Vergrößerte Lymphknoten | Labor |
| Malignes Lymphom | Variabel, mäßig bis massiv | Manchmal echoarm, echoarme Herde | Lymphknoten! | |
| Speicherkranheiten | Mäßig bis erheblich | Unspezifisch | Leber beteiligt | Labor |
| Portale Hypertension | Mäßig | Unspezifisch | Kollaterale, Leberzirrhose, verlangsamter Fluss oder Thrombus | |

**Tabelle 12.3.** Differenzialdiagnose zystischer Milzläsionen

| Läsion | Milz | Klinik |
|---|---|---|
| Dysontogenetische Zyste | Rundlich, scharf begrenzt, echofreie oder feine bewegliche Binnenechos | Symptomfrei |
| Erworbene (Pseudo-) Zyste | Wie oben, evtl. Wand unregelmäßig, Verkalkung | Anamnese |
| Echinokokuszyste | Variabel entsprechend Stadium: Tochterzysten, dicke Wand | Endemisches Gebiet? |
| Lymphangiom | Polyzyklisch begrenzt, durch Septen unterteilte echofreie Bezirke | -- |
| Abszess | Unregelmäßig begrenzt, echofrei bis echoarm, evtl. starke Luftreflexe | Symptome! |
| Infarkt, verflüssigt | Unregelmäßig, inhomogen echoarm, vergrößerte Milz (myeloproliferative Grundkrankheit) | Herzerkrankung? |
| Blutung | Unregelmäßig echoarm, evtl. vorgeschädigte (vergrößerte) Milz, Flüssigkeit um die Milz | Trauma? Vorerkrankung? |
| Metastase | Echofreies nekrotisches Zentrum, unregelmäßiger Rand | Leber? Primärtumor? |

## 12.4.3
## Echoarme Läsionen

Echoarme Herde in der Milz sind differenzialdiagnostisch wichtig, da sich in dieser Gruppe die meisten malignen Läsionen, vor allem maligne Lymphome finden. Einzelne größere unregelmäßige Herde sind am häufigsten bei hoch malignen Lymphomen anzutreffen. Viele kleine, disseminierte Herde sind eher für niedrig maligne Lymphome typisch. Ein gleichartiges sonographisches Bild findet sich auch bei nichtneoplastischen Veränderungen. Einzelne größere Herde entsprechen meist Infarkten oder Abszessen. Disseminierte kleine Herde sind dagegen bei granulomatösen Erkrankungen oder Mikroabszessen vor allem bei opportunistischen Infektionen von abwehrgeschwächten Patienten zu beobachten.

Metastasen sind ebenfalls vorwiegend echoarm. Bei unbekanntem Primärtumor und einem verdächtigen echoarmen Herd muss an die Metastase eines Melanoms gedacht werden (Tabelle 12.4).

Schließlich kann der Inhalt zystischer Läsionen echoarm erscheinen. So können Cholesterinkristalle in Zysten Binnenechos verursachen oder sekundäre Ereignisse, wie Einblutungen zu einem inhomogenen Zysteninhalt führen. Die Bewegung der Binnenechos bei Stoßpalpation oder Umlagerung beweist den flüssigen Inhalt der gefundenen Läsion.

Bei einer zusätzlichen Kontrastmitteluntersuchung nach Ausschluss einer zystischen Läsion spricht mangelnde Kontrastmittelaufnahme in die Läsion für einen malignen Prozess. Dieser negative Kontrast findet sich natürlich auch bei nekrotischen oder narbigen Veränderungen bei benignen Läsionen.

## 12.4.4
## Echoreiche Läsionen

Rundliche, scharf begrenzte und homogene Raumforderungen sind typisch für Hämangiome. Ein ähnliches Bild ist bei Metastasen eines Kolonkarzinoms zu beobachten. Inhomogene, teilweise echoreiche Veränderungen sind beim Hämangiosarkom zu sehen. Ringförmige echodichte Läsionen mit Halo finden sich bei (älteren) Metastasen. Echodicht sind weiterhin Narben, etwa nach Infarkt.

Disseminierte starke Echos sind bei einer ganzen Reihe von Erkrankungen zu sehen, die von einer alten Miliartuberkulose über Gandy-Gamna-Körperchen bis zu multiplen kleinen verkalkten Hämangiomen, Hamartomen und der CLL reichen können (Tabelle 12.5).

## 12.4.5
## Pitfalls

Eine kleine Milz ist bei ungünstigen Bedingungen (tiefer Sinus phrenicocostalis, Meteorismus) nicht immer leicht zu finden. Auf eine Aplasie darf in

**Tabelle 12.4.** Differenzialdiagnose echoarme Läsion

| Diagnose | Herd | Doppler | Milz | Extralienal |
|---|---|---|---|---|
| Hoch malignes Lymphom | Einzelne echoarme rundliche oder polyzyklische Herde | Hypovaskulär | Evtl. vergrößert | Lymphknoten! |
| Niedrig malignes Lymphom | Evtl. disseminierte kleine echoarme Herde, Milz vergrößert | Hypovaskulär | Vergrößert | Lymphknoten |
| Hämangiosarkom | Inhomogen, unregelmäßig begrenzt | Hypovaskulär | -- | -- |
| Metastase | Echoarm, rundlich | Hypovaskulär | -- | Primärtumor? Leber! |
| Abszess | Irregulär, echoarm bis echofrei | Avaskulär | -- | -- |
| Mikroabszess | Disseminierte kleine Herdchen | Avaskulär | Vergrößert | Grundkrankheit, AIDS? |
| Akuter Infarkt | Keilförmig oder rundlich! | Kein Gefäßsignal | Evtl. vergrößert | Herz? |
| Blutung | Echoarm bis echofrei, unregelmäßig | Avaskulär | -- | Flüssigkeit im Milzlager |

**Tabelle 12.5.** Differenzialdiagnose echoreicher Milzprozesse

| Diagnose | Herd | Doppler | Milz | Extralienal |
|---|---|---|---|---|
| Hämangiom | Glatt, homogen | + | Nicht vergrößert | -- |
| Hämorrhagischer Infarkt | Keilförmig, evtl. echodicht (schnelle Änderung!) | - | Vergrößert bei lienaler Grundkrankheit | -- |
| Infarktnarbe | Keilförmig | - | Vergrößert bei Grundkrankheit | -- |
| Metastase | Selten echodicht, evtl. Halo | - | Restmilz unauffällig | Leber? Primärtumor |
| Abszess (Anaerobier) | Echoarm mit starken Echos (Gas) und Artefakten | - | Vergrößert | Klinik! |
| Verkalkte kleine Läsionen (Granulome) | Disseminierte starke Echos | - | Gering vergrößert | Grundkrankheit |
| Verkalkte Zystenwand | Starke bogenförmige Echos mit Schallschatten | - | Restmilz unauffällig | -- |

diesem Fall aber nicht geschlossen werden, vielmehr sollte die Darstellung von dorsal versucht werden (vgl. Abb. 12.3 c).

Eine gewisse Verwirrung entsteht bei schlanken Personen, wenn der linke Leberlappen zwischen Zwerchfell und Milz bis zur linken Flanke reicht (Abb. 12.21 a,b). Der Zusammenhang des zunächst unklaren Prozesses mit der Leber im Querschnitt klärt dieses atypische Bild problemlos.

Fälschlich könnte Nebenmilzen als Raumforderung etwa des Pankreas, der Nebenniere oder als vergrößerter Lymphknoten interpretiert werden. Dabei ist zu beachten, dass sich diese normalerweise kleinen Nebenmilzen bei manchen krankhaften Größenzunahmen der Milz in gleicher Weise vergrößern können. Wegweisend ist neben der typischen Lage (s. oben) die stets der Milz gleichenden Struktur. Im Zweifel klärt eine Kontrastmittelunter-

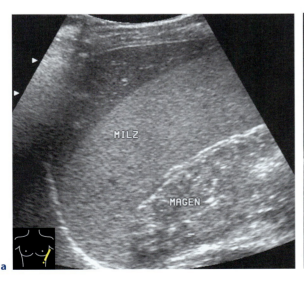
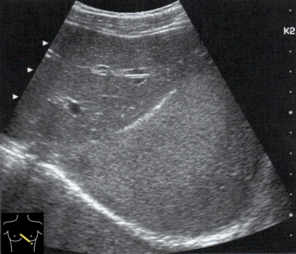

**Abb. 12.21 a,b.** Pitfall. Der linke Leberlappen reicht bis in die linke Zwerchfellkuppel oberhalb der Milz. Diese ist gering vergrößert bei Mononukleose. Zu beachten ist die deutlich echodichtere Struktur der Milz im Vergleich zur Leber. **a** Annähernd Längsschnitt. **b** Querschnitt (zu beachten sind die Gefäße in der Leber, im Gegensatz zur Milz

suchung aufgrund des zur Milz gleichen Verhaltens der Nebenmilz (Spätphase!) die Differenzialdiagnose.

Erheblich vergrößert werden Nebenmilzen auch nach Entfernung der Milz gefunden und können so einen Tumor im linken Oberbauch vortäuschen.

sche Untersuchung auch mittels Dopplertechnik und Einsatz von Kontrastmitteln nicht immer ausreichend, sodass hier ergänzende Maßnahmen notwendig werden.

Eine wichtige Anwendung ist weiterhin die Untersuchung bei Verdacht auf Milztrauma oder eine aus anderem Grund mögliche Milzruptur.

## 12.5
## Stellenwert

Ultraschall ist eine einfache Methode, die Milzgröße zu bestimmen und im Verlauf zu kontrollieren. Dies ist bei hämatologischen Erkrankungen ebenso wichtig wie bei diffusen Lebererkrankungen als schneller Hinweis auf eine portale Hypertension.

In Malariagebieten kann auf diese Weise sogar ein Hinweis auf den Durchseuchungsgrad erhalten werden.

In den meisten Fällen wird die Milz bei bekannter Grundkrankheit untersucht, um eine Beteiligung zu klären, eine Stadieneinteilung vornehmen zu können, zur Verlaufskontrolle oder zur Erkennung von Komplikationen.

Auch zum Nachweis herdförmiger Veränderungen ist die Methode gut geeignet. Dies gilt für benigne ebenso wie für maligne Prozesse, insbesondere Lymphome. Beim Morbus Hodgkin lässt sich allerdings ein Milzbefall bei kleiner Milz und fehlenden herdförmigen Veränderungen nicht zuverlässig ausschließen.

Zur Differenzierung herdförmiger Läsionen bei unbekannter Grundkrankheit ist die sonographi-

## 12.6
## Ergänzende Maßnahmen

Die ergänzenden Maßnahmen bei einer Milzvergrößerung gelten in erster Linie der Feststellung der zugrunde liegenden Erkrankung. In der Regel wird diese schon vor der Untersuchung der Milz bekannt sein.

Ergänzende Maßnahmen sind somit in erster Linie bei zufällig entdeckten herdförmigen Veränderungen notwendig, wenn sich die Natur der Läsion sonographisch nicht klären lässt und Hinweise auf systemische Erkrankungen, ein malignes Lymphom oder einen primären Prozess oder Tumor eines anderen Organs fehlen.

Hierzu sind andere bildgebende Verfahren weniger geeignet, da sie ähnliche differenzialdiagnostische Grenzen aufweisen. Diese sind alternativ nur sinnvoll, wenn die Ultraschalluntersuchung qualitativ infolge Untersuchungshindernissen unzureichend erscheint. Notwendig ist dann eine feingewebliche Untersuchung, die in Form der ultraschallgezielten Punktion ausgeführt werden kann.

# Magen

## einschließlich terminaler Ösophagus und Bulbus duodeni

**13**

## Indikationen

- Im Rahmen der so genannten Oberbauchdiagnostik, insbesondere wenn die Beschwerden (epigastrische Schmerzen, Übelkeit, Erbrechen) auf eine Magenerkrankung hinweisen
- Ulkuskomplikationen
- Funktionelle Störungen:
  - Entleerungsstörung (Diabetische Neuropathie)
  - "Non-ulcer-Dyspepsie" (NUD)
- Ergänzend zur Gastroskopie (eigentlich Indikationen zur Ultraschallendoskopie)
  - Verdacht auf szirrhöses Magenkarzinom
  - Staging größerer Tumoren
  - Staging und Verlauf maligner Lymphome
  - Verdacht auf submuköse Prozesse

## 13.1
## Untersuchungstechnik

### Gerät

Eingesetzt werden Linear- oder Curved-array-Schallköpfe von qualitativ guten B-Bild-Geräten mit höherer Ultraschallfrequenz (mindestens 5 MHz). Zur Beurteilung der proximalen Magenabschnitte vor allem in der Funktionsdiagnostik (d. h. bei vollem Magen!) ist ein Sektorschallkopf in manchen Fällen besser geeignet.

### Vorbereitung

Die Untersuchung des Magens sollte nüchtern erfolgen, da Mageninhalt die Untersuchung der Wand vor allem im Korpusbereich stark behindert.

Bei gezielter Fragestellung, etwa aufgrund eines endoskopischen Vorbefundes, ist die „Wasserkontrastmethode" (Hydrosonographie) erforderlich: Dabei wird der Magens mit mindestens 350–500 ml Flüssigkeit, z. B. Orangensaft, aufgefüllt. Der Proband soll langsam trinken, evtl. mit Strohhalm, um möglichst wenig Luft zu schlucken. Die Beigabe von Dimeticon flüssig (wie bei einer Gastroskopie) ist empfehlenswert. Eine störende Peristaltik, bzw. eine zu schnelle Entleerung des Magens, kann durch Butylscopolaminiumbromid i. v. vermieden werden.

### Lagerung

Die orientierende Untersuchung im Rahmen der Oberbauchdiagnostik erfolgt in Rückenlage.

Bei der Wasserkontrastmethode ist zur Beurteilung der verschiedene Magenabschnitte jeweils eine geeignete Umlagerung erforderlich:

- Schräglage (Oberkörper tief) und Drehen auf die linke Seite zur Beurteilung der Fundusregion und des oberen Korpus,
- Linksseitenlage für das untere Korpus,
- Schräglage (Kopf hoch) und evtl. Drehen nach rechts zur Beurteilung der distalen Abschnitte.

Ziel ist es dabei, immer die Flüssigkeit in die aktuelle Untersuchungsregion zu bringen und umgekehrt die Luftblase aus dem Untersuchungsbereich zu entfernen.

### Untersuchungsgang

Bei der orientierenden Untersuchung des nüchternen Patienten wird im Längsschnitt etwa in der Mittellinie das Antrum im Querschnitt dargestellt. Durch Verschieben des Schallkopfes nach rechts schließt sich die Darstellung der Pylorusregion an, und danach folgen die weiter proximalen Abschnitte links.

Ergänzend wird der distale Magen annähernd im Oberbauchquerschnitt, d. h. in einer der Längsachse des Antrums entsprechenden Schnittebene, dargestellt.

Der Mageneingangsbereich, d. h. der distale Ösophagus und die Kardia, werden mittels Längs- oder Schrägschnitt durch den linken Leberlappen mit nach kranial gerichtetem Schallkopf aufgesucht. Die Aorta dient dabei als anatomische Leitstruktur. Von dort aus wird versucht, auch Teile des Korpus, insbesondere die Vorderwand darzustellen.

Zur Untersuchung des Magens mittels der Wasserkontrastmethode wird bei geeigneter Lagerung (s. oben) der gesamte Magen durchmustert, möglichst in auf seine Achse orientierten Quer- und Längsschnitten und ausgehend von einem anatomisch klaren Abschnitt, d. h. vom Antrum oder der Kardia.

### Messpunkte

Gemessen wird die Dicke der Magenwand (<4 mm).

In der Funktionsdiagnostik erfolgt außerdem die Messung des Durchmessers oder der Fläche des Antrums in einem Oberbauchlängsschnitt in Höhe der A. mesenterica superior. Die (schwierigere) Aus-messung des proximalen Magens wird in einem Längsschnitt links der Mittellinie entsprechend der Längsachse dieses Magenabschnitts mit einem Sektor- oder Curved-array-Schallkopf durchgeführt (s. Abb. 13.1, 13.5).

### Dokumentation

Im Allgemeinen werden nur pathologische Befunde dokumentiert, bei gezielter Fragestellung der betroffene Abschnitt, möglichst in einer anatomisch nachvollziehbaren Schnittebene.

### Untersuchungshindernisse

Mageninhalt, auch Luft, stört die Untersuchung vor allem der dorsalen Wand.

Ein kleiner linker Leberlappen ist für die Untersuchung des Mageneingangs problematisch, da die Leber den akustischen Zugang von ventrokaudal zu diesem Bereich bietet. Von vorne und kranial ist dieser Zugang durch Sternum und Rippen verwehrt.

Heftige Peristaltik kann die Untersuchung kleinerer umschriebener Veränderungen bei der Wasserkontrastmethode erschweren.

## 13.2
## Normalbefund

### 13.2.1
### Topographisch-anatomische Vorbemerkungen

Der Mageneingang, die Kardia, liegt als anatomischer Fixpunkt knapp links der Wirbelsäule in Höhe des 11. bis 12. BWK. Der proximale Magen liegt im linken Oberbauch, abhängig von der variablen Form und vor allem vom Füllungszustand mehr oder weniger ausgedehnt. Er grenzt ventral an die dorsale Fläche der Leber, kranial an das Zwerchfell, dorsal an die Wirbelsäule und laterodorsal an retroperitoneale Organe. Ein Teil der dorsalen Korpus- und Antrumwand bildet die Vorderwand der Bursa omentalis und hat auf diese Weise engen Lagekontakt zum Pankreas. Die distalen Abschnitte des Magens verlaufen nach ventral medial und etwas kranial bis zum Pylorus. Dieser liegt als zweiter anatomischer Fixpunkt in Höhe des 1. bis 2. LWK.

Die Wand des Magens besteht von innen nach außen aus der Mukosa mit der Muscularis mucosae (zusammen etwa 0,9 mm stark), der Tela submucosa, der Muskelschicht und der Serosa, dem Peritoneum viscerale, das nur an der Rückseite der Kardia und an Teilen des Fundus fehlt. Die Muskelschicht besteht zunächst aus inneren schräg verlaufenden Fasern, die allerdings an der kleinen Kurvatur und im Antrum fehlen, dann einer mittleren quer verlaufenden und der äußeren längs verlaufenden Schicht. Die Dicke der Muskelschicht beträgt etwa 2–3 mm, entlang der großen Kurvatur kranial auch weniger, und nimmt im Antrum gegen den Pylorus auf 4–6 mm zu.

Arterien und Venen des Magens bilden jeweils an der kleinen (A. gastrica dextra und sinistra aus dem Truncus bzw. der A. hepatica propria) und großen Kurvatur (A. gastroepiploica dextra und sinistra aus der A. lienalis bzw. der A. gastroduodenalis) einen Gefäßbogen. Die entsprechenden Venen münden in die V. lienalis bzw. direkt in die V. portae. Wichtig sind Verbindungen zwischen den Vv. cardiacae und submukösen Venen des Ösophagus bei Druckerhöhung im Pfortadersystem.

Der Lymphabfluss geschieht in die im Bereich der kleinen und großen Kurvatur gelegenen perigastrischen Lymphknoten sowie der entlang den Aa. gastrica sinistra, hepatica communis lienalis und des Truncus gelegenen Lymphknoten, die nach der Definition der UICC noch zu den regionären Lymphknoten zählen.

## 13.2.2
## Varianten und Anomalien

Die Bezeichnung der verschiedenen Magenformen von hypertonem Stierhorn-, orthotonem Haken- bis zum hypotonen Angelhakenmagen, der tiefer als der Nabel bis zum Becken hinabreicht, stammen aus der Zeit der überwiegenden Röntgendiagnostik. Die unterschiedlichen Formen haben keine klinische Bedeutung.

Beim Kaskadenmagen („Upside-down-Magen") ist der obere Teil (Fundus und Korpus) umgebogen, was klinisch (Völlegefühl) und endoskopisch-untersuchungstechnisch bedeutsam sein kann.

Magendivertikel sind sehr selten.

## 13.2.3
## Ultraschallbefund

**Ultraschallbefund**

Sonographisch ist die Magenwand gewöhnlich aufgrund der echoarmen Muskelschicht gegen die Umgebung gut abzugrenzen. So dient zumindest der distale Magen als auffallende Ringfigur (Abb. 13.1), als „Landmarke" zum Auffinden des Pankreas. Kranial hinter dem linken Leberlappen mit Bezug zum Zwerchfell sind der ösophagogastrale Übergangsbereich und die Kardia als tubuläre Figur zu erkennen (Abb. 13.2). Der sagittale Durchmesser in Höhe des Zwerchfells liegt <16 mm.

Die mittleren Magenabschnitte sind dagegen in erster Linie aufgrund ihres Inhalts zu sehen (Abb. 13.2, 13.3 a,b). Ist dieser bei der Wasserkontrastmethode homogen echofrei, so lassen sich alle Wandabschnitte gut darstellen und, etwa in der Funktionsdiagnostik, Volumina ausmessen.

Mit qualitativ hochwertigen Geräten können 5 verschiedene Schichten in der Wand differenziert werden. Vom Lumen aus gesehen findet sich
- eine 1. echodichte Linie, die physikalisch den Eintrittsechos (Grenzschicht Flüssigkeit – Wand) entspricht.
- Die 2. Schicht ist echoarm und entspricht anatomisch der Mukosa.
- Die 3. wieder echodichte Schicht korrespondiert mit der Submukosa. Im lumenwärtigen Bereich liegt, sonographisch nicht abgrenzbar, die Muscularis mucosae, wie experimentell nachgewiesen wurde.
- Die 4. meist kräftigste und wieder echoarme Schicht entspricht der Muskelschicht.
- Die 5. echodichte Linie entsteht aus den Austrittsechos der Wand. Ihre Echos entstehen also nicht in der Serosa, wie ebenfalls experimentell eindeutig nachgewiesen wurde (vgl. Abb. 13.1, 13.3 b, 13.4 a,b).

Die Magenwand ist maximal 4 mm stark und nimmt nur präpylorisch auf bis 6 mm zu. Der Pyloruskanal selbst ist 5–10 mm lang und durch einen bis 8 mm starken Muskelring gekennzeichnet (Abb. 13.4 a,b).

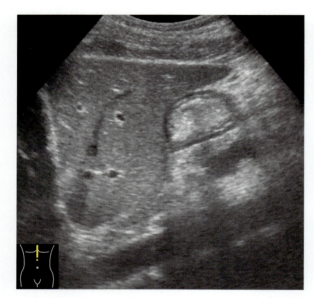

**Abb. 13.1.** Querschnitt durch das Antrum bei vollem Magen. Dieses gewohnte Ultraschallbild dient oft als „Landmarke" zum Auffinden des dahinter gelegenen Pankreaskorpus, hier mit der V. mesenterica superior. Kranial der linke Leberlappen, dorsal die Aorta

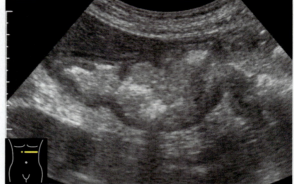

a

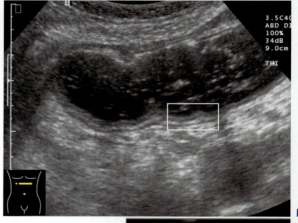

b

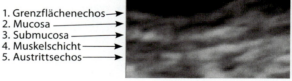

1. Grenzflächenechos →
2. Mucosa →
3. Submucosa →
4. Muskelschicht →
5. Austrittsechos →

**Abb. 13.3a,b.** Magenkorpus **a** bei mit Nahrung gefülltem Magen ist die Wand, einschließlich der peristaltischen Einschnürungen, zwar erkennbar, aber nicht zu beurteilen. **b** Die kontrollierte Flüssigkeitsfüllung (Wasserkontrast) ermöglicht eine detaillierte Beurteilung der Wand mit Differenzierung der Wandschichten.

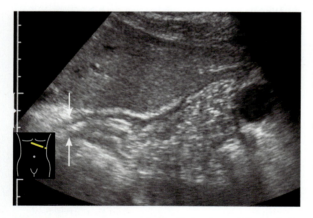

**Abb. 13.2.** Mageneingang mit Kardia in einem Schrägschnitt hinter dem linken Leberlappen. Oberes Korpus mit Speisen gefüllt. Kaudal imprimiert eine Pankreaszyste den Magen von dorsal. Die Zwerchfelllücke (↓) wird zur Diagnose einer Hernie ausgemessen

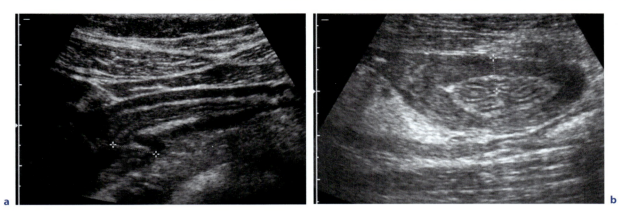

**Abb. 13.4 a,b.** Distaler Magen, leer. **a** Mit Dartsellung des Pylorusbereiches (+…+). **b** Querschnitt mit Darstellung der Falten. Die Dickenmessung (7 mm) ist bei leerem Magen infolge der Falten zu groß

## 13.3
## Pathologische Befunde

### 13.3.1
### Störungen der Motiltät

Im Mageneingangsbereich bzw. im distalen Ösophagus ist die Refluxerkrankung („gastroesophageal reflux disease", GERD) eine häufige Störung. Sie ist definiert als Schmerzen und/oder Schleimhautschädigungen im terminalen Ösophagus infolge des Kontaktes mit Mageninhalt. Die Ursache des Refluxes ist multifaktoriell. Eine Hiatushernie ist häufig (bis 80%) mit dieser Erkrankung assoziiert. Umgekehrt ist die axiale Hiatushernie in verschiedenen Lebensaltern ein überaus häufiger (bei älteren Menschen bis 75%) Befund, der keinesfalls zwangsläufig zu einer Refluxerkrankung führt.

Die Folge einer lange bestehenden GERD ist der so genannte Barrett-Ösophagus, d. h. die Entwicklung einer Zylinderepithelmetaplasie. Diese wiederum stellt einen hohen Risikofaktor für die Entwicklung des zunehmend häufigeren Adenokarzinoms im terminalen Ösophagus dar.

Eine besondere Form einer Motilitätsstörung im unteren Ösophagus ist die Achalasie, eine neuromuskuläre Erkrankung. Die Störung liegt im Plexus myentericus. Sie führt zu einer verminderten oder fehlenden Erschlaffung des unteren Ösophagussphinkters beim Schluckakt. Die Folge ist eine zunehmende Dilatation des Ösophagus.

Eine gleichartige Störung wird bei der chronischen Chagas-Erkrankung (*Trypanosoma cruzi*) gefunden.

Die verzögerte Magenentleerung nichtmechanischer Ursache kann durch viele verschiedene Störungen verursacht werden. Relativ häufig ist eine autonome Neuropathie bei Diabetes mellitus. Seltener sind operative Eingriffe (Vagotomie), Kollagenosen, Neuropathien oder – meist nur passager – Virusinfekte. Ein Teil der Patienten mit funktioneller Dyspepsie (NUD) weist eine verzögerte Magenentleerung vor allem für feste Speisen auf.

Als sonographisches Zeichen einer axialen Hiatushernie gilt ein Durchmesser des ösophagogastralen Übergangs in Höhe des Zwerchfells >16 mm. Auch ein nicht sichtbarer, weil zu hoch im Thorax gelegener ösophagogastraler Übergang ist als Zeichen einer (ausgedehnteren) Hiatushernie zu werten. Eine erkennbare Verdickung der Wand ist allerdings auf einen Tumor verdächtig (s. unten).

Während funktionsdiagnostische Ultraschalluntersuchungen zum Nachweis eines Refluxes vorwiegend bei Kindern durchgeführt werden, bei denen diese Region leichter darzustellen ist, konnte die Bergener Gruppe (s. S. 465) zeigen, dass bei Refluxerkrankung nach einer Probemahlzeit (500 ml sämige Suppe) der proximale Magenabschnitt signifikant weiter ist als bei gesunden Probanden (Im Mittelwert 32 versus 26,5 m² 5 Min. p.c.) Hierzu wird in einer der Längsachse des kranialen Magens entsprechenden Schnittebene die Fläche des Fundus und des oberen Korpus bis 7 cm distal der Funduskuppe ausgemessen (Abb. 13.5).

Bei Achalasie zeigt sich der erweiterte distale Ösophagus als keilförmige Figur, wobei die Spitze am Zwerchfell liegt (Abb. 13.6 a,b). Der Inhalt im erweiterten Ösophagus kann dabei ein zunächst verwirrendes Echomuster verursachen. Die Wand muss klar dargestellt werden, um eine tumoröse Verdickung im Sinne einer Pseudoachalasie nicht zu übersehen.

Die Entleerung des Magens lässt sich auf verschiedene Weise messen. Am einfachsten ist die Bestimmung des Antrumquerschnittes vor der Aorta in sitzender Position (entsprechend Abb. 13.1) vor und nach einer Testmahlzeit bis zur Entleerung des Magens. Die Entleerung ist bei Diabetespatienten deutlich verlängert, insbesondere bei Patienten mit autonomer Neuropathie.

Aufwändigere Techniken zeigen bei dieser Patientengruppe eine Dysfunktion der antralen Peristaltik, z. B. einen deutlich höheren Anteil an niedrig amplitudigen, nichtdurchschnürenden Antrumkontraktionen.

Interessant ist, dass in gleichartiger Weise eine gestörte antrale Peristaltik (Hypomotilität) und dadurch eine verzögerte Entleerung vorwiegend bei fester Nahrung und zu Beginn der postprandialen Phase auch bei Patienten mit NUD sonographisch nachzuweisen ist. Ein einfach zu messender Hinweis auf eine Umverteilung der Speisen nach Nahrungsaufnahme bei diesen Patienten ist die Feststellung eines weiten Antrumquerschnittes 10 min nach einer Testmahlzeit (4,7 vs. 3,4 cm²).

## 13.3.2
## Gastritis

Die Gastritis bezeichnet zunächst eine entzündliche Reaktion der Magenschleimhaut auf verschiedenartige Noxen. Diese können chemischer Natur sein und zu einer akuten Schädigung mit erosiven Läsionen führen (z. B. Alkohol, Aspirin, Gallereflux). Zahlenmäßig und hinsichtlich der klinischen Bedeutung im Vordergrund steht jedoch die Infektion mit Helicobacter (H.) pylori. Andere, teilweise verwandte Erreger, wie H. Heilmanii spielen eine marginale Rolle. Die Infektion mit H. pylori und den anderen seltenen Erregern kann zu einem akuten Beschwerdebild führen, wie der Nobelpreisträger Warren in einem Selbstversuch demonstrierte. Wesentlich ist jedoch die beschwerdearme chronische Gastritis aufgrund ihrer Komplikationen und Folgen, den Ulzera und Malignomen.

Sonderformen sind
- viral verursachte Gastritiden,
- parasitäre Gastritiden (Anisakis marinae),
- die eosinophile Gastritis,
- die kollagene Gastritis,
- die granulomatöse Gastritis
- die Crohn-Gastritis.

Eine entzündlich ödematöse Schwellung der Wand des Magens oder des Duodenums kann weiterhin durch Erkrankungen benachbarter Organe verursacht werden, vor allem durch eine Pankreatitis.

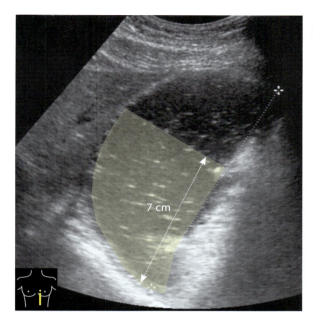

**Abb. 13.5.** Darstellung des gefüllten Magens mit nach kranial gekippten Schallkopf zur Beurteilung der kranialen Fläche (Funktionsdiagnostik, s. Text)

### Ultraschallbefund

Bei akuten Gastritiden ist sonographisch eine diffuse Verdickung der Magenwand zu erfassen. Diese wird wesentlich durch eine Verdickung der Mukosa und Submukosa verursacht. Selten ist auch eine Verdickung der Muscularis propria infolge des entzündlichen Ödems zu sehen. Die Schichten der Magenwand bleiben gegeneinander abgrenzbar. Bei einem entzündlichen Ödem werden die Grenzen evtl. unscharf, und die Echostruktur wird in manchen Fällen echodichter (Abb. 13.7 a).

Bei einer chronischen H.-pylori-Gastritis sind dagegen sonographisch (erwartungsgemäß!) keine Veränderungen zu erkennen. Dagegen kann bei den Sonderformen, z. B. bei einer granulomatösen Gastritis, eine Wandverdickung entstehen und dann sonographisch erkennbar werden.

Extrem sind die Veränderungen bei einer Riesenfaltengastritis. Die Schleimhaut kann in diesen Fällen bis 20 mm verdickt sein. Ihre Echostruktur wird relativ echodicht (Abb. 13.7 b.).

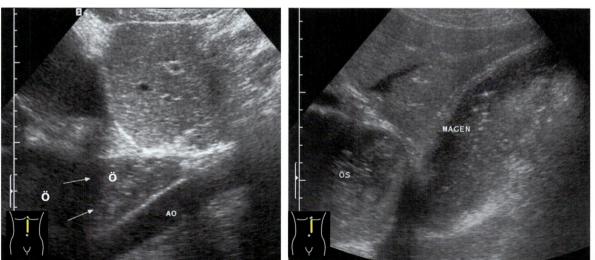

a                                                                 b

**Abb. 13.6 a,b.** Achalasie. **a** Oberhalb des Zwerchfells vor der Aorta keilförmig ausgeweiteter Ösophagus (Ö) mit Nahrungsresten. Die Pfeile im Schallschatten der untersten Rippe weisen nur auf den distalen Ösophagus, der aber auch kranial noch zu erkennen ist! (vgl. Abb. 13.2). **b** Extrem erweiterter distaler Ösophagus (ÖS), flüssigkeitsgefüllt, ebenso der Magen. Davor der linke Leberlappen

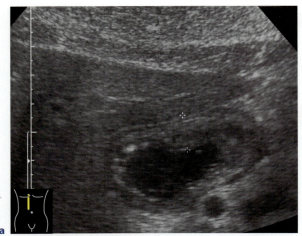

a

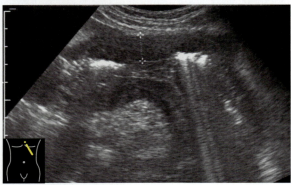

b

**Abb. 13.7 a,b.** Entzündliche Verdickung der Magenwand. **a** Wandverdickung vor allem der großen Kurvatur (12 mm) mit verwischten Schichten im distalen Korpus bei (akuter) H.-pylori-Gastritis. **b** Riesenfaltengastritis. Darstellung des Korpus mit einer Wanddicke von 15 mm. Im Lumen Luftreflexe (vgl. Abb. 13.16 a-c!)

### 13.3.3
### Ulcus ventriculi et duodeni

Ulcera ventriculi und vor allem Ulcera duodeni sind überwiegend (70 bzw. 90%) mit einer chronischen H.-pylori-Gastritis assoziiert. Weitere Ursachen sind nichtsteroidale Antiphlogistika.

Etwa 80% der Ulcera ventriculi liegen in einer Distanz von <9 cm vom Pylorus an der kleinen Kurvatur.

Das Ulkus ist ein runder bis ovaler Defekt, der über die Muscularis mucosae in die Submukosa oder tiefer reicht. Das Ulkus ist umgeben von entzündlichem Granulationsgewebe und Bindegewebe.

Typische Komplikationen sind die Perforation und Penetration, die Blutung und die Stenosierung des Magenausgangs bzw. Duodenums.

### Ultraschallbefund

Sonographisch ist bei einem Ulkus zunächst eine umschriebene, unscharf begrenzte Schwellung des betroffenen Magenabschnitts bzw. der Wand des Bulbus duodeni zu sehen. In der Wand fällt oft ein starkes Echo (Luftblase!) auf, das die Ulkusnische markiert (Abb. 13.8 a,b, 13.9). Dieser typische Befund findet sich allerdings vorwiegend nur bei Ulzera an der Vorderwand. Ulkusnischen an der dorsalen Wand sind daher schlechter zu erkennen. Gegebenenfalls ist hier die Wasserkontrastmethode erforderlich (Abb. 13.9).

Ein perforiertes Ulkus erkennt man an den durch die Wand tretenden Luftreflexen oder an aus dem Magen fließenden Mageninhalt. Dieser kann als inhomogene Flüssigkeit mit flockigen Echos neben dem Magen gesehen werden.

Ist der Austritt von Luftreflexen durch die Wand nicht direkt zu sehen so erfolgt der Nachweis freier Luft durch die Darstellung von Luftreflexen vor dem rechten Leberlappen beim liegenden Patienten.

Die Obstruktion des Magenausgangs ist an einer Erweiterung des mit mehr oder weniger homogener Flüssigkeit gefüllten Magens leicht zu erkennen (Abb. 13.10 a-c).

### Dopplerbefund

Mittels Farbdoppler lassen sich manchmal kaliberstarke Gefäße nahe eines Ulkus nachweisen. Diese müssen als Risiko für eine Rezidivblutung angesehen werden (Abb. 13.11).

Wie von endosonographischen Untersuchungen bekannt, kann der Therapieerfolg einer sklerosierenden endoskopischen Maßnahme bestätigt werden, wenn bei einem vorher nachweisbaren Gefäß nach der endoskopischen Maßnahme keine Dopplersignale mehr nachweisbar sind.

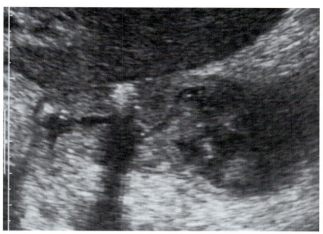
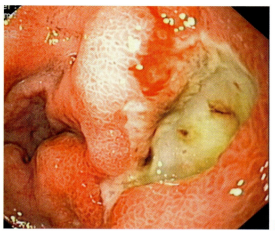

a                                                     b

**Abb. 13.8 a,b.** Ulcus duodeni. **a** Im Ultraschallbild ist die verdickte geschwollene Wand des Bulbus auffällig. Der Luftreflex mit Schallschatten in der Wand zeigt das Ulkus. Füllung des distalen Magens als Hinweis auf Entleerungsstörung. **b** Das korrespondierende Endoskopiebild zeigt neben dem Ulkus ebenfalls die starke ödematöse Schwellung der Schleimhaut

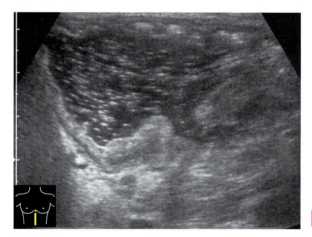

**Abb. 13.9.** Großes in das Pankreas penetrierendes Ulcus ventriculi. Die Flüssigkeit zeigt klar die tiefe, fast gangartige Ulzeration. Die angrenzende Schleimhaut ist geschwollen ohne abrupten Übergang (vgl. Abb. 13.13 b, 13.17)

### 13.3.4
### Tumoren

**Benigne (epitheliale und endokrine) Tumoren und tumorähnliche polypöse Läsionen**

Adenome sind benigne epitheliale Tumoren, die meist flach (tubulär) und <10 mm bleiben. Selte-

ner wachsen sie polypenartig (tubulopapillär oder papillär) und werden bis 2 cm groß.

Relativ häufiger (über 2/3 aller benignen polypösen Läsionen) sind nichtneoplastische Polypen. Neben den nur linsengroßen Korpusdrüsenzystchen sind die hyperplastischen Polypen häufig, die durchaus über 2 cm groß werden können. Sie haben oft eine erodierte Kuppe.

In diese Gruppe gehören weiterhin fibromatös entzündliche Polypen und die Heterotopien (Pankreasgewebe, Brunner-Drüsen).

### Ultraschallbefund

Kleine Polypen sind evtl. bei der Untersuchung des mit Flüssigkeit gefüllten Magens (Wasserkontrastmethode) als echoarme polypöse Läsionen zu erkennen. Sie sitzen der Mukosa auf und reichen nicht in die tieferen Schichten. Sie unterscheiden sich so von quer geschnittenen Falten, in die die echodichte Submukosa hineinreicht.

Sie sind gewöhnlich glatt und scharf begrenzt. Lediglich die erodierte Kuppe eines hyperplastischen Polypen zeigt eine irreguläre „ausgefranzte" Begrenzung (Abb. 13.12). Entzündlichfibromatöse Pseudopolypen können echodicht erscheinen.

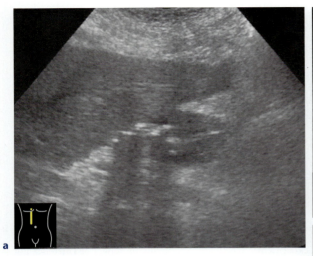

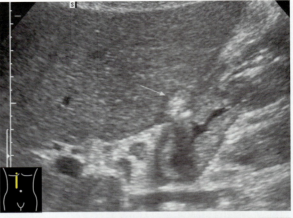

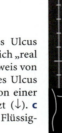

**Abb. 13.10 a–c.** Ulkuskomplikationen. **a** Perforiertes Ulcus duodeni. Die Luftreflexe gehen durch die Wand, was sich „real time" direkt beobachten lässt. Beweisend ist der Nachweis von Luft vor der Leber (vgl. Abb. 8.10 b). **b** Penetrierendes Ulcus duodeni. Die Luftreflexe außerhalb der Wand sind von einer schmalen „Kapsel" gegen die Bauchhöhle abgegrenzt (↓). **c** Maximal erweiterter Magen bei Ausgangsstenose mit Flüssigkeit und sedimentierten festen Anteilen

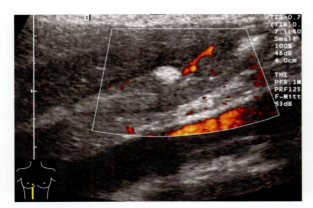

**Abb. 13.11.** Ulcus duodeni an der Vorderwand. Ein starkes Gefäß grenzt an die Ulkusnische

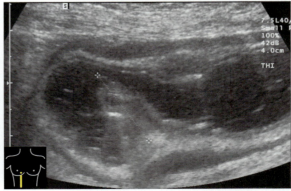

**Abb. 13.12.** Hyperplastischer Polyp. Der Polyp sitzt der Mukosa auf, die Submukosa ist nicht alteriert

## Karzinom

Das Adenokarzinom des Magens ist noch immer ein häufiger maligner Tumor. Das typische distal gelegene Magenkarzinom hat zahlenmäßig abgenommen, dagegen nimmt das proximal gelegene Adenokarzinom, das meist dem distalen Ösophagus zugerechnet wird, zu.

Klinisch wichtig ist die Unterscheidung zwischen dem Frühkarzinom, das auf Mukosa oder Mukosa und Submukosa begrenzt ist, und dem fortgeschrittenen Karzinom, das mindestens in die Muscularis propria infiltriert.

Bedeutsam ist weiterhin die Unterscheidung zwischen dem intestinalen und dem diffusen Typ (nach Lauren). Der intestinale Typ ist aus glandulären sowie paillären und soliden Strukturen aufgebaut und entwickelt sich mehr zu einem umschriebenen, kompakten tumorösen Prozess. Der prognostisch ungünstigere diffuse Typ besteht aus kleinen Zellverbänden oder einzelnen Zellen. Er führt zu einer allgemeinen Infiltration weiter Teile der Magenwand oder des gesamten Magens. Das szirrhöse Karzinom wird in der ersten Biopsieserie oft (50%!) verfehlt.

Die Metastasierung erfolgt in die regionalen Lymphknoten sowie hämatogen in Leber, Lunge, Nebennieren und Ovarien und transperitoneal in die Serosa der Bauchorgane bis zu den Ovarien (Krukenberg-Tumor).

Die seltenen *Karzinoide* des Magens (*neuroendokrine Tumoren*) imponieren meist wie kleine Polypen, die langsam wachsen und sehr selten metastasieren. Gewöhnlich besteht keine spezifische Symptomatik. Es gibt aber Varianten mit schnellerem Wachstum und mit der Größe zunehmender Metastasierungstendenz.

### Ultraschallbefund

Das Magenkarzinom ist sonographisch echoarm, entspricht also etwa der Strukturdichte der Mukosa bzw. Muskelschicht.

Frühkarzinome lassen sich transabdominell frühestens ab einer Größe von etwa 10 mm und nur mittels der Wasserkontrastmethode und hochauflösenden Geräten erkennen. In der Regel entspricht ihr Stadium dann einem Submukosatyp (Abb. 13.13 a-c).

Bei umschriebenen fortgeschrittenen Tumoren ist eine umschriebene echoarme Verdickung des betroffenen Magenabschnitts zu sehen. Die Schichtung ist aufgehoben. Bei noch kleinen Tumoren ist lumenseitig eine Einsenkung der Oberfläche im Sinne eines Ulkus zu erkennen (Wasserkontrast). Die Abgrenzung der tumorös verdickten Wand gegenüber der normalen Wand erscheint oft abrupt (Abb. 13.13 b, vgl. Abb. 13.15). Tumoren in den kranialen Abschnitten sind ohne Vorbereitung schlecht zu sehen, während distal gelegene, fortgeschrittene Tumoren kaum zu übersehen sind (Abb. 13.14 a,b, 13.15).

Bei zirkulärem Wachstum des Tumors und leerem Magen ergibt sich die charakteristische Struktur einer Kokarde mit einem äußeren echoarmen Ring und zentralen starken Echos, die das Lumen markieren („pseudokidney-sign"). In diesem Stadium ist das Lumen eingeengt, was zu einer Retention des Mageninhalts im proximalen Abschnitt führt (vgl. Abb. 13.15, 13.16 a-c).

Beim diffus wachsenden Typ ist die Wand eines größeren Magenabschnitts, oft des gesamten Magens auffällig verdickt. Die Wandschichten sind beim szirrhös wachsenden Karzinom oft noch gegeneinander abgrenzbar, aber alle verbreitert. Das Lumen ist insgesamt eingeengt.

Bei gezielter Palpation unter sonographischer Sicht ist die tumorös infiltrierte Wand starr (Linitis plastica), im Gegensatz zu einer entzündlich verdickten Wand (Abb. 13.16 a-c, vgl. Abb. 13.7 b).

Befallene regionäre Lymphknoten sind rundlich, echoarm und ohne Hiluszeichen (vgl. Abb. 13.15, s. Kap. 6). Entzündlich veränderte Lymphknoten können ähnlich aussehen. Fernmetastasen in der Leber und anderen Organen sind Zeichen eines fortgeschrittenen Tumorleidens. Dagegen ist der Nachweis geringer Mengen Aszites nicht automatisch als Hinweis auf eine Peritonealkarzinose zu betrachten.

Größere neuroendokrine Tumoren zeigen kein grundsätzlich anderes sonographisches Bild, sind aber auffallend echoarm (Abb. 13.17).

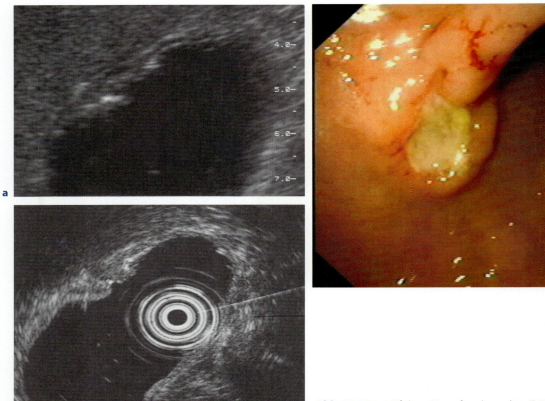

Abb. 13.13 a-c. Kleines Magenkarzinom (sm-Frühkarzinom). a Dieser Tumor stellt etwa die Grenze der Erkennbarkeit mittels transabdominellem Ultraschall dar. b Endosonographisches Bild des Tumors. c Endoskopisches Bild

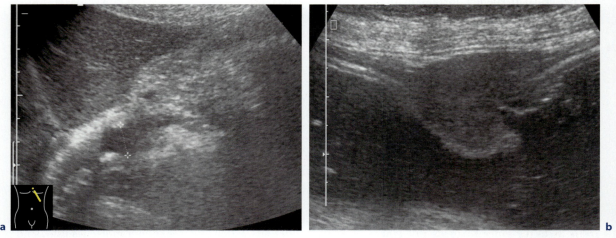

Abb. 13.14. a Schwer erkennbares Kardiakarzinom (vgl. Abb. 13.2, 13.6 a). b Gut erkennbares kleines, aber fortgeschrittenes Korpuskarzinom, das die Submukosa durchbrochen hat

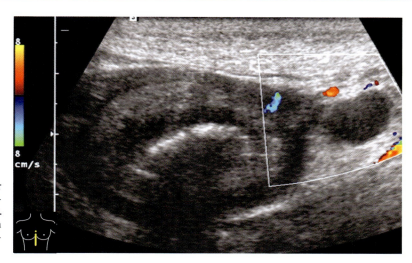

**Abb. 13.15.** Fortgeschrittenes zirkulär infiltrierendes Magenkarzinom. Typisches Bild einer so genannten Kokarde. Die starke Echos zentral entstehen an Luft im stenosierten Lumen. Kaudal vergrößerter Lymphknoten angrenzend

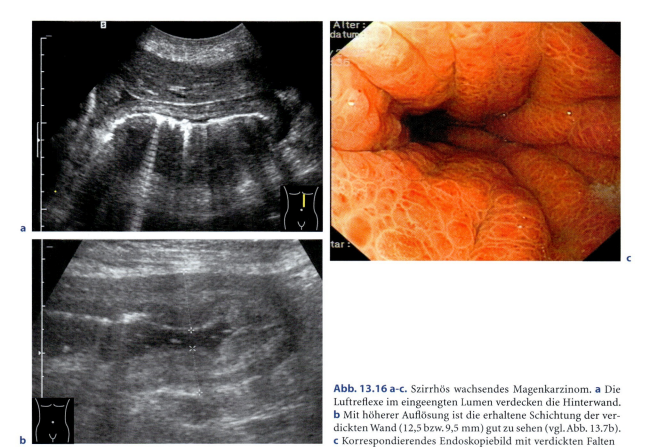

**Abb. 13.16 a-c.** Szirrhös wachsendes Magenkarzinom. **a** Die Luftreflexe im eingeengten Lumen verdecken die Hinterwand. **b** Mit höherer Auflösung ist die erhaltene Schichtung der verdickten Wand (12,5 bzw. 9,5 mm) gut zu sehen (vgl. Abb. 13.7b). **c** Korrespondierendes Endoskopiebild mit verdickten Falten

Karzinome erscheinen bei einer Farbdoppleruntersuchung eher hypovaskulär (vgl. Abb. 13.16 a–c). Der dopplersonographische Nachweis einer höheren Farbpixeldichte im Tumor mit hochempfindlichen Geräten wurde in Studien als prognostisch ungünstiges Zeichen gefunden.

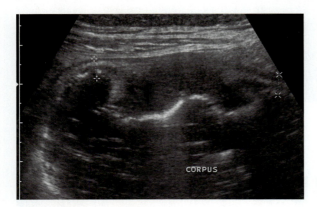

**Abb. 13.17.** Neuroendokriner Tumor mit Exulzeration an der Oberfläche

## Magenlymphom (MALT-Lymphom)

Lymphome entstehen im Magen auf dem Boden des mukosaassoziierten lymphatischen Gewebes (MALT), also primär. Der ursächliche Zusammenhang mit einer vorausgegangenen chronischen H.-pylori-Gastritis ist nachgewiesen. Darüber hinaus ist die Heilung nichtfortgeschrittener, niedrig maligner MALT-Lymphome allein durch Eradikationsbehandlung der H.-pylori-Gastritis in der Mehrzahl der Fälle möglich.

Entsprechend den allgemeinen Kriterien von Lymphomen werden niedrig maligne und hoch maligne Lymphome unterschieden. Bei der Stadieneinteilung entspricht das Stadium I 1E einem auf die Mukosa und Submukosa begrenzten Lymphom.

Die Schleimhaut und die Submukosa sind bei flächenhafter Ausbreitung verdickt mit unruhigem Oberflächenrelief, oder es finden sich umschriebene polypoide oder ulzeröse Läsionen. Sie können sich in der Schleimhaut multizentrisch entwickeln.

Eine Infiltration in die tieferen Schichten führt zu einer verdickten Wand (Stadium I 2E). Die Beteiligung der regionären Lymphknoten wird als Stadium II 1E klassifiziert. Das Übergreifen auf Leber oder Milz per continuitatem wird abweichend vom allgemeinen Schema als Stadium IV gewertet.

Sonographisch findet sich im frühen Stadium eine sehr echoarme Verdickung der Schleimhaut und evtl. der Submukosa. Dies und die verbreiterten, auffallend echoarmen Falten sowie die typische unregelmäßige Oberfläche sind nur bei Anwendung der Wasserkontrastmethode gut darzustellen (Abb. 13.18 a,b).

Bei fortgeschrittenen Lymphomen ist die gesamte Wand echoarm und ohne erkennbare Schichtung (Abb. 13.19 a). Nach erfolgreicher Behandlung lässt sich eine Abnahme der Dicke und die wieder erkennbare Schichtung der Magenwand zeigen (Abb. 13.19 b).

Bei umschriebenem Wachstum ähnelt das Bild dem eines Magenkarzinoms (Abb. 13.20 a-c).

Bei Beteiligung der (regionären) Lymphknoten sind diese vergrößert, rundlich und sehr echoarm. Mitunter imponieren sie nahezu echofrei. Das so genannte Hiluszeichen fehlt.

## Mesenchymale Tumoren (GIST)

Die häufigsten mesenchymalen Tumoren sind die gastrointestinalen Stromatumoren (GIST). Sie gehen von den Cajal-Zellen aus, was sich immunhistochemisch nachweisen lässt (c-kit-positiv). Die maligne Potenz ist unsicher. Die Anzahl der Mitosen und die Größe geben einen Anhaltspunkt. Die Metastasierung erfolgt in Leber und Peritoneum.

Benigne Leiomyome, Leiomyosarkome und neurogene Tumoren sind viel seltener (und wurden früher oft falsch klassifiziert).

Diese insgesamt seltenen Tumoren gehen von der Muscularis propria aus und wölben sich in den Magen vor, wobei die Schleimhaut unauffällig bleibt. Auf der Kuppe größerer Tumoren kann sich ein Ulkus ausbilden. Der Tumor wird dann aufgrund einer Blutung symptomatisch.

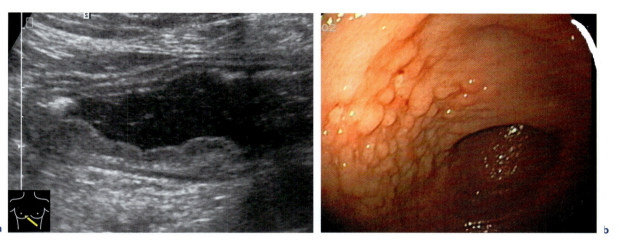

**Abb. 13.18 a,b.** Niedrig malignes Lymphom (MALT) der Magenschleimhaut. **a** Erkennbar ist die verdickte Mukosa (4 bzw. 9 mm) bei erhaltener Schichtung mit einer unruhigen Oberfläche. **b** Zum Vergleich das endoskopische Bild

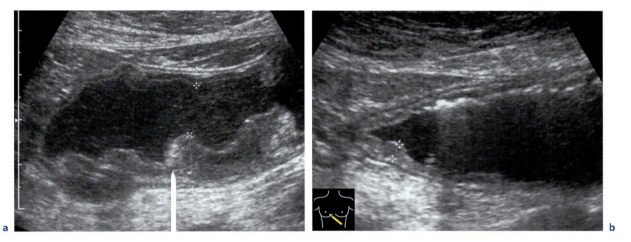

**Abb. 13.19 a,b.** Fortgeschrittenes Lymphom. **a** Die Falten wirken starr. Die Schichtung ist an einigen Stellen aufgehoben. **b** Unter konservativer Behandlung wird die Wand dünner, die Schichtung ist wieder normal. Lediglich an einigen Stellen erscheint die Mukosa noch dick (3 mm)

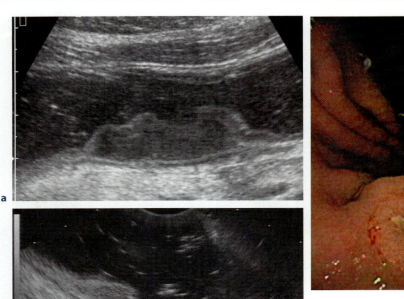

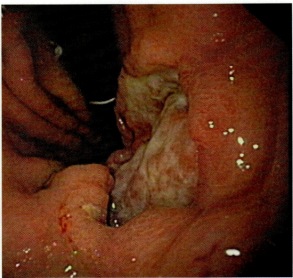

**Abb. 13.20 a-c.** Umschriebenes Lymphom, an der Oberfläche exulzeriert. **a** Transabdomineller Ultraschall. **b** Endosonographie. **c** Endoskopie

### Ultraschallbefund

Sonographisch findet sich ein rundlicher, echoarmer oder auch mitteldicht strukturierter Tumor. Größere Tumoren werden inhomogener und sind oft unregelmäßig strukturiert mit echoärmeren Abschnitten (Abb. 13.21 a-c, 13.22).

Entscheidend für die Diagnose ist der Nachweis von 3 Schichten zwischen dem Tumor und dem Lumen, was mitttels Hydrosonographie genauso nachweisbar ist, wie mittels Endosonographie. Der Nachweis dieser über dem Tumor liegenden unauffälligen Schichten wird auch als „bridging sign" bezeichnet. Ein Ulkus an der Oberfläche lässt sich sonographisch erkennen.

Sehr große, dann maligne Tumoren infiltrieren die Magenwand, sodass im Bereich des Tumors die normale Schichtung und damit der Ursprung des Tumors nicht mehr klar zu sehen sind. Im Unterschied zu dem epithelialen Magenkarzinom bieten sie den Aspekt eines soliden Tumors und nicht das Bild einer „Kokarde" (vgl. Abb. 13.22).

Eine praktikable Abschätzung der Malignität allein aufgrund der Größe mit einem Grenzwert von 3 cm erscheint nicht mehr gerechtfertigt, vielmehr ist die feingewebliche Diagnose notwendig. Dopplersignale im Tumor gelten als Hinweis auf Malignität (EUS - Studien).

**Abb. 13.21 a–c.** Submuköse Tumoren.
**a** Der Tumor im sonst leeren Magen
ist echoarm und inhomogen. Einzelne
Dopplersignale. Beachtenswert ist die
klare Abgrenzung gegen die Hinterwand, jedoch nicht gegen die Vorderwand, von der der Tumor ausgeht
(GIST). **b** Untersuchung durch den
flüssigkeitsgefüllten Magen (anderer
Fall, Leiomyom). Über den Tumor
ziehen 3 Schichten („bridging sign"). **c**
Endoskopie zum 2. Fall (vgl. b)

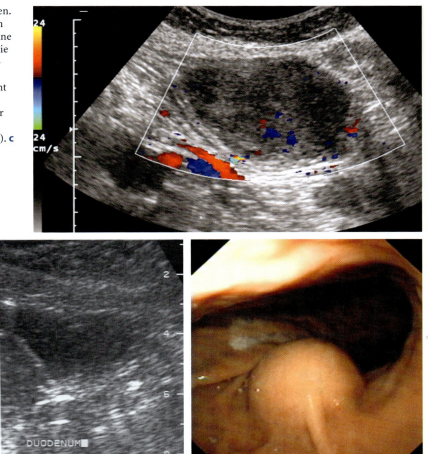

**Abb. 13.22.** Riesiger Tumor im linken Oberbauch: Maligner
mesenchymaler Magenwandtumor. Zu beachten ist die inhomogene Struktur des großen Tumors

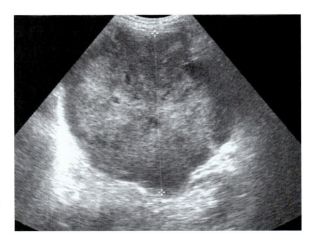

## 13.4
## Differenzialdiagnostik

### 13.4.1
### Allgemein verdickte Magenwand

Die Differenzialdiagnostik einer allgemein verdickten Magenwand ist bei fehlenden klinischen Hinweisen mitunter schwierig. In Frage kommen neben dem szirrhösen Magenkarzinom und dem fortgeschrittenen Lymphom verschiedene Formen einer Gastritis, der Morbus Ménétrier, die portal hypertensive Gastropathie und die Magen- und Darmwandverdickung bei akuter Abstoßungsreaktion nach allogener Transplantation (akute GVHD).

Die portal hypertensive Gastropathie führt zu einer Verdickung der Magenwand aufgrund varikös erweiterter kleiner Gefäße. Diese sind im B-Bild manchmal als gewundene Gefäßsegmente erkennbar, oft aber nicht auflösbar. Bei einer Farbdoppleruntersuchung sind die zahlreichen Dopplersignale in Mukosa und Submukosa kennzeichnend (Abb. 13.23 a,b).

Zu beachten ist vor allem, dass bei einem szirrhös wachsenden Magenkarzinom die Schichten der Magenwand abgrenzbar bleiben können. Weiterhin kann die Muscularis propria bei malignen Erkrankungen, insbesondere bei einem malignen Lymphom, unauffällig bleiben. Umgekehrt kann sie bei

entzündlichen Erkrankungen infolge eines Ödems ebenfalls verbreitert sein. Somit ist dieses aufgrund endosonographischer Studien herausgearbeitete Kriterium zur Unterscheidung zwischen benignen und malignen Ursachen einer Magenwandverdickung keinesfalls absolut zuverlässig. Unterscheidungskriterien der zugrunde liegenden Erkrankungen sind in Tabelle 13.1 zusammengestellt.

Bei Riesenfalten lassen sich die sehr echoarmen Falten bei einem Lymphom gut von den echodichteren Falten bei Gastritis oder Morbus Ménétrier unterscheiden.

### 13.4.2
### Umschriebene Wandverdickung

Bei einer Untersuchung mit der Wasserkontrastmethode sind polypöse Prozesse von etwa 10 mm Größe und gelegentlich auch kleiner erkennbar, zumindest wenn sie günstig gelegen sind. Sie sind deskriptiv als Polypen anzusehen, wenn die Wand selbst nicht verändert und der Prozess auf die Mukosa begrenzt ist. Über die Natur kann keine Aussage getroffen werden. Lediglich eine unregelmäßige Kuppe kann Hinweis auf einen hyperplastischen Polypen sein.

Eine endoskopische Klärung ist immer erforderlich.

Eine umschriebene Verdickung ist grundsätzlich auf einen malignen tumorösen Prozess, also in

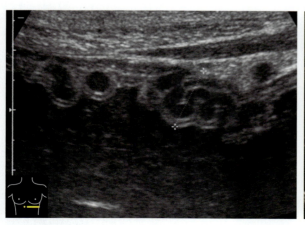
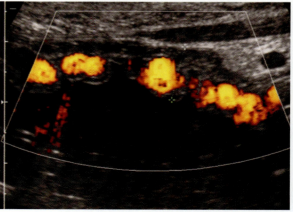

**Abb. 13.23 a,b.** Verdickte Magenwand bei portaler Hypertension. **a** Im B-Bild sind die erweiterten Gefäße bereits erkennbar. **b** Eindrückliche Darstellung der varikösen Gefäße im Powerdoppler

**Tabelle 13.1.** Differenzialdiagnostik der diffusen Magenwandverdickung

| Diagnose | US-Befund der Magenwand | Sonstiges |
|---|---|---|
| Szirrhus | Schichten noch erkennbar, Lumen eingeengt | Magenwand starr bei Druck |
| MALT, fortgeschritten | Sehr echoarm, Schichtung aufgehoben | Lymphknoten! |
| Akute Gastritis | Verdickung vorwiegend Mukosa/Submukosa, Lumen nicht eingeengt | Elastisch bei Druck |
| Parasitäre Gastritis | Schichtung erhalten | Darmabschnitte beteiligt, Aszites |
| Eosinophile Gastritis | Mäßige Wandverdickung, 4. Schicht manchmal betroffen | Darm evtl. beteiligt, manchmal Aszites |
| Riesenfaltengastritis | Echodichte Verdickung der Mukosa | -- |
| Morbus Ménétrier | Echodichte Verdickung der Mukosa | Sehr selten! |
| Portal hypertensive Gastropathie | Mittels Doppler variköse Gefäße nachweisbar | Zirrhose |
| aGvHD | Uncharakteristisch | Darm beteiligt, Aszites |

erster Linie auf ein Karzinom oder seltener auf ein umschriebenes Lymphom, verdächtig, insbesondere wenn die normale Schichtung durchbrochen ist.

Eine umschriebene Verdickung findet sich auch bei einem Ulcus ventriculi. Im Vergleich zu einem malignen Ulkus ist die Wandverdickung des benignen Ulkus harmonischer mit allmählichem Übergang in die normale Wand, während das maligne Ulkus einer umschrieben verdickten, oft gut abgrenzbaren echoarmen Läsion aufsitzt (vgl. Abb. 13.8 a,b, 13.9, 13.11, 13.13 b, 13.20 a). Da aber auch das Granulationsgewebe um ein benignes Ulkus echoarm ist und die normale Schichtung unterbricht, ist eine definitive Unterscheidung zwischen malignen und benignen Ulzera grundsätzlich nicht möglich.

Mesenchymale Tumoren aus den tieferen Wandschichten sind als solche bei Beachtung ihrer Zugehörigkeit zu der Muscularis propria gewöhnlich zu erkennen. Allerdings gelingt das nur bei Einsatz gut auflösender Geräte und unter den Untersuchungsbedingungen der Wasserkontrastmethode. Auch sie können übrigens ein kleines Ulkus auf der Kuppe aufweisen. Ihre Struktur ist oft echodichter als die der epithelialen Tumoren. Bei malignen fortgeschrittenen Tumoren kann allerdings die Wand infiltriert sein, und eine Schichtung ist in diesem Fall zwischen dem Tumor und dem Lumen nicht mehr zu erkennen.

Gegenüber von außen den Magen imprimierenden Organen und Prozessen, die ja endoskopisch eine gleichartige Vorwölbung der unversehrten Schleimhaut verursachen, sind die submukösen Tumoren ebenfalls leicht zu unterscheiden, da sich in diesen Fällen alle 5 Schichten der Magenwand zwischen Lumen und Läsion darstellen lassen.

### 13.4.3
### Möglichkeiten einer Fehlinterpretation

Fehlinterpretationen kommen vorwiegend bei vollem Magen vor. So ist bei flüssigem Inhalt die Fehlinterpretation des echofreien Magens samt Wand als Zyste und bei teilweise festem Inhalt sogar die Fehldeutung als Tumor denkbar.

Umgekehrt kann der volle oder lufthaltige Magen die Erkennung eines Tumors an der Hinterwand oder hinter dem Magen verhindern. Bei vermuteten Läsionen in diesem Bereich ist also stets die Untersuchung nüchtern, am besten aber mittels Wasserkontrast als Hydrosonographie durchzuführen, um diese Fehler zu vermeiden. Auf diese Weise lässt sich auch ein Tumor, der zunächst keinem Organ zuzuordnen ist, als submuköser Tumor differenzieren (vgl. Abb. 13.21 c.).

Die Interpretation eines fortgeschrittenen typischen Magenkarzinoms als Niere („pseudokidney-sign") sollte bei guter Untersuchungstechnik zu vermeiden sein.

## 13.5
### Stellenwert und weiterführende Methoden

Die Ultraschalluntersuchung des Magens wurde und wird eher zu wenig beachtet. Das liegt zunächst daran, dass die Gastroskopie bei gezielten Fragestellungen eine nahezu optimale Methode darstellt. Mit der Entwicklung der Endosonographie haben sich allerdings einige Indikationen ergänzend zur optischen Gastroskopie ergeben. Es sind dies:

- das Staging von Tumoren,
- die Differenzierung vermuteter submuköser Prozesse,
- die Analyse von Riesenfalten sowie
- der Nachweis des szirrhösen Karzinoms, das ja auch mittels Biopsie nicht immer sofort nachzuweisen ist.

Zum Teil sind diese Fragestellungen in Ergänzung zur Gastroskopie mit der transkutanen Hydrosonographie (TUS) zu lösen. Mit dieser Methode sind auch kleinere Karzinome regelmäßig zu erkennen und aufgrund des Durchbruchs in die Muscularis propria als fortgeschritten zu klassifizieren (vgl. Abb. 13.13, 13.14). Auch die Begrenzung auf die Submukosa lässt sich mit hochauflösenden Geräten nachweisen. Da Tumoren <1 cm sowie kleine (1–2 cm) ungünstig gelegene Tumoren mittels transabdomineller Ultraschalldiagnostik nicht zuverlässig zu erfassen und zu beurteilen sind, ist zur Unterscheidung zwischen Mukosa- und Submukosatyp des Frühkarzinoms die Ultraschallendoskopie weiterhin die geeignete ergänzende Methode. Dies gilt ähnlich für die genaue Klassifizierung von nicht-fortgeschrittenen MALT-Lymphomen.

Die Analyse von Riesenfalten und die Unterscheidung von submukösen Tumoren und Impressionen von außen ist dagegen mit der transkutanen Methode ohne Probleme in Ergänzung zur Gastroskopie möglich.

Da andererseits die abdominelle Ultraschalldiagnostik bei unklaren Beschwerden in der Regel das erste eingesetzte bildgebende Verfahren ist, sollte der Magen bewusst in die Oberbauchdiagnostik einbezogen werden. Die weitere Diagnostik lässt sich bei einem auffallenden Befund dann schnell gezielt durchführen. Die Gastroskopie ist natürlich die geeignete weiterführende Maßnahme, nicht selten dient sie dann vor allem der Gewinnung von Biopsiematerial für die Histologie.

Die bei anderen abdominellen Organen wichtige ergänzende Maßnahme einer gezielten perkutanen Feinnadelbiopsie spielt bei tumorösen Prozessen des Magens eine im Vergleich zur Gastroskopie mit Biopsie deutlich untergeordnete Rolle. Sie wird in erster Linie bei mesenchymalen Tumoren eingesetzt.

Zu wenig beachtet wird weiterhin die vergleichsweise einfache Funktionsdiagnostik mittels Ultraschall. Eine routinemäßige Anwendung erscheint vor allem bei Diabetespatienten sinnvoll, um eine Entleerungsstörung infolge autonomer Neuropathie zu erkennen und damit nicht selten die Ursache einer schweren Einstellbarkeit.

Inwieweit funktionsdiagnostische Untersuchungen bei der NUD von Nutzen sind, lässt sich noch nicht abschließend beurteilen.

# Darmtrakt

## Indikationen

- Ileus
- Appendizitis
- Divertikulitis
- Ileitis/Kolitis
  - Morbus Crohn
  - Colitis ulcerosa
  - Ischämische Kolitis
  - Pseudomembranöse Kolitis
  - Komplikationen bei akuten Ileitiden/Kolitiden
- Dünndarmtumoren, besonders maligne Lymphome
- Im Rahmen der kompletten Untersuchung des Abdomens
- Ulcus duodeni, Komplikationen

## 14.1 Untersuchungstechnik

### Gerät

Vor allem für die oberflächennahen Abschnitte sind Linear- und Curved-array-Schallköpfe besser geeignet als Sektorscanner. Ebenso sind möglichst höhere Frequenzen empfehlenswert, indem man mit der Standardsonde (etwa 3,5 MHz) beginnt und auffallende Befunde mit höherfrequenten Schallköpfen (5–7,5 MHz) zusätzlich untersucht.

### Vorbereitung

Die Ultraschalluntersuchung erfolgt gewöhnlich ohne Vorbereitung. Die für die Untersuchung des Dickdarms manchmal empfohlene Wasserkontrastmethode erfordert eine Vorbereitung wie zur Koloskopie, d. h. eine Darmreinigung vor der retrograden Instillation von Wasser oder einer anderen geeigneten Flüssigkeit. Diese Methode erscheint daher im Verhältnis zum diagnostischen Gewinn zu aufwändig und relativ zu belastend.

Dagegen ist vor allem zur gezielten Untersuchung des Dünndarms, etwa bei Morbus Crohn zur Darstellung von Stenosen oder bei gezielter Tumorsuche eine Gabe von etwa 500 ml Flüssigkeit (isoosmolare Polyethylenglykoll-Lösung oder auch nur Orangensaft) sinnvoll.

### Lagerung

Die Patient wird in Rückenlage untersucht, manchmal ergänzend in rechter oder linker 45°-Seitenlage.

Bei der Gabe von Flüssigkeit wird zur Untersuchung des Duodenums und des oberen Jejunums auch eine zunächst sitzende Position empfohlen.

### Untersuchungsgang

Zur Untersuchung des *Duodenums* wird zunächst das Antrum eingestellt und der Schallkopf dann kontinuierlich verschoben entsprechend dem Verlauf des Duodenums. Gallenblase und Pankreaskopf können als zusätzliche Landmarken dienen.

Das *Dünndarmkonvolut* kann nur insgesamt im mittleren Abdomen zwischen Colon ascendens und descendens durchgemustert werden. Das terminale Ileum lässt sich dagegen im rechten unteren Quadranten medial des Zökums in einer dem schräg nach lateral ansteigenden Verlauf entsprechenden Schnittebene darstellen.

Der *Dickdarm* kann in seinem gesamten Verlauf vom Zökum bis zum Sigma in auf die Darmachse bezogenen Quer- und Längsschnitten dargestellt werden. Dabei beginnt man am besten bei dem anatomisch fixierten Zökum. Der variable Verlauf vor allem des Querkolons und des Sigmas ist zu beachten.

Die *Appendix* wird im linken unteren Quadranten in einer kranial durch den Zökumpol, laterodorsal durch den M. psoas und medial durch die iliakalen Gefäße begrenzten Region gesucht. Störendes Darmgas wird durch dosierte Kompression mit dem Schallkopf weggedrückt.

### Messpunkte

Nur bei pathologischem Befund oder bei gezielter Fragestellung (Appendizitis) wird der quere Durchmesser bzw. Wanddicke des betroffenen Abschnitts gemessen.

### Dokumentation

Im Allgemeinen werden nur auffallende Befunde dokumentiert.

Bei der Fragestellung „Appendizitis" empfiehlt sich die bildliche Dokumentation der Ileozökalregion, bei der Fragestellung „Ileus" die eines relevanten Dünndarmabschnitts.

### Untersuchungshindernisse

Störend wirkt sich vor allem Darmgas aus. Adipositas, d. h. adipöse Bauchdecken können die Bildqualität verschlechtern oder die Anwendung höherer Ultraschallfrequenzen verhindern.

## 14.2
## Normalbefund

### 14.2.1
### Topograhisch-anatomische Vorbemerkungen

Das *Duodenum* verläuft in seinem kranialen Abschnitt in Höhe LWK 1 vom ventral gelegenen Pylorus nach rechts kranial und zunehmend dorsal zum Gallenblasenhals. Als Pars descendens verläuft es jetzt schon sekundär retroperitoneal bogenförmig, seitlich an der Wirbelsäule mit dem Pankreaskopf an der medialen Seite.

Als Pars horizontalis wendet es nach links, unterkreuzt die Radix mesenterii und steigt dann wieder kranialwärts in die freie Bauchhöhle zur Flexura duodenojejunalis an. Die arterielle Versorgung erfolgt über Arkaden an der medialen Seite, die von der A. gastroduodenalis kranial und der A pancreaticoduodenalis kaudal ausgehen und miteinander anastomosieren.

Der *Dünndarm* liegt in 14–16 Schlingen im Abdomen. Durch das Colon ascendens und die Leber wird er etwas nach links gelagert. Kranial begrenzt ihn das Colon transversum und links das Colon descendens. Sein Durchmesser liegt bei 2-2,5 cm. Das terminale Ileum steigt von medial, dorsal und kaudal etwas nach rechts, vorne und kranial zur Valvula Bauhini und liegt vor der Einmündung dem Zökum medial an.

Die Gefäß- (und nervale) Versorgung erfolgt durch das Mesenterium, dessen Wurzel schräg von oben links in Höhe des 2. LWK über Aorta, Duodenum, Retroperitoneum rechts (mit Ureter) und M. psoas bis zur Fossa iliaca reicht. Die Arterien stammen aus der A. mesenterica superior und verlaufen in Arkaden. Der venöse Abfluss erfolgt durch die entsprechenden Venen in die V. mesenterica superior und damit in die Pfortader.

Der *Dickdarm* beginnt mit dem Zökum in Höhe des 5. bis 6. LWK rechts venrtral und intraabdominell. Dementsprechend liegt auch die *Appendix* intraabdominell. Sie ist im Mittel 8 cm (1–20 cm!) lang und 3–8 mm dick. Ihr Ursprung liegt etwa 3 cm kaudal der Klappe an der medialen Seite des Zökums. In knapp 2/3 der Fälle liegt sie retrozökal, in 1/3 hängt sie nach unten. In 3–4% finden sich paraileale Lagevarianten. Weitere Lageveränderungen ergeben sich in Abhängigkeit von Lageanomalien des Zökums selbst.

Das Colon ascendens verläuft dann sekundär retroperitoneal vor der Niere nach kranial. Die rechte Flexur liegt an der viszeralen Fläche des rechten Leberlappens. Das intraabdominell gelegene Colon transversum hat einen stark variablen Verlauf und reicht mit seinem kaudalen Abschnitt wieder bis in die Höhe des Zökums oder tiefer hinab. Die linke Flexur steht dann am höchsten, etwa in Höhe des 11. bis 12. BWK. Das Colon descendens verläuft an der lateralen Bauchwand wieder retroperitoneal nach kaudal und geht in Höhe der Fossa iliaca in das intraperitoneale Sigma über. Dieses geht in Höhe des 2. bis 3. Sakralwirbels in das Rektum über.

Das Lumen des Dickdarms ist in Höhe der Valvula Bauhini mit bis 8 cm am weitesten und nimmt distalwärts kontinuierlich auf 5,5–4,5 cm ab. Das Sigma ist wieder etwa 5,5 cm weit.

Der Wandaufbau ist im Prinzip im gesamten Magen-Darm-Trakt gleichartig mit der Tunica mucosa, der Tunica submucosa, der Muskelschicht (innere Quer- und äußere Längsmuskelschicht) sowie der Serosa bzw. Adventitia. Im Bereich des Kolons sind die Längsmuskeln in 3 Strängen, den Tänien, angeordnet. Typisch sind weiterhin die Haustrien, Ausbuchtungen der Wand zwischen den Plicae semilunares, also lagefixierte halbmondförmige Schleimhautfalten. Die Appendices epiploicae sind Ausstülpungen der Serosa, die mit Fettgewebe angefüllt sind. Die Wandstärke des Kolons reicht bis zu 2 mm.

Die arterielle Blutversorgung des rechtsseitigen und mittleren Kolons bis zur linken Flexur erfolgt über Äste aus der A. mesenterica superior, gewöhnlich über eine kaliberstarke A. colica dextra und A. colica media. Das distale Kolon wird aus der A. mesenterica inferior, die 4–5 cm ober-

halb der Bifurkation entspringt, versorgt. Die Riolan-Arkade zwischen dem R. sinister der A. colica media und dem R. ascendens aus der A. colica sinistra verbindet im Bereich der linken Flexur beide Hauptgefäßsysteme.

Der venöse Abfluss erfolgt über die entsprechenden Venen. Die V. mesenterica inferior mündet variabel gewöhnlich in die V. lienalis, seltener in die V. mesenterica superior oder bildet selten den 3. Stamm der Pfortader.

Der Lymphabfluss erfolgt in die an den Gefäßen im Mesokolon gelegenen Lymphknoten.

## 14.2.2 Varianten und Anomalien

Die seltenen Duodenaldivertikel (0,5–5%) sind vorwiegend im mittleren Abschnitt medial gelegen.

Divertikel des Jejunums und Ileums sind relativ selten. Von größerer klinischer Bedeutung ist hier das *Meckel-Divertikel*, das aus dem unvollständig zurückgebildeten Ductus omphaloentericus entsteht. Dementsprechend kann es sich in manchen Fällen um ein relativ großes Divertikel handeln, ohne oder mit strangförmiger Verbindung zum Nabel, seltener mit einer Fistel zum Nabel, bis hin zu einem komplett offenen Ductus omphaloentericus.

Angeborene echte Divertikel des Kolons sind selten und finden sich vorwiegend im Zökum.

Innere Hernien sind die Verlagerung von Darmabschnitten in normal vorhandene, jedoch erweiterte Bauchfelltaschen. Diese sind aus der entwicklungsgeschichtlichen Drehung des Darmrohrs oder auch durch Gefäßstränge entstanden. Eine häufige angeborene innere Hernie ist die Treitz-Hernie in das Mesocolon descendens. Dabei sind neben dem distalen Duodenum Anteile des Jejunums beteiligt sowie versorgende Gefäße.

Typische Lageanomalien sind der Hochstand des Zökums, die retroperitoneale Lage des Colon transversum und die Verlagerung des Colon descendens nach medial mit dem Sigma rechts. Für die Ultraschalldiagnostik interessant ist das Chilaiditi-Syndrom mit Interposition von Kolonabschnitten vor die Leber.

Ausgeprägte Fehlbildungen erklären sich aus der unterbliebenen oder nur teilweise erfolgten Darmdrehung. Erhalten bleibt dann ein gemeinsames Mesenterium „commune" für Dünn- und Dickdarm. Bei ausgebliebener Drehung liegt der Dünndarm ventral, das Kolon dorsal. Bei nur 90° Drehung liegt der Dünndarm rechts und der Dickdarm links. Bei spätere Störung fehlt die Fixierung des rechtsseitigen Kolons am Retroperitoneum.

Schließlich gibt es den kompletten Situs inversus mit spiegelbildlicher Anordnung der abdominellen Organe. Bei dem inkompletten oberen Situs inversus sind nur Magen und Duodenum verkehrt, beim Situs inversus inferior sind nur Dünndarm und Kolon spiegelbildlich angelegt.

### 14.2.3
### Ultraschallbefund

**Ultraschallbefund**

Der Übergang vom Pyloruskanal in den Bulbus duodeni ist am Kalibersprung der Wand gut zu erkennen. Die Duodenalwand stellt sich nur einschichtig dar. Im Bulbus findet sich fast regelmäßig ein starker Luftreflex, der die Darstellung des Pankreaskopfes behindert. Im weiteren Verlauf ist das Duodenum zwischen Pankreaskopf und Gallenblase zunächst noch gut abgrenzbar. Hinter dem Pankreas und links ist es dann eher aufgrund seines Inhaltes zu identifizieren.

Gewöhnlich sind die Dünndarmschlingen schlecht zu differenzieren, und das Bild wird vorwiegend von dem mehr gasförmigen oder flüssigen Inhalt bestimmt (vgl. Abb. 14.2 b, 14.3 a). Bei Einsatz typischer Schallköpfe für das Abdomen (um 3,5 MHz) lassen sich, anders als beim Magen oder bei einer entzündlichen Verdickung, die vergleichsweise dünneren anatomischen Schichten der Dünndarmwand nicht gegeneinander abgrenzen.

Nur bei Einsatz leistungsfähiger hochfrequenter Schallköpfe sind einzelne Dünndarmschlingen gut zu identifizieren. Besonders im Querschnitt sind dann die typischen Schichten zu erkennen. Bei Flüssigkeit im Lumen lässt sich so auch das Schleimhautrelief darstellen (Abb. 14.1 a,b). Der Durchmesser liegt bei flüssigkeitsgefülltem Dünndarm <2,5 cm.

Auch die Wandschichten des Kolons sind nur mit gut auflösenden Schallköpfen und vor allem mit Wasser im Lumen als Kontrast darzustellen. Besonders eindrucksvoll ist das mit der hochauflösenden, hochfrequenten Endosonographie möglich. Dabei ist zwischen der Quer- und Längsmuskelschicht des Kolons, besonders des Rektums, oft eine zusätzliche dünne Echolinie zu sehen. Bei niederfrequenten Schallköpfen lässt sich das Kolon zwar in seinem gesamten Verlauf in der Regel differenzieren, die Wand erscheint aber nur einschichtig und abhängig vom Inhalt vorwiegend echoarm (Abb. 14.2 a,b). Bei gasförmigem Inhalt ist zudem die Hinterwand verdeckt, aber die charakteristische Haustrierung dennoch zu erkennen. Die Peristaltik ist „realtime" gut zu beobachten. Echoarmer Inhalt vor allem im linkseitigen Kolon bei einem Durchmesser bis 4 cm kann auf den ersten Blick eine Raumforderung vortäuschen.

Die *Valvula Bauhini* lässt sich im günstigen Fall als mehrschichtiges Gebilde identifizieren (Abb. 14.3 a,b).

Die normale *Appendix* ist aufgrund ihrer variablen, versteckten Lage und ihres geringen Durchmessers nicht regelmäßig aufzufinden. Wenn darstellbar, zeigt sich im Querschnitt eine bis 5 mm große, quer ovale Ringfigur mit einem echoarmen Zentrum und einem echoreicheren Ring. Dieser ist wieder von einem echoarmen Ring, der Muskelschicht, umgeben. Die an sich gleichen Wandschichten, wie im übrigen Darmtrakt, sind nur mit sehr hohen Frequenzen bei guten Untersuchungsbedingungen sonographisch aufzulösen. Die Wanddicke beträgt 1,5–2,5 mm. Im Längsschnitt verhindert die Darstellung des freien Endes die Verwechslung mit einem Dünndarmabschnitt (Abb. 14.4 a,b).

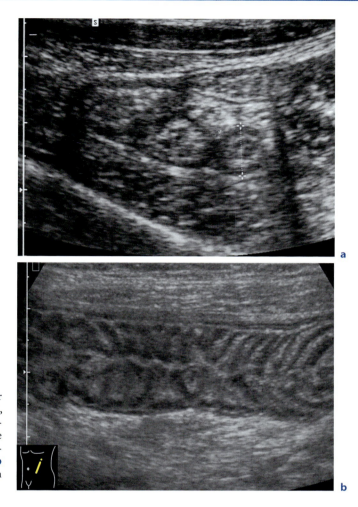

**Abb. 14.1 a,b.** Unauffällige Dünndarm. **a** Neben der grenzwertig geschwollenen Appendix (+...+: 7 mm), Dünndarmschlingen im Querschnitt. Mit dem hochauflösenden Schallkopf (7,5 MHz, THI) sind die Schichten angedeutet erkennbar. An der ödematös geschwollenen Appendix sind sie deutlicher zu sehen. **b** Jejunumschlinge mit gut sichtbaren Schleimhautzotten (7,5 MHz)

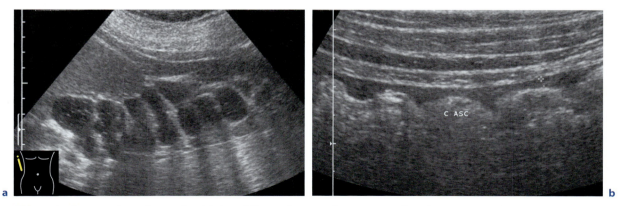

**Abb. 14.2 a,b.** Normales Kolon. **a** Flüssigkeitsgefülltes Colon ascendens. Die Wand erscheint dünn und echodicht (Grenzflächenechos), nur an einigen Stellen ist die echoarme Muskelschicht erkennbar. **b** Colon ascendens voller Gas. Die Vorderwand (2 mm) stellt sich echoarm dar, die Hinterwand ist von den Schallschatten verdeckt

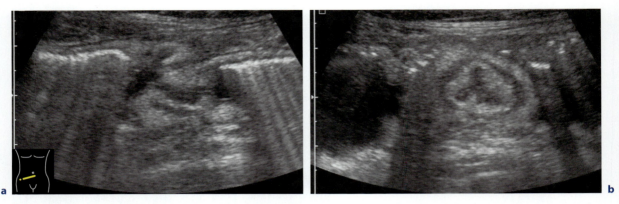

a                                                                                    b

**Abb. 14.3 a,b.** Valvula Bauhini. Die Schichten sind erkennbar. Die echodichte Submukosa ist am kräftigsten im terminalen Ileum (rechts im Bild) und Kolon. Gasreflexe mit typischen Artefakten. **a** Längsschnitt. **b** Querschnitt

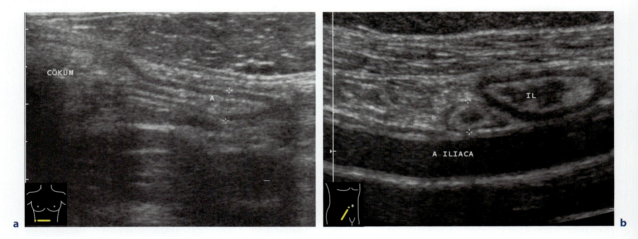

a                                                                                    b

**Abb. 14.4 a,b.** Normale Appendix (4 mm). **a** Längsschnitt. **b** Querschnitt mit der A. iliaca und dem terminalem Ileum als „Landmarken"

## 14.3
## Pathologische Befunde

### 14.3.1
### Entzündliche Darmerkrankungen

#### Akute Enterokolitiden

Zahlreiche Erreger, Bakterien, Viren und Pilze verursachen durch direkte Schädigung der Darmschleimhaut oder durch ihre Toxine akute Enterokolitiden. Verschiedene Darmabschnitte können von den unterschiedlichen Erregern bevorzugt befallen werden. Pathologisch anatomisch kommt es zu einer entzündlichen Schwellung der Schleimhaut, zu Mikroabszessen und kleinen Geschwüren. Die regionalen Lymphknoten sind bei manchen Erregern typischerweise mit betroffen (Yersinia enterocolitica). Das Leitsymptom ist die Diarrhö.

Die Erkrankungen sind beim sonst gesunden Individuum in der Regel selbstlimitierend. Selten kommt es zu lokalen Komplikationen, wie einem paralytischen Ileus, einer Perforation oder einer Pneumatosis coli als Zeichen eines schweren Verlaufs. Typischerweise kann es zur Fortleitung der Entzündung kommen, etwa zu einer akuten Cholezystitis oder zu Abszessen in Leber oder Milz.

Eine besondere Form stellt die antibiotikaassoziierte Kolitis dar, die durch die Toxine des nach oder unter Antibiotika vorherrschenden Keimes Clostridium difficile verursacht wird. Sie löst vor allem bei Intensivpatienten eine plötzliche abdominelle Symptomatik aus und ist durch den typischen endoskopischen Befund weißlich-gelblicher Plaques charakterisiert.

Die Darmtuberkulose betrifft vorwiegend den Dünndarm, bevorzugt im Bereich des terminalen Ileums und der Ileozökalklappe. Typisch sind zirkuläre Geschwüre, eine deutliche, entzündlich fibröse Verdickung der Wand und die Einbeziehung der Lymphknoten. Ähnliche, aber besonders ausgeprägte Befunde sowie auch große Konglomerattumoren sind bei atypischen Mykobakterien in Zusammenhang mit einer HIV-Infektion zu sehen.

### Ultraschallbefund

Die Darmwand ist bei akuter Enterokolitis mäßig verdickt. Im Vordergrund steht aber, dem Leitsymptom entsprechend, eine lebhafte Peristaltik der flüssigkeitgefüllten, aber nicht erweiterten Darmabschnitte. Sie kann die eingehende Untersuchung der Wand erschweren. Die gesteigerte Peristaltik unterscheidet sich deutlich von der frustranen Peristaltik bei einem mechanischen Ileus. Etwas Aszites ist nicht ungewöhnlich (Abb. 14.5 a,b, 14.6 a-c).

Nicht nur bei der Yersinien-Enterokolitis sind vergrößerte echoarme Lymphknoten im Ileozökalbereich zu sehen (regionale Lymphadenitis).

Die pseudomembranöse Kolitis führt zu einer echoarmen Verdickung eines Kolonabschnitts oder des gesamten Kolons. Die Schichten sind dann kaum voneinander abgrenzbar. Die Peristaltik ist spärlich (Abb. 14.7).

Bei der selten zu beobachtenden Darmtuberkulose findet sich eine deutliche echoarme oder inhomogene unregelmäßige Verdickung der Wand. Der umschriebene Prozess ähnelt dem sonographischen Bild eines Tumors. Die Lymphknoten der Umgebung sind vergrößert und echoarm, evtl. mit kleinen echofreien Bezirken.

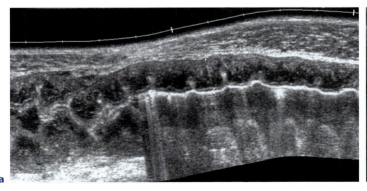
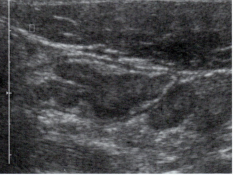

**Abb. 14.5 a,b.** Ödem des Colon ascendens (hereditäres Angioödem). **a** Das Ödem betrifft vorwiegend die Mukosa und führt zu einer Einengung des Lumens. **b** Im Querschnitt ist die Schwellung der echoarmen Mukosaschicht besonders gut zu sehen (vgl. Abb. 14.8 b)

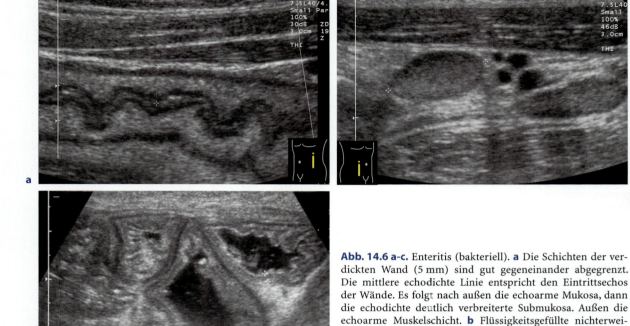

Abb. 14.6 a-c. Enteritis (bakteriell). **a** Die Schichten der verdickten Wand (5 mm) sind gut gegeneinander abgegrenzt. Die mittlere echodichte Linie entspricht den Eintrittsechos der Wände. Es folgt nach außen die echoarme Mukosa, dann die echodichte deutlich verbreiterte Submukosa. Außen die echoarme Muskelschicht. **b** Flüssigkeitsgefüllte nichterweiterte Dünndarmschlingen mit verdickter Wand, verbunden mit lebhafter Peristaltik typisches Bild einer Diarrhö. **c** Vergrößerte Lymphknoten bei einer Salmonellenenteritis. Zu beachten sind die ovale Form und die dichte Echostruktur

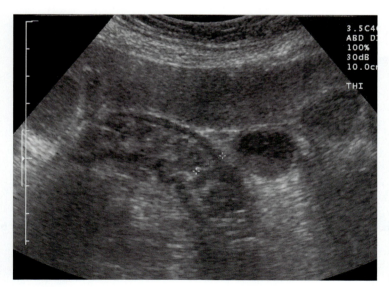

Abb. 14.7. Pseudomembranöse Kolitis. Die Wand des Sigmas ist deutlich verdickt (10 mm!). Davor flüssigkeitsgefüllte erweiterte Dünndarmschlingen (Subileus)

## Morbus Whipple

Der Morbus Whipple ist eine seltene Erkrankung, die durch Bakterien (Ordnung Aktinomyzeten, Spezies *Tropheryma Whippelii*) verursacht wird. Betroffen sind der obere Dünndarm und extraintestinale Organe. Klinisch fallen neben den intestinalen Symptomen Gelenkbeschwerden auf.

Pathologisch-anatomisch ist die Wand des Duodenums und Jejunums ödematös verdickt, die Lymphgefäße sind erweitert.

### Ultraschallbefund

Sonographisch ist die Wand des Duodenums und des Dünndarms verdickt. Die Mukosa ist auffallend echoreich, was wohl durch Lipideinlagerungen und weite Lymphgefäße verursacht wird. Entsprechend den Diarrhöen befindet sich in den Dünndarmschlingen Flüssigkeit, und die Peristaltik ist lebhaft.

## Parasitäre Erkrankungen

Parasiten im Darmtrakt sind in den jeweils endemischen Gebieten sehr häufig. Abhängig von der Art des Erregers, seiner Zahl und der Abwehrlage fehlen Krankheitssymptome, entstehen geringgradige selbstlimitierende Durchfallerkrankungen oder schwere Krankheitsbilder mit blutigen Durchfällen, starken krampfartigen Schmerzen sowie allgemeinen und lokalen Komplikationen. Eine Reihe von Parasiten (z. B. Mikrosporidien, Kryptosporidien auch Lamblien, Amöben und Toxocara canis) verursachen chronische oder rezidivierende Durchfallerkrankungen, sodass eine Verwechslung mit chronischen entzündlichen Darmerkrankungen vorkommen kann – übrigens auch bei histologischer Untersuchung.

Komplikationen bei parasitären Darmerkrankungen sind u. a. Leberabszesse (Amöben), Darmverschlüsse (Anisakis marinae infolge starker Schwellung), Cholangitiden (Clonorchis) oder Gallenwegverschlüsse (Askariden) sowie die portale Hypertension (Schistosoma).

### Ultraschallbefund

Sonographisch ist bei entzündlichen, evtl. ulzerösen oder auch granulomatösen Entzündungen der Schleimhaut eine segmentäre Verdickung des betroffenen Darmabschnitts als unspezifisches Zeichen zu sehen. Aszites kann besonders bei schwereren Verläufen vorhanden sein.

Dagegen fehlen gewöhnlich spezifische Symptome, da sich nur größere Parasiten manchmal direkt nachweisen lassen, z. B. Askariden in den Gallenwegen.

Komplikationen sind sonographisch zwar erkennbar (s. entsprechende Abschnitte), aber ebenfalls unspezifisch.

## Chronisch entzündliche Darmerkrankungen

Für den *Morbus Crohn* ist eine diskontinuierliche, transmurale Entzündung charakteristisch. Das terminale Ileum ist am häufigsten betroffen. Die Erkrankung kann jedoch den gesamten Verdauungstrakt erfassen, wobei ein diskontinuierliches segmentales Befallsmuster mit völlig unauffälligen Darmabschnitten dazwischen typisch ist. Aufgrund der in alle Schichten bis in die Serosa und das angrenzende Fettgewebe ausgebreiteten Entzündung kommt es zu Verklebungen, Strikturen, Fistelungen (enteroenteral, enterokutan oder auch enterovesikal) und Konglomerattumoren.

Die *Colitis ulcerosa* ist eine auf das Kolon begrenzte Erkrankung. Die ulzeröse Entzündung ist auf die Mukosa beschränkt. Sie beginnt gewöhnlich im Rektum und breitet sich kontinuierlich nach kranial aus. Auf die Dauer kann sie zu einer Atrophie der Schleimhaut und zu einem Verlust der Haustrierung führen.

Typische Komplikationen sind ein toxisches Megakolon und die Perforation. Eine weitere wichtige, wenn auch seltene Komplikation ist die sklerosierende Cholangitis (s. S. 241). Eine Spätfolge nach langjährigem Verlauf und frühem Beginn ist das Dickdarmkarzinom.

## Ultraschallbefund

Bei *Morbus Crohn* findet sich sonographisch eine Wandverdickung des oder der betroffenen Segmente. Anfangs ist eine echoarme Verdickung der Mukosa bei Einengung des Lumens zu sehen. Auf die Dauer sind alle Schichten, besonders aber die echodichtere Submukosa verbreitert. Die Schichtung bleibt erhalten. Durch Übergreifen der Entzündung auf das umgebende Fettgewebe kann die äußere Begrenzung unregelmäßig werden. Bei Vernarbungen kann die Wand echodichter oder auch etwas inhomogen werden (Abb. 14.8 a-c, 14.9 a-c).

Die Einengung des Lumens lässt sich gut erkennen. Hier ist eine orale Flüssigkeitsgabe manchmal hilfreich. Bei nicht mehr klar erkennbarem Lumen zeigt das Durchtreten einzelner Luftreflexe durch den betroffenen Abschnitt eine weitgehende, aber noch passierbare Stenose an. Fehlt dieses Phänomen, muss ein mechanischer Verschluss befürchtet werden, der dann zu einer charakteristischen Ausweitung der prästenotischen Abschnitte führt. Diese sind mit echofreiem oder echoarmem, seltener auch relativ echodichtem Speisebrei – auch abhängig von der Höhe des Verschlusses – gefüllt. Die frustrane Peristaltik ist gut zu beobachten (s. unten). Prädilektionsstellen sind das terminale Ileum oder, nach operativer Vorbehandlung, die Anastomose (Abb. 14.10 a,b).

Verklebungen, enteroenterale Fisteln und kleine Abszesse führen zu einem so genannten Konglomerattumor, der sonographisch als sehr inhomogener Prozess imponiert. Darmschlingen und echofreie Abszesse sind nicht mehr sicher gegeneinander abzugrenzen. Enteroenterale Fisteln sind oft nicht direkt darstellbar. Dagegen sind enterokutane und enterovesikale Fisteln als echoarme, oft gewundene um 1 cm starke Strukturen gut darstellbar. Allerdings entspricht der echoarme Prozess nicht der Fistel selbst, sondern der Entzündung um die Fistel. Diese selbst ist manchmal durch stärkere zentrale (Luft- bzw. Gas-) Echos markiert (Abb. 14.11 a-c).

Bei der akuten *Colitis ulcerosa* ist sonographisch eine im Rektum beginnende Wandverdickung des Kolons zu sehen. Sie betrifft vorwiegend die Mukosa selbst, obwohl bei einem Ödem im akuten Stadium auch die tieferen Schichten verbreitet sein können. Im chronisch inaktiven Stadium wird die Kolonwand eher dünn und bleibt echoarm (Abb. 14.12 a-c, 14.13). Die Haustren sind nicht mehr sichtbar („Fahrradschlauch"!).

Das Megakolon kann aufgrund des weiten Durchmessers (>8 cm) der dünnwandigen proximalen Kolonabschnitte vermutet werden. Die Untersuchung ist durch den ausgeprägten Meteorismus in diesem Stadium behindert. Die Perforation wird aufgrund des Nachweises freier Luft im Abdomen (Abb. 8.10 a-c, 8.21) nachgewiesen.

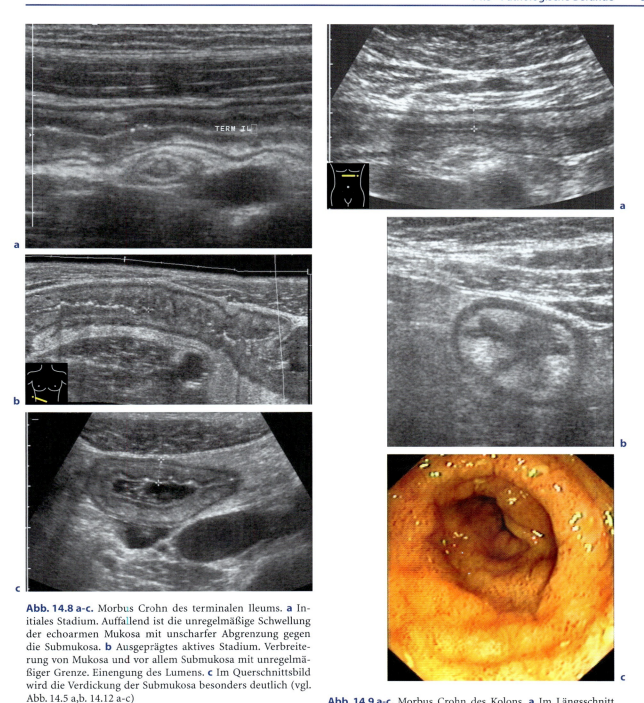

**Abb. 14.8 a-c.** Morbus Crohn des terminalen Ileums. **a** Initiales Stadium. Auffallend ist die unregelmäßige Schwellung der echoarmen Mukosa mit unscharfer Abgrenzung gegen die Submukosa. **b** Ausgeprägtes aktives Stadium. Verbreiterung von Mukosa und vor allem Submukosa mit unregelmäßiger Grenze. Einengung des Lumens. **c** Im Querschnittsbild wird die Verdickung der Submukosa besonders deutlich (vgl. Abb. 14.5 a,b. 14.12 a-c)

**Abb. 14.9 a-c.** Morbus Crohn des Kolons. **a** Im Längsschnitt (Colon transversum) Verdickung (6 mm) vorwiegend der Submukosa. **b** Der Querschnitt zeigt die typische, aber unspezifische sternförmige Figur (vgl. Abb. 14.5 a,b, 14.12 a-c). **c** Endoskopischer Aspekt der geschwollenen Schleimhaut (gleicher Patient)

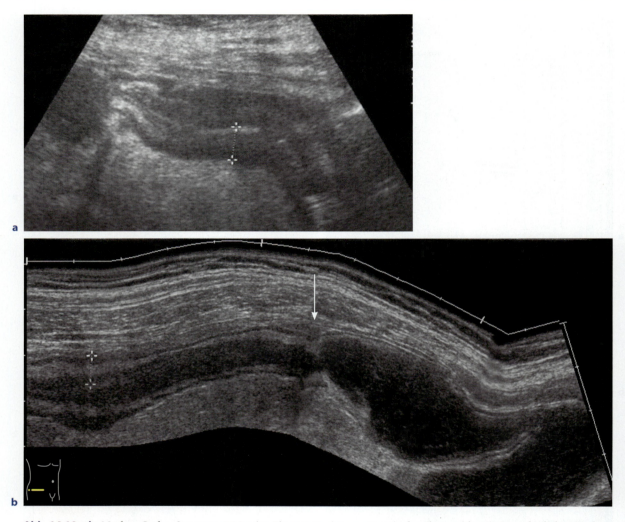

**Abb. 14.10 a,b.** Morbus Crohn, Stenosen. **a** Massive Einengung eines neoterminalen Ileums (Ileus!). Die echodichte Struktur spricht mehr für eine narbige Stenose (Wand 7 mm). **b** Kurzstreckige Stenose im unteren Ileum (↓). Panorama-Scan

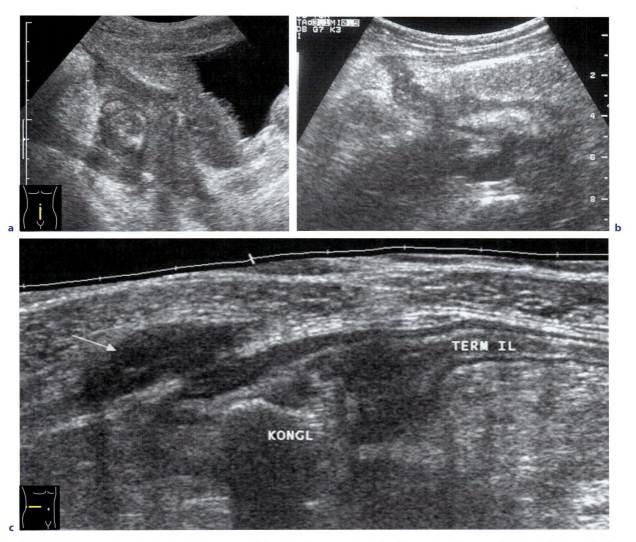

**Abb. 14.11 a-c.** Morbus Crohn, Fisteln. **a** Entzündliches Konglomerat mit Einbeziehung der Blasenwand. **b** Enterokutane Fistel sowie Konglomerat und Schlingenabszess dorsal. **c** Enterokutane Fistel mit Abszess in der Bauchwand (Panorama-Scan)

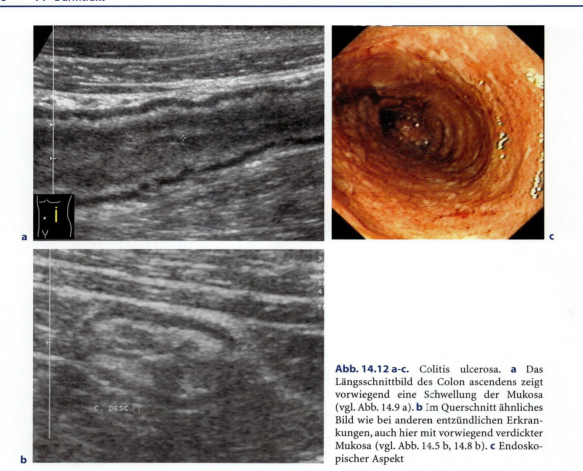

**Abb. 14.12 a-c.** Colitis ulcerosa. **a** Das Längsschnittbild des Colon ascendens zeigt vorwiegend eine Schwellung der Mukosa (vgl. Abb. 14.9 a). **b** Im Querschnitt ähnliches Bild wie bei anderen entzündlichen Erkrankungen, auch hier mit vorwiegend verdickter Mukosa (vgl. Abb. 14.5 b, 14.8 b). **c** Endoskopischer Aspekt

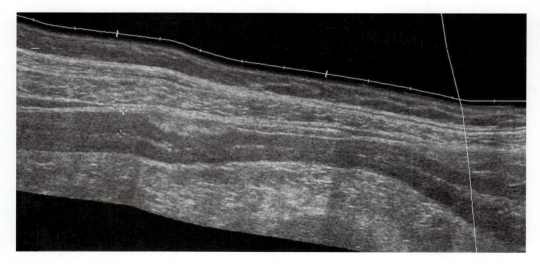

**Abb. 14.13.** Colitis ulcerosa, inaktiv. Das Colon ascendens ist gleichförmig und ohne Haustrierung ("Fahrradschlauch")

## Dopplerbefund

Doppleruntersuchungen sollen zunächst dem Nachweis der Aktivität der chronischen Darmerkrankungen, insbesondere bei *Morbus Crohn*, dienen. Festgestellt wurde in vielen Studien ein beschleunigter Fluss in der A. mesenterica superior als Zeichen einer durch die entzündliche Aktivität verursachten Hyperämie bei Morbus Crohn. Das Ausmaß der Hyperämie ist aber nicht nur von der Aktivität, sondern auch von der Ausdehnung der Erkrankung abhängig. Ohnehin ist die Aussage aufgrund von Messungen in einem weit proximal gelegenen Gefäßabschnitt sehr vorsichtig zu bewerten.

Andererseits konnte gezeigt werden, dass ein Anstieg des PI in der A. mesenterica superior im Verlauf als Hinweis auf eine fortbestehende Remission gewertet werden kann, während ein Abfall auf ein Rezidiv hinweist.

Alternativ wird das Zählen der Farbpixels in der betroffenen Darmwand selbst empfohlen. Diese sind im aktiven Stadium deutlich, jedoch auch im inaktiven Stadium noch vermehrt, sodass

eine sichere Bewertung anhand dieses Kriteriums nicht möglich erscheint (Abb. 14.14, 14.15 a,b). Noch am ehesten ist so der individuelle Verlauf zu beurteilen.

Weiterhin lässt sich so eine Stenose infolge entzündlich geschwollener Schleimhaut, die konservativ behandelt werden kann, von einer operativ zu behandelnden narbigen Stenose (wenig Farbpixels) unterscheiden.

Bei *Colitis ulcerosa* scheint der Unterschied zwischen akutem und inaktivem Stadium, geschätzt anhand der Farbdopplersignale in der Wand, deutlicher zu sein.

Grundsätzlich ist bei der zahlenmäßigen Erfassung der Farbpixels die Empfindlichkeit des eingesetzten Gerätes (und damit der technische Fortschritt) zu berücksichtigen. Die Literaturangaben lassen sich also nicht allgemeinverbindlich übertragen. Normalwerte müssen zunächst mit dem eigenen Gerät erstellt werden, um dann Abweichungen erkennen zu können.

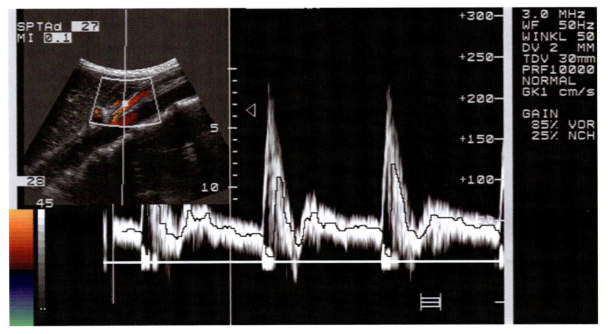

**Abb. 14.14.** Hyperämie bei aktivem Morbus Crohn. Der Spektraldoppler zeigt bei nüchternem Patienten eine Flussbeschleunigung und vor allem einen hohen diastolischen Fluss

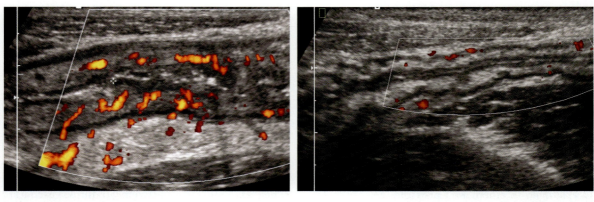

a          b

**Abb. 14.15 a,b.** Morbus Crohn. Die Dichte der Farbpixel gibt einen (unzuverlässigen) Hinweis auf die Aktivität. **a** Aktive Phase. **b** Inaktiver Morbus Crohn

## Divertikulitis

Die Bildung von Pseudodivertikeln hat in den Industriestaaten, wohl nahrungsbedingt, stark zugenommen. Prädilektionsstelle ist das Sigma. Pseudodivertikel können aber in allen anderen Abschnitten vorkommen, selten auch an der Appendix. Einzelne echte Divertikel finden sich dagegen vorwiegend im rechtsseitigen Kolon.

Pathogenetisch entsteht zunächst eine (mechanische) Schädigung der Mukosa im Divertikel, gefolgt von einer bakteriellen Entzündung. Diese breitet sich infolge von Mikroperforationen in das umgebende Gewebe aus, wird aber andererseits von Fettgewebe abgedeckt. Die Schleimhaut im betroffenen Darmabschnitt ist entzündlich geschwollen.

Komplikationen sind Abszesse, Fistelung in Nachbarorganen, (Makro-) Perforationen, Peritonitis und narbige Stenosen. Größere Blutungen sind besonders typisch für rechtsseitige echte Divertikel.

### Ultraschallbefund

Divertikel im Kolon sind aufgrund von Luftreflexen, d. h. starken Echos in der nichtverdickten Wand mit oder ohne (intramuralr) Vorwölbung der Wand, zu erkennen (Abb. 14.16).

Bei der Divertikulitis sieht man eine segmentale Verdickung der Wand (>5 mm) und eine echoarme, polypenartig geformte, 5–15 mm große Läsion außen an der Wand (Abb. 14.17 a-c). Manchmal ist zentral ein stärkeres Echo enthalten (Gas oder Kotstein). Die echoarme Läsion ist nach außen von einer echoreichen Fetthaube begrenzt (unkomplizierte Divertikulitis).

Die umschriebene Divertikulitis lässt sich am besten auffinden, wenn man sich vom Patienten unter leichtem Druck des Schallkopfes zu dem maximalen Schmerzpunkt leiten lässt.

Bei größeren Abszessen sind am Darm echofreie oder echoarme Bezirke zu finden. Diese können einzelne starke Echos (Gasreflexe) enthalten. Eine Beteiligung der Blase ist an einem veränderten Blaseninhalt zu erkennen (s. S. 438). Bei einer freien Perforation ist freie Luft im Abdomen nachweisbar (s. S. 130).

Ausgeprägte Peridivertikulitiden mit Abszedierung verursachen ein sonographisch heterogenens, oft verwirrendes Bild mit echofreier Flüssigkeit, Darmabschnitten mit echoarmer, verdickter Wand und starken Gasreflexen. Die ursprüngliche Divertikelentzündung ist dann nicht mehr als solche erkennbar (Abb. 14.18).

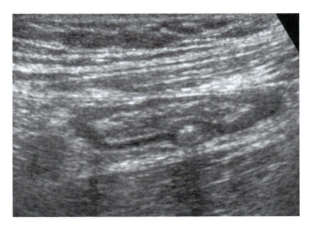

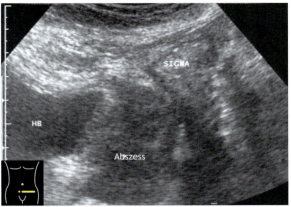

**Abb. 14.16.** Reizloses Divertikel im Sigma. Kennzeichnend der Luftreflex

**Abb. 14.18.** Gedeckte Perforation eines Divertikels mit Abszedierung zwischen Sigma und Blase

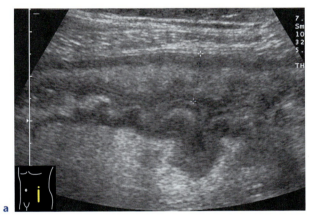

a

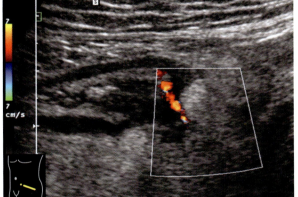

b

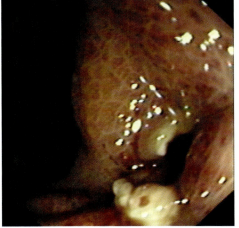

c

**Abb. 14.17 a-c.** Divertikulitis bzw. Peridivertikulitis. Echoarme Entzündung um das Divertikel, umgeben von einer echodichten Haube (Fettgewebe). Schwellung der Sigmawand. **a** Längsschnitt. **b** Querschnitt. Ein starkes Gefäß verläuft an der Wand des entzündeten Pseudodivertikels (diese die Darmwand perforierenden Gefäße verursachen die Entstehung der Pseudodivertikel). **c** Endoskopischer Aspekt zum Vergleich

## Appendizitis

Die Appendizitis beginnt mit einer entzündlichen Schwellung der Wand und einer Hyperämie der Serosa. Bei Fortschreiten der Entzündung entwickeln sich zunächst kleine Ulzerationen und Abszesse. Diese können zu einer Zerstörung der Wand und dem Durchbruch in die Umgebung führen. So entwickelt sich ein lokaler Abszess oder eine unbegrenzte Peritonitis.

Nach Appendektomie sind besonders bei ursprünglich fortgeschrittener Appendizitis Schlingenabszesse zu beobachten.

Eine narbige Abheilung kann einerseits zu Verwachsungen mit der Umgebung, andererseits zu einer narbigen Stenose führen. Sitzt diese proximal, so entwickelt sich eine *Mukozele* der Appendix.

### Ultraschallbefund

Im initialen, „ödematös entzündeten" Stadium ist die Appendix verdickt und noch glatt begrenzt. Die Schichten sind abgrenzbar. Die Wanddicke liegt >2–2,5 mm Der Querschnitt ist rund, und der sagittale Durchmesser beträgt >6 mm. Die entzündete Appendix ist nicht mehr kompressibel.

Steintypische bogenförmige Echos, evtl. mit Schallschatten, sind bei (verkalkten) Appendolithen zu sehen. Ähnliche starke Echos mit Artefakten finden sich bei Gasblasen im Lumen. Starke Echos in der Wand finden sich bei Pseudodivertikeln, die in seltenen Fällen Ausgangspunkt einer Appendizitis sein können.

Bei fortgeschrittener Entzündung ist die Appendix zunehmend verdickt (>10 mm). Im Lumen ist echoarme Flüssigkeit zu sehen, und die äußere Begrenzung wird unregelmäßig. Ein echoarmer Prozess in der Umgebung ist Hinweis auf eine noch lokal begrenzte Entzündung. Entwickeln kann sich daraus ein entzündliches Konglomerat, wie es ähnlich bei Divertikulitis oder Morbus Crohn zu beobachten ist. In diesem fortgeschrittenen Stadium ist die Appendix nicht mehr zu erkennen, und die Ursache ist nur aufgrund der Lage zu vermuten (Abb. 14.19 a,b, 14.20, 14.21).

Bei einer Mukozele ist der Blinddarm als aufgetriebenes Gebilde mit dünner Wand und inhomogenem mehr oder weniger echoarmem Inhalt zu sehen (Abb. 14.22).

### Dopplerbefund

Die Farbdoppleruntersuchung zeigt die entzündliche Hyperämie in Form zahlreicher Farbpixels in der äußeren Wand der Appendix (Abb. 14.23 a,b). Im Initialstadium können die Zeichen der Hyperämie bei farbdopplersonographischer Untersuchung noch fehlen, was eine Appendizitis aber nicht ausschließt.

## 14.3.2
## Vaskuläre Darmerkrankungen

Der Mesenterialinfarkt wird durch einen akuten totalen, embolischen (Herzkrankheit) oder thrombotischen (Arteriosklerose) Verschluss der A. mesenterica superior verursacht. Typisch ist der plötzliche massive Schmerz, gefolgt von einem schmerzfreien Intervall und den einsetzenden Symptomen der Peritonitis. Abgegrenzt werden müssen der akute nichtokklusive Mesenterialinfarkt bei plötzlich einsetzender Minderdurchblutung, z. B. bei einem Herzinfarkt, und der akute thrombotische Verschluss einer Vene.

Die chronische Durchblutungsstörung führt zu den Symptomen einer Angina abdominalis, wenn der Dünndarm betroffen ist, bzw. zur ischämischen Kolitis. Ursache ist vorwiegend die Arteriosklerose der Mesenterialgefäße. Da kollaterale Verbindungen bestehen, führt eine Stenose etwa der A. mesenterica superior erst dann zu einer Darmischämie, wenn eine zweite weiter peripher gelegene Stenose die Ersatzversorgung über Kollateralgefäße verhindert.

Klinisch sind alle Schweregrade zwischen geringgradigen Beschwerden postprandial bis zu schweren Krankheitsbildern möglich.

Pathologisch-anatomisch führt die Ischämie im betroffenen Darmabschnitt zu einem erheblichen Ödem der Darmwand und zunächst zu einer Schädigung der Mukosa. Diese wird nekrotisch, kann sich aber regenerieren. Bei umschriebener Schädigung der gesamten Wand kann über eine transmurale Nekrose eine Perforation eintreten, oder es kommt zu einer umschriebenen Vernarbung, die selten eine Stenose verursachen kann. Die weiteren Folgen sind ein paralytischer Ileus und Aszites. Infolge einer Gangrän der Darmwand kommt es zu einer intramuralen Gasentwicklung mit dem Bild der Pneumatosis coli.

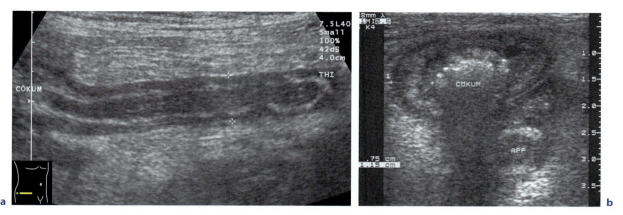

a                                                              b

**Abb. 14.19 a,b.** Appendizitis. **a** Ödematöse Appendizitis. Die Appendix ist leicht verdickt (8 mm) und glatt begrenzt. **b** Fortgeschrittene Appendizitis. Die retrozökal gelegene Appendix ist deutlich verdickt (11,5 mm). Davor bereits etwas Flüssigkeit. Die Wand des Zökums ist ödematös verdickt

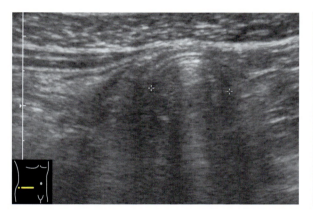

**Abb. 14.20.** Phlegmonöse Appendizitis mit Gasreflexen in der Wand, die die Appendix verdecken (10 mm)

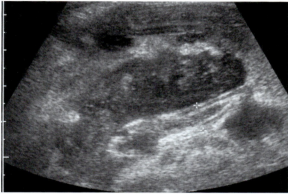

**Abb. 14.21.** Pertyphlitischer Abszess. Entzündlicher Pseudotumor aus ödematösem Darmabschnitt ventral, Abszess dahinter und wiederum dahinter der abschnittsweise noch abgrenzbare Blinddarm (8 mm)

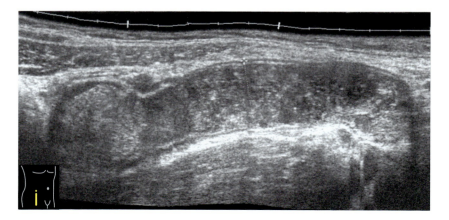

**Abb. 14.22.** Mukozele der Appendix. Bemerkenswert sind die Größe, die dünne Wand (2,5 mm) und der inhomogene Inhalt

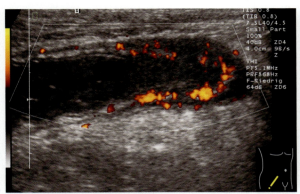
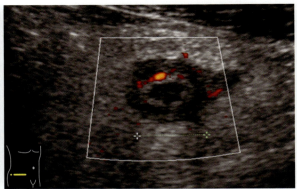

a
b

**Abb. 14.23 a,b.** Appendizitis im Powerdoppler. **a** Entzündlich geschwollene Appendixspitze mit vermehrten Dopplersignalen. Im entzündeten Bereich ist die Schichtung verwischt. **b** Im Querschnitt wenig verdickte Appendix (9,5 mm), jedoch bereits Mikroperforation mit echoarmem Entzündungsbereich neben der Wand

### Ultraschallbefund

Das Ödem verursacht im B-Bild eine echoarme verdickte Wand des betroffenen Abschnitts. Die Schichten sind verschwommen oder nicht mehr zu sehen. Der Übergang zum nichtbetroffenen Darm ist abrupt (Abb. 14.24 a-c). Bevorzugt ist das linksseitige obere Kolon.

Je nach Ausmaß, kommt es zum Bild eines paralytischen Ileus mit Flüssigkeit im Darm und weitgehend fehlender Peristaltik. Weiterhin ist zwischen den Darmschlingen echofreier Aszites zu sehen (entsprechend dem röntgenologischen Distanzzeichen). In der Darmwand (Pneumatosis coli) und evtl. in der Pfortader nachweisbare Gasbläschen (helle Echos) sind das prognostisch schlechte Zeichen einer eingetretenen Gangrän (Abb. 14.25, 14.26).

### Dopplerbefund

Dopplersonographisch sind in den inneren Wandschichten keine Signale nachweisbar, während die äußeren Wandabschnitte durchaus Dopplersignale zeigen können (vgl. Abb. 14.24 b). Der Nachweis von Dopplersignalen im betroffenen Abschnitt ist prognostisch günstig.

Embolische oder thrombotische totale Verschlüsse der A. mesenterica superior sind am fehlenden Fluss farbdopplersonographisch zu erkennen. Stenosen lassen sich schon im B-Bild und erst recht mittels Farbdoppler anhand der Einengung des Lumens und der turbulenten Strömung zeigen. Echodichte Kalkplaques weisen auf die zugrunde liegende Arteriosklerose hin.

Das Ausmaß der Stenosen und ihre hämodynamische Wirksamkeit sind nur mittels Spektraldoppler an einer erheblichen Flussbeschleunigung zu erkennen. Systolische Spitzengeschwindigkeit >200 cm/s weisen auf eine mindestens 50%ige, >280 cm/s auf eine über 70%ige Stenose hin. Auch eine deutliche Beschleunigung des diastolischen Flusses und Vibrationsartefakte (Farbdoppler) weisen auf eine hochgradige Stenose hin (vgl. Abb. 15.15 b).

Die Untersuchungsmöglichkeiten der großen Gefäße sind durch den meist bestehenden ausgeprägten Meteorismus stark behindert. Die distalen Abschnitte der Mesenterialgefäße sind der Ultraschalldiagnostik meist nicht zugänglich (s. Kap. 15).

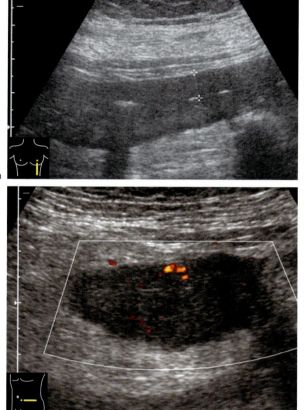

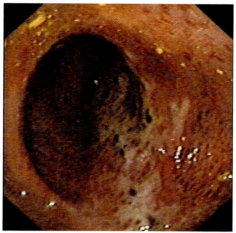

**Abb. 14.24 a-c.** Ischämische Kolitis. **a** Im Längsschnitt sehr echoarmes Colon descendens (8 mm). Wandschichten nicht mehr erkennbar. Eingeengtes Lumen nur durch wenige Gasblasen markiert. **b** Powerdoppler. Einzelne Signale an der Außenseite. **c** Endoskopischer Aspekt

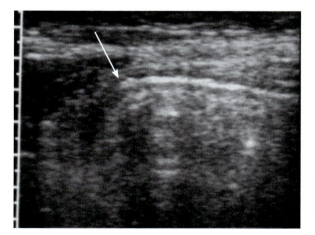

**Abb. 14.25.** Pneumatosis coli in der Wand des Colon transversum. Auffällig ist eine echodichte Schicht an Gasblasen in der Vorderwand (↓ markiert Übergang zur gasfreien Wand an der Seite). Lumen und Hinterwand sind durch die Artefakte verdeckt

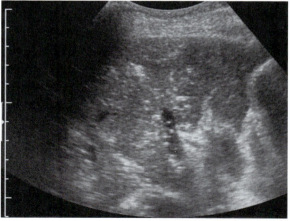

**Abb. 14.26.** Gasblasen in den Pfortaderästen bei Pneumatosis coli. Auffällig sind die relativ starken Echos im rechten Pfortaderast und in den kleinen (nichtauflösbaren) Ästen, die sich bei der Untersuchung bewegen

## 14.3.3
## Strahlenschäden

Akute Strahlenschäden betreffen die Mukosa, verursachen eine akute Enteritis und sind nach Beendigung der Bestrahlung in Tagen reversibel.

Chronische Schäden entstehen bei höheren Dosen an den Gefäßen und führen zu Thrombosen und Fibrosierung. Die Abheilungstendenz ist bei einer Strahlenkolitis generell schlecht. Komplikationen sind schlecht heilende Ulzera, Fisteln und Stenosen.

### Ultraschallbefund

Sonographisch ist die Darmwand mäßig verdickt und evtl. etwas unregelmäßig, teilweise sind auch echodichtere Abschnitten zu beobachten. Die sonographischen Befunde sind unspezifisch.

### Dopplerbefund

Dopplersonographisch ist eine Verminderung der Wanddurchblutung, d. h. eine geringe Signaldichte denkbar. Systematische Untersuchungen hierzu sind nicht vorhanden.

## 14.3.4
## Glutenenteropathie (einheimische Sprue)

Bei der Glutenenteropathie handelt es sich um ein Malabsorptionssyndrom, das durch eine Glutenunverträglichkeit verursacht wird. Pathologisch-anatomisch kommt es zu einer Zottenatrophie vorwiegend im Duodenum und Jejunum.

### Ultraschallbefund

Duodenum und Jejunum sind weitgestellt mit flüssigem Inhalt. Die Wand ist nicht verdickt und das innere Relief zottenarm und flach. Die Peristaltik ist deutlich gesteigert. Die benachbarten mesenterialen Lymphknoten sind oft vergrößert (Abb. 14.27 a,b).

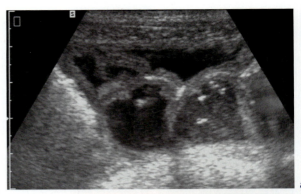
a

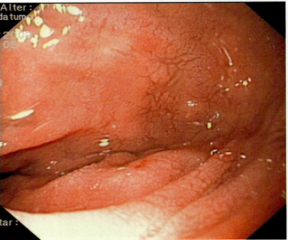
b

**Abb. 14.27 a,b.** Sprue. **a** Erweiterte Jejunumschlingen, flüssigkeitshaltig (und mit lebhafter Peristaltik). Innere Oberfläche glatt ohne Zotten (vgl. Abb. 14.1 b). **b** Gleichartiger endoskpopischer Befund am erweiterten distalen Duodenum

## 14.3.5
## Tumoren

### Dünndarm

Epitheliale Tumoren, also Adenome bzw. Adenokarzinome, sind im Dünndarm sehr selten.

Dagegen finden sich die neuroendokrinen Karzinoide bevorzugt im Ileum und der Appendix, seltener im Kolon und in höheren Abschnitten. Besonders im Dünndarm treten sie multipel auf. Das maligne Potenzial hängt von der primären Lokalisation und der Größe ab. Es ist bei den Tumoren des Dünndarms hoch, bei den Appendixkarzinoiden und den Karzinoiden des Rektums niedrig.

Die Karzinoide des Darmtrakts entstehen submukös. Appendix- und Rektumkarzinoide sind eher klein bei der Entdeckung. Karzinoide des Dünndarms sind ebenfalls gewöhnlich nur um 1 cm groß. Bei einer Größe von 2 cm haben sie schon zu 80% metastasiert und verursachen dann bei Lebermetastasen das typische Karzinoidsyndrom mit Diarrhöen und „flush".

Primäre maligne Lymphome sind trotz des reichlich vorhandenen lymphatischen Gewebes selten.

Vergleichsweise häufiger sind benigne und auch maligne mesenchymale Tumoren bzw. gastrointestinale Stromatumoren.

### Ultraschallbefund

In der Entdeckung der vorwiegend kleinen Tumoren im Dünndarm spielt die Ultraschalldiagnostik keine wesentliche Rolle. Gelegentlich werden Tumoren als gewöhnlich echoarme Prozesse zufällig entdeckt, beispielsweise Karzinodtumoren in der Appendix.

Die diagnostischen Möglichkeiten lassen sich durch die orale Füllung des Dünndarms mit Flüssigkeit (s. oben) allerdings verbessern. Umschriebene Wandverdickungen >3 mm, bzw. des gesamten Durchmessers >2,5 cm und sanduhrartige Einengungen werden als pathologisch gewertet.

Lymphome des Dünndarms zeigen ein unterschiedliches Muster: In manchen Fällen findet sich eine meist kurzstreckige echoarme Wandverdickung mit Aufhebung der Schichtung. Teilweise zeigt sich das Bild eines umschriebenen Darmtrakttumors mit starken Echos im Zentrum oder auch exzentrisch („Kokarde", „target-like pattern"). Seltener sieht man polyzyklische sehr echoarme Tumoren. Sind die regionalen Lymphknoten mitbetroffen, so sind sie ebenfalls sehr echoarm vergrößert. Extrem große Lymphome sieht man bei HIV-Infektion (Abb. 14.32)

Sekundäre Lymphome können zu einer längerstreckigen Wandverdickung führen. Die mesenterialen Lymphknoten sind praktisch immer beteiligt (Abb. 14.28 a,b, 14.29 a,b).

## Kolon

Im Vergleich zu den Adenomen und Karzinomen spielen andere Tumoren, wie das Karzinoid oder mesenchymale Tumoren, eine absolut untergeordnete Rolle, sowohl zahlenmäßig als auch hinsichtlich ihrer klinischen Bedeutung. Aus differenzialdiagnostischen Gründen sind nichtneoplastische Polypen zu erwähnen, wie entzündliche, hyperplastische, juvenile oder Peutz-Jeghers-Polypen.

Die vorwiegend polypös wachsenden benignen Adenome werden aufgrund der erwiesenen Adenom-Karzinom-Sequenz endoskopisch entfernt. De-novo-Karzinome sind viel seltener.

Kleine Karzinome wachsen polypös in das Lumen. Fortgeschrittene Tumoren infiltrieren die gesamte Wand und führen bei zirkulärer Ausbreitung zu einer Tumorstenose. Einzelne Lebermetastasen sind im späten Stadium nicht selten.

Insgesamt verläuft die Entwicklung der Kolonkarzinome relativ langsam.

### Ultraschallbefund

Bei flüssigkeitsgefülltem, vor der Untersuchung gereinigtem Kolon, können polypöse Prozesse ab 1 cm als echoarme Bezirke erkannt werden. In Studien wird eine bemerkenswert gute Sensitivität angegeben. Da aber Polypen im Sinne einer Karzinomprophylaxe (endoskopisch) entfernt werden müssen, wird der Wert eines indirekten bildgebenden Verfahrens von den meisten Autoren zumindest in dieser Indikation nicht gesehen.

Fortgeschrittene Karzinome stellen sich als kurzstreckige echoarme unregelmäßige Wandverdickung dar. Im Querschnitt zeigen sie das charakteristische Bild einer Kokarde mit echoarmem äußeren Ring und intensiven Echos im Zentrum oder exzentrisch, die im eingeengten Lumen entstehen. Proximal kann sich vor allem bei tief linksseitig liegenden Tumoren das Bild eines Ileus zeigen. Vergrößerte Lymphknoten in der Umgebung sind auf eine lymphogene Metastasierung verdächtig (Abb. 14.30, 14.31 a-c, 14.32 a,b).

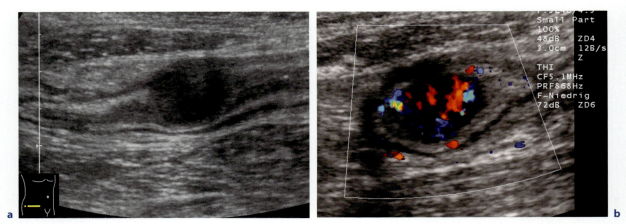

**Abb. 14.28 a,b.** Karzinoid im Ileum. **a** Echoarmer Tumor an der Vorderwand, die angrenzende Wand völlig unauffällig. **b** deutliche Hypervaskularität des Tumors in der FKDS

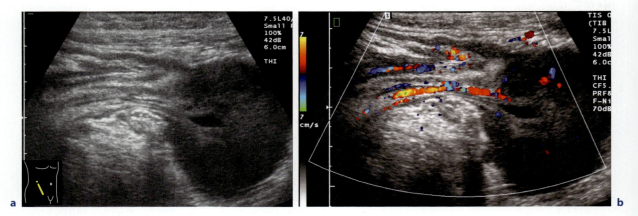

**Abb. 14.29 a,b.** Volvulus bei Dünndarmlymphom. Bemerkenswert sind die echoarme Struktur des Tumors und die Gefäße im „Stiel". **a** B-Bild. **b** Farbdoppler

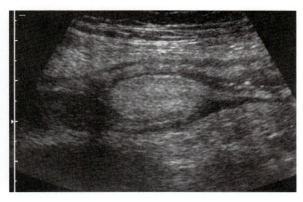

**Abb. 14.30.** Echodichter Polyp im Colon ascendens: Lipom

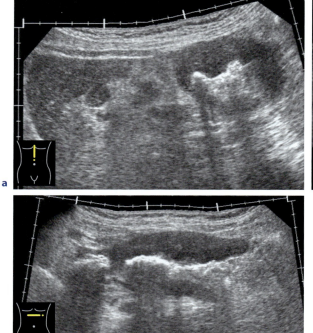

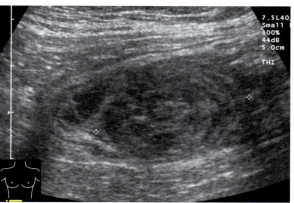

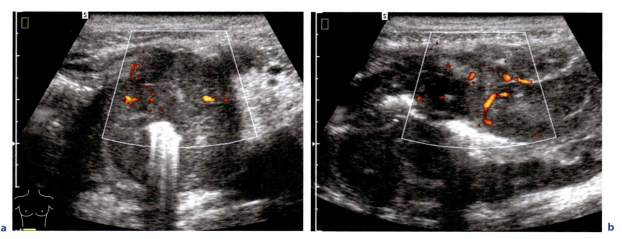

**Abb. 14.31 a-c.** Karzinom des Colon transversum. **a** Im Querschnitt verdickte echoarme Wand ohne Schichtung. Stenosiertes Lumen durch Luftreflexe markiert („Kokarde"). **b** Im Längsschnitt ist die Stenosierung durch den fortgeschrittenen zirkulär gewachsenen Tumor gut zu sehen. **c** Appendixkarzinom. Der 32 mm große sehr inhomogene Tumor liegt noch innerhalb der aufgetriebenen Appendix (Querschnitt)

**Abb. 14.32 a,b.** Ausgedehntes hoch malignes Lymphom im terminalen Ileum und Colon ascendens bei einem immunsupprimierten Patienten. **a** Querschnitt. **b** Längsschnitt

### 14.3.6
### Ileus

Der mechanische Verschluss des Dünndarms hat vielfältige Ursachen. Häufig sind Briden (vorausgegangene Operationen!) und Hernien, seltener Gallensteine, Tumoren, Fremdkörper, entzündliche oder narbige Stenosen.

Eine Invagination oder ein Volvulus sind beim Erwachsenen sehr selten Ursache eines Darmverschlusses.

Die Invagination ist entweder tumorbedingt, erfolgt ileokolisch oder nach resezierenden Operationen durch die Anastomose.

Der seltenere Verschluss des Dickdarms wird durch Tumoren, seltener durch Verwachsungen verursacht.

Der paralytische Ileus entsteht primär bei einer schweren entzündlichen oder ischämischen Wandschädigung oder neurogen. Sekundär ist er der Endzustand eines „erschöpften" mechanischen Ileus.

**Ultraschallbefund**

Sonographisch ist die Erweiterung des betroffenen Dünndarmabschnitts kennzeichnend. Das Darmlumen ist mit echoarmem, manchmal auch relativ echoreichem Inhalt anfangs völlig ausgefüllt. Im weiteren Verlauf findet sich zunehmend auch Gas, was zu den röntgenologisch kennzeichnenden Spiegeln führt.

Die Wand erscheint abhängig von der Grundkrankheit unterschiedlich dick. Die Peristaltik ist anfangs heftig, aber frustran „pendelnd".

Im weiteren Verlauf wird die Peristaltik schwächer. Bei einem paralytischen Ileus erkennt man nur eine geringe Bewegung des Darminhalts infolge der übertragenen Gefäßpulsation. Der Darminhalt ist dann evtl. sedimentiert.

Aszites kann in Zusammenhang mit der Grundkrankheit vorhanden sein oder sich bei länger dauerndem Verschluss entwickeln.

Die Höhe des Darmverschlusses ist nicht immer leicht zu bestimmen. Die Beschaffenheit der inneren Oberfläche (Länge und Dichte der Kerckring-Falten) und der Lage des Verschlusses (Übergang in den so genannten Hungerdarm) geben jedoch einen Anhaltspunkt.

Die Ursache des Verschlusses lässt sich nur teilweise und dann überwiegend bei den selteneren Ursachen direkt nachweisen. Der häufige Bride-nileus kann selten direkt als solcher erkannt werden (abgeknickter Darm). Er wird eher aufgrund des Fehlens einer anderen Ursache vermutet (Abb. 14.33 a,b, 14.34 a,b, 14.35 a,b).

Bei einem Dickdarmileus finden sich weite luftgefüllte Kolonabschnitte. Seltener sind die proximal des Verschlusses gelegenen Kolonabschnitte flüssigkeitshaltig.

Charakteristisch für eine Invagination ist die Darstellung eines Darmsegments samt echoreichen Netzanteilen (intussusceptum) in einem aufnehmenden (intussuscipiens) Darmabschnitt. Die Darmwand ist oft verdickt (Kokarde in einer Kokarde). Geachtet werden muss auf einen neoplastischen (echoarmen) oder entzündlich fibromatösen (echoreich) Tumor an der Spitze des invaginierten Darms (Abb. 14.36 a,b).

Der beim Erwachsenen extrem seltene Volvulus eines Dünndarmabschnitts ist durch eine Verdrehung des Gefäßstiels gekennzeichnet, d. h. die A. mesenterica superior liegt rechts. Die Venen sind erweitert, weil gestaut. Der verdrehte Dünndarm (verschiedentlich als „whirlpool sign" apostrophiert) ist ohne Peristaltik (vgl. Abb. 14.29 a,b). Auch bei diesem Befund muss nach einem Tumor in dem betroffenen Darmabschnitt gesucht werden.

**Dopplerbefund**

Dopplersonographische Untersuchungen sind zur Erkennung eines Ileus nicht relevant. Bei der Suche nach der Ursache können sie dagegen nützlich sein, z. B. bei ischämischer Darmwandschädigung.

Beim Volvulus lassen sich mittels Farbdoppler die Gefäße sehr gut darstellen, ohne dass sich gegenüber der B-scan-Diagnose ein wesentlicher diagnostischer Gewinn ergibt (vgl. Abb. 14.29 b).

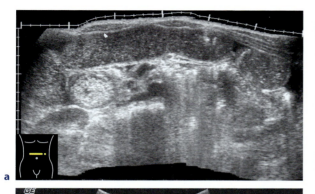

a

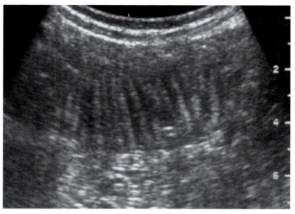

a

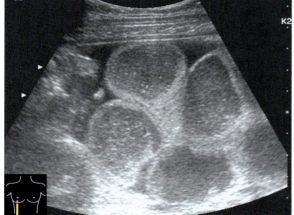

b

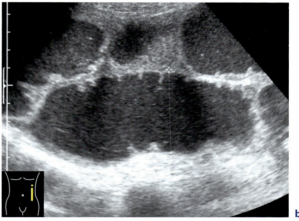

b

**Abb. 14.33 a,b.** Mechanischer Ileus. **a** Erweiterte Dünndarmschlingen mit inhomogenem Inhalt. Etwas Aszites. Nur in einem Abschnitt Luftreflexe (Panoramabild). **b** Erweiterte Dünndarmschlingen und Aszites (bereits länger bestehender Ileus!)

**Abb. 14.34 a,b.** Dünndarmileus. **a** Erweiterte Jejunumschlinge (lange Falten). **b** Erweiterte Ileumschlinge (nur kurze Kerckring-Falten)

> ### Ultraschallbefunde am Darmtrakt bei HIV – Infektion

| Ursache | Ultraschallbefund |
|---|---|
| Opportunistische Infektionen | Bild der akuten Enteritiden |
| | Lymphadenopathie (DD Lymphom!) |
| CMV- Infektion | Bild wie akute Appendizitis, atypischer Verlauf |
| | Gelegemtlich auch tumorartige segmentale Verdickung der Kolonwand |
| Tuberkulose/MAC | Segmentale Darmwandverdickung bis 25 mm mit Einengung des Lumens oder Konglomerattumoren mit inhomogener Echostruktur Lymphknoten vergrößert, echoarm, rundlich (DD Lymphom!) |
| Maligne Lymphome | sehr große echoarme Tumore, echoarme große Lymphknoten |
| Kaposi – Sarkom | Unregelmäßige Verdickung der Darmwand mit Einengung des Lumens infolge der submukösen Tumorknötchen. Selten Konglomerattumoren oder (Tumor-)Invagination |

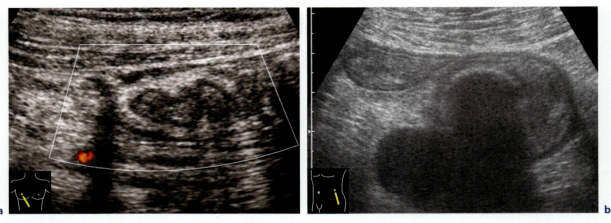

**Abb. 14.35 a,b.** Mechanischer Ileus, Ursachen. **a** Bridenileus. Der Verwachsungsstrang kann aufgrund des Reflexes mit Schallschatten vermutet werden (bei direkter Untersuchung eindeutiger als im statischen Bild). **b** Kotsteinileus. Der eingeklemmte Stein zeigt typischerweise einen bogenförmigen Eingangsreflex und einen Schallschatten. Die Darmwand ist verdickt

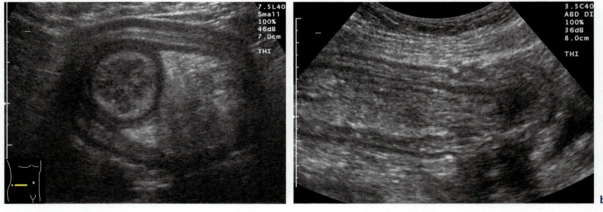

**Abb. 14.36 a,b.** Invagination. **a** Im Querschnitt sind die verdickte Kolonwand und die invaginierte Darmschlinge samt Netz zu sehen. **b** Im Längsschnitt Netzabschnitte im Intussuscipiens

**Entzündliche Darmerkrankungen, Zusammenfassung**

*Typischer aber unspezifischer sonographischer Befund*:
● Verdickte Wand, umschrieben – segmental – total
*Verursacht durch*:
● Hyperämie
● Ödem
● Zelluläre Infiltration

*Zusätzliche ebenfalls unspezifische Befunde/Komplikationen*:
● Verstärkte Peristaltik und flüssiger Inhalt (Diarrhö!)
● Obstruktion – Ileus
● Perforation (gedeckt – frei)
● Abszess
● Fisteln
● Aszites (Peritonitis)
*Spezifische Kriterien nur bei*:
● Divertikulitis
● Ischämischer Kolitis (Doppler!)

## 14.4
# Differenzialdiagnostik

Die segmentäre Verdickung der Darmwand ist ein absolut unspezifischer sonographischer Befund. Allenfalls spricht ein isoliertes Ödem der Mukosa für einen akuten oder initialen Schaden. Eine Verdickung mit Abgrenzbarkeit lässt dagegen keinen Rückschluss auf einen akuten oder chronischen Schaden zu und schon gar nicht auf die ursächliche Erkrankung. Letztlich ist auch ein malignes Infiltrat, also etwa ein Lymphom, nicht auszuschließen (vgl. Abb. 14.29 a,b).

Eine Einengung der differenzialdiagnostischen Möglichkeiten ergibt sich allenfalls aus dem Sitz der Störung. So sind teilweise am Dünn- bzw. Dickdarm unterschiedliche Erkrankungen zu erwarten. Am Dickdarm ist der distale Abschnitt typisch für eine Colitis ulcerosa, das Sigma tpischer Sitz der Divertikulitis, das linksseitige Kolon Prädilektionsstelle der ischämischen Kolitis.

Weitere differenzialdiagnostische Hinweise werden durch zusätzliche Befunde gegeben. So ist der echoarme Herd außen an der Wand charakteristisch für die Peridivertikulitis. Fisteln finden sich beim Morbus Crohn und als Komplikation einer Strahlenkolitis. Vergrößerte Lymphknoten sind bei malignen Lymphomen, bei Darmtuberkulose und bei der akuten Infektion mit Yersinien typisch. Sie finden sich ebenfalls bei Morbus Crohn.

Meistens ist der klinische Hintergrund entscheidend, wie z. B. bei einer antibiotikaassoziierten Kolitis oder einer Strahlenkolitis oder bei einer meist von Aszites begleiteten Darmwandverdickung als Zeichen einer akuten Abstoßungsreaktion („graft verus host reaction", GVH) nach allogener Knochenmarktransplantation.

Es sind auch bestimmte Erkrankungen für bestimmte Altersgruppen typisch, wie z. B. die ischämische Kolitis auf dem Boden einer Arteriosklerose. Dies darf aber nicht überbewertet werden, wie die klinische Erfahrung am Beispiel der „Altersappendizitis" zeigt. Überhaupt kann die klinische Symptomatik auch auf Irrwege führen. Ein typisches Beispiel sind chronische Durchfälle, bei denen man sehr schnell an die klassischen chronisch entzündlichen Darmerkrankungen denkt. Sie sind aber auch typisch für manche parasitäre Erkrankungen.

Allein anhand des Ultraschallbildes ist eine sichere Unterscheidung zwischen einer Colitis ulcerosa und einem Morbus Crohn des Kolon ebenfalls nicht immer möglich. Bei einer gesamten Beurteilung ergeben sich aber doch eine Reihe von Befunden, die eine Unterscheidung zwischen diesen beiden chronischen Darmerkrankungen ermöglichen. Diese sind in der Tabelle 14.1 gegenübergestellt.

**Tabelle 14.1.** Differenzialdiagnostische Aspekte Morbus Crohn – Colitis ulcerosa

| Kriterium | Morbus Crohn | Colitis ulcerosa |
|---|---|---|
| Hauptmanifestation | Terminales Ileum | Rektum/Sigma |
| Ausbreitung | Diskontinuierlich | Kontinuierlich, aufsteigend |
| Dünndarm | Beteiligt | Nie beteiligt |
| Wand | Erheblich verdickt, alle Schichten besonders Submukosa, Schichtung erhalten | Mäßig verdickt, vorwiegend nur Mukosa, Haustrenverlust |
| Doppler | Hyperämie der Wand | Hyperämie im akuten Schub |
| Umgebung | Fettgewebe einbezogen | Nicht typisch |
| Stenosen | Typisch | Untypisch |
| Abszesse | Ja | Selten |
| Fisteln | Typisch | Nein |
| Konglomerattumor | Selten, aber typisch | Nein |
| Toxisches Megakolon | Eher nicht | Typische Komplikation |
| Perforation | Sehr selten | Seltene, aber typische Komplikation |

Bei umschriebenen Prozessen und unklarem klinischen Hintergrund ist die Differenzialdiagnostik ebenfalls umfangreich und schwierig. Unbedingt muss immer ein (fortgeschrittener) Tumor ausgeschlossen werden. Gewöhnlich bietet dieser aber ein klareres sonographisches Bild (Kokarde, aufgehobene Schichtung) als entzündliche Pseudotumoren aus verbackenen Darmabschnitten, Fisteln und Schlingenabszessen. Eine erhaltene Wandschichtung spricht grundsätzlich eher für eine benigne Erkrankung. Eine echoarme Wand ohne erkennbare Schichtung ist stets tumorverdächtig, wird aber auch bei benignen Erkrankungen gesehen (vgl. Abb. 14.24). Eine Obstruktion können maligne wie benigne Prozesse verursachen. Vergrößerte Lymphknoten sind ebenfalls kein verlässliches Kriterium, da sie auch durch eine Entzündung verursacht sein können.

Bei einem zunächst unklaren raumfordernden Prozess ist es hilfreich, sorgfältig zu untersuchen und anhand von erkennbaren Details den Verlauf des Darms und evtl. der Gefäße zu unterscheiden, was im Darm oder außerhalb gelegen ist und welche Organe und Strukturen in den Konglomerattumor einbezogen sind. So kann bei einem zunächst völlig verwirrenden Bild dennoch eine weitgehende Klärung gelingen.

In der Differenzierung tumorverdächtiger Raumforderungen ist die NSAID-Kolopathie zu beachten. Sie führt zu einer umschriebenen, oft zirkulären Verdickung der Wand und zu einer Einengung des Lumens. Das sonographische Bild gleicht somit dem Befund eines fortgeschrittenen Kolonkarzinoms (Abb. 14.37 a,b). In Tabelle 14.2 sind Darmerkrankungen zusammengestellt, die zu einem umschriebenen tumorartigen Prozess führen können.

Flüssigkeitsgefüllte Dünndarmabschnitte mit lebhafter bis heftiger Peristaltik sind das sonographische Bild der Diarrhö, dem Leitsymptom vieler Darmerkrankungen. Dieser Befund kann von dem ähnlichen Bild eines *mechanischen Ileus* abgegrenzt werden: Bei einem Ileus sind die betroffenen Darmabschnitte ebenfalls flüssigkeitsgefüllt und zeigen eine heftige Peristaltik. Es finden sich jedoch aboral des Hindernisses unauffällige Darmabschnitte. Die betroffenen Darmabschnitte selbst sind erweitert (>3–4 cm) und gespannt. Im Querschnitt sind sie daher rund. Bei Druck sind sie kaum kompressibel, sondern wirken prall elastisch. Die Peristaltik ist frustran und pendelnd, d. h. der Inhalt wird in beide Richtungen bewegt, aber nicht richtig transportiert.

Die Höhe des Verschlusses kann aufgrund der inneren Oberfläche und der Lage der betroffenen Darmschlingen abgeschätzt werden. Die Ursache lässt sich

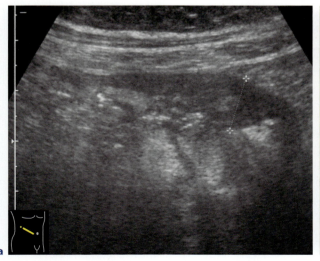
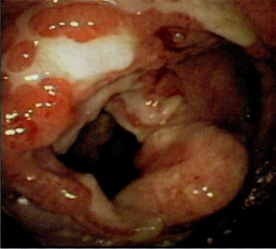

**Abb. 14.37 a,b.** NSAR-Kolopathie. **a** Verdickte inhomogene Kolonwand mit Einengung des Lumens, durchaus tumorverdächtig. **b** Endoskopischer Befund, auch hier kein eindeutiger Tumorausschluss makroskopisch möglich

**Tabelle 14.2.** Differenzialdiagnostik sonographischer raumfordernder Prozesse bei Darmerkrankungen

| Grunderkrankung | Ultraschallbefund | Differenzielle Hinweise |
|---|---|---|
| Kolonkarzinom | Echoarme Wand ohne Schichtung, evtl. Obstruktion | -- |
| NSAID-Kolopathie | Unregelmäßig zirkulär verdickte Wand, Stenose | Medikamente! |
| Tuberkulose | Echoarme tumorartig knollig verdickte Wand, vergrößerte Lymphknoten | Prädilektion: Valvula Bauhini |
| Malignes Lymphom | Sehr echoarm, Lymphknoten! Evtl. längerstreckig | Weitere Manifestationen |
| Morbus Crohn | Konglomerat aus verklebten Dünndarmschlingen, Fisteln und Abszessen | Vorgeschichte! |
| Entzündliche Darmerkrankungen | Konglomerattumor bei gedeckter Perforation | -- |
| Komplizierte Divertikulitis | Konglomerattumor, Schlingenabszesse | Divertikel |
| Meckel-Divertikel | Entzündlicher Pseudotumor bei entzündlicher Komplikation und gedeckter Perforation | -- |
| Invagination | Darm in Darm, meist klare Gliederung | Cave: Tumor |
| Volvulus | Verdrehter Darm, verdrehte, gestaute Gefäße | Ileus |
| Innere Hernie | Komplex aus zusammengepressten atonischen Darmschlingen, proximaler Ileus | Sehr selten bei Erwachsenen |

oft nicht direkt erkennen, da die häufigste Ursache – Briden – in der Regel nicht direkt dargestellt werden können. Andere Ursachen, wie Tumoren, narbige oder entzündliche Stenosen, Fremdkörper, eine Invagination oder ein Volvulus sind dagegen anhand der oben angegebenen Kriterien häufig erkennbar.

Der paralytische Ileus ist am mehr oder weniger vollständigen Fehlen der Peristaltik zu erkennen. Die Darmschlingen sind weit, oft verdickt und atonisch. Der Inhalt wird nur durch die übertragene Gefäßpulsation etwas bewegt und ist häufig geschichtet (sedimentiert). Im fortgeschrittenen Stadium ist Aszites vorhanden. Manchmal ist eine Pneumatosis coli als Hinweis auf eine Gangrän der Wand nachweisbar.

Wichtig ist die Differenzialdiagnose der *Appendizitis*. Lässt sich sonographisch keine Appendizitis erkennen, andererseits aber die normale Appendix nicht auffinden, ist eine Appendizitis nicht zuverlässig auszuschließen. Eine Appendizitis kann aber ausgeschlossen werden, wenn sich eine andere Ursache der Beschwerden nachweisen lässt. Klassisch ist gerade bei jungen Patienten ein Morbus Crohn im Bereich des terminalen Ileums, wobei hier, wie bei anderen entzündlichen Erkrankungen die Appendix mitreagieren kann. Häufiger tritt auch eine akute Enteritis, z. B. durch Yersinien, auf. Hier sind vor allem vergrößerte regionale Lymphknoten (Lymphadenitis mesenterica) auffällig, evtl. auch eine mäßige Verdickung der Darmwand. Weitere seltenere Ursachen sind eine rechtsseitige Divertikulitis, eine so genannte Appendicitis epiploica, eine Adnexitis, Erkrankungen der Niere und nicht zuletzt ein Zökumkarzinom.

### 14.4.1
### Möglichkeiten einer Fehlinterpretation

Bei Feststellung eines unklaren raumfordernden Prozesses, vor allem im Bereich des linksseitigen Kolon, sollte an die Vortäuschung durch Darminhalt besonders bei obstipierten älteren Patienten gedacht werden (Kontrolluntersuchung!).

Einen Tumor im Bereich des Darms kann auch eine verlagerte Niere besonders bei schlechten Untersuchungsbedingungen vortäuschen. Ein echoarmer Prozess vor der Aorta kann der Parenchymbrücke einer Hufeisenniere entsprechen. Eine Beckenniere bietet im Querschnitt mit ihren starken zentralen Echos das Bild einer „Kokarde" und damit auf den ersten Blick den typischen Aspekt eines Kolonkarzinoms.

Auf die Vortäuschung von Aszites oder Aszites mit schwimmenden Darmschlingen durch einen größeren zystischen Ovarialtumor wurde bereits hingewiesen (vgl. Abb. 8.33). In Darmschlingen finden sich, abgesehen von der Peristaltik, auch immer Luftreflexe!

## 14.5
## Stellenwert und ergänzende Maßnahmen

Erstaunlicherweise hat die Ultraschalldiagnostik bei verschiedenen Darmerkrankungen einen wichtigen Stellenwert erreicht, obwohl der Darm aufgrund seines schlingenreichen Verlaufs, seiner dünnen Wand und seines oft störenden Inhalts, vor allem der Luft, zunächst für das Schnittbildverfahren ungeeignet erschien. Der große Vorteil ist dabei sicher, dass die Ultraschalldiagnostik im Vergleich zur Endoskopie ein vom Patienten gut akzeptiertes Verfahren ist und weitgehend ohne unangenehme Vorbereitung auskommt. Dies stellt auch einen Vorteil gegenüber den konkurrierenden Verfahren CT und MRT dar.

Im Einzelnen betrachtet ist bei akuten selbstlimitierenden *entzündlichen Darmerkrankungen* der Einsatz eines bildgebenden Verfahrens nur bei atypischem Verlauf zum Ausschluss einer chronisch entzündlichen Darmerkrankung und von Komplikationen erforderlich.

Eine Ausnahme kann die pseudomembranöse antibiotikaassoziierte Kolitis bei Intensivpatienten darstellen. Bei dieser Patientengruppe genügt – ähnlich wie bei der akalkulösen Cholezystitis – im Allgemeinen die Ultraschalluntersuchung, um die Erkrankung nachzuweisen.

Die *Divertikulitis* kann mit Ultraschall zuverlässig diagnostiziert werden und hinsichtlich ihres Schweregrades und ihrer Komplikationen beurteilt werden. Anhand dieser Untersuchung ist auch die Entscheidung zu einer konservativen oder operativen Therapie möglich. Im Fall einer konservativen Behandlung kann die Abheilung mittels Ultraschall mit geringem Aufwand überwacht werden. Eine ergänzende Untersuchung ist nur bei Divertikulitis in einem distalen Darmab-schnitt, der mittels transabdomineller Ultraschalldiagnostik nicht erreicht werden kann, notwendig. Geeignet hierzu ist die CT-Untersuchung oder eine allerdings invasivere Ultraschallendoskopie vom Rektum aus.

Bei Verdacht auf *Appendizitis* ist die Ultraschalldiagnostik heute das erste eingesetzte bildgebende Verfahren. Der Nachweis zumindest einer fortgeschrittenen Appendizitis ist bei korrekter Technik meist zuverlässig und sicher. Der sichere Ausschluss einer beginnenden Appendizitis ist dagegen schwieriger, da die normale Appendix nicht zuverlässig dargestellt werden kann. Andererseits können andere Ursachen der rechtsseitigen Bauchschmerzen gefunden werden. Die untersuchten Patienten können somit 3 Gruppen zugeteilt werden:

- Zur 1. Gruppe gehören Patienten mit nachgewiesener Appendizitis.
- Die 2. Gruppe umfasst alle Patienten, bei denen eine andere Ursache für die vorliegenden Beschwerden gefunden wurde.
- Die 3. Gruppe sind die Patienten mit unauffälligem Befund. Bei diesen ist eine abwartende Haltung mit Kontrolluntersuchung fast immer gerechtfertigt, da zumindest keine fortgeschrittene Appendizitis vorliegt.

Somit ist die Ultraschalldiagnostik geeignet, die Zahl unnötiger Appendektomien zu reduzieren, nach größeren Studien um etwa 50%.

Die Diagnose *ischämischer* Darmerkrankungen wird durch die Ultraschalldiagnostik ebenfalls erleichtert. Allerdings sind die mesenterialen Gefäße nur im Stammbereich mittels Dopplertechnik zu erfassen, sodass hier eine ergänzende röntgenologische Untersuchung in der Regel notwendig wird. Die Konstanz des Befundes, das vollständige Fehlen von Farbsignalen und die Einbeziehung des umgebenden Fettgewebes kann als prognostisch ungünstig gelten.

Bei den *chronisch entzündlichen* Darmerkrankungen ist die Ultraschalluntersuchung eine wichtige Methode zur Verlaufskontrolle geworden. Die initiale Diagnose muss natürlich endoskopisch-bioptisch auch bei einem typischen Befund gesichert werden. Im Verlauf lassen sich aber Ausbreitung oder Rückbildung der Erkrankung sowie die Komplikationen mit Ultraschall weitgehend erfassen. So kann, vom Patienten sehr begrüßt, dadurch die Zahl der Koloskopien reduziert werden, ohne dass eine diagnostische Lücke entsteht.

Seltenere Erkrankungen und primäre Komplikationen vorwiegend entzündlicher Erkrankungen können sonographisch unklare pseudotumorartige Befunde („Pseudotumor", „entzündlicher Konglomerattumor") verursachen. Das Ausmaß (Fisteln?, gedeckte Perforation?) und die Art (Tuberkulose, innere Hernie, Meckel-Divertikel usw.) der Befunde müssen dann mit ergänzenden Methoden geklärt werden. Dies gelingt manchmal mit anderen bildgebenden Verfahren, vor allem bei schlechten sonographischen Untersuchungsbedingungen. In anderen Fällen ist die Klärung erst durch eine Laparotomie möglich.

In der *Tumordiagnostik* spielt die Ultraschalluntersuchung des Darms dagegen keine wesentliche Rolle. Die Suche nach kleinen Polypen im Kolon ist zwar bei aufwändiger Vorbereitung und mittels Wasserkontrast (Hydrokolonosonographie) im Prinzip möglich. Sie erspart dem potenziellen Pati-

enten die Koloskopie nicht, da einerseits Adenome endoskopisch entfernt werden müssen, andererseits eine sichere Ausschlussdiagnostik nicht möglich ist. Damit erscheint die Anwendung des Ultraschalls in dieser Fragestellung überflüssig. Unabhängig davon ist es natürlich sinnvoll, im Rahmen einer allgemeinen Untersuchung des Abdomens auch auf fortgeschrittene Kolontumoren zu achten, um so die weitere Diagnostik zu vereinfachen und gezielt durchführen zu können.

Bei *Dünndarmtumoren* ist die Situation etwas anders, da dieser Abschnitt einer endoskopischen Untersuchung weniger leicht zugänglich ist. Wie auch in Studien gezeigt wurde, kann etwa die Suche nach einem Lymphom mittels Ultraschall durchaus sinnvoll sein, insbesondere wenn hier eine sorgfältige Technik mit oraler Flüssigkeitsgabe angewandt wird. Kleinere Tumoren, wie etwa Karzinoide, werden dagegen mit anderen Verfahren, wie in diesem Fall der Szintigraphie, zuverlässiger erfasst.

 **Perineale Ultraschalldiagnostik**

In Zusammenhang mit entzündlichen Darmerkrankungen muss auch auf die Möglichkeiten der perinealen Ultraschalluntersuchung hingewiesen werden. Diese Methode wird zu Unrecht vernachlässigt. Sie ist methodisch leicht durchzuführen, bedarf im Gegensatz zur transrektalen Sonographie keiner zusätzlichen Sonden und ist für den Patienten weniger unangenehm und besonders bei schmerzhaften Zuständen schmerzfrei durchführbar.

Die Indikation zu einer perinealen Ultraschalluntersuchung umfasst:
- Fisteln
- Abszesse
- Tiefsitzende Tumoren (Analkarzinom)

Im gynäkologischen Bereich wird sie zur Beurteilung der gynäkologischen Organe und der Harnblase in Zusammenhang mit Inkontinenz eingesetzt.

Die Untersuchung erfolgt mit Curved-array- (tiefer gelegene Prozesse, Orientierung) oder "Small-part-Scannern" (oberflächliche Prozesse, wie Fisteln). Aus hygienischen Gründen werden die Schallköpfe mit einer Plastikfolie überzogen.

Die Untersuchung erfolgt vorwiegend bei mit angezogenen Beinen auf der linken Seite liegendem Patienten. Zur Orientierung dienen bei tiefer gelegenen Prozessen Symphyse, Blase und Prostata bzw. Gebärmutter.

# Große Gefäße

## Indikationen

- Aortenaneurysmen
- Stenosen der abgehenden Arterien (Auskultation!)
- Stau der unteren Hohlvene
- Thrombosen

## 15.1
## Untersuchungstechnik

### Gerät

Eingesetzt werden die üblichen Geräte für die abdominelle Diagnostik mit einer Frequenz von 3–5 MHz.

Die Dopplertechnik ist zur Beurteilung der Strömung und des Grades von Stenosen erforderlich.

### Vorbereitung

Eine besondere Vorbereitung ist im Allgemeinen nicht erforderlich.

### Lagerung

Der Patient wird in Rückenlage untersucht.

### Untersuchungsgang

Zunächst erfolgt im B-Bild die Darstellung der Aorta vom Durchtritt durch das Zwerchfell im Längsschnitt links der Mittellinie, anschließend die Einstellung des Stamms der abgehenden großen Arterien in jeweils deren Verlauf entsprechenden Schnittebenen durch Drehen des Schallkopfes.

Danach wird die V. cava im Längsschnitt dargestellt und die Wandbewegung in verschiedenen Atemphasen beobachtet.

Beide Gefäße und ihre Umgebung werden ergänzend in Querschnitten durchmustert.

Es schließt sich, soweit notwendig, eine Untersuchung mittels Dopplertechnik in den gleichen Schnittebenen an. Bei Messungen der Strömung mittels Doppler muss auf den Winkel (<60°) geachtet werden.

### Messpunkte

Gemessen wird jeweils der sagittalen und/oder quere Durchmessers.

Mittels Dopplertechnik erfolgt die Beurteilung des Strömungsprofils und Messung der Flussgeschwindigkeit ($V_{max}$, $V_{mean}$, RI).

### Dokumentation

Der Normalbefund sollte nur bei gezielter Fragestellung und in diesem Fall in wenigstens einer repräsentativen Ebene dokumentiert werden, bei Einsatz der Dopplertechnik mit den entsprechenden Messwerten im Bild.

Pathologische Befunde, wie Aneurysmen, werden in 2 Ebenen dokumentiert.

### Untersuchungshindernisse

Meteorismus kann die Untersuchung behindern. Adipositas stellt vor allem ein Problem für die Dopplertechnik dar, da es schwierig wird, die Gefäße in einem geeigneten Winkel (<60°) anzuschallen.

## 15.2
## Normalbefund

### 15.2.1
### Topographisch-anatomische Vorbemerkungen

Die *Aorta* tritt durch den Hiatus aorticus des Zwerchfells in Höhe des 12. Brustwirbels. Sie verläuft etwas links der Mittellinie nach unten und teilt sich etwa in Höhe der Zwischenwirbelscheibe L4/L5 in die beiden *Aa. iliacae communes.*

Mit zunehmendem Alter verläuft sie leicht bogenförmig, zunächst nach links, oder S-förmig („kingking").

Ihr Durchmesser nimmt nach kaudal ab, von etwa 12,5 mm (Innendurchmesser) auf 10 mm oberhalb der Bifurkation beim jungen Erwachsenen. Mit zunehmendem Alter nimmt der Durchmesser deutlich zu und erreicht beim 75-Jährigen etwa 19 bzw. 14,5 mm.

Der 5-10 mm starke *Truncus coeliacus* geht unmittelbar nach dem Durchtritt der Aorta durch das Zwerchfell nach vorne ab und teilt sich nach 1–4 cm regelrecht in 3 Äste auf: Die *A. hepatica communis* zieht bogenförmig nach rechts, die *A. lienalis* nach links und die meist kaliberschwächere *A. gastrica sinistra* nach links und kranial.

1-2 cm distal entspringt die etwa 6 mm starke *A. mesenterica superior* und zieht nach kaudal.

Etwa 1,5 cm tiefer, d. h. etwa in Höhe L1/L2 entspringen die beiden *Nierenarterien* und ziehen nach einem kurzen nach vorne konvexen Bogen quer bis leicht absteigend zum Nierenhilus.

Etwa in Höhe des 2. LWK oder etwas tiefer, also kaudal der Aa. renales, liegen die Abgänge der schwachen *Aa. ovaricae* bzw. *testiculares.*

Die 4–5 mm starke *A. mesenterica inferior* entspringt gewöhnlich 4 cm oberhalb der Bifurkation und zieht nach unten und etwas links.

Die beiden *Aa. iliacae communes* teilen sich in Höhe der präsakralen Zwischenwirbelscheibe in die Aa. iliacae interna und externa.

Die *V. cava inferior* beginnt in Höhe des 5. LWK oder etwa höher, und somit etwas tiefer als die Bifurkation der Aorta, mit der Vereinigung der beiden Vv. iliacae communes. Sie zieht etwas rechts der Mittellinie nach kranial und dann hinter dem Duodenum, dem Pankreaskopf und schließlich retrohepatisch zwischen rechtem Leberlappen und Lobus caudatus zum Zwerchfell. Unmittelbar vor dem Durchtritt münden die 3 großen *Lebervenen* ein.

In Höhe L1 münden die beiden *Vv. renales* ein, die linke oft etwas höher. Unterhalb und in variierender Höhe die *Vv. ovaricae* bzw. *testiculares.*

Die Weite der V. cava wird anatomisch mit im Mittel 20 mm angegeben. Oberhalb der Einmündung der Lebervenen nimmt der Durchmesser auf mindestens 30 mm zu.

Entlang der großen Gefäße verläuft eine Kette von Lymphknoten von der Leistenregion bis zum Zwerchfell, verbunden von einem Netz von Lymphbahnen. Die Lymphknoten liegen lateral, aber auch ventral und dorsal der großen Gefäße. Die einzelnen Lymphknoten haben eine langen Durchmesser bis 2 cm.

Die Lymphe fließt über die rechts der Aorta gelegene Cisterna chyli in den Ductus thoracicus ab. Die Cisterna chyli hat eine variable Form und ist 20–40 mm lang und 5–12 mm stark.

Das rundliche bis stark gegliederte Ganglion coeliacum liegt um den Truncus coeliacus und stellt das größte Ganglion in dem sehr variablen zwischen Nebennieren, Truncus coeliacus und A. mesenterica superior (Plexus solaris) gelegenen prävertebralen Nervengeflecht dar.

## 15.2.2
### Varianten und Anomalien

Der Situs inversus mit der Lage der Aorta rechts und der V. cava links ist sehr selten.

Dagegen sind Varianten der Gefäßabgänge aus der Aorta häufig und damit für die Praxis bedeutsam. Sie betreffen vor allem den Truncus coeliacus und die A. mesenterica superior: Die A. gastrica sinistra kann vorzeitig aus dem Truncus coeliacus abgehen. Eine Pankreasarterie kann direkt aus dem Truncus coeliacus als 4. Arterie des Tripus Halleri abgehen. Seltener gehen eine oder mehrere der 3 Hauptarterien des Truncus coeliacus direkt aus der Aorta ab. Schließlich gibt es kombinierte Abgänge mit der A. mesenterica superior in Form eines gemeinsamen Stammes oder des kombinierten Abgangs der A. mesenterica superior mit einem oder 2 Ästen der regelrecht aus dem Truncus coeliacus abzweigenden Arterien (vgl. Abb. 15.4, 15.6).

Relativ häufig sind, wie erwähnt, zusätzliche Nierenarterien aus der Aorta oder auch den Aa. iliacae, den Aa. mesentericae oder deren Ästen (vgl. Abb. 16.4 c).

Selten verläuft die V. cava bis zur Einmündung der linken Nierenvene links der Aorta (entwicklungsgeschichtlich infolge Persistenz der linken V. supracardinalis anstatt der rechten). Persistieren beide Vv. supracardinales erfolgt die Vereinigung des doppelten distalen Abschnitte der V. cava erst in Höhe der Einmündung der linken Nierenvene nach Überkreuzen der Aorta (entwicklungsgeschichtlich die Verbindung beider Vv. supracardinales mit dem hepatischen Segment).

Varianten der Einmündung zeigen vor allem die rechte Gonadenvene (Höhenvariationen, V. renalis) und die Lebervenen mit gemeinsamer Einmündung der linken und mittleren Vene und der akzessorischen Venen.

## 15.2.3
### Ultraschallbefund

> **Ultraschallbefund**
>
> Im B-Bild ist die Aorta als sagittal bis 20 mm starkes echoarmes „Band" vor der Wirbelsäule — in einem Abstand von <6 mm! — normalerweise gut zu erkennen. Sie zeigt deutliche Wandreflexe Der Verlauf ist gestreckt, parallel zur Wirbelsäule. Die Pulsation ist ruckartig (Abb. 15.1 a-c).
>
> Mit zunehmendem Alter werden die Wandreflexe kräftiger und ungleichmäßiger. Der Verlauf weicht infolge der Elongation in der horizontalen Ebene ab. Dies fällt zunächst dadurch auf, dass die gesamte Aorta nicht mehr in einer Schnittebene darzustellen ist.
>
> Die Abgänge der größeren Arterien und deren erste Nebenäste lassen sich schon im B-Bild erkennen. Ihr Lumen ist bei korrekter Einstellung des Gerätes nicht völlig echofrei (Abb. 15.2, 15.3 a-c, 15.4).
>
> Demgegenüber zeigt die V. cava einen leicht S-förmigen Verlauf in der sagittalen Ebene, da sie hinter der Leber weiter dorsal und seitlich verläuft. Ihr Lumen ist weitgehend echofrei. Die Wandreflexe sind nicht ganz so stark, wie die der Aorta. Sie zeigt abhängig von der Atmung deutliche Kaliberschwankungen und ist im Querschnitt oval (Kapazitätsgefäß!). Die zufließenden Venen lassen sich oft schneller erkennen als die entsprechenden Arterien, da sie aufgrund des echofreien Lumens besser gegen die Umgebung kontrastieren und oft auch kaliberstärker sind (Abb. 15.5 a-c, 15.6 a-c, vgl. Abb. 16.4 b).

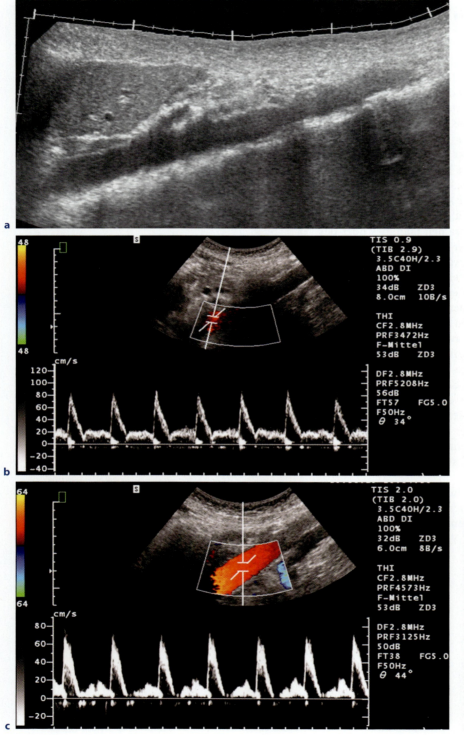

**Abb. 15.1 a–c.** Aorta im Längsschnitt. **a** B-Bild mit Darstellung der Aorta vom Hiatus aorticus bis zur Bifurkation. Zu beachten ist die geringe Distanz der distalen Aorta zur vorderen Bauchwand. (Die Unregelmäßigkeit der Aortenwand erklärt sich aus der speziellen Technik für ein Panoramabild, die nicht ganz „real time" geschieht.) **b** Spektraldoppler (Triplex) im kranialen Abschnitt. **c** Kaudaler Abschnitt. Zu beachten ist der unterschiedliche diastolische Fluss

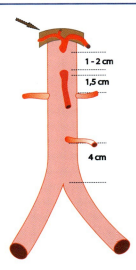

**Abb 15.2.** Aorta abdominalis und abgehende viszerale Arterien mit Angabe der Distanzen. (→ Lig. arcuatum)

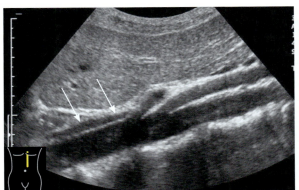

a

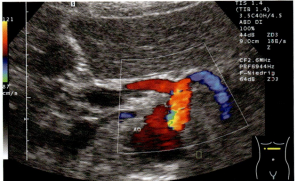

b

**Abb. 15.3. a** Aorta mit Truncus coeliacus und A. mesenterica superior im Längsschnitt. Zu beachten sind die Crura mediales, bzw. das Lig. arcuatum des Zwerchfells (↑) vor der Aorta, dessen Unterkante bis an den Truncus coeliacus reicht (vgl. Abb. 15.20). **b** Truncus coeliacus mit typischer Aufzweigung in A. hepatica communis und A. lienalis im Querschnitt. Farbdoppler. Rechts davon sind außerhalb des Farbdopplerfensters noch V. cava mit einmündender linker Nierenvene und davor die Pfortaderwurzel zu sehen. **c** Dopplerspektrum des Truncus coeliacus. Der Truncus coeliacus weist noch das Profil eines Gefäßes mit niedrigerem peripheren Widerstand auf, da von seinen Hauptästen Leber, Milz, aber auch Magen versorgt werden (vgl. Abb. 15.21)

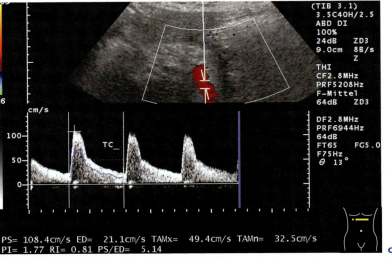

c

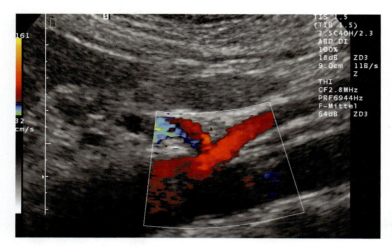

**Abb. 15.4.** Truncus coeliacomesentericus (Längsschnitt). Davor Pankreaskorpus

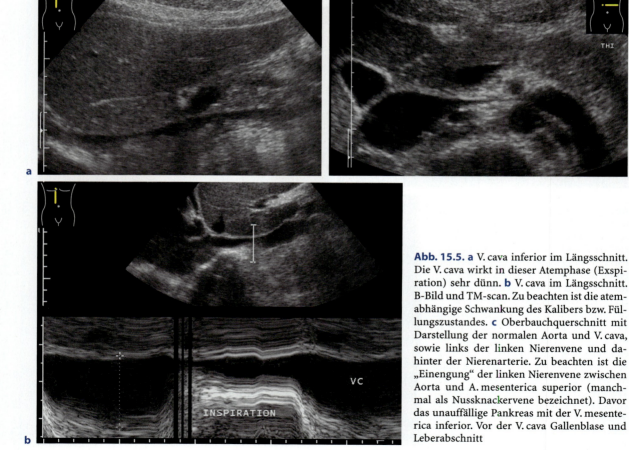

**Abb. 15.5. a** V. cava inferior im Längsschnitt. Die V. cava wirkt in dieser Atemphase (Exspiration) sehr dünn. **b** V. cava im Längsschnitt. B-Bild und TM-scan. Zu beachten ist die atemabhängige Schwankung des Kalibers bzw. Füllungszustandes. **c** Oberbauchquerschnitt mit Darstellung der normalen Aorta und V. cava, sowie links der linken Nierenvene und dahinter der Nierenarterie. Zu beachten ist die „Einengung" der linken Nierenvene zwischen Aorta und A. mesenterica superior (manchmal als Nussknackervene bezeichnet). Davor das unauffällige Pankreas mit der V. mesenterica inferior. Vor der V. cava Gallenblase und Leberabschnitt

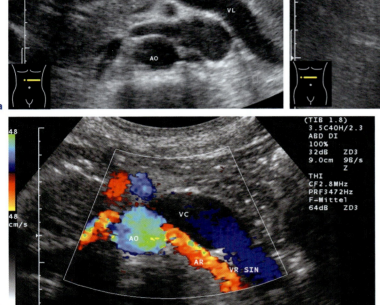

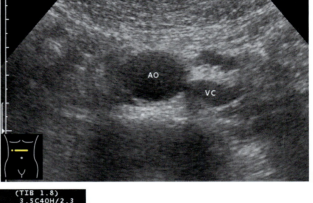

**Abb. 15.6 a–c.** Anomalie: V. cava verläuft links der Aorta. **a** Oberbauchquerschnitt. Die rechte Nierenvene überquert die Aorta (*AO*). Übrige Organe (Pankreas) regelrecht (*VL* V. lienalis). **b** Farbdoppler (Schnittebene gering tiefer als in **a**). Abgebildet ist die linke Nierenarterie, die die V. cava hinterkreuzt. Vor der Aorta die A. und V. mesenterica superior. **c** Noch weiter kaudal sind nur die kräftige Aorta rechts und die schwach gefüllte V. cava links zu sehen

**Tabelle 15.1.** Synopsis der Messdaten der größeren abdominellen Gefäße nach Literaturangaben

| Gefäß | Durchmesser [mm] | Vmax [cm/s] | Vdiast [cm/s] | Vmean [cm/s] | RI |
|---|---|---|---|---|---|
| Aorta | Proximal <25 distal <16 | 70-180 | Höhenabhängig | 40-70 | |
| Truncus coeliacus | 5-10 | 80-150 | 25-60 | 40-55 | 0,66-0,80 |
| A. hepatica communis | 4-10 | 70-120 | - | 20-40 | <0,7 |
| A. lienalis | 4-8 | 70-110 | - | 15-40 | <0,61 |
| Aa. renales | 5-7 | 60-180 | 25-65 | - | 0,6-0,8 |
| A. mesenterica superior | 5-8 | 90-180 | 10-25 | 20-40 | 0,75-0,9 |
| A. mesenterica inferior | 3-5 | 75-150 | 5-25 | 15-50 | 0,85-0,98 |
| A. ovarica | 2-4 | 55-150 (Zyklus!) | - | - | 0,5-0,6 0,4-0,5 (präovulatorisch) |
| V. cava inferior | <25 | 45-115 | -- | 5-25 | - |
| Vv. renales | 4--9 | 18-33 | -- | 10-20 | - |
| Vv. hepaticae | <10 | 15-40 | -- | - | - |
| V. mesenterica superior | 4-12 | 8-40 | -- | 10-20 | - |
| V. lienalis | 5-9 | 9-30 | -- | 5-12 | - |
| V. portae | <12 (15) | >20 | -- | >12 | - |

## Dopplerbefund

Die *Color-Doppler-* und *Power-Doppler-Technik* ermöglichen die Darstellungen noch kleinerer Gefäße und Aufzweigungen der genannten Gefäße und erleichtern das Auffinden größerer Gefäße auch bei ungünstigeren Untersuchungsbedingungen. Zusätzlich sind ungewöhnliche Flüsse, wie Turbulenzen oder Flussumkehr, ergänzend zur B-Bild-Diagnostik zu erkennen (vgl. Abb. 15.3 a-c, 15.4, 15.6 a-c).

Die eigentliche funktionsdiagnostische Ergänzung der nur anatomisch analysierenden B-Bild-Untersuchung der Gefäße erfolgt mittels Analyse des Frequenzspektrums der Gefäße. Die Aorta zeigt dabei in den kranialen Abschnitten oberhalb der Nierenarterien einen relativ höheren diastolischen Fluss, kaudal dagegen den Charakter eines Gefäßes mit hohem peripheren Widerstand, also hohem systolischen Fluss, ausgeprägtem frühdiastolischen Rückfluss und niedrigem bis fehlendem diastolischen Fluss (vgl. Abb. 15.1 b,c). Die Arterien, die parenchymatöse Organe versorgen, zeigen einen relativ hohen diastolischen Fluss bei entsprechend niedrigem peripheren Widerstand. Es sind dies die A. hepatica propria, die A. lienalis und die Aa. renales. Dagegen weisen der Truncus coeliacus, die A. hepatica communis und die A. gastrica sinistra und vor allem die Aa. mesentericae superior und inferior beim nüchternen Individuum ein Profil mit geringerem bis fehlendem diastolischen Fluss auf, also das dopplersonographische Bild eines höheren peripheren Widerstandes. Die Aa. ovariacae bieten meistens ebenfalls das Spektrum von Gefäßen mit hohem Widerstand. Unmittelbar präovulatorisch steigt der diastolisch Fluss jedoch deutlich an (vgl. Abb. 15.3 c).

Die dopplersonographischen Normalbefunde der genannten Gefäße sind in der Tabelle 15.1 zusammengefasst. Zu beachten ist die große Schwankungsbreite der in der Literatur wiedergegebenen Angaben, die teilweise durch die Schwierigkeit der Messungen, die unterschiedlichen Messorte und Untersuchungsbedingungen sowie auch unterschiedlichen Geräte zu erklären ist.

## 15.3
## Pathologische Befunde

### 15.3.1
### Aorta

Die *Arteriosklerose* führt zu einer Verdickung der Wand, zu Kalkplaques sowie zu einer Dilatation und Elongation. Letztere führt zu einem S-förmigen Verlauf der Aorta („kingking"). Stenosen finden sich im distalen Abschnitt. Sie sind meist durch Kollateralkreisläufe kompensiert und somit asymptomatisch.

Eine typische Komplikation der Arteriosklerose ist das *Aneurysma verum*, das sich vorwiegend (>95%) infrarenal entwickelt. Eine umschriebene, abrupte Erweiterung >3 cm gilt definitorisch als Aneurysma. Bei diesem Aneurysmatyp sind alle 3 Wandschichten ausgeweitet.

Das Risiko einer Ruptur eines Aneurysmas steigt mit dem Durchmesser (>5 cm um 20%, >7 cm um 60%) und mit einer raschen Größenzunahme (>2–3 mm/Jahr). Eine ungünstige Relation von Durchmesser (groß) zu Längsausdehnung (kurz) und eine exzentrische Thrombosierung gelten als weitere Risikofaktoren. Die Ruptur entwickelt sich vorwiegend (um 70%) nach retroperitoneal.

Das *Aneurysma spurium* ist ein falsches Aneurysma, das meist nach traumatisch entstandenem Einriss der inneren Aortenwand durch Ausbuchtung der erhaltenen äußeren Schichten und Abdeckung durch Bindegewebe (quasi gedeckte Perforation) entsteht.

Das *Aneurysma dissecans* beginnt mit einem Intimariss. Über einen zweiten Einriss kann es distal wieder Anschluss an das eigentliche Lumen erlangen. Es findet sich typischerweise bei Bindegewebsschwäche (Marfan-Syndrom), posttraumatisch und auch bei Arteriosklerose. Das Aneurysma dissecans im Bauchraum ist meist aus der thorakalen Aorta fortgeleitet (De Bakey I oder III).

Das seltene *inflammatorische Aneurysma* ist gekennzeichnet durch eine entzündlich fibrotische Reaktion vorwiegend ventral.

Das sehr seltene *mykotische Aneurysma* wird durch Verschleppung infektiösen Materials, z. B. bei Endokarditis verursacht (vgl. Abb. 9.27).

### Ultraschallbefund

Die Arteriosklerose ist durch starke unregelmäßige Wandreflexe gekennzeichnet die mittels B-Flow besonders klar darzustellen sind. Hinzu kommt eine Dilatation >2,5 cm und ein bogenförmiger Verlauf infolge der Elongation.

Die Weite des Lumens kann ausgemessen werden. Stenosen sind zu erkennen, aber nicht in Hinsicht auf ihre dynamische Auswirkung zu bewerten. Wandständige Thrombosen zeigen sich als echoarme oder mitteldichte Gewebevermehrungen bzw. Verdickungen (Abb. 15.7 a,b).

Aneurysmen lassen sich ebenfalls als meist spindelförmige Ausweitung >3,5 cm oder mehr sackförmige Ausbuchtung (Aneurysma spurium) leicht erkennen. Der thrombosierte Anteil ist echoarm, evtl. geschichtet. Das Restlumen hebt sich dagegen echofrei ab. Auch die abgehenden Gefäße sind oft schon im B-Bild darzustellen und damit ihre Beziehung zum Aneurysma (Abb. 15.8, 15.9 a,b, 15.10, 15.11 a-c).

Das Aneurysma dissecans führt oft, aber nicht zwangsläufig, zu einer Aufweitung. Auffallend ist in diesem Fall die nur schwach pulsierende Aortenwand. Die Intimalamelle ist aufgrund ihrer flottierenden Bewegung direkt zu sehen und kann mittels M-mode gut dokumentiert werden (vgl. Abb. 15.14).

Beim inflammatorischen Aneurysma ist die echoarme Verdickung, die exzentrisch ventral besonders ausgeprägt ist, kennzeichnend. Entzündlich vergrößerte Lymphknoten retroperitoneal sind zusätzlich zu finden. Auf eine Thrombose in der V. cava als weitere Komplikation ist zu achten. Es besteht eine Beziehung zu einer retroperitonealen Fibrose mit evtl. nachweisbarer Hydronephrose.

Bei Ruptur eines Aneurysmas in das Retroperitoneum findet sich ein mehr oder weniger großes echoarmes inhomogenes Hämatom (vgl. Abb. 15.11 a-c).

### Dopplerbefund

Dopplersonographisch lässt sich bei einer Stenose im Rahmen der Arteriosklerose die hämodynamische Auswirkung mit beschleunigtem turbulenten Fluss bis hin zu einem Verschluss (kein Fluss) nachweisen.

Bei Aneurysmen kann ein normaler laminarer von einem turbulenten Fluss unterschieden werden. Letzterer gilt als Risikofaktor für eine drohende Ruptur.

Die Farbdoppleruntersuchung erleichtert die Beurteilung der aus der Aorta abgehenden Gefäße (Abb. 15.12 a,b, 15.13 b).

Besonders wichtig ist die Doppleruntersuchung bei Verdacht auf ein Aeurysma dissecans. Der veränderte oder retrograde Fluss im falschen Lumen ist so zu erkennen. Auch lässt sich das Ausmaß einer Wiedereintrittsöffnung abschätzen. Weiterhin kann dopplersonographisch geklärt werden, inwieweit die Nierenarterien mit betroffen sind (Abb. 15.13 a-c).

Dopplersonographische Methoden sind zur Therapiekontrolle unerlässlich. Zwar lässt sich schon im B-Bild die korrekte Lage des Implantats überprüfen. Weiterhin ist eine erneute Größenzunahme des Aneurysmas auf eine Störung verdächtig. Nur mittels Farbdoppler ist aber die Durchgängigkeit sicher nachzuweisen und eine Leckage der Prothese oder ein retrograder Bluteinstrom in den Aneurysmasack aus einem Gefäß (A. mesenterica inferior, Aa. lumbales) infolge inkorrekter Lage zu erkennen (Abb. 15.14).

## 15.3.2
## Viszerale Arterien

(Nierenarterien s. Kap. 16.)

Relevante Befunde an den mittelgroßen viszeralen Arterien sind Stenosen und Aneurysmen. Die zugrunde liegende Erkrankung der Gefäße selbst ist in erster Linie eine Arteriosklerose. Seltener sind entzündliche Erkrankungen (Arteriitiden). Arteriitiden oder Vaskulitiden sind dabei der Oberbegriff für eine sehr heterogene Krankheitsgruppe, bei der eine entzündliche Erkrankung der

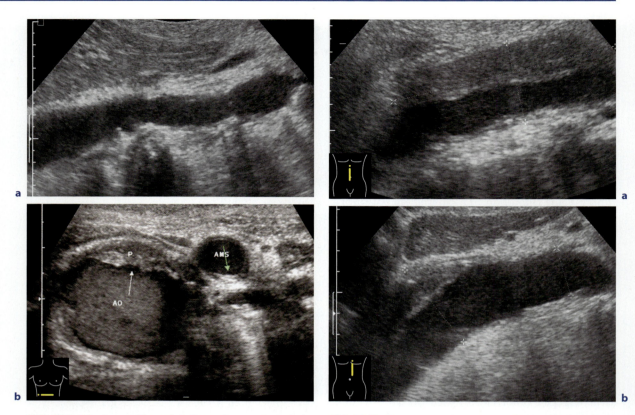

**Abb. 15.7 a,b.** Aortensklerose. **a** Bemerkenswert sind die kräftigen Echos, teilweise mit Schallschatten, und die unregelmäßige innere Oberfläche der Wand. **b** Querschnitt. Hochauflösend (7,5 MHz). Plaques (P, ↑) in Aorta und A. mesenterica superior. Bemerkenswert intensiv sind die Echos des Blutes, evtl. infolge von Turbulenzen

**Abb. 15.9 a,b.** Aortenaneurysmen im Längsschnitt. **a** Langstreckiges (84 mm) infrarenales Aortenaneurysma. Asymmetrische Teilthrombosierung im ventralen Abschnitt des Aneurysmas (Durchmesser 31 mm). **b** Suprarenales, langstreckiges Aneurysma mit nur geringer Thrombosierung (Durchmesser 44 bzw. 24 mm)

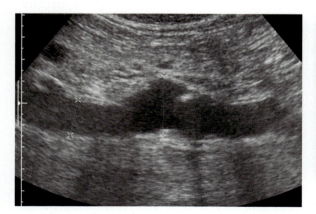

**Abb. 15.8.** Aortensklerose und beginnende aneurysmatische Ausweitung eines Wandabschnittes (Durchmessser 16, bzw. 27 mm)

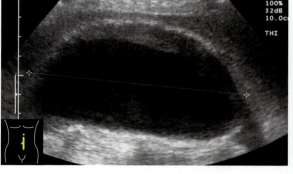

**Abb. 15.10.** Großes (11 cm) wenig thrombosiertes Aneurysma mit Blutung in das Retroperitoneum. Echoarmer vorwiegend ventral gelegener Saum. Die intensiven Wandechos sind zwischen thrombosiertem Abschnitt und dem umgebenden Hämatom gut zu erkennen

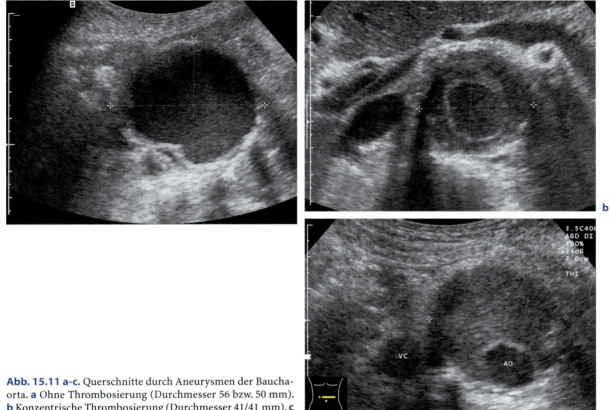

**Abb. 15.11 a-c.** Querschnitte durch Aneurysmen der Baucha-orta. **a** Ohne Thrombosierung (Durchmesser 56 bzw. 50 mm). **b** Konzentrische Thrombosierung (Durchmesser 41/41 mm). **c** Exzentrische Thrombosierung (Durchmesser 41 mm)

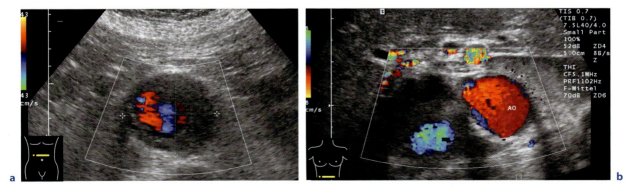

**Abb. 15.12 a,b.** Aneurysmen, Farbdoppler. **a** Aortenaneurysma, Querschnitt. Die (zusätzliche) Farbdoppleruntersuchung bringt kaum weitere Informationen im Vergleich zum B-Bild. Lediglich ein turbulenter kreisender Fluss kann direkt dargestellt werden (Durchmesser 49/53 mm). **b** Sackförmig nach rechts entwickeltes, thrombosiertes Aneurysma spurium der Bauchaorta, das die V. cava von ventral umgibt

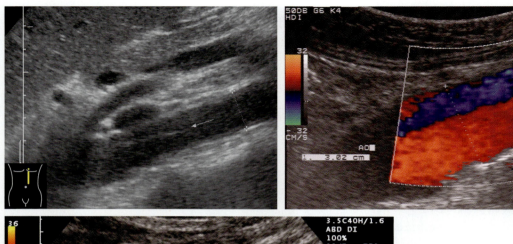

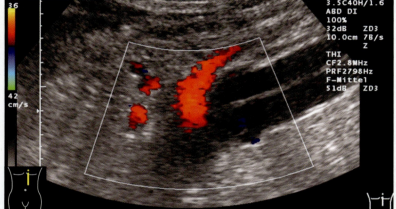

**Abb. 15.13 a–c.** Aneurysma dissecans der Aorta. **a** Schon im B-Bild fällt die Intimalamelle im Lumen auf. A. mesenterica superior erscheint unauffällig. Zu beachten ist der typische, flach ovale Querschnitt der linken Nierenvene. **b** Mittels Farbdoppler lässt sich ein unauffälliger Fluss in der A. mesenterica superior zeigen (anderer Fall als **a**). **c** In einem tieferen Abschnitt sind mittels Farbdoppler der regelrechte Fluss im echten Lumen und der umgekehrte im falschen Lumen (vorne) nachzuweisen (gleicher Fall wie **b**)

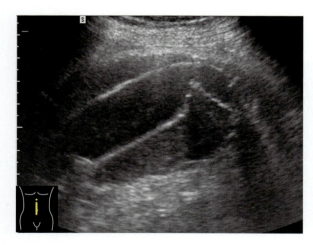

**Abb. 15.14.** Aortenaneurysma mit eingelegter Gefäßprothese. Der „Knick" entspricht dem Übergang der Prothese in die A. iliaca links. Der echoarme Mantel um die Prothese entspricht dem (üblicherweise belassenen) ursprünglichen Aneurysma

Gefäßwand zu einer Stenosierung mit nachfolgender ischämischer Schädigung des Versorgungsgebietes führt. Dadurch werden Stenosen gewöhnlich symptomatisch, es sei denn sie entwickeln sich langsam, sodass sich kompensatorisch eine ausreichende Versorgung über (präformierte) Kollateralen entwickeln kann.

Aneurysmen bleiben dagegen häufig symptomlos. Sie weisen aber das Risiko der Ruptur mit bedrohlicher Blutung auf.

Bei umschriebenen Veränderungen, wie einem (spontanen) Aneurysma dissecans, lässt sich nicht immer eine zugrunde liegende Störung erkennen. Diese Arterienerkrankungen werden gelegentlich als Ursache von plötzlichen, nach kurzer Zeit spontan vorübergehenden Schmerzen entdeckt.

Ursächlich für Gefäßwandschädigungen sind auch Traumen (z. B. posttraumatisches Aneurysma).

Als sekundäre Schädigungen sind Kompressionen von außen, etwa durch einen Tumor, und Veränderungen infolge eines primär in der Nachbarschaft entstandenen Prozesses, etwa einer nekrotisierenden Pankreatitis, anzusehen.

Einen Sonderfall stellt das Lig.-arcuatum-Syndrom dar, das mit unklaren Bauchschmerzen verbunden sein kann. Betroffen sind jüngere, schlanke Personen. Verursacht wird die zunächst funktionelle Stenose des Truncus coeliacus durch die bindegewebige Verbindung der medianen Zwerchfellschenkel. Das Band engt den Truncus coeliacus zunächst beim liegenden Patienten in der Ausatmungsphase ein, dagegen nicht bei tiefer Inspiration und evtl. ebenfalls nicht im Stehen. Andernfalls spricht man von einem fixierten Lig.-arcuatum-Syndrom.

## Ultraschallbefund

Bei *Arteriosklerose* sind im B-Bild echodichte Plaques, evtl. mit Schallschatten, zu sehen. Eine umschriebene Einengung ist darstellbar, kann aber hinsichtlich ihrer Auswirkung nicht sicher eingeschätzt werden (Abb. 15.15 a,b, 15.16 a,b).

Bei den *Arteriitiden* ist die Wand der betroffenen Gefäße konzentrisch oder auch exzentrisch verdickt und echoarm. Das Lumen ist unregelmäßig und eingeengt. Bei bestimmten Formen (z. B. Panarteriitis nodosa) können sich sackförmigen Aneurysmen entwickeln.

Thromben sind als echoarme Gefäßabschnitte nachweisbar. Ganz frische Thromben können sehr echoarm sein und so übersehen werden.

*Aneurysmen* sind kugel- oder spindelförmige Gebilde, die entweder echofrei oder mehr oder weniger echoarm sind, als Zeichen der Thrombosierung. Im zuletzt genannten Fall ist schon im B-Bild ein kleines Restlumen erkennbar (Abb. 15.17 a,b).

*Dissezierende Aneurysmen* zeigen eine unsymmetrisch verdickte, echoarme Wand mit einem eingeengten Lumen (Abb. 15.18 a--e).

Kettenartig hintereinander gelegene Stenosen sind typisch für eine *fibromuskuläre Dysplasie*.

Die Einengung bei einem *Lig.-arcuatum-Syndrom* ist manchmal schon im B-Bild zu sehen (vgl. Abb. 15.20).

## Dopplerbefund

Die Farbdoppleruntersuchung erweitert die Beurteilung der Gefäße beträchtlich. Erkennbar werden qualitativ eine Flussbeschleunigung ("aliasing"!) und turbulente Flüsse im Bereich der Stenosen. Letztere sprechen für eine erhebliche wirksame Einengung von >70%. Weiterhin können retrograde Flüsse und damit "Steal-Effekte" erkannt werden.

So lässt sich etwa beim *Lig.-arcuatum-Syndrom* neben dem beschleunigten turbulenten Fluss im Truncus coeliacus selbst eine retrograde Auffüllung der A. hepatica anhand des retrograden Flusses in der A. gastroduodenalis (aus der A. mesenterica superior) nachweisen.

Weiterhin sind dopplersonographisch Thrombosen eindeutig an den fehlenden Flusssignalen nachzuweisen.

In den *Aneurysmen* lässt sich ein turbulenter, evtl. kreisender Fluss erkennen. Bei Thrombosierung kann der Fluss im Restlumen gezeigt werden (vgl. Abb. 15.17 b).

Bei einem *Aneurysma dissecans* ist das durchströmte Restlumen mit beschleunigtem, oft turbulentem Fluss gut zu erkennen. Messungen der Flussgeschwindigkeit zeigen eine deutliche Flussbeschleunigung, die sich im Verlaufe von Wochen wieder weitgehend normalisieren kann (vgl. Abb. 15.18 a-e).

Bei nachgewiesenen *Stenosen* ist ergänzend die Messung der Flussgeschwindigkeit erforderlich. So lässt sich das Ausmaß einer Stenose semiquantitativ erfassen. Allgemein gültige Grenzwerte existieren allerdings nicht. Der Überlappungsbereich ist groß.

Eine Flussbeschleunigung in der A. mesenterica superior >200 cm/s bei bildlich nachgewiesener Stenose gilt als pathologisch (etwa 50%ige Stenose), Geschwindigkeiten >280 cm/s bei auch turbulenter Strömung weisen auf eine hochgradige Stenose (>70%) hin (Abb. 15.19 a,b, 15.20, 15.21).

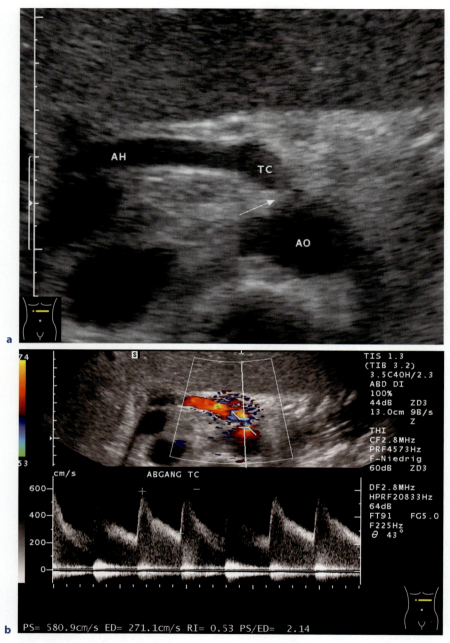

**Abb. 15.15 a,b.** Stenose am Abgang des Truncus coeliacus. **a** Die Stenose (↑) ist im B-Bild zu erkennen, aber nur im **b** Spektraldoppler zu bewerten (hier als >70%). Zu beachten sind die Farbsignale in der FKDS um das Gefäß, so genannte Vibrationsartefakte

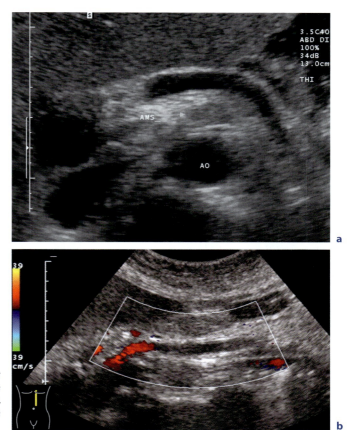

**Abb. 15.16 a,b.** Thrombose der A. mesenterica superior **a** B-Bild. Im Querschnitt hebt sich die thrombosierte A. mesenterica superior (*AMS*) kaum ab. **b** Farbdoppler. Im Anfangsteil noch Dopplersignale, dann vollständige Thrombosierung

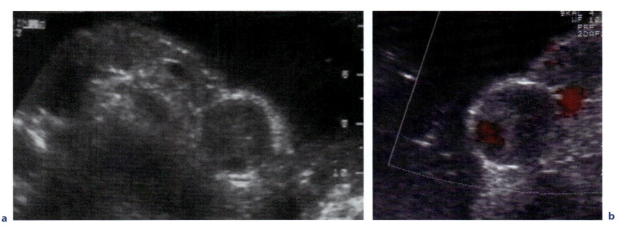

**Abb. 15.17 a,b.** Aneurysma der A. lienalis, weitgehend thrombosiert. Das Aneurysma wurde zufällig entdeckt. Retrospektiv ließ sich ein schwerer Skiunfall, 2 Jahre zurückliegend, als wahrscheinliche Ursache aufdecken. **a** Das Aneurysma imponiert als Raumforderung im Pankreasschwanz (Untersuchung durch den flüssigkeitsgefüllten Magen). Auffallend ist dabei der kleine fast echofreie Bezirk (↑) im Prozess, der sich **b** im Farbdoppler als durchströmter Abschnitt identifizieren lässt

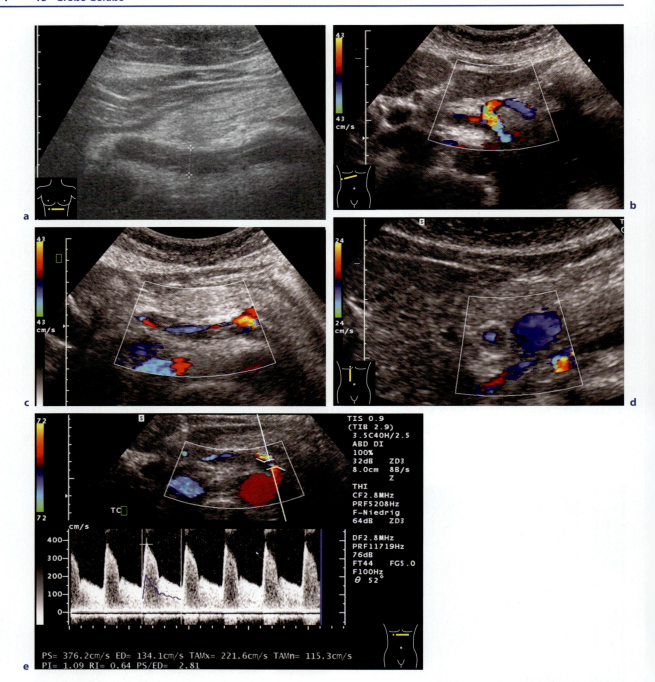

**Abb. 15.18 a–e.** A. dissecans der A. hepatica communis (spontan entstanden, keine Risikofaktoren, kein Trauma). **a** Im B-Bild fallen zunächst die Echos der Intimalamellen im Lumen auf (Durchmesser 8 mm). **b** Truncus coeliacus im Querschnitt. Nur die A. hepatica communis ist betroffen. Der Farbdoppler zeigt die A. lienalis regelrecht. Im Truncus coeliacus turbulente Strömung und Aliasing im Stamm bei hoher Flussgeschwindigkeit (daher blau markiert). **c** Mittels Farbdoppler ist das eingeengte, noch durchströmte Lumen markiert. **d** Die Arterie im Querschnitt. Dieses Bild mit einer verdickten Wand gleicht dem Befund bei einer Arteriitis! **e** Der Spektraldoppler zeigt im Abgang eine deutliche Flussbeschleunigung

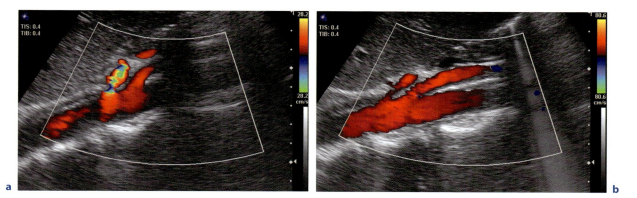

**Abb. 15.19. a** Einengung des Truncus coeliacus durch das Lig. arcuatum in der Exspirationsphase bei einem gesunden jungen Mann.
**b** Keine Einengung in der Inspirationsphase (Dopplerecho am Oberrand entspricht dem Rand des Abgangs der A. gastrica)

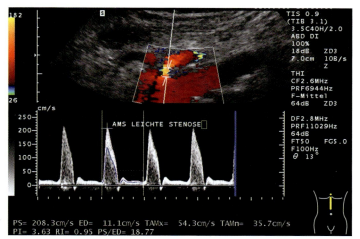

**Abb. 15.20.** Geringergradige Stenose der A. mesenterica superior (>50%)

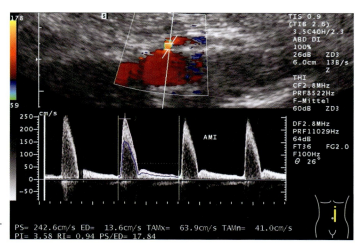

**Abb. 15.21.** Stenose (50–70%) in der A. mesenterica inferior (Längsschnitt)

### 15.3.3
### V. cava

Die (kardiale) Einflussstauung führt zu einer Erweiterung der V. cava. Die Atemmodulation ist aufgehoben. Auch die zuführenden Venen sind erweitert (s. Kap. 9).

Thrombosen in der V. cava sind häufiger Appositionsthromben aus den zuführenden Gefäßen und entstehen seltener in der V. cava selbst. Sie können sich spontan oder infolge Therapie auflösen oder sich zunehmend organisieren.

Sehr selten entstehen in der V. cava primäre Tumoren (Leiomyome bzw. Leiomyosarkome). Relativ häufiger sind Tumorthromben in den zuführenden Venen, besonders den Nierenvenen, die bis in die V. cava vorwachsen.

Tumoren im Retroperitoneum, große Aneurysmen der Aorta, die retroperitoneale Fibrose oder auch ein kompensatorisch vergrößerter Lobus caudatus können eine hämodynamisch wirksamen Kompression der unteren Hohlvene verursachen.

---

**Ultraschallbefund**

Der Einflussstau im Bereich der unteren Hohlvene ist im B-Bild leicht zu erkennen an der Dilatation, dem runden Querschnitt und der aufgehobenen Atemmodulation (Abb. 15.22 a-c).

Thromben sind schon im B-Bild vor dem Hintergrund des echofreien Lumens als echoarme Bezirke im Lumen zu erkennen. Sie sind oft umschrieben und bewegen sich ohne eindeutigen Bezug zur Wand, da sie als Appositionsthromben aus einem zuführenden Gefäß in die V. cava hineinragen (Abb. 15.23 a,b). Daher ist auch die V. cava nicht erweitert. Ihr Ursprung muss aus diesem Grund in das zuführende Gefäß verfolgt werden. Dies gilt auch bei Verdacht auf einen Tumorthrombus zur Erkennung des ursprünglichen Tumors.

Frische ortsständige Tumoren sind sehr echoarm und können nur bei guten Bedingungen und korrekt eingestelltem B-Bild gesehen werden.

Mit zunehmendem Alter werden die Thromben echodichter und inhomogen (Abb. 15.24).

Kompressionen der V. cava durch Tumoren oder aus anderen Gründen sind zwar im B-Bild gut zu erkennen, aber hinsichtlich ihrer hämodynamischen Auswirkung kaum zu bewerten. Die V. cava kollabiert in bestimmten Atemphasen und ist normalerweise besonders im kaudalen Abschnitt flach queroval. Die Wand ist dünn. Gegen einen Tumor hebt sie sich daher von vornherein viel schlechter ab als die Aorta.

Schon im B-Bild kann schließlich die Lage eines Kavaschirmchens kontrolliert werden, das entsprechend seiner Form starke Echos verursacht.

---

**Dopplerbefund**

Farbdopplersonographisch lässt sich der Fluss in einer thrombosierten oder komprimierten Vene beurteilen. Sie zeigt einerseits den vorhandenen oder fehlenden Restfluss bei Thromben und andererseits die Flussbeschleunigung bei Kompression. Auch Kollateralkreisläufe sind so besser darzustellen (Abb. 15.24, 15.25).

Zur Erkennung von Tumorthromben anhand der feinen Tumorgefäße ist meist der Einsatz von Kontrastmitteln notwendig, falls die Natur des Thrombus nicht aus der Umgebungsuntersuchung mittels B-scan schon erkannt wurde (vgl. Abb. 9.48 a,b).

Die farbkodierte Dopplersonographie ist weiterhin nützlich zur Kontrolle von Kavaschirmchen, da nicht nur die Lage, sondern die verursachte turbulente Strömung und eine Thrombenbildung erkannt werden können (Abb. 15.26).

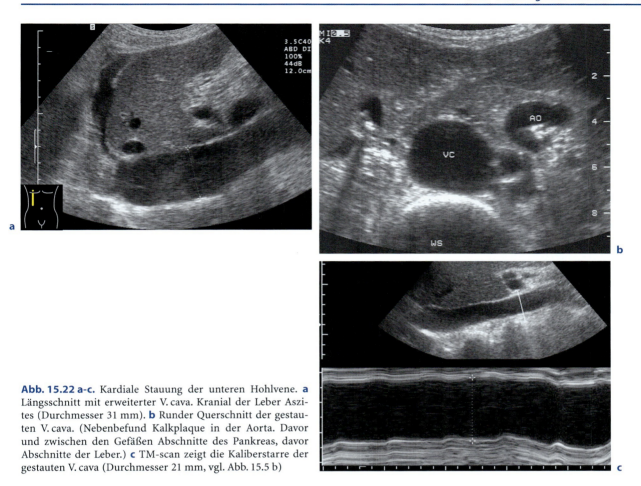

**Abb. 15.22 a-c.** Kardiale Stauung der unteren Hohlvene. **a** Längsschnitt mit erweiterter V. cava. Kranial der Leber Aszites (Durchmesser 31 mm). **b** Runder Querschnitt der gestauten V. cava. (Nebenbefund Kalkplaque in der Aorta. Davor und zwischen den Gefäßen Abschnitte des Pankreas, davor Abschnitte der Leber.) **c** TM-scan zeigt die Kaliberstarre der gestauten V. cava (Durchmesser 21 mm, vgl. Abb. 15.5 b)

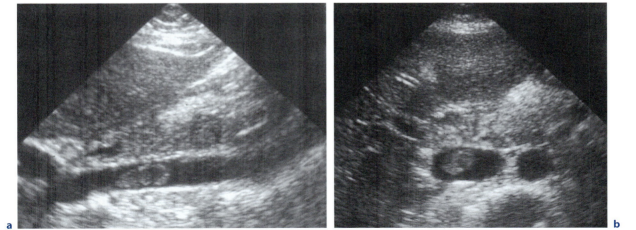

**Abb. 15.23 a,b.** Umschriebener Thrombus in der nichtdilatierten V. cava. Der Thrombus ragt aus der rechten V. ovarica flottierend in die V. cava (nach einer komplizierten Entbindung). **a** Längsschnitt. **b** Querschnitt

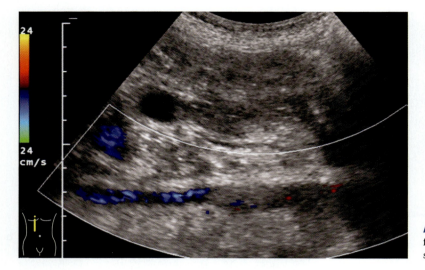

**Abb. 15.24.** Aufsteigende nicht ganz frische (echodicht!) Thrombose der distalen V. cava

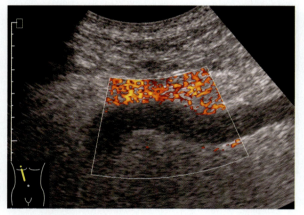

**Abb. 15.25.** Thrombose der V. mesenterica superior. Auch mit empfindlich eingestelltem Powerdoppler(Artefakte!) keine Farbsignale im thrombosierten Gefäß

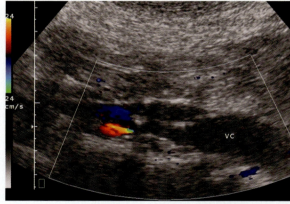

**Abb. 15.26.** Schirmchen in der V. cava (helle lineare Echos). Distal des Schirmchens ist die Vene thrombosiert

## 15.4
### Differenzialdiagnostik, Pitfalls

Die Verkennung eines Aortenaneurysmas als solider Tumor ist bei genauer Untersuchung in 2 Ebenen vermeidbar, erst recht bei zusätzlicher Beurteilung mittels Farbdoppler. Zu beachten ist, dass ein Tumor, in erster Linie ein malignes Lymphom, beide Gefäße einmauert, dagegen weist ein teilthrombosiertes Aneurysma nur ein Restlumen auf (vgl. Tabelle 15.1). Weiterhin sind die starken Echos der Gefäßwand beim Aneurysma außen, während bei Lymphomen die meist gut erkennbaren Wandechos innerhalb der Raumforderung liegen.

Die kleinen isolierten und symptomlosen Aneurysmen der Milzarterie oder der A. hepatica, seltener von anderen Gefäßen, sind leicht mit einem Tumor zu verwechseln, besonders wenn sie thrombosiert sind. Zu beachten ist der Zusammenhang mit der betroffenen Arterie und das verräterische Restlumen.

Pseudoaneurysmen entstehen in der Umgebung des Pankreas bei Pankreatitis oder auch verzögert aus einer Pseudozyste. Die Doppleruntersuchung der evtl. aus Voruntersuchungen bekannten Pseudozysten schützt davor, diese schwerwiegenden Veränderungen zu übersehen (s. Abb. 12.21).

Die Unterscheidung zwischen arteriosklerotischen Stenosen und Stenosen bei Vaskulitiden ist aufgrund der echodichten Kalkplaques einerseits und der echoarmen Wandverdickung andererseits möglich. Die Zuordnung der entzündlichen Erkrankungen zu bestimmten Formen der Arteriitiden ist nur möglich, wenn der Befall einer bestimmten Gefäßprovinz charakteristisch ist, jedoch nicht aufgrund eines unterschiedlichen sonographischen Bildes.

Bei Nachweis von Thromben muss die Möglichkeit eines Tumorthrombus erwogen werden. Dies gilt vor allem in der Nierenvene, aber auch der V. cava. In diesen Thromben lassen sich evtl. Tumorgefäße nachweisen, die natürlich nicht mit einer kaliberstärkeren Rekanalisierung verwechselt werden dürfen. Im Zweifelsfall muss das betroffene Organ auf einen Tumor untersucht werden.

## 15.5
## Stellenwert, alternative und weiterführende Maßnahmen

Die Ultraschalldiagnostik ist in der Erkennung und Bewertung von Aneurysmen der Aorta und der viszeralen Arterien eine zuverlässige Methode. Die Methode ist unter Einschluss der Dopplerverfahren auch geeignet, Stenosen in der Aorta oder den größeren viszeralen Arterien zu diagnostizieren und in ihrem Ausmaß zu bewerten. Diese Diagnostik kann aber durch Untersuchungshindernisse, insbesondere Meteorismus, stark behindert werden. Sie ist etwa bei der A. mesenterica superior auf den Gefäßstamm begrenzt.

Die Angiographie gibt den besten Überblick über eine gesamte Gefäßregion, die mit den Schnittbildverfahren so (noch?) nicht möglich ist. Vor allem können auch die kleineren Gefäße erfasst werden.

Angio-CT und Angio-MRT haben auch den Vorteil einer größeren Übersicht, etwa bei Darstellung eines thorakalen Aneurysma dissecans. Im Vergleich zur klassischen Angiographie ist weiterhin die simultane Darstellung der betroffenen Organe ein Vorteil. Sie werden durch Darmgas usw. nicht behindert. Neben den bekannten Nachteilen des hohen Aufwands, der Belastung durch Kontrastmittel und der Strahlenbelastung (CT) ist auch eine direkte Beurteilung des Blutflusses, etwa in einer Stenose, nicht möglich.

Insgesamt ist die Ultraschalldiagnostik einschließlich der Dopplerdiagnostik heute vielfach das Standardverfahren. Bei untersuchungstechnischen Problemen, bei vermuteten Störungen im Bereich der peripheren kleineren Gefäße, bei vermuteten Systemerkrankungen und bei einer notwendigen komplexen Therapieplanung sind Angio-CT, Angio-MRT oder auch die klassische Angiographie die sinnvollen und notwendigen ergänzenden Maßnahmen.

# Nieren

## Indikationen

- Schmerzen im Nierenlager
- Nierenkolik
- Hämaturie
- Hypertonie
- Akutes Nierenversagen
- Chronische Niereninsuffizienz
- Anomalien der Nieren
- Verdacht auf Nierentumor
- Im Rahmen der abdominellen Diagnostik
- Verlaufskontrolle bei Transplantatnieren

## 16.1 Untersuchungstechnik

### Gerät

Geeignet sind alle Schallkopftypen mit Frequenzen um 3,5–5 MHz. Bei Linear-array-Schallköpfen sollte die Abbildungsbreite die gesamte Niere im Längsschnitt umfassen.

Die Dopplertechnik ist für die Gefäßdiagnostik wichtig, für die Tumordiagnostik nützlich.

### Vorbereitung

Grundsätzlich ist keine Vorbereitung erforderlich.

Zur Beurteilung einer geringgradigen Stauung des Nierenbeckens ist eine Flüssigkeitsbelastung geeignet, z. B. mit 500–700 ml Flüssigkeit. Der gleiche Effekt ist mit einem schnell wirkenden Diuretikum (z. B. Furosemid i. v.) zu erreichen. (Beim Vergleich des nativen Ultraschallbefundes mit einem IVP ist zu beachten, dass schon das Röntgenkontrastmittel einen diuretischen Effekt hat!)

### Lagerung

Der Patient wird in Rückenlage von ventral (rechte Niere) untersucht. Die Beurteilung der (linken) Niere kann auch in Seitenlage mit über den Kopf gelegtem freiem Arm erfolgen.

Alternativ kann die Untersuchung von dorsal in Bauchlage über einem Kissen zum Ausgleich der Lendenwirbellordose oder im Stehen in leicht nach vorne gebeugter Haltung stattfinden.

### Untersuchungsgang

Zunächst erfolgt die Untersuchung der rechten Niere im Längsschnitt durch den rechten Leberlappen, anschließend Verdrehen des Schallkopfes in die anatomische Längsachse (der obere Pol liegt weiter medial und dorsal als der untere) und Durchmusterung der Niere von medial nach lateral. Es schließt sich die Untersuchung in Querschnittebenen zur Beurteilung der lateralen Abschnitte und des Nierenbeckens mit den Gefäßen an.

Zur Darstellung der linken Niere muss der Schallkopf meist weiter lateral aufgesetzt werden bei nach medial gerichtetem Schallstrahl. Der sonographische Längsschnitt nähert sich so einem anatomischen Flachschnitt! Die Querschnittsuntersuchungen sind dann oft besser in Seitenlage durchzuführen.

Bei Untersuchung von dorsal im Liegen oder Stehen erfolgt die Untersuchung ebenfalls zunächst in Längsschnitten seitlich der Wirbelsäule und anschließend in Querschnitten.

Bei gezielter Fragestellung, die nur eine Niere betrifft, oder bei einseitigem Schmerz empfiehlt sich zunächst die Untersuchung der gesunden Niere (zur Orientierung) und dann der kranken, was allerdings dem Patienten begründet werden sollte.

Die großen Nierengefäße werden zunächst im Querschnitt bzw. ihrem Verlauf entsprechend in einem Schrägschnitt ventral des Nierenbeckens aufgesucht und in ihrem weiteren Verlauf nach medial verfolgt. Je nach Untersuchungsbedingungen ist auch der umgekehrte Weg mit Aufsuchen des Abgangs der Nierenarterien aus der Aorta (etwa 15 mm distal des Abgangs der A. mesenterica superior) und Verfolgen der Gefäße nach distal möglich.

Normalerweise sollte zunächst eine Darstellung im B-Bild und erst anschließend in der Dopplertechnik erfolgen. Dem erfahrenen Untersucher kann jedoch die Anwendung der Farbdopplertechnik von vornherein das Auffinden der Arterien erleichtern und damit die Untersuchungszeit verkürzen.

### Messpunkte

Der größte Längsdurchmesser (entsprechend der anatomischen langen Achse, vgl. Abb. 16.1 a,b!) beträgt 10–12 cm, die Parenchymdicke in der Nierenmitte 12–17 mm. Das Verhältnis der Parenchymdicke zu dem Durchmesser der Strukturen des Nierenbeckens, gemessen entsprechend Abb. 16.4 a, beträgt etwa 2:1 und nimmt mit zunehmendem Alter etwas ab.

Diese beiden Messwerte sind für die Routinediagnostik ausreichend und leicht zu messen. Die Volumenbestimmung ist anhand der 3 Achsen annähernd und mittels aufwändigerer Verfahren (Planimetrie der Querschnitte) oder mittels 3D-Verfahren genauer möglich, für die Routine aber entbehrlich.

### Dokumentation

Im Normalfall genügt ein Längsschnittbild mit den angegebenen Messpunkten.

Bei diffusen Nierenerkrankungen ist dagegen mindestens die Dokumentation im Längs- und Querschnitt erforderlich. Fokale Läsionen sollten ebenfalls mindestens in 2 Ebenen dokumentiert werden.

### Untersuchungshindernisse

Da die Untersuchung der Nieren sowohl von vorne als vom Rücken aus möglich ist, können störendes Darmgas und andere Hindernisse umgangen werden. Dies gilt allerdings nicht für die großen Nierengefäße, die nur von ventral untersucht werden können. Hier behindert Darmgas die Untersuchung oft erheblich.

## 16.2
# Normalbefund

### 16.2.1
### Topographisch-anatomische Vorbemerkungen

Die Nieren liegen in den Fossae lumbales beidseits der Wirbelsäule. Die Hinterfläche grenzt an den M. psoas und den lumbalen Zwerchfellschenkel dorsomedial und an den M. quadratus lumborum und das Zwerchfell dorsolateral. Die Längsachsen verlaufen von kranial, medial und dorsal nach kaudal, lateral und ventral. Die Vorderflächen der Nieren sind etwas nach lateral gerichtet.

Die rechte Niere steht gewöhnlich etwas tiefer als die linke und reicht vom 12. BWK bis zum 3. LWK. Der obere Pol der linken Niere steht somit in Höhe des 11. Brustwirbels. Mit der Atmung verschieben sich die Nieren um etwa 3 cm.

Die Länge der Nieren schwankt um 11,5 cm, die Breite um 5,5 cm, die Dicke um 3,7 cm, wobei die linke Niere gewöhnlich etwas länger und schlanker geformt ist.

Die Niere ist mit einer feinen bindegewebigen „Haut" überzogen (fibröse Kapsel) und von einer „Fettkapsel" umschlossen, d. h. von perirenalem Fettgewebe, das von einer prärenalen und postrenalen Faszie umhüllt wird, in die auch die Nebennieren einbezogen sind. Diese Faszienhülle öffnet sich medial im Bereich des etwa 3,5 cm langen Nierenhilus.

Im Hilus vereinigen sich ventral die Segmentvenen, dahinter teilt sich die Nierenarterie in einen ventralen und dorsalen Ast auf. Dorsal liegt das Nierenbecken mit dem kaudal abgehenden Ureter.

Nach Abgabe der Kapselarterien verlaufen die Arterienäste zwischen den durchschnittlich 12 Markpyramiden in Richtung Rinde und dann bogenförmig um die Basen der Markpyramiden (Aa. arcuatae). Die Venen verlaufen parallel.

### 16.2.2
### Varianten und Anomalien

Varianten der Form der Nieren und Anomalien sind nicht ganz selten und können auch noch im Erwachsenenalter, wenn unbekannt, differenzialdiagnostische Schwierigkeiten bereiten.

Eine weite Variationsbreite weist das *Nierenbecken* auf zwischen einer mehr dendritischen oder ampullären Form. Bei ersterem vereinigen sich die Kelche zunächst, bevor sie in das Nierenbecken einmünden, beim ampullären Nierenbecken münden alle Kelche direkt ein.

Selten bleibt die bei der Geburt vorhandene *Renkulisation*, die normalerweise in den ersten Lebensjahren verstreicht, bis ins Erwachsenenalter erhalten.

Eine häufigere Anomalie ist die so genannte *inkomplette Doppelniere*, genauer die doppelte Anlage des Nierenbeckens infolge einer Ureterfehlbildung. Die Niere selbst ist ungewöhnlich lang, aber voll funktionsfähig. Der Ureter ist abschnittsweise (Uterus fissus) oder insgesamt doppelt angelegt. Der aus dem kranialen Nierenbecken kommende Ureter mündet dann kaudal des regelrecht verlaufenden unteren Ureters in die Blase. Er ist nicht selten zusätzlich funktionell gestört durch Reflux bis hin zur kompletten Obstruktion.

Die angeborene *Nierenektopie* ist durch eine gleichzeitige Anomalie der Nierenarterie und durch einen kurzen Ureter gekennzeichnet. Die Niere ist mindestens kleiner, oft deformiert und liegt tief vor der Lendenwirbelsäule, vor dem Kreuzbein im kleinen Becken oder an der Seitenwand des Beckens auf der richtigen Seite oder „gekreuzt" auf der Gegenseite.

Erst nach Ausschluss einer Ektopie kann eine *Aplasie* einer Niere, häufiger der linken Niere, angenommen werden.

Bei einer *Rotationsanomalie* zeigt das Nierenbecken nach ventral.

Die *Hufeisenniere* ist eine Verschmelzungsanomalie, bei der die zusammenhängenden unteren Pole quer vor den großen Gefäßen in unterschiedlicher Höhe vor der Lendenwirbelsäule liegen. Die Verschmelzung ist unterschiedlich ausgeprägt zwischen einer nur strangförmigen bindegewebigen Verbindung über eine Parenchymbrücke bis zu einem gemeinsamen Nierenbecken.

Rotations- und Lageanomalien können zusammen vorkommen und sind dann evtl. mit weiteren Anomalien der Organe des kleinen Beckens kombiniert.

Am häufigsten sind schließlich *Gefäßanomalien*: In bis zu 30% finden sich zusätzliche Arterien, die außerhalb und meist oberhalb des Nierenhilus direkt in das Parenchym eintreten.

Diagnostisch bzw. differenzialdiagnostisch bedeutsam sind auch die zystischen Anomalien.

## 16.2.3
## Ultraschallbefund

Sonographisch ist die Niere im Längsschnitt ein ovales Organ, bei dem sich zunächst die starken Echos der Wand des spaltförmigen (weil normalerweise leeren) Nierenbeckens sowie der dort verlaufenden Gefäße als ziemlich geschlossenes echodichtes Areal gegen das echoarme Parenchym scharf abheben (Abb. 16.1 a,b).

Da die linke Niere mehr von der Seite dargestellt wird, ergibt sich eine etwas andere Form, bei der die Impression der Milz zu einer etwas dreieckigen Begrenzung führt mit einer leichten Vorbuckelung nach lateral („Milzbuckel", vgl. Abb. 16.43 a,b).

Insgesamt ist die Echostruktur des Nierenparenchyms etwas echoärmer als die der gesunden Leber und erst recht als die der Milz. Im echoarmen Parenchym lassen sich die Pyramiden, also das Nierenmark, gut gegen die etwas echodichtere Nierenrinde abgrenzen. Dabei ist dieser Kontrast im Kindesalter sehr ausgeprägt und nimmt mit zunehmendem Alter immer mehr ab (Abb. 16.2, 16.3).

Die zentralen Echos, für die die Bezeichnungen *Nierenbeckenechos* oder auch *Pyelonreflexe* zwar üblich, aber nicht ganz korrekt ist, erreichen im Nierenhilus die mediale Oberfläche, was sich besonders im Querschnitt gut darstellen lässt. Das Parenchym ist dabei hufeisenförmig und nach medial „offen" angeordnet. Lediglich in einem mehr lateralen Längsschnitt ist die anatomische Dreiteilung des Nierenbeckens manchmal angedeutet zu erkennen.

Bei Bewässerung zeigt sich das Nierenbecken spaltförmig echofrei, da jetzt genügend Flüssigkeit im Nierenbecken vorhanden ist. Dies fällt vor allem beim mehr ampullären Nierenbecken auf. In der späteren Schwangerschaft ist das Nierenbecken vorwiegend der linken Niere weiter. Bis zu einem queren Durchmesser von 1 cm kann diese Veränderung als physiologisch angesehen werden (vgl. Abb. 16.25 b).

Die Oberfläche der Niere ist glatt. Die Abgrenzung gegen die umgebende Fettkapsel, die eine echodichtere grobe Struktur aufweist und individuell unterschiedlich ausgeprägt ist, ist scharf. Ein feines Echoband um die Niere entspricht nach Meinung mancher Autoren der dünnen fibrösen Kapsel, kann aber auch rein physikalisch als Grenzflächenechos interpretiert werden.

Der Längsdurchmesser der Niere beträgt um 11 cm (10–12 cm). Die Dicke des Parenchyms, gemessen im Querschnittsbild in der Mitte der Nieren, 11–17 mm. Die Relation von Parenchymdicke zu Durchmesser des Nierenbeckenbereiches, an gleicher Stelle gemessen, 1,8:1. Diese Relation nimmt mit zunehmendem Alter zu Ungunsten des Parechyms gewöhnlich ab. Der dafür geprägte Begriff der „Altersniere" erscheint problematisch.

Die Gefäße sind nahe des Hilus vor dem Nierenbecken (Querschnitte) meist schon im B-Bild gut darzustellen. Abhängig von der Gerätequalität sind auch die Aufzweigungen im Hilus und kurze Abschnitte im Parenchym noch zu erkennen. Eine zuverlässige Darstellung der intrarenalen kleineren Gefäße ist dagegen nur mit der Dopplertechnik (Farb- oder Power-Doppler) möglich.

Proximal sind Nierenarterie und Nierenvene oft von Darmgas überlagert und daher schwer darzustellen. Die rechte Nierearterie ist allerdings ziemlich zuverlässig hinter der V. cava aufzufinden (Abb. 16.4 a-c).

Schon im B-Bild lassen sich die meist ventral verlaufende und kaliberstärkere Vene von der kaliberschwächeren (4–5 mm) Arterie unterscheiden, da letztere mehr Binnenechos enthält, also im Bild „grau" wirkt im Gegensatz zu der fast „schwarzen", weil echofreien Vene.

Zur sicheren Beurteilung der Arterien ist die Dopplertechnik notwendig. Dabei ist der mehr ventrale Abgang und der schräg absteigende Verlauf der rechten Nierenarterie zu beachten sowie der manchmal etwas mehr kranial und dorsal gelegene Abgang der kürzeren linken Arterie. Diese kann abschnittsweise hinter dem distalen Pankreas verlaufen.

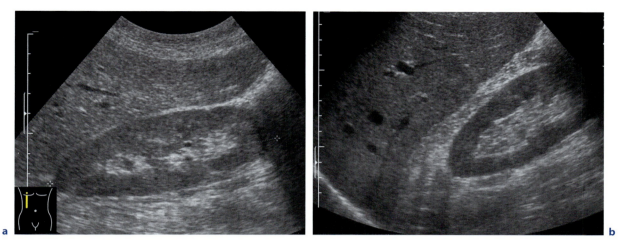

a                                                                                                                                    b

**Abb. 16.1 a,b.** Normale Nieren. **a** Die Echostruktur ist etwas echoärmer als die der normalen Leber. Der untere Pol ragt knapp in den Schallschatten von Darmgas. **b** Normale Niere mit stark ausgeprägte Fettkapsel

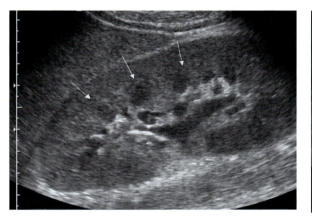

**Abb. 16.2.** Junger Mann mit gut entwickelter Niere. Noch deutlich kontrastierende Markpyramiden (↓↓). Um das Nierenbecken Gefäße im Querschnitt

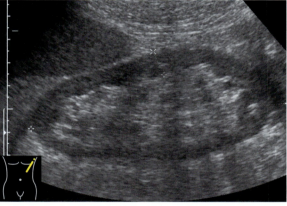

**Abb. 16.3.** So genannte Altersniere. Niere noch normal groß (107 mm), Parenchymsaum jedoch verschmälert (10 mm)

## Dopplerbefund

Das Frequenzspektrum der Nierenarterien entspricht einem Gefäßtyp mit niedrigem Gefäßwiderstand. Die maximale systolische Flussgeschwindigkeit wird mit 100–120 cm/s (maximal bis 180 cm/s), die enddiastolische mit 25–50 cm/s angegeben. Der RI liegt bei 0,5–0,72. Er steigt mit dem Lebensalter. Seine Seitendifferenz sollte 10% nicht überschreiten.

Mittels Farbdoppler sind im Nierenbecken die Segmentarterien darzustellen und dann im Parenchym die zwischen den Markpyramiden verlaufenden Aa. interlobares (dieser Abschnitt ist günstig zur Messung!). Die weiteren Aufzweigungen sind besonders gut mit dem Power-Doppler bildlich darzustellen (Abb. 16.5 a,b, 16.6 a,b).

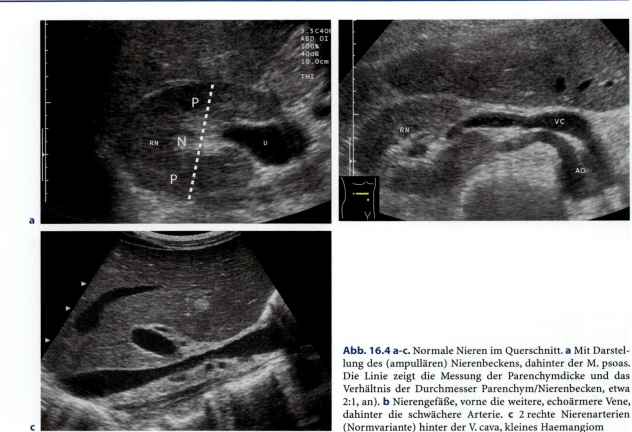

**Abb. 16.4 a–c.** Normale Nieren im Querschnitt. **a** Mit Darstellung des (ampullären) Nierenbeckens, dahinter der M. psoas. Die Linie zeigt die Messung der Parenchymdicke und das Verhältnis der Durchmesser Parenchym/Nierenbecken, etwa 2:1, an). **b** Nierengefäße, vorne die weitere, echoärmere Vene, dahinter die schwächere Arterie. **c** 2 rechte Nierenarterien (Normvariante) hinter der V. cava, kleines Haemangiom

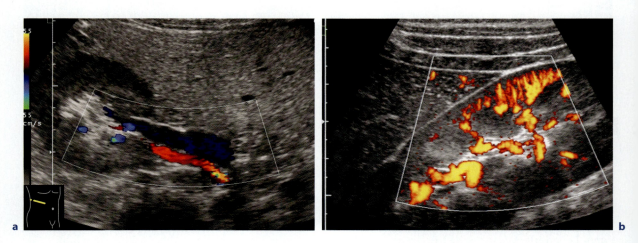

**Abb. 16.5. a** Darstellung der Nierengefäße mittels Farbdoppler (Einstellung von 55 cm/s geeignet für die Arterie, daher nur ungenügende Füllung der Vene mit Farbpixeln). **b** Darstellung der Gefäße in der Niere mittels Power-Doppler

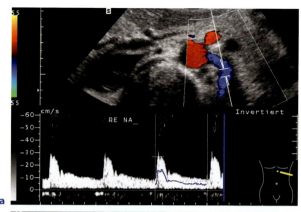

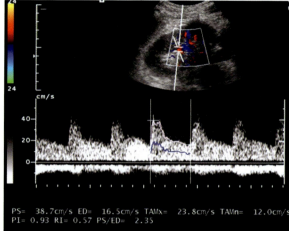

**Abb. 16.6 a,b.** Spektraldoppler. (Normale) Nierengefäße. **a** Nierenarterie. Das Signal ist typisch für ein parenchymatöses Organ mit niedrigem Widerstand. **b** Intralienale Arterie

## 16.3
## Pathologische Befunde

### 16.3.1
### Anomalien

Anomalien der Nieren werden zwar in der Regel bei den Vorsorgeuntersuchungen festgestellt, können aber auch bei der Untersuchung erwachsener Patienten differenzialdiagnostische Probleme bereiten. Zystische Veränderungen werden teilweise erst im Erwachsenenalter manifest (s. Abschnitt Zysten).

**Ultraschallbefund**

Fehlt die Niere an normaler Stelle so kann eine einseitig, meist linksseitige *Agenesie* vorliegen. In dieser Situation muss zunächst ausgeschlossen werde, dass die Niere nur dystop ist. Diese so genannte *Beckenniere* zeigt sonographisch, abgesehen von der dystopen Lage vor der distalen Aorta, ein unauffälliges, typisches Bild (Abb. 16.7).

Bei der *Hufeisenniere* ist zunächst das Auffinden der normalen Nieren, vor allem bei schlechten Untersuchungsbedingungen, schwierig, da die Längsachsen ja nach kaudal medial zeigen. Die Verbindung der unteren Pole vor der Aorta ist dann sehr unterschiedlich ausgeprägt. Häufig findet sich eine echoarme Parenchymbrücke, evtl. sogar mit einem durchgehenden Nierenbecken, das dann nach kranial gerichtet ist. Eventuell besteht auch nur eine bindegewebige Verbindung, die sonographisch echodicht ist (Abb. 16.8 a,b).

Bei einem *doppelten Nierenbecken* ist die Niere oft schmal und lang gestreckt. Die intensiven Echos des Nierenbeckens sind durch echoarmes Parenchym unterteilt (Abb. 16.9).

Das Nierenbecken einer nicht ausrotierten Niere zeigt nach ventral. Das Bild wirkt im Längsschnitt verwirrend. Im Querschnitt ist dann die „normale" Form der Niere eher erkennbar.

Dysplasien der Nieren sind sehr unterschiedlich ausgeprägt. Neben einer kleinen Niere mit harmonischem Parenchym-Pyelon-Verhältnis finden sich kleine Organe mit irregulärer Form und unterschiedlicher Parenchymdicke.

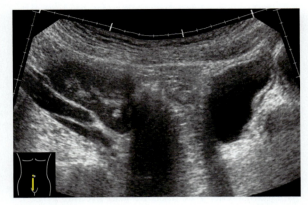

**Abb. 16.7.** Beckenniere. Die verlagerte linke Niere liegt vor der Bifurkation der Aorta. Kaudal Dünndarmschlingen (Luftreflexe!) und Harnblase

## 16.3.2
## Zystische Läsionen

Solitäre Zysten (Rindenzysten) sind häufig und kommen auch multipel vor. Sie entsprechen fehlentwickelten Tubuli oder Sammelrohren. Sie manifestieren sich in zunehmendem Alter, d. h. bei Individuen zwischen 35 und 45 Jahren finden sich Zysten in etwa 15%, bei Älteren >65 Jahren in mindestens 30%. In höherem Alter sind sie dementsprechend auch häufig größer. Korrekt diagnostiziert sind sie gewöhnlich ohne klinische Bedeutung, es sei denn Komplikationen wie Einblutungen treten auf.

Parapelvine Zysten liegen außerhalb der Kapsel im Bereich des Nierenbeckens. Sie können eine Mikrohämaturie verursachen.

Die *polyzystische Nierenerkrankung* (zystische Erweiterung der distalen Tubuli und Sammelrohre) manifestiert sich in ihrer autosomal-dominanten Form doppelseitig im Erwachsenenalter. Der Druck, der sowohl in der Rinde als auch im Mark gelegenen Zysten, die Urin oder seröse Flüssigkeit enthalten, schädigt das umgebende, an sich normale Gewebe.

Erheblich häufiger sind *Markschwammnieren* die durch eine Ektasie der Sammelrohre entstehen. Die ektatischen Sammelrohre bleiben mit dem System der Sammelrohre bzw. den Harnkanälchen verbunden. Typische Komplikationen sind Nephrokalzinose und Nephrolithiasis sowie gehäufte Infekte. Diese Erkrankung tritt in <30% auch nur einseitig auf.

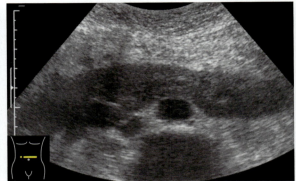

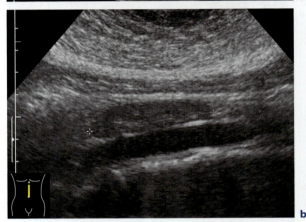

**Abb. 16.8 a,b.** Hufeisenniere. **a** Im Querschnitt Darstellung der Parenchymbrücke vor den großen Gefäßen. **b** Die Parenchymbrücke (51 mm) vor der Aorta führt leicht zur Fehlinterpretation vergrößerter Lymphknoten (vgl. Abb. 8.28 a-c)

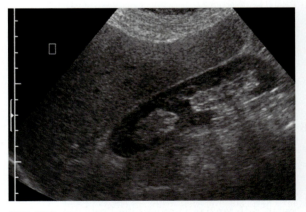

**Abb. 16.9.** Doppeltes Nierenbecken rechts. Typisch ist die schlanke Niere mit einer Parenchymbrücke. Ausgeschlossen werden muss ein zentraler Tumor (vgl. Abb. 16.32 a-d)

Beim sehr seltenen *Nephronophthisekomplex* finden sich Zysten an der Rinden-Mark-Grenze. Der Erwachsenentyp (*medulläre zystische Nierenerkrankung*) ist autosomal-dominant vererbt und durch eine fortschreitende Niereninsuffizienz infolge interstitieller Fibrose und Glomerulosklerose gekennzeichnet.

*Erworbene Zysten* finden sich bei Niereninsuffizienz und besonders unter langjährigem Dialyse. und zwar in Rinde und Mark. Ihr Durchmesser beträgt gewöhnlich <10 mm.

**Ultraschallbefund**

Solitäre Rindenzysten sind rund, scharf begrenzt und echofrei. Sie können sehr groß werden und multipel auftreten. Bei einer traumatisch ausgelösten Blutung entstehen Binnenechos, und es resultiert ein echoarmes Bild, das mit einem Tumor verwechselt werden kann. In diesem Fall sind aber keine Gefäßsignale zu erhalten (Abb. 16.10 a,b, 16.11, 16.12).

Bei einer unregelmäßig verdickten Wand ist an einen Zystenwandtumor zu denken, der allerdings sehr selten ist.

Parapelvine Zysten liegen im Bereich des Nierenbeckens. Sie sind klein, eher oval oder auch dreieckig, scharf begrenzt und echofrei. Oft liegen mehrere dieser Zysten zusammen (Abb. 16.13 a,b).

Polyzystische Nieren (Erwachsenentyp) sind stets doppelseitig. Die Nieren sind vergrößert, die Grenzen zwischen Parenchym und Nierenbecken sind verwaschen. Die Echostruktur des Parenchyms ist vergröbert und verdichtet. Kleine und größere Zystchen sind in der Regel, vor allem mit zunehmendem Alter, zu erkennen und klären die Natur der Organvergrößerung (Abb. 16.14).

Begleitend können Zysten in der Leber und anderen Organen, wie Milz und Pankreas, auftreten. Eine problematische Begleiterscheinung sind Aneurysmen.

Die ektatischen Sammelröhrchen der Markschwammnieren sind nicht auflösbar. Das typische sonographische Zeichen, die echodichten Markpyramiden, wird durch Kalkeinlagerungen verursacht (vgl. Abb. 16.18 c).

Die Zystchen bei der seltenen medullären zystischen Nierenerkrankung sind 1–10 mm groß und sonographisch als echofreie scharf begrenzte Läsionen an der Rinden-Mark-Grenze zu sehen. Infolge der zunehmenden interstitiellen Fibrose werden die Nieren kleiner und können ein echodichteres Parenchym aufweisen.

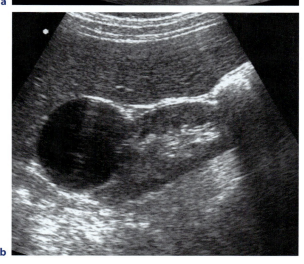

a

b

**Abb. 16.10 a,b.** Nierenzysten. **a** Die größere Zyste am unteren Pol ist annähernd rund, scharf begrenzt und verursacht eine Schallverstärkung. Die kleinsten Zysten kranial sind nicht mehr echofrei dargestellt infolge der Schichtdickenartefakte. **b** Größere Zyste am oberen Pol der rechten Niere. Die Bildpunkte in der Zyste sind Artefakte: Wiederholungsechos infolge des starken Impedanzsprunges zwischen Leber bzw. Peritoneum und Zyste

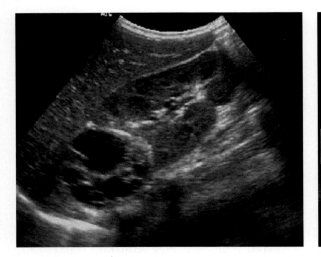 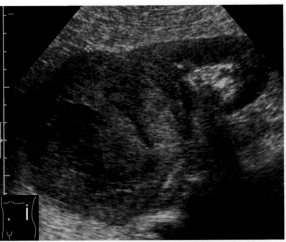

**Abb. 16.11.** Echinokokkuszyste. Eine gekammerte Zyste (Klassifikation WHO CE 2, s. Kap. 9) ist bei entsprechendem Hintergrund besonders verdächtig auf einen Echinokokkus

**Abb. 16.12.** Große Zyste mit Einblutung nach einer schweren körperlichen Anstrengung. Die Zyste ist nach Wochen wieder echofrei oder enthält schwebende Echos wie die so genannten Schokoladenzysten der Schilddrüse (vgl. Abb. 6.13 a,b)

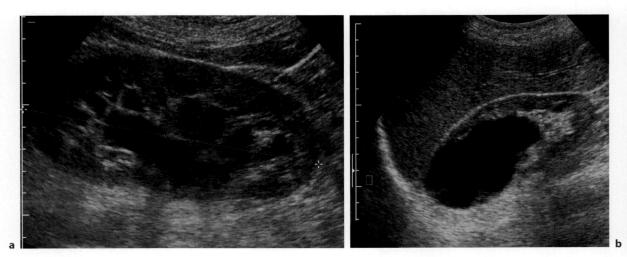

**Abb. 16.13 a,b.** Zentral gelegen Zysten. (Die Verwechslung mit erweitertem Nierenbecken ist zu vermeiden! vgl. Abb. 16.24 b, 16.25 b.) **a** Multiple peripelvine Zysten. **b** Große, teilweise zentral gelegene Zyste

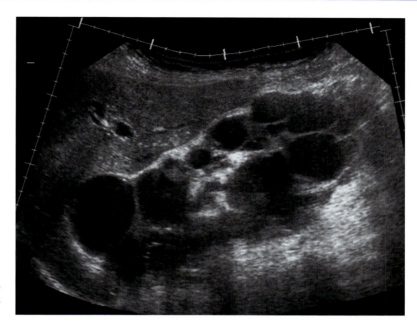

**Abb. 16.14.** Polyzystische Nierendegeneration. Vergrößerte Niere mit vielen mittelgroßen Zysten

Bei Unregelmäßigkeiten in der Wand oder bei auffälligen Septen kann eine Kontrastmitteluntersuchung sinnvoll sein. Die schnelle Aufnahme des Kontrastmittels in diese Strukturen spricht für ein Karzinom.

### 16.3.3
### Nierenparenchymerkrankungen

In diesem Abschnitt sind die nichtneoplastischen und nicht vom Nierenbecken ausgehenden erworbenen Erkrankungen zusammengefasst. Es handelt sich also um eine „negative" Definition.

Zu diesen Erkrankungen gehören *Glomerulopathien*, die Manifestationen systemischer Erkrankungen, wie verschiedener *Vaskulitiden*, und *interstitielle Nephropathien*.

Sowohl die Glomerulopathien als auch die interstitiellen Nephropathien sind sehr heterogene Krankheitsgruppen, die lediglich über den vorwiegenden Schaden an den Glomerula bzw. des Interstitiums und der Tubuli definiert werden. Ursachen, Schweregrad und Verlauf sind sehr unterschiedlich. Zu Schäden an den Tubuli kommt es auch bei HIV-Infektion.

Akute schwere Verläufe führen zum klinischen Leitsymptom des akuten intrarenalen Nierenversagens mit Oligurie und Anurie. Chronische Erkrankungen führen über die Retention harnpflichtiger Substanzen letztlich in die Urämie.

Die *Pyelonephritis* entsteht durch eine aszendierende oder hämatogene bakterielle Infektion. Sie tritt oft nur einseitig auf.

Akute, rezidivierende und chronische Verlaufsformen sind zu unterscheiden. Letztere sind meistens mit einer Obstruktion der ableitenden Harnwege oder einer disponierenden Grundkrankheit, wie Diabetes mellitus, verbunden.

Die *xanthogranulomatöse Pyelonephritis* ist eine besondere Verlaufsform, gekennzeichnet durch eine fortschreitende granulomatöse, herdförmige Zerstörung des Nierenparenchyms und meistens assoziiert mit einer Obstruktion der Harnwege. Ansammlungen lipidhaltiger Makrophagen sind charakteristisch in der granulomatösen Entzündung.

## Ultraschallbefund

Bei *akuten* Erkrankungen bleibt die Niere normal groß oder schwillt an. Das Verhältnis Parenchym/Pyelon verschiebt sich dann zugunsten des Parenchyms. Die Echostruktur bleibt unverändert oder wird noch echoärmer, bei manchen Glomerulopathien auch echodichter (z. B. membranoproliferative Glomerulopathie).

Diese Vergrößerung der Nieren findet sich besonders bei akuten Glomerulopathien und akuten Pyelonephritiden. Letztere kann bei aszendierender Infektion einseitig sein.

Ein verdicktes echoarmes Parenchym findet sich auch beim *nephrotischen Syndrom*, also bei der „Minimal-change-Glomerulopathie" (allerdings handelt es sich auch hier um eine heterogene Krankheitsgruppe, definiert über das Leitsymptom!; Abb. 16.15 a-c, 16.16, 16.17 a,b).

Interstitielle Erkrankungen verursachen eher eine Zunahme der Echodichte des Nierenparenchyms bei anfangs normal großen Nieren (Abb. 16.18 a-d). Die echodichte Nierenrinde findet sich auch bei HIV-assoziiertem Nierenschaden. Eine Verdichtung des Nierenparenchyms, des Interstitiums oder der Markpyramiden findet sich bei Stoffwechselerkrankungen infolge der Ablagerungen von Kristallen (Oxalate, Urate im Interstitium) oder bei der *Analgetikaniere* (Markpyramiden).

Bei Vaskulitiden ist die Niere im B-Bild zunächst nicht auffällig verändert. Bei Lupus erythematodes wird das Nierenparenchym echodichter und schmäler, dies ist jedoch ein inkonstanter Befund. Die zugrunde liegende Erkrankung kann manchmal aufgrund von Veränderungen an den mittelgroßen Arterien außerhalb der Nieren erkannt werden (s. Kap. 15).

Beim *hepatorenalen Syndrom* sind die Nieren vergrößert ohne auffällige Veränderung der Echostruktur.

Beim akuten Nierenversagen, das am häufigsten durch eine akute tubuläre Nekrose verursacht wird, sind die Nieren aufgrund einer ödematösen Schwellung des Parenchyms vergrößert. Die Echostruktur ist nicht signifikant verändert. Die Veränderungen sind stets beidseitig.

*Chronische* Erkrankungen führen zu einer Verschmälerung des Parenchyms, d. h. die Relation Parenchym/Pyelon verschiebt sich zu Ungunsten des Parenchyms. Mit Fortschreiten der Erkrankung wird dann die gesamte Niere kleiner (Schrumpfniere).

Bei chronischen *Glomerulopathien* bleibt das Parenchym gleichmäßig und wird evtl. echodichter, Narben fehlen. Bei interstitiellen Erkrankungen ist das Parenchym, d. h. in erster Linie die Nierenrinde, echodicht und ebenfalls relativ gleichmäßig.

Bei der *chronischen Pyelonephritis* wird die Kontur unregelmäßig infolge narbigen Einziehungen. Die Echostruktur wird ebenfalls unregelmäßig aufgrund von Vernarbungen und erhaltenen oder hypertrophierten Abschnitten. Die pyelonephritische Schrumpfniere ist sehr klein. Das Parenchym ist sehr echodicht, sodass die Grenze zu den starken Echos des Nierenbeckens nicht mehr zu erkennen sind. Die gesamte Niere hebt sich gegen das umgebende Bindegewebe nur noch schlecht ab. Die Veränderungen sind oft nur einseitig oder beidseitig unterschiedlich ausgeprägt (Abb. 16.19, 16.20).

Die *xanthogranulomatöse Pyelonephritis* verursacht beim diffusen Typ eine Vergrößerung der betroffenen Niere. Häufig sind kleine echodichte Kalkherde und eine Erweiterung des Nierenbeckens sowie Steine zu beobachten. Bei herdförmigem Befall finden sich große mäßig echoarme oder auch echodichtere tumorartige Entzündungsherde. Die größeren Gefäße werden verdrängt. Eine Lagebeziehung zum nicht immer erweiterten Nierenbecken besteht. Die granulomatöse Entzündung kann auf die Umgebung übergreifen.

Zeichen einer mindestens partiellen Abflussbehinderung sind meistens zu sehen.

Bei *Diabetes mellitus* sind die Nieren zunächst relativ groß bei anfangs unauffälligem Parenchym. Im weiteren Verlauf werden sie infolge der zunehmenden Gefäßveränderungen kleiner, d. h. sie sind im Größennormbereich oder spät messbar verkleinert. Die Struktur des Parenchyms wird zunehmend echodichter. Zusätzlich können starke Echos an den interlobären Arterien zu sehen sein oder auch im Bereich der Pyramiden. Schließlich kann das Bild durch die bei Diabetes mellitus häufigen Pyelonephritiden „überlagert" werden (Abb. 16.21 a,b).

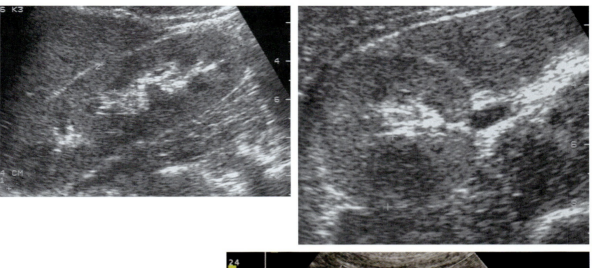

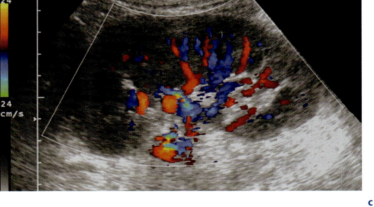

**Abb. 16.15 a-c.** Akute Glomerulonephritis. Vergrößerte Niere (141 mm) mit verdicktem Parenchym (18 mm) und etwas dichter Echostruktur. **a** Längsschnitt. **b** Querschnitt (hier wird die Parenchymverdickung besonders deutlich!). **c** Regelrechte Gefäße (Flachschnitt linke Niere, anderer Patient)

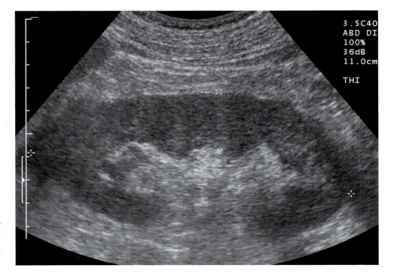

**Abb. 16.16.** Akute Pyelonephritis. Große Niere (135 mm lang) mit echoarmem Parenchym als unspezifisches Symptom eines akuten Schadens

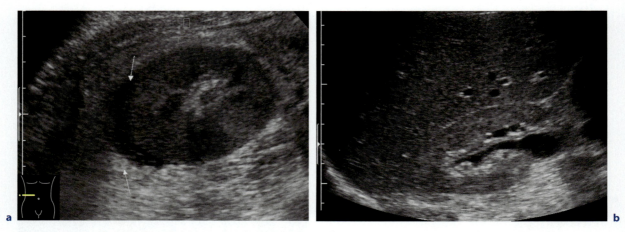

**Abb. 16.17 a,b.** Akute Pyelonephritis mit charakterisierenden Befunden (Querschnitt). **a** Schmaler Flüssigkeitssaum an der Niere bei akuter Entzündung. **b** Verdickte Wand des Nierenbeckens

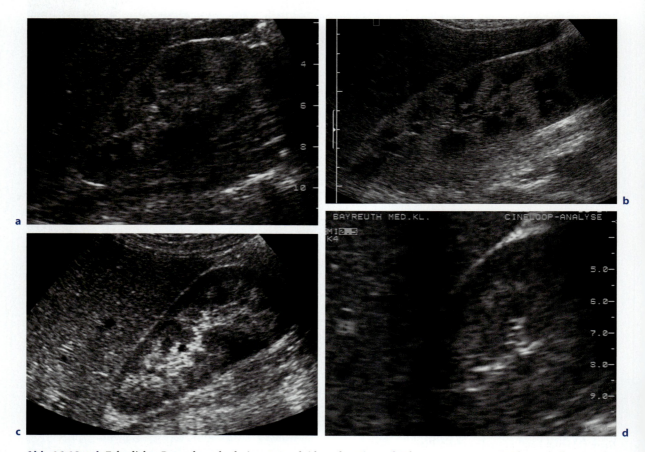

**Abb. 16.18 a-d.** Echodichte Parenchymabschnitte. **a** Amyloidose der Nieren. **b** Plasmozytomniere. **c** Mikroverkalkungen der Pyramiden, hier Markschwammniere. **d** Analgetikaniere mit echodichten Pyramiden

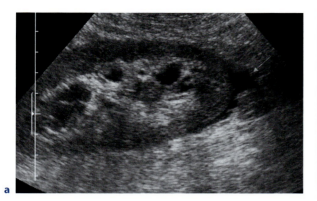
a

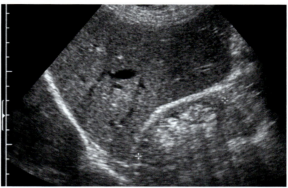
b

**Abb. 16.19.** Chronische Pyelonephritis frühes Stadium. Niere noch normal groß, Parenchym schon etwas verschmälert. Einzelne Kelche weit, Flüssigkeit am unteren Pol (↓)

**Abb. 16.20.** Einseitige Schrumpfniere rechts (61 mm) bei chronischer Pyelonephritis. Die echodichte Niere hebt sich typischerweise kaum gegen die Umgebung ab

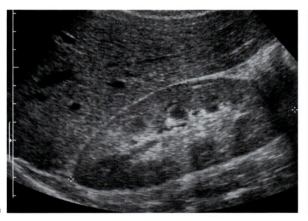
a

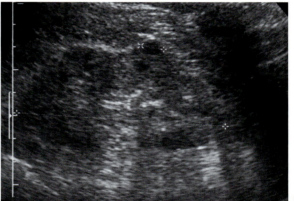
b

**Abb. 16.21 a,b.** Diabetesniere. **a** Initialstadium mit Vergrößerung (124 bzw. 18 mm). **b** Endstadium mit geschrumpfter unregelmäßig begrenzter Niere (78 mm, Nebenbefund: kleine Zystchen)

### Dopplerbefund

Die Farbdoppleruntersuchung zeigt qualitativ eine unregelmäßige Gefäßarchitektur oder Durchblutung. Unregelmäßigkeiten finden sich bei der Pyelonephritis infolge herdförmiger Entzündungen und Vernarbungen, ohne dass dies die Möglichkeiten der B-scan-Diagnostik bei dieser häufigen Erkrankung erweitern kann. Sie ist weiterhin wichtig für die Erkennung prärenaler Nierenschädigungen.

Bei den Nierenparenchymerkrankungen ist die Bestimmung des RI in den intrarenalen Arterien wichtiger. Bei den Glomerulopathien bleibt er in der Regel unverändert, bei interstitiellen Erkrankungen und arteriosklerotischen Veränderungen steigt er an. Der RI steigt >0,7 vor allem bei der akuten tubulären Nekrose und beim hepatorenalen Syndrom.

Bei Diabetes mellitus findet sich im frühen Stadium (bei vergrößerte Niere) ein erniedrigter RI (<0,5). Mit den zunehmenden Gefäßveränderungen steigt er dann kontinuierlich an.

Niedrige Werte finden sich weiterhin bei Stenosen in der Nierenarterie selbst, also bei einem prärenalen Schaden. Bei einer Obstruktion, also einem postrenalen Schaden, steigt er dagegen an.

### 16.3.4
### Abszesse

Eine bakterielle Infektion der Niere kann zu einer Abszedierung führen. Am häufigsten entsteht diese Komplikation in Zusammenhang mit einer Harnabflussstörung. Ein Abszess kann in die Umgebung ausbrechen. Er heilt narbig ab, was zu Einziehungen der Kontur führt.

**Ultraschallbefund**

Frische Abszesse sind nahezu echofrei, unscharf und evtl. unregelmäßig begrenzt. Starke Echos in der echofreien Flüssigkeit sind bei Gasbildung zu sehen. Bei Ausbruch in die Umgebung findet sich ein die Konturen der Niere überschreitender unregelmäßiger, inhomogener, echofreier oder sehr echoarmer Prozess (Abb. 16.22).

Die Niere kann infolge der akuten Entzündung anschwellen. Häufig sind Zeichen einer Behinderung des Harnabflusses.

Im weiteren Verlauf werden die Abszesse etwas echodichter. Bei narbiger Abheilung bleiben echodichte Narben und Einziehungen der Kontur infolge der Verdünnung des Parenchyms.

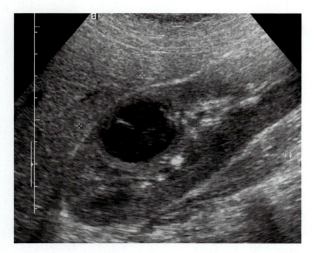

**Abb. 16.22.** Nierenabszess. Bemerkenswert sind die Pseudokapsel und der verdrängende Charakter des nicht frischen Abszesses

### 16.3.5
### Tuberkulose

Der Urogenitaltrakt ist nach den Lungen der zweithäufigste Manifestationsort für die Tuberkulose. Betroffen sind neben der Niere die Harnblase (unspezifische Wandverdickung), die Prostata (echoarme und unregelmäßige Echostruktur der peripheren Zone) der Nebenhoden (Zunahme der Echostruktur und Verkalkungen) und die weiblichen Geschlechtsorgane.

**Ultraschallbefund**

Die Niere selbst ist im frühen Stadium noch unauffällig. Im weiteren Verlauf können sich sehr unterschiedliche Veränderungen einstellen: Die fokale Erkrankung des Parenchyms führt zu einer inhomogenen Struktur. Kavernen sind echofrei, Granulome echoarm. Vernarbungen zeigen sich als echodichtere Bezirke. Verkalkungen verursachen intensive Echos mit Schallschatten. Die betroffenen Kelche können dilatiert wie Zysten imponieren. Eine hydronephrotische Erweiterung des Nierenbeckens kann hinzukommen. Die Niere selbst kann anschwellen oder im weiteren Verlauf narbig schrumpfen.

### 16.3.6
### Erkrankungen des Nierenbeckens

Eine Störung des Harnabflusses wird als *obstruktive Nephropathie* bezeichnet, unabhängig von Ursache und Sitz der Störung. Die Folge ist eine Erweiterung des Nierenbeckens. Eine häufige Komplikation ist die Infektion. Eine komplette Obstruktion führt schon nach kurzer Dauer (Wochen) zu einer Schädigung des Nierenparenchyms und im Verlauf zu einer Insuffizienz der betroffenen Niere.

Eine besondere Komplikation bei einem Steinverschluss und vermehrtem diuretischen Druck (Ausscheidungsurogramm!) ist die Fornixruptur mit Austritt von Urin in das parapelvine Gewebe.

Die Behinderung des Harnabflusses kann im Bereich der Kelche liegen und dann nur partiell sein. Ursache sind hier Papillennekrosen, entzündliche Prozesse (Tuberkulose), Strikturen, Steine und selten Tumoren.

Im Bereich des Ureterabgangs verursachen angeborene Stenosen, Tumoren, Steine oder aberrierende Gefäße eine Abflussstörung.

Im Verlauf des Ureters sind Steine die häufigste Ursache. Weiterhin führen eine ganze Reihe von Erkrankungen zu einer Kompression von außen: Tumoren, entzündliche Prozesse, Gefäßprozesse oder die retroperitoneale Fibrose. Weiterhin können Traumen eine Unterbrechung des Harnabflusses durch den Ureter verursachen. Eine wichtige angeborene Störung neben Stenosen und Klappenbildungen ist das adynamische Segment (s. Kap. 18).

Schließlich kann das Hindernis im Bereich der Blase oder Urethra liegen, was zu einer beidseitigen Abflussstörung führt.

Eine mäßige Erweiterung des (rechten) Nierenbeckens in der späteren Schwangerschaft ist regelmäßig und damit als physiologisch anzusehen!

### Ultraschallbefund

Bei akuter Abflussstörung ist das Nierenbecken erweitert und echofrei. Gegen das Parenchym sind die erweiterten Kelche durch intensive Echos abgegrenzt.

Die Erkennung eines frühen Stadiums ist nicht leicht aufgrund der unterschiedlichen Formen des Nierenbeckens. Ein sagittaler Durchmesser der echofreien Flüssigkeit im Bereich der Nieren (nicht medial bei ampullärem Nierenbecken) von 5 mm ist bei einem nüchternen Patienten suspekt. Auf die unterschiedliche Situation im Vergleich zur Röntgendiagnostik bei Gegenüberstellung der Befunde muss geachtet werden, da die Kontrastmittel diuretisch wirken. Auch bei der Ultraschalldiagnostik kann die zusätzliche Untersuchung unter Diurese die Frage einer Stauung klären.

Zeichen einer akuten Stauung ist das normal dicke Parenchym. Die Niere ist infolgedessen insgesamt vergrößert.

Bei fortbestehender Abflussstörung wird das geschädigte Parenchym zunehmend schmäler (die chronische Stauung entspricht einer Hydronephrose im engeren Sinn). Im fortgeschrittenen Stadium ist das Nierenparenchym nur noch als Kapsel vorhanden, die einen großen echofreien Flüssigkeitsbezirk umgibt. Dieser ist durch septenartige Echobänder unterteilt.

Die Niere wird bei erworbener chronischer Stauung im Endzustand kleiner. Bei einer angeborenen Stenose (Ureterabgangsstenose) bleibt sie dagegen groß oder ist sogar vergrößert (Abb. 16.23 a,b, 16.24 a,b, 16.25 a-c, 16.26).

Bei einer Entzündung entstehen in der Flüssigkeit im Nierenbecken feine Echos, die bei einem längere Zeit liegenden Patienten evtl. sedimentiert erscheinen. Die Wand ist verdickt.

Echofreie Flüssigkeit um das Nierenbecken bei einer akuten Stauung ist Hinweis auf eine Fornixruptur (vgl. Abb. 16.25 a).

### Dopplerbefund

Bei akuter Stauung steigt der RI auf Werte >0,7 an. Er liegt im Vergleich eindeutig höher als in der nichtbetroffenen Niere (>0,4). Dies gilt als zuverlässiger Hinweis auf eine akute Stauung. Bei „physiologischer" Erweiterung des Nierenbeckens in der späten Schwangerschaft ist der RI nicht erhöht, was differenzialdiagnostisch zur Abgrenzung gegen eine pathologische Situation wesentlich ist!

Bei chronischer Stauung ist keine typische Änderung des RI zu sehen.

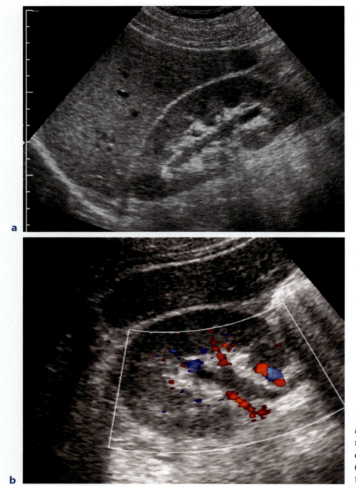

a

b

**Abb. 16.23 a,b.** Geringe akute Stauung. **a** Im Längs-schnitt ist eine grenzwertig spaltförmige Aufweitung des Nierenbeckens zu sehen (nüchterner Patient). **b** Im Querschnitt sind die Gefäße markiert mittels FKDS, der Ureterabgang ist dargestellt

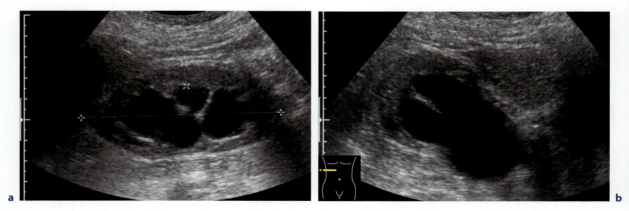

a                                                                b

**Abb. 16.24 a,b.** Deutliche Aufstauung. Das Parenchym ist fast noch normal dick (10 mm) bei einer etwas kleinen Niere (93 mm). **a** Längsschnitt. **b** Querschnitt

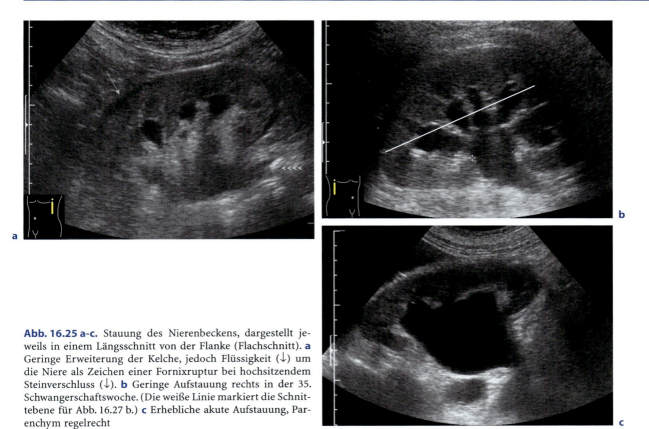

**Abb. 16.25 a-c.** Stauung des Nierenbeckens, dargestellt jeweils in einem Längsschnitt von der Flanke (Flachschnitt). **a** Geringe Erweiterung der Kelche, jedoch Flüssigkeit (↓) um die Niere als Zeichen einer Fornixruptur bei hochsitzendem Steinverschluss (↓). **b** Geringe Aufstauung rechts in der 35. Schwangerschaftswoche. (Die weiße Linie markiert die Schnittebene für Abb. 16.27 b.) **c** Erhebliche akute Aufstauung, Parenchym regelrecht

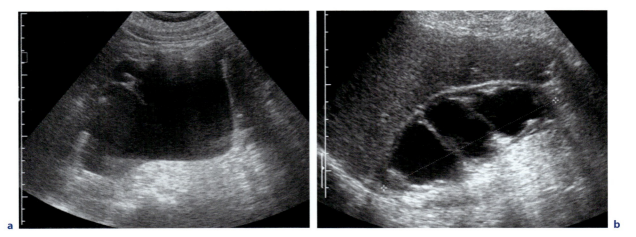

**Abb. 16.26. a** Sackniere links. Kein Parenchym erkennbar bei vergrößerter Niere. Angeborene Ureterabgangstenose bei einem älteren Patienten. **b** Hydronephrose rechts. Noch normal große Niere (100 mm) mit nur noch dünnem Parenchymsaum

*Nephrolithiasis* ist die Bezeichnung für Stein-bildungen im Nierenbecken und den ableitenden Harnwegen. Sie sind in industriell entwickelten Ländern häufig und die häufigste Ursache einer Harnabflussstörung. Entstehungsmechanismen und Zusammensetzung sind durchaus unterschied-lich. Die Art des Steines (kalziumhaltig oder nicht) beeinflusst aber die sonographische Diagnostik nicht.

### Ultraschallbefund

Steine verursachen ein starkes Echo und ab einer bestimmten Größe einen inkompletten oder kom-pletten Schallschatten. Die Größe eines Steins, der gerade einen Schallschatten verursacht, hängt von der Gerätequalität ab, d. h. von dem Durchmesser des Schallstrahls, der auf ihn trifft (laterales Auf-lösungsvermögen). Andererseits ist der Schall-schatten für die Diagnose wesentlich, da sich das Echo eines kleinen Steins nicht unbedingt gegen die auch starken Echos des nichterweiterten Nie-renbeckens abhebt (Abb. 16.27 a,b, 16.28 a,b).

Bei einem Nierenbeckenausgussstein werden die Schallschatten hinter den Steinen so ausge-dehnt, dass sie die dorsalen Abschnitte der Niere verdecken können (Abb. 16.29).

### Dopplerbefund

Bei Farbdoppleruntersuchung entsteht an den Steinen ein Artefakt (vgl. Abb. 16.28 b), das so ge-nannte „twinkling", dessen Ursache nicht ganz klar ist. Dieser Artefakt erleichtert das Auffin-den von Nierensteinen im nichterweiterten Nie-renbecken, da diese gewissermaßen farbig kurz „aufleuchten". Allerdings entsteht dieser Artefakt auch an umschriebenen Verkalkungen, nicht zu-letzt an verkalkten Gefäßwänden.

> Papillennekrosen finden sich bei Diabetes mellitus, Analgetikanieren und anderen me-dikamententoxischen Parenchymschäden, akuter Pyelonephritis, Tuberkulose und Harnabflussstö-rungen.
>
> Sie können selbst eine (schmerzhafte) Ureter-obstruktion verursachen.
>
> Sonographisch zeigen sie im Idealfall eine drei-eckige Form. Aufgrund des fehlenden Schallschat-tens sollten sie sich gegen Steine abgrenzen lassen, es sei denn es handelt sich um verkalkte Papillen.

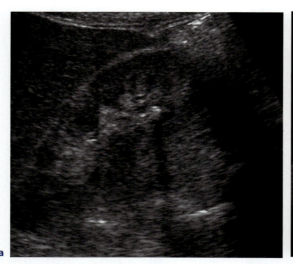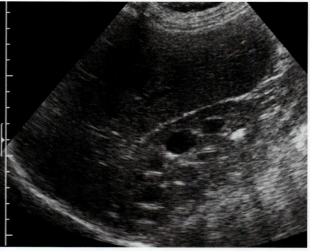

a                                                                                          b

**Abb. 16.27 a,b.** Nierenbeckenkelchstein. **a** Kleiner Stein bei nichterweitertem Nierenbecken. Der Stein ist nur aufgrund des Schallschattens sicher zu erkennen. **b** Kleiner Stein bei Stauung. Die Kelche sind erweitert. Schnittebene lateral, längs, etwa der in Abb. 16.25 b eingezeichneten Linie entsprechend

**Abb. 16.28 a,b.** 13 mm großer Stein im Nierenbecken (Querschnitt). **a** B-Bild mit Steinecho und Schallschatten. **b** FKDS mit typischem Artefakt am Stein („twinkling")

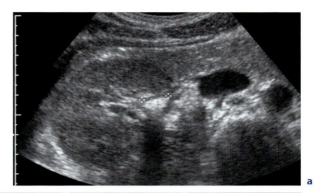

a

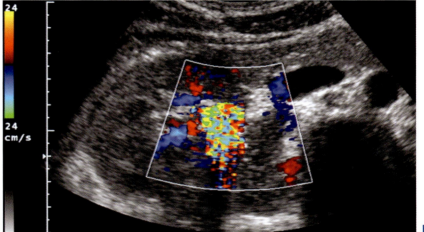

b

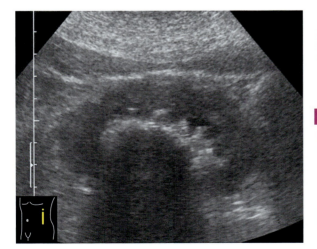

**Abb. 16.29.** Ausgussstein. Infolge der Schallschatten an der Vorderfläche des korallenartig verzweigten Steines sind größere Teile der Niere verdeckt (Längsschnitt)

Der typische maligne Tumor des Nierenbeckens ist das Urothelkarzinom. Es führt früh zur Mikrohämaturie.

### Ultraschallbefund

Die flach infiltrierende Form dieses Tumors ist sonographisch kaum zu erfassen. Der papilläre Typ kann dagegen als kleiner echoarmer Prozess in einem erweiterten Abschnitt des Nierenbeckens oder als echoarmer Prozess im echodichten Nierenbecken ab einer Größe von 1–2 cm erkannt werden (vgl. Abb. 16.32 a-d). Eine Ausschlussdiagnostik ist nicht möglich.

## 16.3.7
## Tumoren

Das *Nierenzellkarzinom* (*Hypernephrom*) ist der häufigste Nierentumor des Erwachsenen. Es kann lange symptomlos oder symptomarm bleiben und wird daher nicht selten zufällig entdeckt, was die Prognose wesentlich verbessert. Aufgrund mikroskopischer Kriterien werden klarzellige, spindelzellige, papilläre und chromophobe Varianten unterschieden. Regressive Veränderungen sind nicht selten. Typisch ist ein Einbruch in die Nierenvene mit Vorwachsen eines Tumorthrombus bis zur V. cava. Hämatogen metastasieren Nierenzellkarzinome bevorzugt in die Lunge und das Skelett, weiterhin in Leber und Gehirn sowie lymphogen in die regionalen Lymphknoten.

Die klassische Stadieneinteilung unterscheidet die Stadien I bis IV. Sie sind nachfolgend der TNM-Klassifikation gegenüber gestellt:

I:     Der Tumor ist auf die Niere begrenzt
       T 1 bei <7 cm,
       T2 wenn >7 cm,
II:    Infiltration des Fettgewebes innerhalb der Gerota-Faszie = T 3a,
IIIa:  Einbruch in die Vene = T 3b,
IIIb:  regionale Lymphknoten = N 1,
IIIc:  Veneneinbruch und regionäre Lymphknoten = T 3b, N1,
IV:    Tumorinfiltration benachbarter Organe außer Nebenniere = T 4
       Fernmetastasen = oder > M 1.

### Ultraschallbefund

Kleine Tumoren sind rundlich und homogen, mäßig echoarm oder mitteldicht. Damit sind sie im Vergleich zum Nierenparenchym echogleich, teilweise auch echodichter (25–30%) oder echoärmer. Sie heben sich gegen die Echostruktur des Parenchyms daher wenig oder gar nicht ab. Sie sind eher aufgrund einer umschriebenen Vorwölbung der Nierenoberfläche oder einer Impression oder eines Abbruchs der Echos des Nierenbeckens zu erkennen. Ein Halo ist selten (Abb. 16.30 a,b, 16.31 a,b, 16.32 a-d, 16.33 a,b, 16.34).

Größere Tumoren sind zunehmend inhomogen mit echoarmen oder echofreien (nekrotischen) Abschnitten sowie auch gelegentlich Verkalkungen. Ihre Begrenzung wird unregelmäßig. Die Niere wird zunehmend zerstört, d. h. es sind nur kleine Abschnitte einer normal strukturierten Niere zu erkennen. Die Niere ist dann nicht mehr atemverschieblich.

Die Nierenvene ist bei einem Tumoreinbruch erweitert und enthält echoarmes Material (Abb. 16.35 a-c).

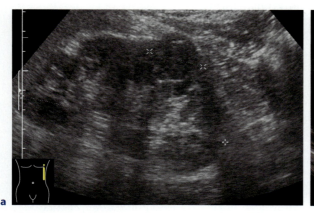
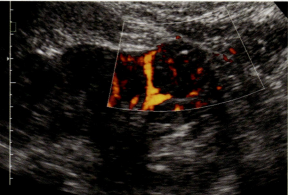

**Abb. 16.30 a,b.** Kleines chromophiles Nierenzellkarzinom (28 mm), erkennbar nur aufgrund der Vorwölbung der Kontur. **a** B-Bild. Längsschnitt linke Niere 100 mm). **b** Power-Doppler. Verdrängte Nierengefäße, feine Tumorgefäße

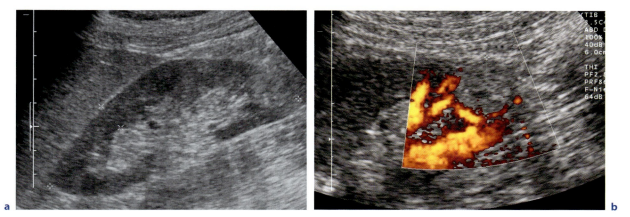

**Abb. 16.31 a,b.** Kleines echodichtes Nierenkarzinom (22 mm). **a** Der Tumor kontrastiert gegen das Nierenparenchym, ist aber dennoch bei flüchtiger Untersuchung leicht zu übersehen. **b** Power-Doppler. Keine Signale im Tumor

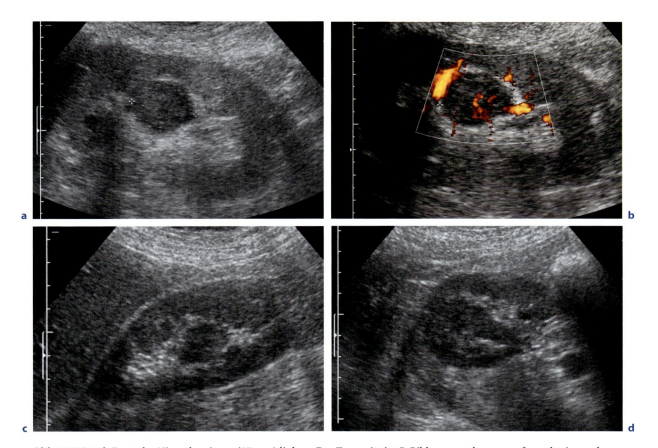

**Abb. 16.32 a-d.** Zentrales Nierenkarzinom (27 mm) links. **a** Der Tumor ist im B-Bild gut zu erkennen aufgrund seiner echoarmen Struktur und der Verdrängung der Strukturen des Nierenbeckens. **b** Power-Doppler. Feine Tumorgefäße. **c** Ein zweiter Fall zum Vergleich: ähnliches Bild wie in a im Längsschnitt. **d** Im Querschnitt: Parenchymzapfen ohne jeden Kontrast oder Abgrenzung zum übrigen Parenchym, somit kein Tumor

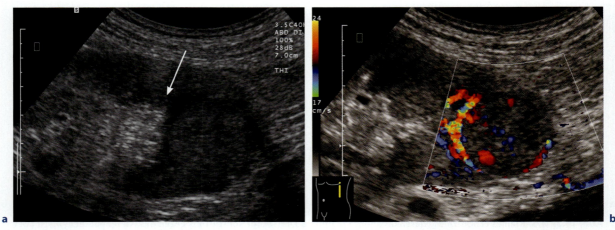

a                                                                                                               b

**Abb. 16.33 a,b.** Hypernephrom (Durchmesser 38 mm). **a** B-Bild. Der Tumor kontrastiert fast nicht zum normalen Parenchym und wölbt die Nierenoberfläche nicht vor. Er ist daher leicht zu übersehen! Auffällig sind nur ein geradliniger Abbruch der zentralen Reflexe (↓) und ein Halo um den Tumor. **b** Farbdoppler. Gefäßhalo und kurzstreckige Tumorgefäße sind klar erkennbar

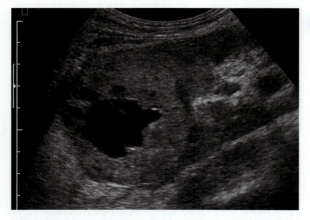

**Abb. 16.34.** Großes Hypernephrom mit kleiner Nekrose und inhomogener Struktur. Der Tumor im mittleren Drittel hat die normale Struktur weitgehend zerstört

### Dopplerbefund

Die Nierenkarzinome, besonders klarzellige, sind meistens hypervaskulär, zeigen also schon nativ vermehrt Gefäßsignale. Mittels Kontrastmittel kann die Hypervaskularität besonders gut gezeigt werden, soweit dies erforderlich ist (vgl. Abb. 16.30 a,b, 16.31 a,b, 16.32 a-d, 16.33 a,b, 16.34). Das Kontrastmittel flutet schnell an und zeigt ein chaotisches Gefäßmuster. In der venösen Phase schnelles Abfluten, aber insgesamt kein einheitliches Verhalten des Kontrastmittels im Vergleich zum Parenchym.

Beobachtet werden weiterhin eine Flussbeschleunigung in der Nierenarterie, schnelle Flüsse in der Tumorperipherie und arteriovenöse Shunts. Diese Dopplerbefunde sind ähnlich bei benignen Herden in der Niere zu sehen, sodass sie keinen differenzierenden Wert haben.

Der Einbruch in die Vene lässt sich mittels Farbdoppler besonders gut nachweisen. Bei vollständigem Verschluss durch den Tumorzapfen steigt der RI in der Nierenarterie an.

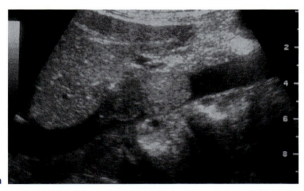

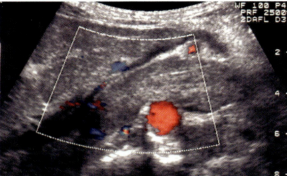

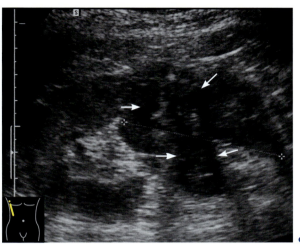

a

b

c

**Abb. 16.35 a–c.** Tumorthrombus in der linken Nierenvene. **a** Der Thrombus reicht bis in die V. cava. **b** Im Querschniitt ist die Aufweitung der Nierenvene zu sehen. Der Tumorthrombus verdrängt die Pfortader nach vorne, dahinter die Aorta. An der Thrombusspitze das Restlumen der V. cava. **c** Nierentumor (60 mm) mit in einer deutlich ausgeweiteten Vene vorwachsenden Tumorthrombus (↑↑)

### Onkozytom

Das Onkozytom ist ein seltenerer, langsam wachsender Tumor vorwiegend des höheren Alters. Er verhält sich gewöhnlich benigne.

**Ultraschallbefund**

Die Echostruktur ist mitteldicht und homogen. Im Vergleich zum normalen Parenchym erscheinen Onkozytome etwas echodichter. Zentrale Narben und Nekrosen werden gelegentlich gesehen. Auch eine Invasion der Nierenvene kommt vor (Abb. 16.36 a).

**Dopplerbefund**

Onkozytome sind nativ eher hypovaskulär. Bei Kontrastmitteluntersuchungen besteht anscheinend kein (!) eindeutiger Unterschied zum Nierenzellkarzinom.

### Angiomyolipom

Angiomyolipome werden verschiedentlich als Hamartome angesehen. Sie kommen isoliert oder in Zusammenhang mit der tuberösen Sklerose vor. Meist sind sie symptomfrei, selten entstehen bei größeren Läsionen infolge von Einblutungen Schmerzen.

**Ultraschallbefund**

Kleine Angiomyolipome sind sehr echodicht und dadurch selbst bei einer Größe von <1 cm gut auf dem echoarmen Hintergrund des Nierenparenchyms zu erkennen. Größere Tumoren können etwas echoärmere Bezirke bei Einblutung aufweisen. Wenn sie wenig Fett enthalten, sind sie auch echoarm. Ein Halo fehlt konstant (Abb. 16.36 b–d).

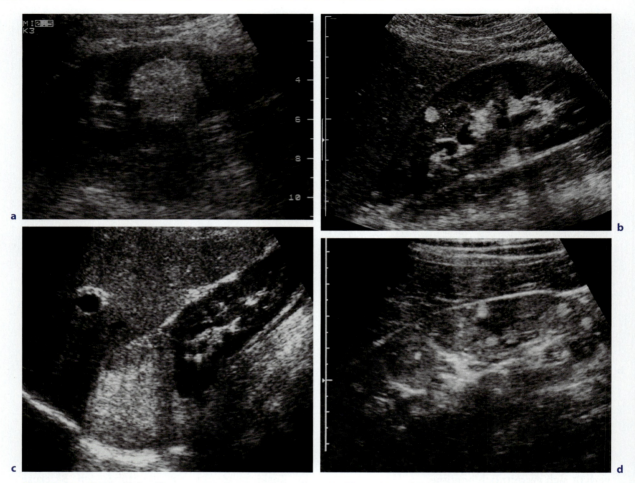

**Abb. 16.36 a-d.** Echodichte Tumoren. **a** Onkozytom linke Niere. Der Tumor ist auffallend echoreich. **b** 7 mm großes typisches Angiomyolipom. **c** 35 mm großes (ungewöhnlich!) Angiomyolipom. **d** Echodichte Hamartome bei Pringle-Bourneville-Syn-

### Wilms-Tumor

Andere Nierentumoren, wie der Wilms-Tumor im Erwachsenenalter oder Sarkome, sind sehr selten.

Diese Tumoren können sehr groß werden. Sie sind dann irregulär begrenzt und weisen eine inhomogene echoarme Struktur auf. Sarkome können auch relativ dicht strukturierte Abschnitte zeigen.

### Metastasen

Metastasen in der Niere treten nicht selten auf. Insofern sind die Nieren nach Feststellung eines Primärtumors in die Metastasensuche einzubeziehen.

Metastasen sind meist echoarm und rundlich. Sie heben sich also echoarm vom Nierenparenchym ab oder sind annähernd echogleich (Abb. 16.37 a).

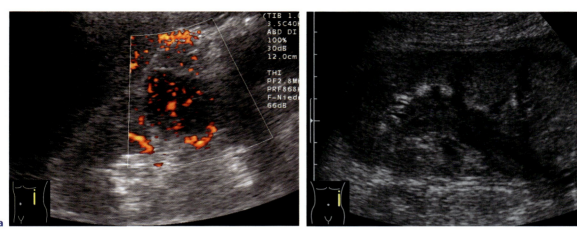

a b

**Abb. 16.37 a,b.** Sekundäre Tumoren. **a** Metastase eines Prostatakarzinoms an der linken Niere. **b** Malignes Non-Hodgkin-Lymphom (Morbus Waldenström), vom Nierenstiel entlang der Gefäße in das Nierenbecken infiltrierend

### Dopplerbefund

Dopplersonographisch sind Metastasen gewöhnlich hypovaskulär. Gegebenenfalls sind sie aufgrund eines negativen Kontrastes mittels Kontrastmittel von Nierentumoren zu unterscheiden. Kleinere Metastasen können auf diese Weise überhaupt gefunden werde.

### Maligne Lymphome

Lymphome im Bereich der Nieren sind sekundär, da die Niere normalerweise kein lymphatisches Gewebe aufweist. Die Beteiligung der Nieren kann in Form einer mehr diffusen Infiltration oder von Tumorknoten erfolgen.

### Ultraschallbefund

Eine diffuse Infiltration bei malignen hämatologischen Erkrankungen führt zu einer relativ homogenen Vergrößerung mit echoarmer Struktur. Manchmal sind die Markpyramiden nicht mehr abgrenzbar.

Alternativ finden sich multiple kleine echoarme Läsionen oder größere echoarme irregulär begrenzte Prozesse (Abb. 16.37 b).

## 16.3.8 Gefäßerkrankungen

### Hypertonie

Eine essenzielle primäre Hypertonie führt auf die Dauer zu einer Schädigung der Nieren über eine zunehmende Nephrosklerose. Diese führt schließlich, wenn sie unbehandelt bleibt, in eine Niereninsuffizienz.

Andererseits sind Erkrankungen der Nieren die häufigste Ursache einer sekundären Hypertonie. Dies können doppelseitige Nierenparenchymerkrankungen sein oder auch einseitige Hydronephrosen.

Praktisch wichtig ist vor allem die Erkennung einer einseitigen Nierenarterienstenose als Ursache einer schon in jugendlichem Alter (firbromuskuläre Stenose) oder im höheren Alter plötzlich einsetzenden Hypertonie (arteriosklerotische Stenose). Eine Einengung auf mindestens 70% gilt als verdächtig für die Verursachung eines vaskulären Hypertonus. Die arteriosklerotische Stenose liegt typischerweise unmittelbar nach dem Abgang aus der Aorta. Die fibromuskulär bedingte Stenose tritt vorwiegend bei jüngeren Frauen im mittleren bis distalen Abschnitt der Nierenarterie auf.

Seltener sind andere Gefäßerkrankungen ursächlich, wie z. B. ein die Nierenarterie einbeziehendes Aortenaneurysma, Kompression der Arterie durch einen Tumor, Traumen oder Arteriitiden.

## Ultraschallbefund

Die Nephrosklerose infolge einer essenziellen Hypertonie führt auf die Dauer zu einer Verschmälerung des Nierenparenchyms und zu einer Verkleinerung der Nieren. Die Echostruktur des Parenchyms bleibt echoarm, und die Abgrenzung zu den zentralen Echos des Nierenbeckens bleibt scharf. Die äußere Kontur kann infolge kleiner Narben nach ischämischer Schädigung mit Einziehungen leicht unregelmäßig werden. Diese Veränderungen sind beidseitig.

Bei der sekundären nephrogenen Hypertonie sind seltener die Veränderungen der zugrunde liegenden Nierenparenchymerkrankungen oder auch eine einseitige Hydronephrose zu finden (s. oben).

Häufiger findet sich eine einseitige kleine Niere entsprechend dem oben beschriebenen Befund. In diesem Fall, sowie bei jungen Patientinnen, ist eine Doppleruntersuchung der Nierenarterien ergänzend notwendig, da sich die Stenose im B-Bild meist nicht direkt darstellen lässt. Hinweise auf eine arteriosklerotische Stenose sind Kalkplaques im Abgangsbereich. Echoarme Einengungen im distalen Drittel sind charakteristisch für die fibromuskuläre Dysplasie (Abb. 16.38 a-d).

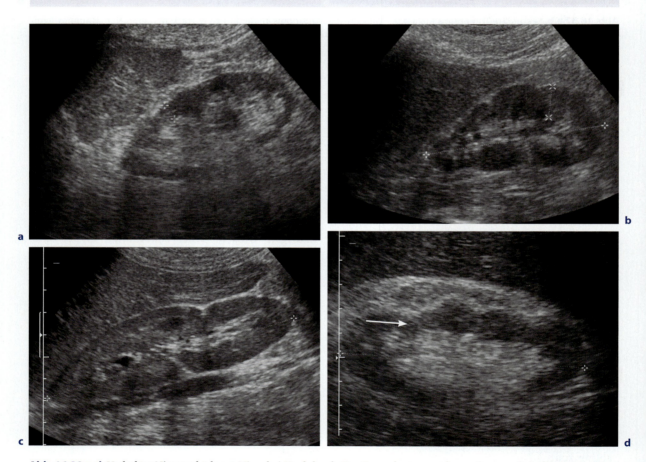

**Abb. 16.38 a-d.** Vaskuläre Nierenschäden. **a** Niere bei Hochdruck. Der Parenchymsaum der noch normal großen linken Niere ist verschmälert (8 mm), aber gut abgegrenzt (vgl. Abb. 16.20). **b** Atypisch geformte Niere nach Infarkten. Auffallend ist der schmale obere Abschnitt der insgesamt verkleinerten Niere (87 mm, Dicke kaudal 15 mm). **c** Narbe, gefäßbedingt, an der vorderen Kontur der sonst unauffälligen rechten Niere. **d** Unregelmäßige Kontur der linken Niere entzündlicher Ursache. Kranial Beziehung der Narbe zum Nierenbecken erkennbar (↓)

## Dopplerbefund

Mittels Farbdoppler lassen sich die Abgänge der Nierenarterien leichter auffinden als mit der B-scan-Technik. Bei Nachweis von Stenosen zeigen sich eine turbulente Strömung und eine Flussbeschleunigung. Zusätzlich sind bei hochgradigen Stenosen Artefakte im Bereich der arteriosklerotischen Stenose zu sehen. Diese so genannten Vibrationsartefakte sind mosaikartige Dopplersignale im Bereich der Stenose in und außerhalb des Gefäßes.

Die Dopplermessung muss dann ergänzend in der Stenose durchgeführt werden. Eine Flussbeschleunigung auf >180 cm/s (Spitzengeschwindigkeit, $V_{max}$) gilt als Zeichen einer mindestens 50%igen Stenosierung (Abb. 16.39 a-c).

Um Fehlbestimmungen bei Herzerkrankungen auszuschließen, wird auch der Vergleich zwischen $V_{max}$ in der Stenose zur $V_{max}$ in der Aorta in Höhe der Nierenareterienabgänge empfohlen. Dieses Verhältnis liegt bei wirksamer Stenose >3,5.

Indirekte Zeichen einer hämodynamisch stärker wirksamen Stenose (>75%) sind eine auf um etwa 25% verminderte Spitzengeschwindigkeit im poststenotischen Segment sowie eine verlängerte Akzelerationszeit.

Die genannten Messungen sind schwierig, da die Nierenarterien in einem problematischen Untersuchungsgebiet liegen und häufig nicht oder nicht komplett dargestellt werden können. Aus diesem Grund wird die Messung der Flüsse in den segmentalen oder interlobären Arterienästen im Vergleich als leichter durchzuführende Alternative empfohlen. Verschiedene Parameter wurden diesbezüglich untersucht. Eine Aussage ist nur bei höherer Stenose möglich und bei sorgfältiger Messung von mehreren Arterienästen in allen Nierenabschnitten. Eine über 80%ige Stenose ist unwahrscheinlich, wenn ein frühsystolischer Peak (s. Abschn. 2.3) bei normalem Kurvenverlauf zu erkennen ist. Eine relevante Stenose ist andererseits anzunehmen, wenn der RI in der betroffenen Niere um >0,05 oder >10% im Seitenvergleich vermindert ist ($\Delta$RI >0,05).

Inwieweit sich die Ergebnisse mittels Kontrastmittel oder Untersuchung unter ACE-Hemmern verbessern lassen, ist noch nicht zu entscheiden.

Ultraschallbefunde an den Nieren bei entzündlichen Gefäßerkrankungen sind im Abschn. 16.3.3 beschrieben.

### Niereninfarkt

Niereninfarkte werden meist durch Embolien oder gelegentlich durch Traumen verursacht und führen zu plötzlich eintretenden Schmerzen im Nierenlager. Ein- oder beidseitige embolische Verschlüsse der Nierenarterien selbst sind sehr selten und führen zum Nierenversagen. Periphere Infarkte heilen narbig ab.

## Ultraschallbefund

Frische Infarktzonen sind im B-Bild gewöhnlich nicht zu erkennen. Erst nach mehreren Stunden kann sich der betroffene Bezirk echoarm demarkieren. Im weiteren Verlauf bildet sich eine echodichte keilförmige Narbe aus mit umschriebener Verschmälerung des Parenchyms und Einziehung der Oberfläche.

Ein Verschluss der Nierenarterie ist im B-Bild nur zu erkennen, wenn die erweiterte Arterie ausgefüllt mit echoarmem Material direkt darzustellen ist (Abb. 16.40 a,c).

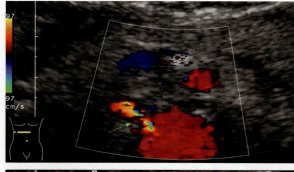

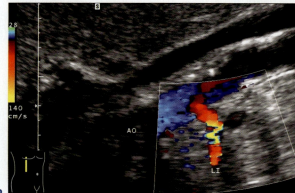

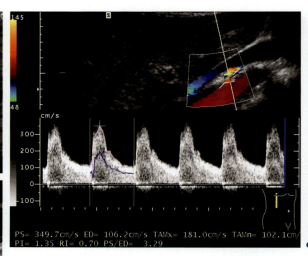

PS= 349.7cm/s ED= 106.2cm/s TAMx= 181.0cm/s TAMn= 102.1cm/
PI= 1.35 RI= 0.70 PS/ED= 3.29                                    c

**Abb. 16.39 a-c.** Nierenarterienstenosen. **a** Nierenarterienab-gangsstenose rechts, angiologisch etwa 80% (Untersuchung von vorne bei mäßigen Bedingungen). Vor der Aorta V. und A. mesenterica superior. **b** Nierenarterienstenose links, etwa 60% (Untersuchung von der rechten Flanke durch die Leber mit Darstellung der V. cava außerhalb des Dopplerfensters). **c** Nierenarterienabgangsstenose rechts, etwa 60%. Zu beachten ist die Flussbeschleunigung (Triplexdarstellung)

### Dopplerbefund

Die Doppleruntersuchung ermöglicht aufgrund fehlender Dopplersignale die Erkennung des in-farzierten Bereiches. Bleibt die Situation unklar, kann die Infarktzone mittels Kontrastmittel ein-deutig nachgewiesen werden: Der Infarkt bleibt ausgespart.

Bei einem Verschluss der Nierenarterie ermög-licht die Farbdoppleruntersuchung eher den direkten Nachweis des Verschlusses. Indirekte Hinweise bei ungenügender Darstellung der Arte-rie sind das Fehlen von intrarenalen Flusssignalen (Abb. 16.40 b,d).

### Aneurysma der Nierenarterien

Aneurysmen der Nierenarterie entstehen bei Arte-riosklerose, fibromuskulärer Dysplasie oder nach Trauma. Aneurysmen der Segmentarterien sind bei Polyarteriitis nodosa zu finden.

Sie sind meist asymptomatisch und werden zufäl-lig entdeckt. Selten führen sie zu einer schweren Blu-tung infolge Ruptur.

### Ultraschallbefund

Je nach Ausmaß der Thrombosierung imponieren die Aneurysmen als echofreie oder echoarme ku-gelförmige Raumforderungen mit engem Bezug zu dem betroffenen Gefäß. Bei arteriosklerotisch entstandenen Aneurysmen finden sich Verkal-kungen.

### Dopplerbefund

Dopplersonographisch lässt sich die Natur der evtl. unklaren Raumforderung leicht erkennen. Es findet sich ein evtl. turbulenter oder kreisender Fluss. Bei thrombosierten Aneurysmen sind das Restlumen und der Restfluss nachweisbar.

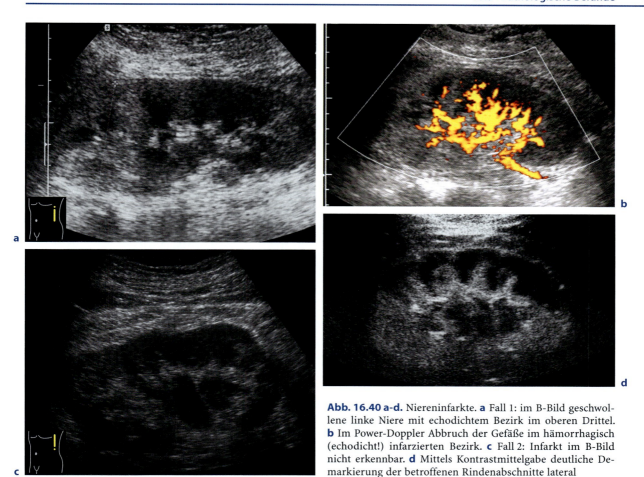

**Abb. 16.40 a-d.** Nierinfarkte. **a** Fall 1: im B-Bild geschwollene linke Niere mit echodichtem Bezirk im oberen Drittel. **b** Im Power-Doppler Abbruch der Gefäße im hämorrhagisch (echodicht!) infarzierten Bezirk. **c** Fall 2: Infarkt im B-Bild nicht erkennbar. **d** Mittels Kontrastmittelgabe deutliche Demarkierung der betroffenen Rindenabschnitte lateral

### Nierenvenenthrombose

Von den gewöhnlichen Ursachen abgesehen, kommt es nicht selten beim nephrotischen Syndrom zu Nierenvenenthrombosen. Eine Thrombose der Nierenvene selbst führt zu einem akuten Nierenversagen. Die akute Thrombose ist mit Schmerzen verbunden.

#### Ultraschallbefund

Bei akuter Thrombose ist die Niere vergrößert aufgrund einer Schwellung des Parenchyms. Die betroffene Nierenvene ist erweitert. Der Thrombus selbst ist anfangs sehr echoarm und kann so übersehen werden.

#### Dopplerbefund

Mittels Farbdoppler lassen sich der Thrombus und ein evtl. vorhandener Restfluss klarer darstellen. In den Arterien steigt der RI im akuten Stadium deutlich an.

### 16.3.9
### Die transplantierte Niere

Die oberflächliche Lage der transplantierten Nieren ist für die Ultraschalluntersuchung sehr günstig. Sie ermöglicht die Untersuchung mit höher frequenten Schallköpfen. Die Ultraschalluntersuchung dient dabei der Erkennung von Komplikationen sowie einer drohenden Abstoßung. Komplikationen sind die Abflussstörung, vorwiegend durch eine Stenose, im Bereich der Anastomose Ureter-Blase. In der Umgebung der Niere können sich Hämatome, Lymphozelen oder Urinome entwickeln. Gefäßkomplikationen sind Thrombosen der Nierenvene, Thrombosen und Stenosen der Arterie sowie arteriovenöse Fisteln.

### Ultraschallbefund

Die Beurteilung der Niere erfolgt im Vergleich zu einem Ausgangsbefund unmittelbar nach Transplantation. Im Vergleich zu diesem Wert ist in den ersten Wochen eine Zunahme der Parenchymdicke und damit der Niere bis zu 20% festzustellen.

Eine akute Abstoßung (nach 1–4 Wochen) führt zu einer noch ausgeprägteren und noch schneller eintretenden Schwellung des Parenchyms. Die Markpyramiden werden sehr echoarm. Hinzu kommen vaskuläre Zeichen (s. unten). Bei einer chronischen Abstoßungsreaktion (ab 6. Monat) kommt es allmählich zu einer Verkleinerung der Niere. Die Rinde wird eher echodicht, und die Pyramiden sind sehr echoarm, sodass sich ein auffallender Kontrast ergibt. Das Bild gleicht dem einer chronischen Parenchymerkrankung. Eine echoarme Schicht subkapsulär ist Hinweis auf eine Lymphabflussstörung.

Echofreie Flüssigkeitsansammlungen postoperativ sind auf Lymphozelen (häufig) oder Urinome (selten, symptomatisch) verdächtig. Erstere sind rundlich bis oval und scharf begrenzt. Letztere sind ebenfall scharf begrenzt, aber ihre Form wird mehr von den umgebenden Strukturen bestimmt. Eine Unterscheidung dieser prognostisch sehr unterschiedlich zu bewertenden Veränderungen ist sonographisch nicht zuverlässig möglich. Hämatome sind eher echoarm.

(Zur B-Bild-Darstellung bei den genannten Gefäßkomplikationen s. oben.)

### Dopplerbefund

Die Farbdoppleruntersuchung ist zunächst zur Erkennung von Komplikationen an den Gefäßen wichtig, also von Thrombosen (frühe Komplikation) und Stenosen (<6 Monate). Arteriovenöse Fisteln, die zunächst als echofreie Läsionen in der Niere auffallen, werden mittels Farbdoppler aufgrund des auffälligen, turbulenten Flusses schnell identifiziert.

Die Doppleranalyse ermöglicht weiterhin die Analyse und Kontrolle der verschiedenen Gefäßparameter des Transplantats. Als wichtige Größe gilt der RI. Ein Anstieg >0,8 ist sehr auf eine Abstoßung verdächtig, insbesondere wenn er schnell erfolgt ist, andererseits aber unspezifisch. Dabei ist zu beachten, dass der RI bei der transplantierten Niere um etwa 0,1 höher liegt als bei einer nichttransplantierten Niere (Abb. 16.41 a-c).

## 16.3.10
## Trauma

Kontusionen treten nicht selten auf, sodass die Untersuchung der Nieren beim stumpfen Bauchtrauma regelmäßig erforderlich ist. Neben Schmerzen ist klinisch eine Hämaturie der Hinweis auf ein Nierentrauma.

### Ultraschallbefund

Bei Kontusionen bleibt die Niere sonographisch unauffällig. Selbst der Durchriss einer Niere ist sonographisch zunächst nicht zu erkennen. Manchmal sind echodichtere unscharfe Bezirke als Hinweis auf eine Einblutung in das Gewebe zu sehen.

Hämatome in den Nieren sind sehr echoarm oder auch echofrei und liegen oft subkapsulär. Hämatome außerhalb der Nieren können sich nur entsprechend den anatomischen Strukturen ausbreiten. Sie werden häufig von der Gerota-Faszie begrenzt. Sie sind ebenfalls echofrei oder sehr echoarm, insbesondere bei Urinbeimischung infolge Einriss am Nierenbecken.

Als längerfristige Folgen sind Urinome und Aneurysmen zu sehen sowie ischämische Infarkte im Nierenparenchym (Abb. 16.42 a,b).

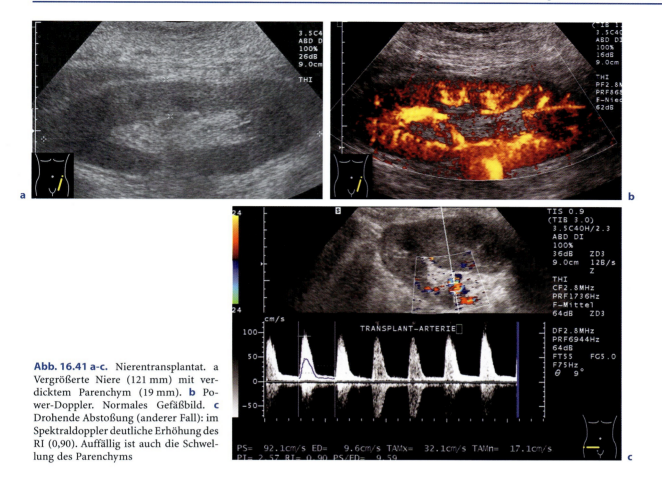

**Abb. 16.41 a-c.** Nierentransplantat. a Vergrößerte Niere (121 mm) mit verdicktem Parenchym (19 mm). **b** Power-Doppler. Normales Gefäßbild. **c** Drohende Abstoßung (anderer Fall): im Spektraldoppler deutliche Erhöhung des RI (0,90). Auffällig ist auch die Schwellung des Parenchyms

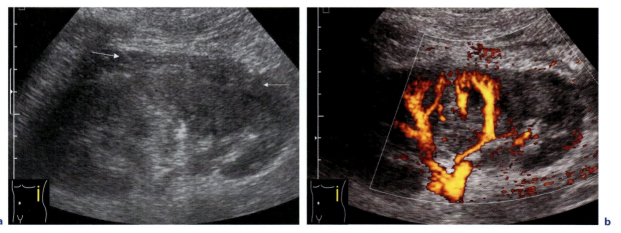

**Abb. 16.42 a,b.** Trauma mit Ruptur und Blutung. **a** B-Bild. Echoarme Blutung um die linke Niere (↓↓). **b** Power-Doppler. Nachweis eines nicht durchbluteten Bereichs am unteren Pol. Dies kann durch einen Gefäßabriss oder passager durch eine Kontusion bedingt sein

**Dopplerbefund**

Die Doppleruntersuchung ist bei Gefäßverletzungen mit ischämischer Infarzierung und beim Durchriss der Niere als Ergänzung wichtig. Zu beachten ist, dass auch bei einer frischen Kontusion im betroffenen Bereich vorübergehend keine Dopplersignale zu sehen sind. Bei entsprechendem Verdacht ist eine Kontrastmitteluntersuchung erforderlich, die dann eindeutig nicht mehr durchblutete Bezirke erkennen lässt.

## 16.4
## Differenzialdiagnostik

### 16.4.1
### Anomalien

Anomalien der Nieren können auch beim Erwachsenen durchaus zu differenzialdiagnostischen Problemen führen. Häufigere Formen und Möglichkeiten der Fehlinterpretation sind in Tabelle 16.1 aufgeführt.

### 16.4.2
### Die vergrößerte Niere

Vergrößerte Nieren sind ein häufiger Befund bei akuten Erkrankungen. Klinisches Leitsymptom ist das akute Nierenversagen unter dem Bild der Oligurie und Anurie.

Die Unterscheidung zwischen einem prärenalen, renalen und postrenalen Nierenversagen ist klinisch wichtig.

Die Nieren sind vergrößert infolge einer Verdikkung bzw. Schwellung des Parenchyms. Das Bild ist bei den das Nierenparenchym betreffenden Erkrankungen weitgehend uniform (Tabelle 16.2).

Vergrößerte Nieren sind weiterhin bei tumorösen Prozessen, polyzystischer Degeneration oder Harnabflussstörung zu sehen. Die dann bestehenden Veränderungen der Echostruktur weisen hier von vornherein auf die Natur der Nierenerkrankung hin.

### 16.4.3
### Die kleine Niere

Verkleinerte Nieren sind gewöhnlich Folgen einer chronischen Erkrankung. Klinisches Leitsymptom bei Doppelseitigkeit ist die Retention harnpflichtiger Substanzen. Auch hier können prärenale, renale und postrenale Ursachen unterschieden werden.

Die wichtigsten Erkrankungen sind in Tabelle 16.3 zusammengestellt.

**Tabelle 16.1.** Differenzialdiagnose bei den häufigere Anomalien der Nieren

| Anomalie | Ultraschall Niere | Verwechslung, Problem |
| --- | --- | --- |
| Einseitige Agenesie | Keine Niere | Übersehen einer kleinen geschrumpften oder einer verlagerten Niere |
| Dystopie | Niere vor distaler Aorta oder im kleinen Becken | Fehldeutung als einseitige Agenesie |
| Hufeisenniere | Meist echoarme Verbindung der unteren Pole, evtl. einschließlich Nierenbeckenabschnitten vor der Aorta | Fehldeutung der Parenchymbrücke als retroperitonealer Tumor |
| Doppeltes Nierenbecken | Parenchymbrücke in der Nierenmitte, evtl. Stau des kranialen Nierenbeckens | Nierentumor, Nierenzyste |
| Malrotation | Nierenbecken zeigt nach vorne | Kein klares Bild |
| Dysplastische Niere | Kleine Niere, harmonisch oder irregulär konfiguriert | Erworbene destruktive Erkrankung |
| Markschwammniere | Pyramiden echodicht | Interstitielle Nephritis, Analgetikaniere |

**Tabelle 16.2.** Differenzialdiagnostik der vergrößerten Niere

| Diagnose | Ultraschall Niere | Sonstige Hinweise |
|---|---|---|
| Kompensatorisch vergrößerte Niere | Normale Echostruktur | Andere Niere fehlt |
| Doppeltes Nierenbecken | Lange schlanke Niere, Parenchymbrücke teilt das Nierenbecken | |
| Nierenvenenthrombose | Echoarmes Parenchym, Thrombose in der Nierenvene | Einseitig |
| Akute Glomerulonephritis | Vergrößert, wenig auffällige Struktur | Doppelseitig |
| Akute Pyelonephritis | Unregelmäßige Struktur, Nierenbecken! | Einseitig |
| Xanthogranulomatöse Pyelonephritis | Große Niere, evtl. mit herdförmigen tumorartigen Veränderungen, Abflussstörung | Einseitig |
| Nephrotische Syndrom | Sehr echoarmes Parenchym | Doppelseitig |
| Toxischer Nierenschaden | Unspezifisch vergrößert | Doppelseitig |
| Diabetes-Nieren | Im Anfangsstadium mäßig vergrößert, RI tief | Klinik |
| Hepatorenales Syndrom | Mäßig vergrößerte Nieren | Leber! |
| Polyzystische Nierendegeneration | Sehr große Nieren, vergröberte Struktur mit multiplen Zystchen und Artefakten | Doppelseitig |
| Lymphom/Leukämie | Homogene Echostruktur bei diffuser Infiltration, Pyramiden evtl. nicht abgrenzbar | Klinik, Blutbild |

**Tabelle 16.3.** Differenzialdiagnose der kleinen (<9 cm) Niere

| Diagnose | Ultraschall Niere | Sonstige Hinweise |
|---|---|---|
| Dysplasie | Harmonisch oder irregulär verkleinert, Parenchymstruktur unauffällig | Symptomfrei |
| Essenzielle Hypertonie | Gering unregelmäßige Kontur, evtl. kleine Narben, scharfe Grenze Parenchym/Pyelon | Beidseitig |
| Stenose der Nierenarterie | Kleine Niere, evtl. Narben, scharfe Grenze Paremchym/Pyelon, Befund an der Arterie, $\Delta$RI >0,05! | Einseitig |
| Diabetes mellitus | Ähnliche Hypertonie, Rinde echodichter | Beidseitig |
| Interstitielle Nephritis | Echodichtes verschmälertes Parenchym (Spätstadium) | Beidseitig |
| Chronische Glomerulonephritis | Schmales echoarmes oder verdichtetes homogenes Parenchym, keine Narben | Beidseitig |
| Chronische Pyelonephritis | Kontur unregelmäßig, Struktur inhomogen, echodicht, Grenze Parenchym/Pyelon schlecht erkennbar | Einseitig |

## 16.4.4
## Die echoreiche Niere

Verschiedene Erkrankungen des Nierenparenchyms, vor allem der Nierenrinde, und Ablagerungen in Teilen des Nierenparenchyms führen zu einer verdichteten Echostruktur des Parenchyms oder bestimmter Abschnitte. Sie werden erkennbar im Vergleich zu der normalen Echostruktur der Leber. Eine echoreiche Struktur ist weiterhin das Zeichen einer HIV-assoziierten Nephropathie. Eine auffallend echodichte Struktur wird schließlich bei Vergiftungen beschrieben.

Eine sichere Unterscheidung der verschiedenen Krankheitstypen ist nicht möglich. Eine Beziehung zwischen Ausmaß der Nierenschädigung und Grad der Echodichte ist nicht generell gegeben.

Die differenzialdiagnostischen Aspekte dieser Erkrankungen sind in Tabelle 16.4 zusammengestellt.

**Tabelle 16.4.** Differenzialdiagnose der echoreichen Niere

| Diagnose | Ultraschall Niere | Sonstige Hinweise |
|---|---|---|
| Interstitielle Nephritis | Echoreiche Nierenrinde bei normal großer oder später verkleinerter Niere | Beidseitig |
| Chronische Glomerulopathie | Echoreiche Rinde bei manchen Formen | Beidseitig, kleine Nieren |
| HIV-assoziierte Nephropathie | Große Niere mit unterschiedlich echoreicher Rinde | Beidseitig |
| Diabetes mellitus | Mäßig echodichte Rinde bei anfangs vergrößerter, später normal großer oder schrumpfender Niere | Beidseitig zusätzlich ev. Pyelonephritis |
| Amyloidose | Sehr echodichte Rinde, große Nieren | Beidseitig |
| Akute tubuläre Nekrose | Rinde echoreiche, normal große Nieren, RI ↑ | Niereninsuffizienz |
| Markschwammniere | Echoreiche Markpyramiden | Meist beidseitig |
| Analgetikaniere | Echoreiche Markpyramiden | Beidseitig |
| Uratnephropathie | Echodichtes Interstitium | Beidseitig |
| Lupus erythematodes | Normal große Niere oder mäßig verschmälertes Parenchym mit mäßig echodichter Struktur | Systemerkrankung! |
| Medullär zystische Nierenerkrankung | Echodichtes Interstitium, kleine Zystchen, mäßig verkleinerte Niere | Sehr selten |

## 16.4.5
### Erweiterung des Nierenbeckens

Erweiterungen des Nierenbeckens sind als solche gewöhnlich leicht zu erkennen. Selten bereitet die Abgrenzung gegen parapelvine Zysten Probleme. Die Untersuchung im Querschnitt klärt dann meist diese Frage: Das erweiterte Nierenbecken reicht nach medial über das Niveau der Niere hinaus. Weiterhin muss der Ureterabgang bei der Stauung zu sehen sein. Die Unterscheidung zwischen einer akuten und chronischen Stauung wird anhand des normalen oder verschmälerten Parenchyms getroffen. Zusätzlich schrumpft die Niere bei einer chronischen Stauung. Lediglich bei angeborener Stenose bleibt die Niere groß oder ist sogar vergrößert.

Umschriebene Flüssigkeitsansammlungen zentral in der Niere sind weiterhin bei Kelchektasie (Tuberkulose) und bei dem seltenen Aneurysma zu sehen.

## 16.4.6
### Echofreie Läsionen

Die häufigen dysontogenetischen Zysten sind typischerweise rundlich und scharf begrenzt und echofrei. Fehlen einzelne Kriterien, so sind andere flüssigkeitshaltige Läsionen in die Differenzialdiagnose einzubeziehen. Parasitäre Zysten sind im frühen Stadium (s. Kap. 9) nur aufgrund einer Kapsel bzw. Membran zu erkennen. Pseudozysten sind eher unregelmäßig begrenzt und haben deutlichere Wandreflexe, evtl. mit Verkalkungen.

Das so genannte Zystenwandkarzinom ist sehr selten. Dennoch muss stets auf eine Wandunregelmäßigkeit bei einfachen Zysten geachtet werden. Insbesondere eine umschriebene Wandverdickung ist suspekt.

Auf andersartige Prozesse, insbesondere Abszesse und Hämatome, weisen schon Anamnese und Klinik hin. Sie sind zudem inhomogen mit wenigen Binnenechos und häufiger irregulär begrenzt. Kleinere echofreie Läsionen sind weiterhin Kelchektasien, Kelchdivertikel und andere umschriebene Flüssigkeitsbezirke im Bereich des Nierenbeckens und im Übergangsbereich, z. B. bei Tuberkulose. Schließlich imponiert auch ein Aneurysma in diesem Bereich zunächst als echofreie Läsion und wird erst durch die Doppleruntersuchung als solches erkannt.

Multiple kleine Zystchen in beidseitig stark vergrößerten Nieren sind kennzeichnend für die polyzystische Nierendegeneration. In einer dicht strukturierten normal großen oder kleinen Niere sind sie bei dem sehr seltenen Erwachsenentyp der medullär zystischen Nierenerkrankung zu finden.

## 16.4.7
### Echoarme Läsionen

Echoarme Prozesse in der Niere verhalten sich zum ja ebenfalls echoarmen Nierenparenchym „echogleich" oder sind relativ wenig echoärmer oder echoreicher.

Echoarme Läsionen in der Niere sind sehr vieldeutig. Da sich unter diesem Bild maligne Tumoren, aber auch relativ harmlose Veränderungen finden, ist diese Differenzialdiagnostik besonders wichtig, aber auch besonders schwierig. Sie ist nur unter Beurteilung aller Aspekte allein aufgrund der sonographischen Befunde zu treffen. Die verschiedenen Möglichkeiten sind in Tabelle 16.5 zusammengefasst.

## 16.4.8
### Echodichte Läsionen

Echodichte Läsionen heben sich deutlich gegen das normale Nierenparenchym ab. Die häufigsten Ursachen sind Narben und Angiolipome. Sowohl Hypernephrome als auch Onkozytome und der sehr seltene Wilms-Tumor des Erwachsenen können mit zunehmender Größe inhomogen werden und relativ dicht strukturierte Abschnitte enthalten.

Echodichte Narben müssen gegen Tumoren abgegrenzt werden. Ischämische Narben sind oft keilförmig und reichen mit der Basis zur Oberfläche. Pyelonephritische Narben sind unregelmäßiger und grenzen an das Nierenbecken.

Verkalkungen und umschriebene Kristallablagerungen in der Niere führen ebenfalls zu dicht strukturierten Abschnitten. Sie sollten aufgrund ihrer Struktur oder Lokalisation nicht zu Verwechslungen mit Tumoren führen (Tabelle 16.6).

## 16.4.9
### Steine und Verkalkungen

Steine im Nierenbecken und intensive fleckförmige Verkalkungen verursachen starke Echos, meist verbunden mit einem Schallschatten. Bei der Farbdoppleruntersuchung ist das so genannte Twinkling, ein Farbdopplerartefakt, zu sehen.

**Tabelle 16.5.** Differenzialdiagnostik umschriebener echoarmer Läsionen in der Niere

| Diagnose | B-scan | Doppler | Sonstige Hinweise |
|---|---|---|---|
| Hypernephrom | Mäßig echoarm, inhomogen, destruktives Wachstum | Meist hypervaskulär | |
| Metastase | Echoarm, rundlich, verwaschene Grenze | Meist hypovaskulär | Primärtumor |
| Malignes Lymphom | Sehr echoarm | Hypovaskulär | Andere Lymphknotenstationen |
| Onkozytom | Mitteldicht (auch echoreich) | Eher hypovaskulär | |
| Zyste mit Einblutung | Echoarm, scharf begrenzt | Avaskulär, auch bei Kontrastmittel | Anamnese! |
| „Milzbuckel" | Echogleich, nach lateral vorgewölbt | Normaler Gefäßverlauf | |
| Hypertrophie einer Bertini-Säule | Struktur wie Rinde | Unauffällig | |
| Markpyramiden | Manchmal ungleich groß oder hypertroph | Unauffällig | Lage zum Nierenbecken |
| Infarkt, frühes Stadium | Keilförmig, nicht konturüberschreitend | Avaskulär | Grundkrankheit |
| Abszess | Irregulär begrenzt | Avaskulär, Hyperämie peripher | Klinik |
| Hämatom | Inhomogen, schnelle Änderung | Avaskulär | Klinik, Anamnese |

**Tabelle 16.6.** Differenzialdiagnostik herdförmiger echoreicher Läsionen

| Diagnose | B-scan | Doppler | Sonstige Hinweise |
|---|---|---|---|
| Angiomyolipom | Klein homogen echoreich, größer etwas inhomogen | Hypovaskulär | Symptomfrei |
| Onkozytom | Weniger echodicht | unsicher | Symptomfrei |
| Hypernephrom | Wenig echodicht, inhomogen. destruierendes Wachstum | Hypervaskulär | |
| Narbe, ischämisch | Keilförmig, Basis außen, Einziehung der Kontur | Avaskulär | Kleine Niere, Grundkrankheit! |
| Narbe, pyelonephritisch | Echodicht, Bezug zum Nierenbecken, irreguläres Parenchym | Avaskulär | Kleine Niere, echodicht |
| Xanthogranulomatöse Pyelonephritis | Tumorartige, wenig echodichte Herde, evtl. auf Umgebung übergreifend | Gefäße verdrängt | Große Niere, einseitig |

Eine Fehlinterpretation von Verkalkungen als Steine im Nierenbecken sollte aufgrund der Lage im Allgemeinen vermeidbar sein. Die korrekte Beurteilung kann aber im Einzelfall durchaus schwierig sein. Dies gilt vor allem für verkalkte Papillen. Diese finden sich typischerweise bei Analgetikanieren.

Verkalkungen in Rinde und Mark werden bei verschiedenen Stoffwechselerkrankungen und besonders bei Hyperkalziurie gefunden sowie bei verschiedenen herdförmigen Läsionen.

### 16.4.10
### Möglichkeiten der Fehlinterpretation

Die „klassische Fehlinterpretation" ist die Fehldeutung des mittleren Abschnitts einer Hufeisenniere bei schlechten Untersuchungsbedingungen als retroperitonealer Tumor. Überhaupt sind Anomalien der Nieren diesbezüglich ein Problem, wie oben diskutiert wurde.

Beispiele sind außerdem die Fehldeutung eines ektatischen oberen Nierenbeckens bei doppelter Anlage als Zyste oder die Interpretation einer so genannten Renkulisation als narbige Deformierung.

Eine weitere harmlose Veränderung vorwiegend bei älteren Menschen ist die Renalsinuslipomatose. Das sehr echoarme Fettgewebe kann leicht als erweitertes Nierenbecken oder als Gruppe parapelviner Zysten fehlinterpretiert werden.

Eine in der Routinediagnostik problematische Veränderung stellen zusätzlich der so genannte Milzbuckel und die Hypertrophie einer Markpyramide dar. Der sichere Ausschluss eines Nierentumors kann dadurch schwierig werden. Andererseits verpflichtet gerade die Tatsache, dass Nierentumoren häufig im asymptomatischen frühen Stadium mit Ultraschall entdeckt werden, zu einer stets sorgfältigen und vollständigen Untersuchung (Abb. 16.43 a,b, 16.44 a,b, 16.45 a,b).

### 16.5
### Stellenwert und weiterführende Methoden

Insgesamt kann die Ultraschalldiagnostik gerade der Nieren als eine besonders wichtige Methode angesehen werden. Neben den bekannten Vorteilen ist die Unabhängigkeit der Methode von der Nierenfunktion wesentlich. Dadurch ist einerseits die Untersuchung auch bei Niereninsuffizienz möglich, andererseits ist die Niere vor zusätzlichen Schäden geschützt. Gerade in dieser Situation ermöglicht die Ultraschalluntersuchung schnell die Unterscheidung zwischen prä-, intra- und postrenalen Störungen. Darüber hinaus ist oft die definitive Diagnose möglich, besonders unter Einbeziehung dopplersonographischer Methoden.

Für die Erkennung von Harnabflussstörungen ist die Ultraschalldiagnostik die Methode der Wahl geworden, da Sitz und Ursache in der Regel zu erkennen sind.

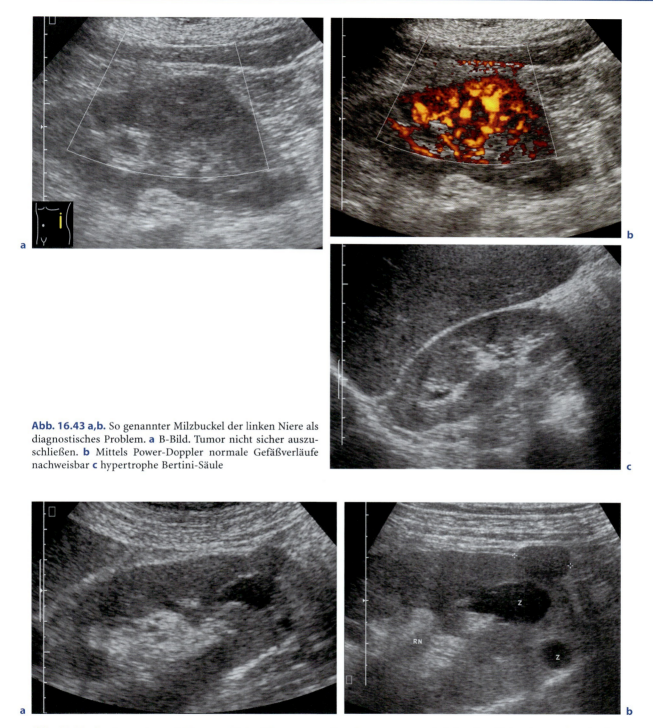

**Abb. 16.43 a,b.** So genannter Milzbuckel der linken Niere als diagnostisches Problem. **a** B-Bild. Tumor nicht sicher auszuschließen. **b** Mittels Power-Doppler normale Gefäßverläufe nachweisbar **c** hypertrophe Bertini-Säule

**Abb. 16.44 a,b.** „Impertinente" Diagnose: kleine Nierenzyste. **a** Zystchen am unteren Pol, daneben kleiner Tumor. **b** Bei näherem Hinsehen (7,5 MHz) ist der Tumor (13 mm) klar nachweisbar

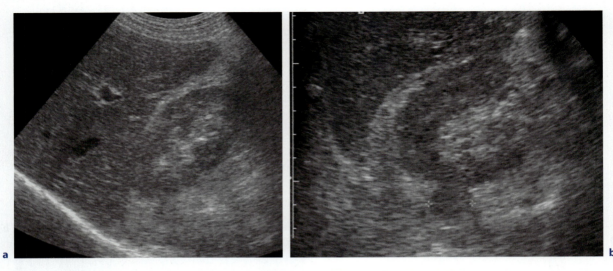

**Abb. 16.45 a,b.** Der „übersehene" Tumor. **a** Im Längsschnitt unauffällige rechte Niere (?). **b** Im Querschnitt 18 mm großes Hypernephrom (das retrospektiv schon im Längsschnitt zu erahnen ist!)

Die Tatsache, dass ein nicht geringer Prozentsatz der Nierenzellkarzinome zufällig bei einer Ultraschalluntersuchung entdeckt wird und dann mit gutem Ergebnis behandelt werden kann, weist auf den Stellenwert der Methode bei herdförmigen Erkrankungen hin. Hierzu gehört auch die klare Abgrenzung der häufigen Zysten von soliden Prozessen und auch die zuverlässige definitive Diagnose von typischen Angiomyolipomen.

Eine wichtige Anwendung ist weiterhin die Überwachung der transplantierten Niere geworden, zumal diese der Untersuchung mit hochauflösenden Geräten gut zugänglich ist.

Die Grenzen der Methode liegen in der Gewebedifferenzierung. Weiterführende Methoden sind also sowohl bei Nierenparenchymerkrankungen als auch bei Tumoren in einem Teil der Fälle erforderlich. Dies ist häufig die feingewebliche Untersuchung bioptischen Materials.

Die farbkodierte Ultraschalldiagnostik ist heute die geeignete Methode zur Suche nach einer Nierenarterienstenose bei klinischem Verdacht. Sie ist untersuchungstechnisch nicht ganz einfach, da der direkte Zugang nicht selten durch Darmgas verwehrt ist. Die indirekten Kriterien sind zumindest bei weniger ausgeprägten Stenosen noch unsicher. Hier sind andere bildgebende Verfahren zur Gefäßdarstellung als ergänzende Methoden geeignet.

CT und MRT sind ergänzende Methoden bei unklaren retroperitonealen Flüssigkeitsansammlungen im Zusammenhang mit den Nieren, da sie in diesem anatomisch komplexen Bereich die Zuordnung zu bestimmten Kompartimenten klarer aufzeigen können.

In manchen Fragestellungen ist der Einsatz von Kontrastmitteln erforderlich. Die Erfahrungen in der Ultraschalldiagnostik sind hier noch begrenzt. Ein gezielter Einsatz bei bestimmten Indikationen, etwa bei Tumoren oder Gefäßerkrankungen, sollte sich in Zukunft herauskristallisieren und die Möglichkeiten der Ultraschalldiagnostik erweitern.

# Nebenniere

## Indikationen

- Endokrine Symptome
- Staging und Nachsorge besonders beim Bronchialkarzinom

## 17.1
## Untersuchungstechnik

### Gerät

Erforderlich ist ein qualitativ gutes Gerät mit Curved-array- oder Sektorschallkopf. Wenn möglich sollte eine höhere Frequenz („small part scanner") ergänzend bei gezielter Fragestellung eingesetzt werden können.

### Vorbereitung

Nicht erforderlich.

### Lagerung

Rücken- und Rechts- bzw. Linksseitenlage.

### Untersuchungsgang

Die Untersuchung erfolgt von lateral in einem Längsschnitt durch den oberen Nierenpol auf die Aorta (links) bzw. V. cava (rechts) zielend. Dabei werden oberer Pol und Medialseite der Niere, die Leber bzw. Milz und die Aorta bzw. die V. cava dargestellt.

### Messpunkte

Gemessen wird der größte Durchmesser bei Tumoren.

### Dokumentation

Nur bei gezielter Fragestellung wird ein Bild mit der Darstellung der Nebennierenregion mit den benachbarten Strukturen angefertigt.

### Untersuchungshindernisse

Adipositas, fehlende oder kleine Milz.

## 17.2
## Normalbefund

### 17.2.1
### Topographisch-anatomische Vorbemerkungen

Die rechte dreieckförmige Nebenniere liegt in der Fettkapsel der Niere zwischen der viszeralen

Fläche der Leber (Impressio suprarenalis), dem medialen Schenkel des Zwerchfells und dem oberem Nierenpol. Sie wird von der V. cava teilweise überdeckt.

Die halbmondförmige linke Nebenniere grenzt lateral an die mediale Seite des oberen Nierenpols, ventral, getrennt nur durch einen spaltförmigen Recessus, an die Hinterwand des Magen bzw. an die Bursa omentalis und erreicht medial nicht ganz die Aorta.

Die Größe wird mit etwa 4–6 × 2–3 cm angegeben.

Die versorgenden Arterien stammen aus den Aa. phrenicae inferiores, der Aorta und den Aa. renales. Die rechte Nebennierenvene drainiert direkt in die V. cava, die linke in die Nierenvene.

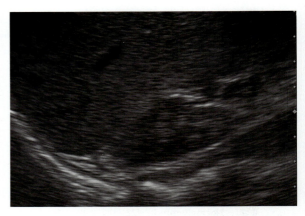

**Abb. 17.1.** Normale Nebenniere rechts, in diesem Schnitt Y-förmig, dahinter das Zwerchfell

### 17.2.2
### Ultraschallbefund

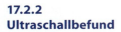

**Ultraschallbefund**

Die normal großen Nebennieren sind nur mit qualitativ hochwertigen Geräten und mit einigem zeitlichem Aufwand aufzufinden. Die Darstellung der normalen linken Nebenniere ist schwieriger.

Die echoarme Nebennierenrinde grenzt sich vom echoreichen retroperitonealen Fettgewebe und den benachbarten Organen ab und umschließt das stark reflexogene, echodichte Nebennierenmark. Die Nebennierenregion kann bei sorgfältiger Untersuchungstechnik immer dargestellt werden. Somit können Vergrößerungen ausgeschlossen werden (Abb. 17.1).

### 17.3
### Pathologische Befunde

### 17.3.1
### Nebennierenblutungen

*Blutungen* in die Nebennieren sind beim Erwachsenen, im Gegensatz zu Säuglingen und Kleinkindern, vorwiegend traumatisch, seltener sind sie Folge einer Koagulopathie, eines Adenoms oder idiopathisch.

**Ultraschallbefund**

Das Ultraschallbild variiert von einer geringen Vergrößerung bei echoarmer Struktur bis zu größeren unregelmäßig begrenzten Raumforderungen (Abb. 17.2 a,b)

**Dopplerbefund**

In der eingebluteten Nebenniere bzw. der Raumforderung sind dopplersonographisch keine Signale erkennbar.

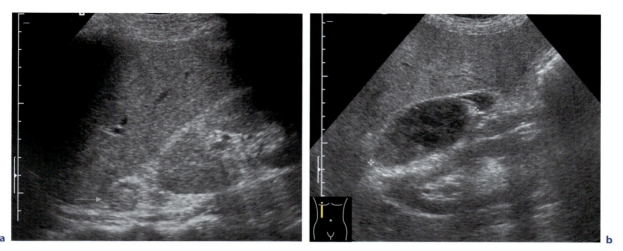

a                                                                                                    b

**Abb. 17.2 a,b.** Einblutungen in die Nebenniere. **a** Kugelförmig vergrößerte Nebenniere nach Verkehrsunfall. **b** Ausgedehntere Blutung (85 mm) in die Nebennierenregion unter Marcumar. Nebenniere nicht mehr abgrenzbar (medial Gallenblase, dorsal Niere)

## 17.3.2
## Zysten

Zystische Läsionen der Nebennieren sind selten. Noch relativ häufig sind lymphangiomatöse Zysten oder zystisch degenerierte Hamartome sowie Pseudozysten nach Blutungen. Sehr selten sind dysontogenetische Zysten, Zystadenome oder Retentionszysten sowie parasitäre Zysten.

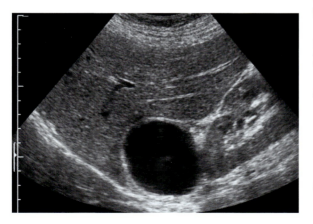

**Abb. 17.3.** Nebennierenzyste. Die Zyste ist gegen den oberen Pol abzugrenzen. Auffällig ist die deutliche Kapsel (Pseudozyste?)

**Ultraschallbefund**

Die *Nebennierenzysten* sind echofrei mit distaler Schallverstärkung und glatter Berandung). Oft zeigen sie eine verdickte Kapsel (Abb. 17.3).

## 17.3.3
## Tumoren

Klinisch ist zwischen endokrin aktiven und endokrinen inaktiven Tumoren zu unterscheiden:

*Erkrankungen mit endokriner Symptomatik*:
  Morbus Conn (Rinde),
  Cushing-Syndrom (Rinde),
  Phäochromozytom (Mark),
  Neuroblastom (Mark).

*Erkrankungen ohne endokrine Symptomatik*:
  Nebennierenadenome (Inzidentalome),
  Nebennierenmetastasen,
  Nebennierenkarzinome,
  Nebennierenzysten.

Beim *Conn-Syndrom* (primärer Aldosteronismus) sind die einseitigen Adenome in der Regel sehr klein (<1 cm Größe) und können somit sonographisch selten dargestellt werden (Abb. 17.4).

Beim *Cushing-Syndrom* können die Adenome meist als echoarme Raumforderungen mit einer Größe von 2-5 cm diagnostiziert werden. Sie sind gleichförmig homogen und echoarm und zu 80 % bilateral (Abb. 17.5).

Das *Phäochromozytom* ist als runder oder ovaler solider Tumor gut darstellbar. Es zeigt einen inhomogenen Aufbau mit echoreichen Strukturen und echoarmen oder echofreien Lakunen infolge von Einblutungen oder liquiden Nekrosen. Häufig auch Verkalkungen. Insgesamt zeigt es ein vielfältiges Bild (Abb. 17.6). Es ist zu 10% bilateral und zu 10% extraadrenal.

Das *Neuroblastom* ist neben dem Wilms-Tumor der häufigste maligne Abdominaltumor im Kindesalter. Das Neuroblastom ist meist sehr groß und überwiegend echoreich. Häufig zeigt es durch Einblutungen zystische Anteile und auch Verkalkungen. Laborchemisch kann meist eine erhöhte Katecholaminausschüttung gemessen werden.

*Nebennierenadenome* werden bei zufälliger Entdeckung und fehlender klinischer Symptomatik als *Inzidentalome* bezeichnet. Sie sind echoarm homogen und somit nicht von Adenomen mit endokriner Aktivität zu differenzieren (Abb. 17.7 a,b).

*Nebennierenkarzinome* zeigen bei Diagnosestellung meist schon riesige Ausmaße, eine sehr inhomogene Struktur und eine unregelmäßige Kontur. In der Regel sind sie echoarm (Abb. 17.8).

Das *Myolipom* der Nebenniere ist glatt konturiert und homogen echoreich. Es ähnelt im sonographischen Erscheinungsbild dem Angiomyolipom der Niere. Eine maligne Entartung ist nicht bekannt (Abb. 17.9).

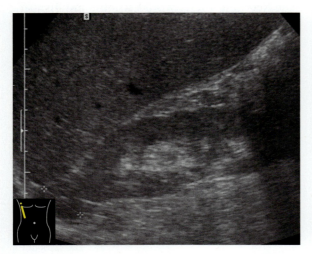

**Abb. 17.4.** Ungewöhnlich großes Conn-Adenom rechts (21 mm)

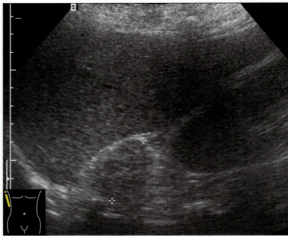

**Abb. 17.5.** Vergrößerte echoarme Nebenniere bei Morbus Cushing

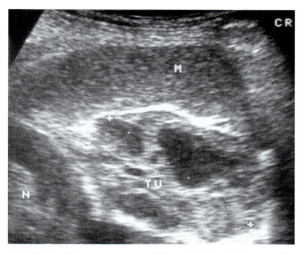

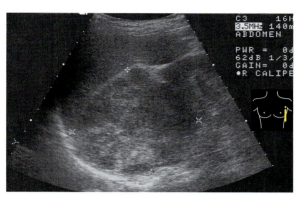

**Abb. 17.8.** Nebennierenrindenkarzinom links (Durchmesser 95 mm). Bemerkenswert ist die inhomogene Echostruktur. Die Niere ist imprimiert. Lateral die unauffällige Milz

**Abb. 17.6.** Phäochromozytom (70 mm) links. Typisch ist die inhomogene Struktur. Ventral die verlagerte Milz (M), daneben die Niere (N)

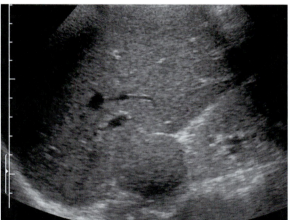

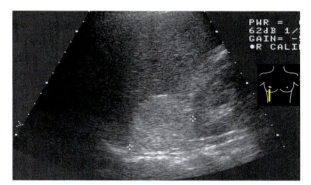

**Abb. 17.9.** Angiomyolipom (56 mm) der rechten Nebenniere mit typischer echodichter Struktur

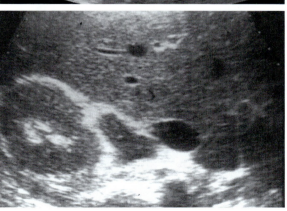

**Abb. 17.7 a,b.** Adenome der rechten Nebenniere ohne endokrine Aktivität (so genannte Inzidentalome). **a** 3 cm große echoarme Raumforderung im Längsschnitt. **b** Ovales Adenom im Querschnitt, an die V. cava grenzend (typische Lage!)

*Metastasen* sind wegen der guten Vaskularisation der Nebennieren häufig (der vierthäufigste Sitz einer hämatogenen Metastasierung). Metastasen der Nebennieren machen neben den Inzidentalomen den größten Teil der soliden Nebennierenprozesse aus. Am häufigsten treten sie bei Bronchialkarzinomen (15–25%) und beim Mammakarzinom auf. In bis zu 50% sind sie in diesen Fällen doppelseitig zu beobachten.

Das isolierte Auftreten von ausschließlichen Nebennierenmetastasen wird praktisch nur beim Bronchialkarzinom beobachtet.

**Ultraschallbefund**

Metastasen können unregelmäßig konturiert sein. Metastasen <3 cm sind in der Regel homogen echoarm. Ab einer Größe von 4 cm werden sie inhomogen mit echoarmen bis echofreien Bezirken und regressiven Verkalkungen (Abb. 17.10 a,b).

Der *Morbus Addison* ist in Mitteleuropa vorwiegend autoimmun verursacht. Infektiöse, vor allem tuberkulöse Erkrankungen treten in Entwicklungsländern auf oder werden von Patienten von dort mitgebracht.

**Ultraschallbefund**

Bei einem *Morbus Addison* ist die Atrophie der Nebenniere mit möglichen feinscholligen Verkalkungen transabdominell nicht zu erfassen.

## 17.4
## Differenzialdiagnostik

### 17.4.1
### Solide Tumoren

Eine Abgrenzung zwischen endokrin aktiven und endokrin inaktiven Tumoren und zwischen benignen und malignen Erkrankungen ist sonographisch nicht möglich. Tumoren der Umgebung, insbesondere des Pankreasschwanzes, der Nierenkapsel oder eine Nebenmilz müssen zusätzlich stets erwogen werden.

Differenzialdiagnostisch problematisch sind daher die so genannten Inzidentalome. Die harmlos klingende Bezeichnung darf nicht darüber hinweg täuschen, dass es sich um maligne Tumoren und insbesondere Metastasen bei noch unbekanntem

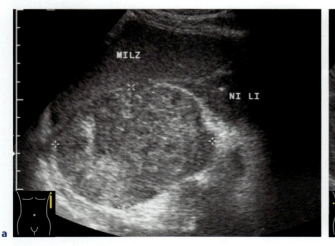
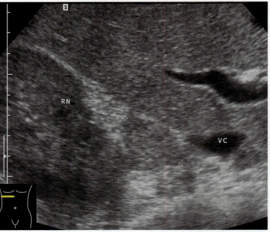

**Abb. 17.10 a,b.** Metastasen. **a** Große Metastase (85×68 mm) eines Bronchialkarzinoms links (vgl. Abb. 17.8). **b** Kleine Metastase (34 mm) eines Bronchialkarzinoms rechts (vgl. Abb. 17.7)

Primärtumor handeln kann. Besonders verdächtig ist hier ein doppelseitiges Auftreten.

## 17.4.2
### Zysten

Eine Differenzierung zwischen Nebennierenzysten und den häufigen kortikalen Zysten an den oberen Nierenpolen ist meist möglich. Auch eine Abgrenzung von Pankreaspseudozysten und Leberzysten muss wegen der unterschiedlichen klinischen Wertigkeit durchgeführt werden.

## 17.4.3
### Möglichkeiten einer Fehlinterpretation

Eine Nebenmilz oder vergrößerte Lymphknoten können als Nebennierenvergrößerungen fehlinterpretiert werden.

## 17.5
### Diagnostischer Stellenwert

Im Rahmen einer onkologischen Nachsorge hat die Sonographie der Nebennierenregion ihre hauptsächliche Bedeutung, da eine Vergrößerung der Nebennieren und damit der Verdacht auf Metastasen dokumentiert werden kann.

Bei klinischem Verdacht auf endokrin aktive Nebennierenadenome hat die Sonographie nur einen untergeordneten Stellenwert, da nur die positive Darstellung eines Tumors zu bewerten ist, während eine Ausschlussdiagnose nicht möglich ist.

Da Inzidentalome sehr häufig sind, müssen sie auch bei Tumorpatienten weiter abgeklärt werden. Unter 4 cm Größe reicht eine Verlaufskontrolle, bei einer Größe von 4-6 cm kann eine ultraschallgezielte Feinnadelbiopsie erfolgen und ab einer Größe >6 cm eine Operation.

## 17.6
### Alternative und ergänzende Methoden

Bei allen kleinen Raumforderungen ist die CT der Sonographie überlegen, da die Nebenniere zum umgebenden Fett in der CT gut kontrastiert. So werden mit dieser Methode Inzidentalome in 1% aller Untersuchungen diagnostiziert. Insbesondere bei endokriner Nebennierenaktivität sollte eine CT durchgeführt werden.

Eine Differenzierung zwischen endokrin aktiven und endokrin inaktiven Tumoren ist nur durch ein endokrinologisches Labor möglich. Da benigne Tumoren einen höheren Lipidgehalt aufweisen, können sie in der CT recht gut von malignen Raumforderungen differenziert werden Bei fraglichen Prozessen hilft die ultraschallgesteuerte Feinnadelpunktion, die linksseitig häufig endoskopisch durchgeführt wird. Bei Verdacht auf Phäochromozytom kann eine MJBG-Szintigraphie angeschlossen werden, da diese Tumoren zu 10% beidseits und zu 10% extraadrenal liegen.

# Ureter

## Indikationen

- Nierensteinkolik
- Im Rahmen der Untersuchung der Nieren bei Stauung oder Steinleiden

## 18.1 Untersuchungstechnik

### Gerät

Alle Schallkopftypen mit Frequenzen um 3,5–5 MHz, wenn möglich höher, können eingesetzt werden.

### Vorbereitung

Zur Beurteilung des prävesikalen Abschnitts ist eine volle Blase nützlich, zur Erkennung einer geringen Aufstauung eine Wasserbelastung.

### Lagerung

Der Patient wird in Rückenlage untersucht.

### Untersuchungsgang

Die Darstellung des Nierenbeckens und des Ureterabgangs erfolgt im Längsschnitt. Von dort wird der Ureters durch Verschieben des Schallkopfes nach kaudal verfolgt. Störendes Darmgas wird durch Druck mit dem Schallkopf möglichst verlagert.

Ein tieferer Orientierungspunkt ist die Überkreuzung der iliakalen Gefäße.

Der kaudale Abschnitt wird schließlich durch Längs- und Schrägschnitte durch die gefüllte Harnblase untersucht.

### Messpunkte

Gemessen wird der Durchmesser des erweiterten Ureters.

### Dokumentation

Dokumentiert werden pathologische Befunde, bei gezielter Fragestellung evtl. der Ureterabgang oder die Einmündung in die Blase.

### Untersuchungshindernisse

Vor allem Darmgas behindert die Untersuchung. Der normale Ureter lässt sich aufgrund des geringen Durchmessers meist im mittleren Abschnitt nicht darstellen.

## 18.2
## Normalbefund

### 18.2.1
### Topographisch-anatomische Vorbemerkungen

Der Ureter verläuft vom Unterrand des Nierenbek-
kens nach kaudal und etwas medial auf der Faszie
des M. psoas. Er ist anfänglich um 7 mm weit und
verengt sich im Verlauf auf etwa 4 mm.

Der rechte Ureter unterquert die Wurzel des
Mesenteriums des terminalen Ileum, der linke die
des Sigmas. Der rechte Ureter überkreuzt nach Eintritt in das kleine Becken die A. iliaca communis an
deren Gabelung, der linke Ureter die A. iliaca communis etwas mehr kranial. Beim Mann verlaufen die
Ureter dann bogenförmig von der Beckenwand nach
ventromedial zur Harnblasenrückwand unmittelbar
ventral des kranialen Abschnitts der Samenblase.
Bei der Frau verläuft der distale Abschnitt mehr
quer durch das Parametrium etwa 1–2 cm neben der

Cervix uteri. Der intramurale Abschnitt verläuft
schräg durch die Wand und mündet in die oberen
lateralen Winkel des Trigonums der Blase.

### 18.2.2
### Varianten und Anomalien

Der Verlauf des Ureters (Pars abdominalis) variiert im Hinblick auf den Abstand zur Wirbelsäule
deutlich.

Ureter fissus und doppelte Ureter erklären sich
als gespaltene oder doppelte Aussprossung aus dem
primären Harnleiter (s. Kap. 16.2.2).

Der Megaureter ist ein abnorm weiter und infolge
Überlänge in Schleifen verlaufender Ureter. Er ist
Folge einer Funktionsstörung bei einem extravesi-
kal gelegenen aperistaltischen Segment.

### 18.2.3
### Ultraschallbefund

---

### *Ultraschallbefund*

#### *Normalbefund*

Der normale Ureter lässt sich nur im Abgang kurzstreckig mit feinen Wandechos und echofreiem Lumen darstellen. Weiter distal gelingt im Allgemeinen
nur die Darstellung eines erweiterten Ureters. Orien-
tierungspunkte sind das Nierenbecken im Abgangsbereich des Ureters, die Überkreuzungsstelle mit
den Iliakalgefäßen und der Abschnitt unmittelbar
vor der Einmündung in die Blase (Abb. 18.1 a,b).

Die normale Funktion des Ureters lässt sich
indirekt am so genannten Jet-Phänomen erkennen: Der plötzliche Einstrom eines Urinbolus in
die Blase infolge einer peristaltischen Welle der
Uterusmuskulatur führt zu kurzfristigen Turbu-

lenzen, die schon im B-Bild einen kurz aufleuch-
tenden Echostrahl verursachen. Erst recht lässt
sich dieses Phänomen mittels Fardoppler erkennen. Es ist besonders gut unter Diurese nachweisbar (vgl. Kapitel 19 u. Abb. 19.3).

#### *Megaureter*

Bei einem Megaureter sieht man eine 1–2 cm
starke echofreie gangartige Struktur im Retroperitoneum. Ihr Verlauf ist infolge der Elongation
schlingenförmig mit Abwinkelungen. Formal
entspricht das Bild einer weiten Vene. Natürlich
lassen sich sonographisch keine Flusssignale erhalten (Abb. 18.2).

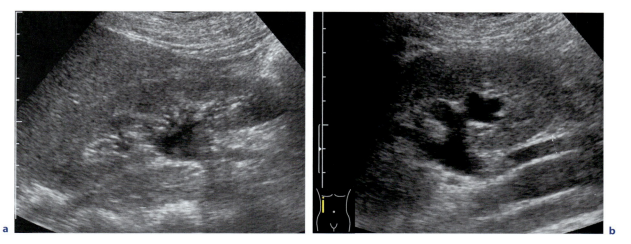

a

b

**Abb. 18.1 a,b.** Ureterabgang. **a** Unauffällige Niere mit ampullärem Nierenbecken und Ureterabgang. **b** Mäßige Aufstauung, Ureter 7 mm. Medial des Ureters bei dieser Darstellung von der Flanke: V. cava und Aorta

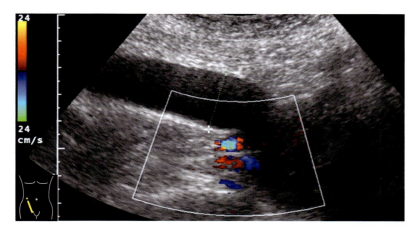

**Abb. 18.2.** Megaureter (22 mm), mittleres Segment. In Höhe der Überkreuzung der iliakalen Gefäße wendet sich der Ureter nach dorsal in das kleine Becken

## 18.3
## Pathologische Befunde

### 18.3.1
### Ureterobstruktion

Die häufigste Ursache einer Ureterobstruktion sind Steine. Sie klemmen sich bevorzugt an den physiologischen Engstellen ein, also im Abgang, im intramuralen distalen Abschnitt und auch in Höhe der Überkreuzung der Iliakalgefäße.

Andere Ursachen sind selten, aber vielfältig. Intraluminal kommen abgestoßene Papillen und kleine Koagel in Betracht. Angeborene Klappen werden meist bereits im Kindesalter erkannt. Tumoren des Ureters, also z. B. Papillome oder sehr selten ein Urothelkarzinom, kommen ebenfalls in Betracht.

Weiterhin kann der Ureter von außen komprimiert sein, also von Tumoren im Unterbauch oder typischerweise bei der retroperitonealen Fibrose.

Bei aszendierenden Entzündungen kommt es zunächst zu einer Schwellung der Wand. Spätfolgen, wie narbige Veränderungen, sind selten.

**Ultraschallbefund**

Der gestaute und dadurch erweiterte Ureter (>3 mm) lässt sich sonographisch zumindest abschnittsweise darstellen. Der kraniale Abschnitt lässt sich vom Nierenbecken aus auffinden und verfolgen. Im unteren Drittel ist er bei der Überkreuzung der Iliakalgefäße — medial der V. ovarica bzw. testicularis — gut zu erkennen. Ausgehend von diesem Orientierungspunkt kann er nach kranial und kaudal verfolgt werden. Der untere Abschnitt kann schließlich durch die volle Blase gefunden und dargestellt werden (Abb. 18.3 a,b, 18.4 a,b, vgl. Abb. 18.2).Die Untersuchung unter Diurese ist naturgemäß einfacher. Bei akuter Stauung ist die Anregung der Diurese aber in Hinblick auf die Gefahr der Fornixruptur nicht ratsam.

Steine sind aufgrund ihres starken Echos, oft mit Schallschatten erkennbar. Auffinden lassen sich Steine entweder an den typischen Stellen: am leichtesten imtramural in der Blasenwand oder bei höher sitzenden Steinen durch Verfolgen des gestauten Ureterabschnitts bis zum distalen Hindernis (Abb. 18.4 a,b, 18.5 a,b).

Auf diese Weise lassen sich auch andere Hindernisse im Ureter auffinden. Dabei kann ein steinähnliches Bild auch bei (verkalkten) Papillen oder Koageln gesehen werden, oder diese sind mehr echoarm und ohne Schallschatten. Papillome erscheinen dagegen echoarm und ohne Schallschatten. Ein Karzinom ist ebenfalls echoarm und führt zu einer Ausweitung des betroffenen Abschnitts. Dopplersonographisch sind Gefäßsignale im Tumor zu sehen (hypervaskulärer Tumor). Strikturen sind meist nur kaudal als Hindernisse zu identifizieren.

Eine Verdickung der Wand des Ureters ist bei entzündlichem Ödem zu sehen (Abb. 18.6 a,b).

### 18.3.2
### Ureterozele

Die Ureterozele bezeichnet eine Ausstülpung des intramuralen Ureters in die Harnblase bei enger Uretermündung. Symptome sind Schmerzen, Stauung und rezidivierende Infekte.

**Ultraschallbefund**

Sonographisch sieht man in der echofreien Harnblase laterokaudal einen echofreien Prozess mit dünner, d. h. aus einer Echoschicht bestehender Begrenzung, also eine „Zyste" (die Uterozele) in einer „Zyste" (der Harnblase). Der Ureter kann gestaut sein (Abb. 18.7 a,b).

### 18.4
### Differenzialdiagnostik

Eine Verwechslung des erweiterten Ureters mit Gefäßen sollte von vornherein vermeidbar sein. Im Zweifelsfall hilft die Doppleruntersuchung.

Die Suche nach der Ursache einer Stauung ist manchmal schwierig. Die Feststellung der Höhe der Stauung engt die Möglichkeiten ein. Bei doppelseitiger Stauung müssen distale Ursachen wie die retroperitoneale Fibrose und Hindernisse im Niveau der Blase oder Urethra erwogen werden.

### 18.5
### Stellenwert und weiterführende Methoden

Für die Erkennung einer Uterusobstruktion und von Ureterstenosen einschließlich der Verlaufsbehandlung ist die Ultraschalldiagnostik eine leistungsfähige und schonende Methode.

Lässt sich die Ursache einer Obstruktion mittels Ultraschall nicht zweifelsfrei klären, ist die röntgenologische (Ausscheidungs-) Urographie die geeignete ergänzende Methode. Bei akuter Stauung ist allerdings das Problem der Fornixruptur zu beachten.

Bei unklaren Prozessen an der Einmündung ist die Zystoskopie eine geeignete ergänzende Methode. Auch eine transrektale Endosonographie kann eine sinnvolle Ergänzung darstellen.

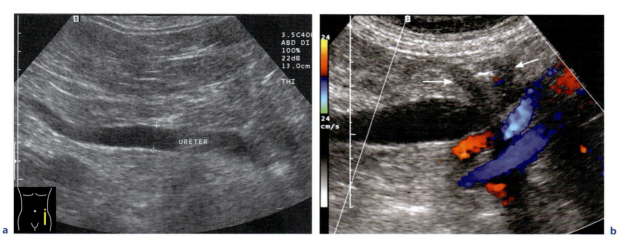

**Abb. 18.3 a,b.** Stau des Ureters. **a** Der erweiterte Ureter (8–14 mm) lässt sich langstreckig darstellen. **b** Maximal erweiterter linker Ureter oberhalb der Überkreuzung der iliakalen Gefäße infolge eines Sigmakarzinoms (↓)

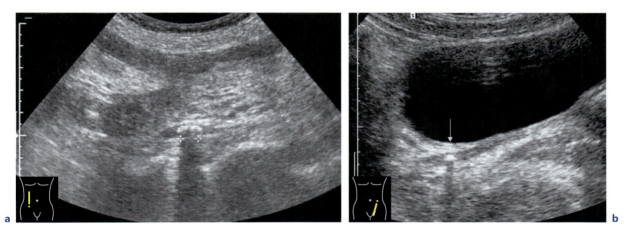

**Abb. 18.4 a,b.** Uretersteine. **a** Kleiner Stein (7 mm) im mittleren, kaum erweiterten Ureter. Typisches Steinecho und Schallschatten. **b** Stein im wenig erweiterten, distalen Ureter hinter der vollen Harnblase

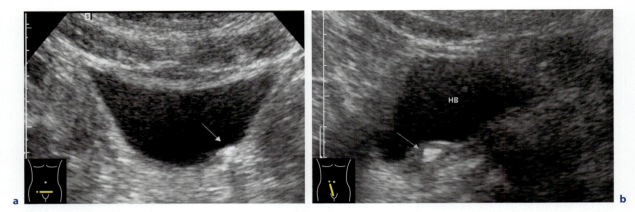

**Abb. 18.5 a,b.** Distaler Ureterstein jeweils unmittelbar vor der Einmündung. **a** Schwach gefüllte Blase, der Stein ragt scheinbar schon in das Lumen. **b** Stein vor der Mündung, Ureterwand ödematös verdickt

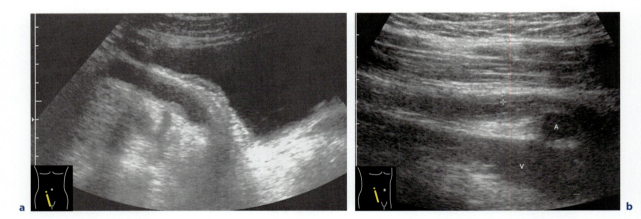

**Abb. 18.6 a,b.** Entzündliche Veränderungen. **a** Gestauter Ureter mit unregelmäßig verdickter Wand bei distaler Striktur (Uro-tuberkulose). **b** Gleichmäßig verdickte Wand des Ureters im mittleren Abschnitt (A,V=A. und V. iliaca) bei aszendierender Entzündung (vgl. Abb. 16.17b)

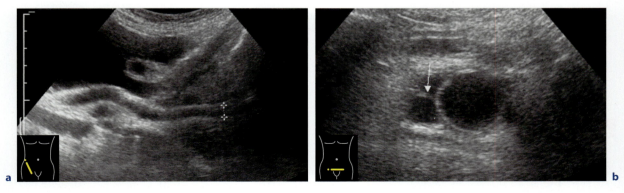

**Abb. 18.7 a,b.** Ureterozele. **a** Bei voller Blase erscheint die kleine Ureterozele als „Zyste" in der Blase. Dahinter der erweiterte Ureter. **b** Bei liegendem Katheter und entleerter Blase ist seitlich eine kleine „Zyste" zu sehen: die Ureterozele (↓)

# Harnblase

## Indikationen

- Harnverhalt
- Hämaturie
- Miktionsstörung (Restharn)
- Untersuchung des kleinen Beckens
- Tastbefund im Unterbauch

## 19.1 Untersuchungstechnik

### Gerät

Sektor- und Curved-array-Schallköpfe sind besser als Linear-array-Schallköpfe für die Untersuchung geeignet. Die Frequenz sollte mindestens 3–5 MHz betragen.

Die Dopplertechnik ist im Allgemeinen nicht erforderlich.

### Vorbereitung

Zur transabdominellen Untersuchung soll die Harnblase gefüllt sein, d. h. der Patient trinkt genügend Flüssigkeit, und die Untersuchung wird durchgeführt, sobald der Patient einen leichten Harndrang verspürt.

In dringlichen Situationen (Harnverhalt, tastbare Blase) muss die Untersuchung zunächst ohne Flüssigkeitszufuhr beginnen.

### Lagerung

Der Patient wird in Rückenlage untersucht.

### Untersuchungsgang

Begonnen wird mit einem Längsschnitt in der Mittellinie mit nach kaudal ins kleine Becken gerichtetem Schallstrahl. Dann wird der Schallkopf in der Längsschnittebene nach rechts und links bis zur seitlichen Wand verschoben. Anschließend erfolgt die Untersuchung im Querschnitt in Höhe der kranialen Wand und die Darstellung der kaudalen Abschnitte mittels Kippen oder Verschieben des Schallkopfes.

**Messpunkte**

Zur Bestimmung des Restharns genügt in der Routine die annähernde Berechnung aus größter Länge (*a*), größter Breite (*b*) und größter Tiefe (*c*) nach der Ellipsoidformel a×b×c×0,5. Manche Autoren geben aufgrund experimenteller Studien andere, etwas höhere (z. B. 0,6) oder komplexere Korrekturfaktoren an [z. B. nach McLean V=(a×b×c)–3,14/2,17].

Genauere Berechnungen sind auch aus einer planimetrischen Berechnung oder mittels 3D-Untersuchung möglich. Für die Routinediagnostik jedoch stehen Aufwand und praktischer Nutzen in keinem annehmbaren Verhältnis.

**Dokumentation**

Im Normalfall wird ein Längs- oder Querschnittsbild mit gleichzeitiger Abbildung der Prostata bzw. des Uterus angefertigt.

**Untersuchungshindernisse**

Leere oder nur schwach gefüllte Blase.

## 19.2
## Normalbefund

### 19.2.1
### Topographisch-anatomische Vorbemerkungen

Die Harnblase liegt zwischen Peritoneum und der Symphyse bzw. der vorderen Bauchwand, von dieser durch lockeres Bindegewebe verschieblich getrennt. Nur der kaudal-dorsal gelegene Fundus ist deutlich fixiert. Dieser Bereich entspricht dem Trigonum vesicae, in das lateral die Ureter münden und aus dem kaudal die Urethra abgeht. An der Rückseite liegen beim Mann die Ductus deferentes, die die beiden Ureteren überkreuzen, seitlich dicht daneben die Samenblasen.

Bei der Frau liegt der Uterus zwischen Rektum und Blase, an deren Rückwand anliegend.

Die Wand baut sich aus einer inneren Mukosa- und Submukosaschicht, der Muskelschicht und der äußeren Serosa auf. Letztere ist allerdings nur in den kraniodorsalen Abschnitten vorhanden.

Anatomisch wird das Fassungsvermögen beim Manne mit im Mittel etwa 740 ml, bei der Frau mit 680 ml angegeben.

### 19.2.2
### Varianten und Anomalien

Entwicklungs- und anlagebedingte Varianten der Harnblasenform sind unbedeutend oder werden schon im Kindesalter festgestellt.

Sonographisch gut erkennbar sind komplette oder inkomplette Septen und echte Blasendivertikel (vgl. Abb. 19.5).

In die Blase reichen orthotope Ureterzelen (vgl. Abb. 18.7), die auch sehr groß sein können, während die ektopen Ureterzelen außerhalb des Trigonum liegen bei dystoper Mündung.

Das von dem Scheitel der Blase zum Nabel ziehende Lig. umbilicale mediale entspricht dem obliterierten Urachus. Unvollständige Obliteration führt zur Urachusfistel oder zu Urachuszysten.

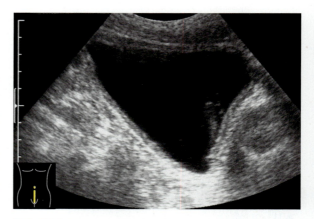

**Abb. 19.1.** Volle Harnblase im Längsschnitt, Jet. Zu beachten ist die mitteldichte Wand, einschichtig mit schwachen Grenzechos lumenwärts und außen, sowie die dreieckige Form

### 19.2.3
### Ultraschallbefund

**Ultraschallbefund**

Die volle Harnblase ist im Längsschnitt eher drei-eckförmig als oval, im Querschnitt eher trapezför-mig. Der Inhalt ist echofrei. Bei Entleerung von Urin aus dem Ureter sieht man im B-Bild oder mittels Farbdoppler kurzfristig Echos, die strahl-förmig in die Blase einströmen, das so genannte *Jet-Phänomen*. Es kommt vermutlich durch die Bewegung der einströmenden Flüssigkeit relativ zum Blaseninhalt zustande, wobei akustische Grenzflächen entstehen (Abb. 19.1, 19.2 a-c, 19.3).

Die genauere (Geschwindigkeits-) Analyse mittels Spektraldoppler zeigt beim Erwachsenen einen bi-, tri- oder mehrphasigen Ablauf des Ein-stroms von mehreren Sekunden Dauer, was als Hinweis auf eine Sphinkterfunktion des distalen Ureterabschnitte bzw. des ureterovesikalen Über-gangs diskutiert wird. Die Geschwindigkeit des Einstroms liegt bei >20 cm/s. Ein kürzerer mono-phasischer Einstrom (wie bei Kindern <4 Jahren) wird oft während der Schwangerschaft beobach-tet, ohne dass ein Zusammenhang zu der „physio-logischen" Erweiterung des Nierenbeckens gezeigt werden konnte. In der Diurese wird ein besonders auffallender bandförmiger oder kontinuierlicher Einstrom beobachtet.

Die schmale Blasenwand ist echoarm, begrenzt von kräftigeren Grenzflächenechos. Die einzelnen anatomischen Schichten der Wand sind mittels der transabdominellen Technik nicht aufzulösen. Mittels hochfrequenten intravesikalen Schallköp-fen sind — experimentell — 5 „Schichten" dar-zustellen, von denen die 1., 3. und 5. echoreiche Schicht Grenzflächenechos entsprechen, dagegen die (vom Lumen aus) 2. Schicht der Mukosa und Submukosa und die 4. echoarme Schicht der Mus-kelschicht. Bei starker Füllung imprimieren die Strukturen der Umgebung, z. B. die Gefäße oder die Ovarien, die Blasenwand (vgl. Abb. 19.1, 19.2 a-c, 19.3). Immer ist ventral in der Blase ein Schleier feiner Echos zu sehen, die Wiederholungsartefak-ten aus den Bauchdecken entsprechen.

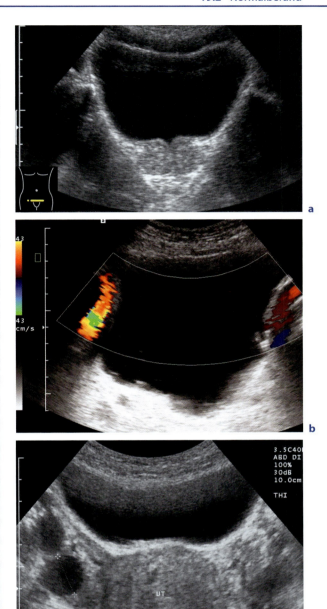

**Abb. 19.2 a-c.** Querschnittsbilder. **a** Volle Blase im Querschnitt. Dahinter die normale Prostata. **b** Prall volle Blase. Von der Seite imprimieren die Beckenarterien. **c** Mäßig volle Harnblase, da-hinter Uterus und rechts Ovar mit bis zu 19 mm großen Folli-keln. Bemerkenswert sind die Wiederholungsartefakte ventral

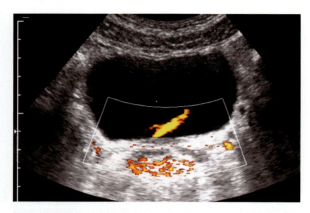

**Abb. 19.3.** Volle Harnblase im Querschnitt mit Jet aus dem rechten Ostium

## 19.3
## Pathologische Befunde

### 19.3.1
### Anomalien

**Ultraschallbefund**

Echte Divertikel sind als oft größere echofreie Ausbuchtungen der Wand, evtl. „gestielt", bei voller Blase leicht zu erkennen. Sie entleeren sich mit der Miktion. Dadurch unterscheiden sie sich von zystischen Veränderungen wie Ureterozelen (vgl. Abb. 19.6 a,b, s. Kap. 18).

Eine zipfelartige Ausziehung der Blasenwand oder eine gangartige Struktur in Richtung Nabel findet sich bei nichtobliteriertem Urachusgang (Abb. 19.4 a-d). Eine Urachusfistel ist evtl. vom Nabel aus in Form feiner intensiver Echobänder mit Artefakten darzustellen (Abb. 19.4 d).

Septen sind als echodichte bandartige Strukturen in der (vollen) Harnblase gut zu sehen.

### 19.3.2
### Zystitis

Akute bakterielle Zystitiden sind besonders bei Frauen häufig. Klinisch bedeutsamer sind chronische Infekte. Sie entstehen bakteriell in Zusammenhang mit Eingriffen, z. B. durch einen Dauerkatheter oder durch spezifische Erreger wie bei Tuberkulose. In den endemischen Gebieten für Schistosoma haematobium sind zahlreiche Granulome, verursacht durch die Wurmeier in der Blasenschleimhaut, charakteristisch. Diese Erkrankung führt zu Komplikationen (obstruktive Uropathie) und nicht zuletzt zu einem gehäuften Auftreten von Karzinomen.

Chronische Zystitiden werden in Mitteleuropa relativ häufiger durch eine chemisch-medikamentöse Schädigung (Cyclophosphamid) oder bei Strahlenschäden gesehen.

**Ultraschallbefund**

Akute Zystitiden verursachen gewöhnlich keine auffälligen Wandveränderungen. Allenfalls fallen Echos in der Blase, d. h. im Urin auf. Bei reichlich Eiterbeimischung zum Urin kann dieser sedimentieren und sich beim länger liegenden Patienten als horizontaler Spiegel absetzen. Ein gleichartiges Bild findet sich bei Einblutung. Diese kann zu einer Ausfüllung der gesamten Blase mit dichten Binnenechos führen, wobei eine leichte Bewegung bei Erschütterung oder Umlagerung die Abgrenzung gegenüber einem soliden Prozess ermöglicht.

Starke Echos mit Artefakten unter der Vorderwand entsprechen Gasreflexen in der Blase. Sie sind nur sehr selten durch gasbildende Bakterien verursacht, sondern eher Zeichen einer vom Darm ausgehenden Fistel (Divertikulitis, Morbus Crohn, vgl. Abb. 14.11 a). Luft kann natürlich auch bei Manipulationen (Katheter) in die Blase eingebracht werden.

Chronische Entzündungen führen zu einer gleichmäßigen oder ungleichmäßigen, auch tumorartigen (Bilharziose) eher echoarmen Verdickung der Wand. Die Blase wird auf die Dauer klein (Abb. 19.5).

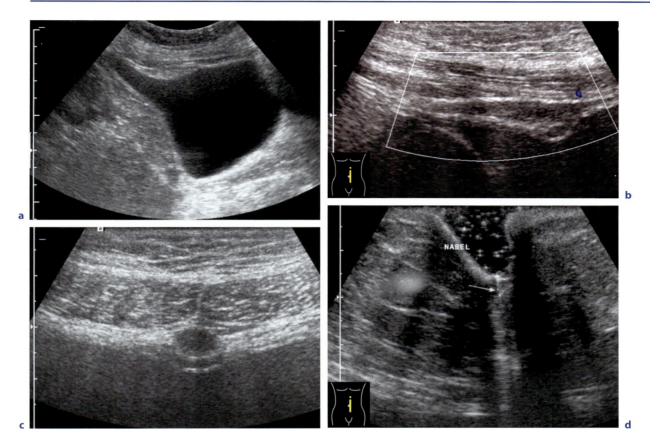

**Abb. 19.4 a-d.** Urachusgang. **a** Auffallender Fortsatz kranioventral. **b** Gangartige Struktur hinter den Bauchdecken im Unterbauch, Längsschnitt. **c** Querschnitt, davor die Mm. recti abdomines. **d** Urachusfistel im Nabel, kenntlich an einigen Luftreflexen (↓). (Der Nabel ist zur Ankopplung mit Flüssigkeit gefüllt)

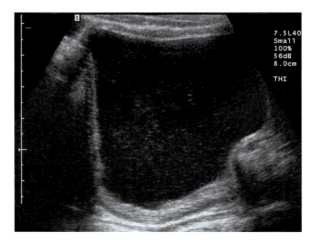

**Abb. 19.5.** Chronische Zystitis. Auffallend die verdickte mehrschichtige Wand (6 mm) und die feinen Echos in der Blase

### 19.3.3
### Balkenblase

Eine Abflussbehinderung distal der Blase, meist verursacht durch eine vergrößerte Prostata, führt auf
die Dauer zu einer muskulären Wandverdickung der
Blase mit Ausbildung von Pseudodivertikeln, der so
genannten Balkenblase.

#### *Ultraschallbefund*

Sonographisch ist die Wand verdickt. Das innere
Relief ist unregelmäßig. Zusätzlich sind kleine
echofreie Ausbuchtungen in die Wand oder sogar
über sie hinaus zu sehen, die als Pseudodivertikel
bezeichnet werden (Abb. 19.6 a,b).

### 19.3.4
### Steine, Fremdkörper

Blasensteine sind Folge einer tiefen Abflussstörung. Sie enthalten oft kein Kalzium, sind also
röntgennegativ.

   In die Blase eingebrachte Fremdkörper werden
gelegentlich als Ursache einer Blutung oder einer
Entzündung gefunden.

#### *Ultraschallbefund*

Steine liegen der Schwere nach, wie die meisten
Fremdkörper, unten bzw. dorsal. Sie verursachen
meist stärkere Echos an der dem Transducer zugewandten Seite und einen Schallschatten (abhängig
von der Größe). Aufgrund ihrer Beweglichkeit bei
Umlagerung sind sie von Wandverkalkungen oder
Tumoren zu unterscheiden.

   Längliche Fremdkörper mit geringem Durchmesser sind oft nur in einer ihrer Längsachse entsprechenden Schnittebene gut darzustellen.

   Sludge in der Blase verursacht feine Echos.
Bei Umlagerung des Patienten kommt es zu einer
langsamen Verlagerung der Sludge-Echos im
Unterschied zu Tumoren. Blut zeigt ein ähnliches,
manchmal sehr ausgeprägtes Bild (Abb. 19.7 a-c).

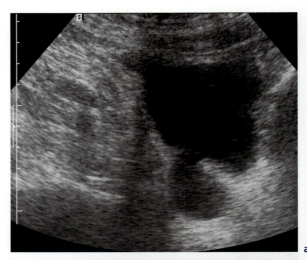

a

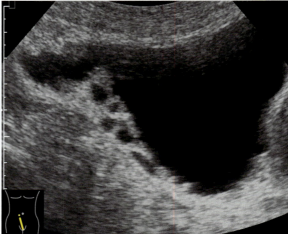

b

**Abb. 19.6 a,b.** Divertikel. **a** Echtes Blasendivertikel. **b** Pseudodivertikel bei Balkenblase infolge benigner Prostatahyperplasie

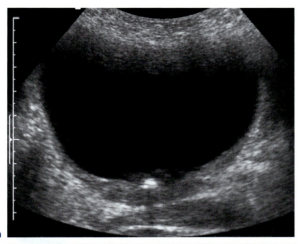

a

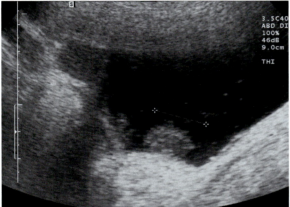

b

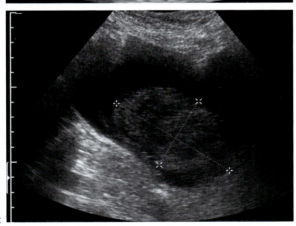

c

**Abb. 19.7 a–c.** Blaseninhalt. **a** Kleiner Stein und etwas Sludge dorsal, vorne ausgeprägte Wiederholungsechos. **b** Sludge (19 mm, vgl. Abb. 19.10 a,b). **c** Koagel (86×49 mm, Längsschnitt)

### 19.3.5
### Tumoren

Der typische Tumor der Blase ist das Übergangszellkarzinom (95%). Es wächst meist sehr langsam. Entsprechend dem Wachstum kann eine (häufigere) papilläre von einer diffus die Wand infiltrierenden Form unterschieden werden. Komplikationen, wie die Infiltration in die Umgebung oder die Stenosierung eines Ureters, sind selten zu beobachten.

**Ultraschallbefund**

Papilläre Tumoren ragen in die Blase hinein und sind so leicht zu erkennen. Ihre an sich echoarme Echostruktur wirkt manchmal relativ dicht auf dem echofreien Hintergrund des Blaseninhalts. Die Oberfläche der Tumoren scheint stärker zu reflektieren, da sie eine Grenzfläche zur echofreien Flüssigkeit bildet (Abb. 19.8, 19.9 a,b).

Infiltrierend wachsende flache Tumoren in der Wand fallen etwas weniger auf. Ihre Echostruktur ist echoarm im Vergleich zur normalen Blasenwand. Die Wand ist umschrieben verdickt mit zum Blasenlumen unregelmäßiger Oberfläche (papilläre Anteile).

Gegen das umgebende Fettgewebe kontrastiert der Tumor ebenfalls gut.

**Dopplerbefund**

Dopplersonographisch sind diese Tumoren eher hypovaskulär. Ein zuführendes Gefäß lässt sich jedoch oft nachweisen (vgl. Abb. 19.9 a,b).

### 19.4
### Differenzialdiagnostik, Verwechslungsmöglichkeiten

Eine diffuse Verdickung der Blasenwand bei einem älteren Mann ist gewöhnlich eine Balkenblase infolge Prostatahypertrophie. Typisch sind weiterhin neben der sonographisch erkennbaren Prostatahypertrophie die kleinen Pseudodivertikel. Formal kann die unregelmäßige trabekuläre Oberfläche einer Bal-

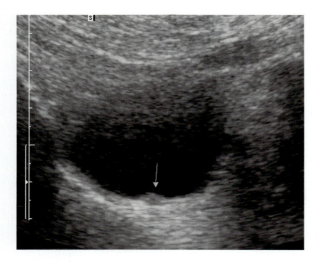

**Abb. 19.8.** Kleiner papillomatöser Tumor (↓) in der Rückwand

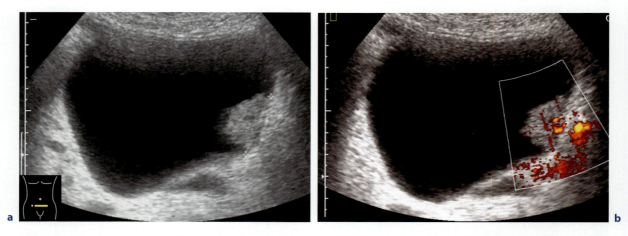

**Abb. 19.9 a,b.** 22 mm großer papillomatös wachsender Tumor. **a** B-Bild. Der Tumor wirkt echodicht aufgrund des Kontrastes zum echofreien Blaseninhalt. **b** Powerdoppler. Nachweis von Gefäßsignalen schließt ein Koagel oder Sludge aus

kenblase differenzialdiagnostische Probleme gegenüber einem flach und teilweise papillär wachsenden Karzinom bereiten. Bei fortgeschrittenen Tumoren ist die Wand 2 cm und mehr verdickt, das Lumen ist massiv eingeengt (Abb. 19.10 a,b).

Auch auf die Wandverdickung infolge medikamentöser Schädigung, nach Bestrahlung oder infolge einer chronischen Zystitis bei Dauerkatheter weisen Anamnese und klinischer Hintergrund hin.

Bei umschriebenen Veränderungen ist zunächst an einen Tumor zu denken. Von wenig reflektierenden Steinen oder Koageln kann er durch seine unbewegliche Lage bei Umlagerung abgegrenzt werden oder durch den dopplersonographischen Nachweis von Gefäßen. Es darf dabei nicht übersehen werden, dass ein kleiner Tumor die Ursache einer Blutung und damit eines Koagels sein kann.

Andererseits muss differenzialdiagnostisch an Tumoren der Umgebung gedacht werden, die in die Blase infiltrieren (Abb. 19.11, vgl. Abb. 19.10 a,b).

Umschriebene Veränderungen finden sich auch bei Bilharziose der Blase. Differenzialdiagnostisch ist diese Möglichkeit bei entsprechender Anamnese zu erwägen. Umgekehrt ist bei längerem Verlauf

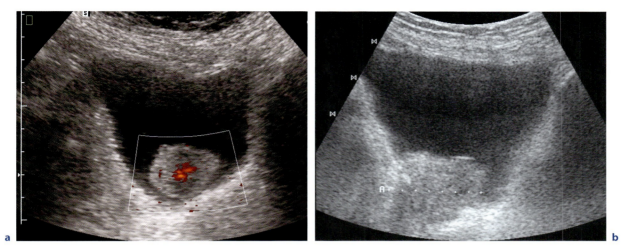

a · b

**Abb. 19.10 a,b.** Tumoren am Blasenboden. **a** Papillomatöser Blasentumor mit Gefäßsignal. **b** In den Blasenboden eingebrochenes Uteruskarzinom

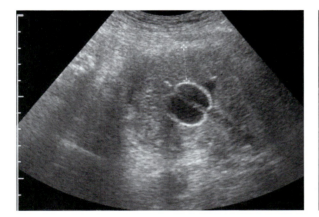

**Abb. 19.11.** In die Blasenwand infiltriertes Prostatakarzinom. Wand 22 mm dick. Im Restlumen Katheter

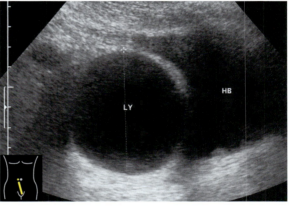

**Abb. 19.12.** Lymphozele mit Impression der Blasenwand von rechts kranial (Zustand nach Prostataoperation)

dieser parasitären Erkrankung die Assoziation zu einem Karzinom zu bedenken.

Atypische septenartige Strukturen oder zystische Läsionen im Bereich der Blase sind bei angeborenen Septen, bei (größeren) Ureterozelen, großen echten Divertikeln oder bei einer Urachuszyste zu finden. Die Differenzierung dieser verschiedenen Ursachen ist unter Beachtung der Lage und bei Untersuchung mit voller Blase und nach Entleerung meist nicht schwierig. So ist auch die

Abgrenzung von Prozessen in der Nachbarschaft meist einfach.

Die Verwechslung des Bildes eines Blasenkatheters mit einem zystischen Prozess sollte aufgrund des typischen Befundes vermeidbar sein (Abb. 19.12).

Bei Nachweis von Luft- bzw. Gasreflexen in der Blase ohne vorausgegangenen Eingriff muss in erster Linie an eine Fistel gedacht werden (Morbus Crohn, Divertikulitis, blasenvaginale Fistel). Eine Infektion mit gasbildenden Bakterien ist ungewöhnlich.

Bei dem Nachweis feiner Echos (Sludge bzw. Blut) dorsal in der Harnblase muss stets an eine Blutung aus den Nieren (Tumor, Trauma) gedacht werden.

Ein Schleier von Echos vorne in der Harnblase wird dagegen durch Artefakte (Wiederholungsechos aus den Bauchdecken) verursacht und darf nicht als „solider Prozess" fehlgedeutet werden

## 19.5
## Stellenwert

Aufgrund des guten Kontrastes zwischen Blaseninhalt und Wand ist die Methode sehr sensitiv in der Erkennung umschriebener Prozesse in der Blasenwand. In Studien werden papilläre Tumoren >3 mm und flach in die Wand infiltrierende Tumoren >5 mm regelmäßig erkannt.

Auch zum Nachweis einer Blasenwandverdickung bei verschiedenen Erkrankungen ist die transabdominelle Ultraschalldiagnostik gut geeignet.

Insgesamt ist sie die erste bildgebende Methode, die bei unklaren Symptomen, vor allem der (Mikro-)Hämaturie eingesetzt werden kann, um die weitere Diagnostik zu vereinfachen.

## 19.6
## Ergänzende Methoden

Die wichtigste ergänzende urologische Methode bei unklaren Befunden ist im Allgemeinen die Zystoskopie.

Die Kombination einer Ultraschalluntersuchung mit der zytologischen Untersuchung des Urins kann andererseits einen Tumor in manchen Fällen bereits nichtinvasiv nachweisen.

Bei besonderen Fragestellungen wird die endoskopische Ultraschalldiagnostik mit höherem Auflösungsvermögen eingesetzt, entweder transvaginal (etwa zu einer genaueren Darstellung der Blasenhalsregion und der Urethra bei Inkontinenz), transrektal oder im Rahmen einer Zystoskopie.

# Prostata

## Indikationen

- Hypertrophie
- Miktionsbeschwerden
- Unklarer oder suspekter Tastbefund
- Erhöhter PSA-Wert
- Staging bei bekanntem Karzinom

Die suprapubische Untersuchung kann nur einer ersten Orientierung dienen. Gezielte Indikationen erfordern eine transrektale Untersuchung. Dies gilt von vornherein für die 3 letztgenannten Indikationen.

## 20.1
## Untersuchungstechnik

### Vorbereitung

Bei suprapubischem Zugang ist eine volle Harnblase erforderlich! Bei transrektaler Applikation ist dagegen keine Vorbereitung nötig.

### Lagerung

Der Patient wird bei suprapubischem Zugang in Rückenlage untersucht, in Linksseitenlage mit angezogenen Knien bei transrektaler Applikation.

### Untersuchungsgang

Bei transabdominellem Zugang werden zunächst Querschnittsbilder mit nach kaudal gekipptem Applikator aufgenommen. Anschließend erfolgt eine Untersuchung im Längsschnitt, möglichst mit einem Sektor-Scan.

Bei transrektaler Applikation werden zunächst kontinuierliche Querschnitte von der Apex bis zum Blasenhals, anschließend Längsschnitte angefertigt. Transrektal werden Sonden mit mindestens 7 MHz benutzt.

### Messpunkte

Das Volumen wird mit Hilfe der Elipsoidformel errechnet. Bei Tumoren wird der größte Durchmesser erfasst.

### Dokumentation

Angefertigt werden Quer- und Längsschnittbilder der Prostata und der Querschnitt der Samenblasen.

### Untersuchungshindernisse

Leere Harnblase sowie Adipositas bei suprapubischem Zugang.

## 20.2
## Normalbefund

Etwa 20 ml große Prostata mit feingranulärem Binnenechomuster in ausreichender Homogenität. Die Kapsel ist glatt (Abb. 20.1).

## 20.3
## Pathologische Befunde

### 20.3.1
### Prostatahypertrophie

**Ultraschallbefund**

Bei Prostatahypertrophie liegt die Prostatagröße über etwa 25 ml. Die chirurgische Kapsel (Grenze zwischen innerer und äußerer Drüse bzw. Grenze zwischen peripherer und Transitionalzone) lässt sich in der Regel gut erkennen und ist häufig durch feine Verkalkungen (Corpora amylacea) gekennzeichnet. Die Kapsel ist glatt, die Form symmetrisch. Bei intravesikalem Wachstum kommt es zur breiten Impression der Harnblase (Abb. 20.2, 20.3, 20.4).

### 20.3.2
### Prostatakarzinom

**Ultraschallbefund**

Das Karzinom stellt sich in der Regel als echoarmer Bezirk in der peripheren Zone dar, hat also Kontakt zur Kapsel. Echodichte Tumoren sind eine Rarität. Hochdifferenzierte Adenokarzinome können echogleich sein und lassen sich in diesem Fall nur abgrenzen, wenn sie einen echoarmen Randsaum zeigen. Aus diesem Grund entziehen sich etwa 15% der Karzinome der sonographischen Erkennung. Mit den hochauflösenden, transrektal applizierten Schallköpfen können bereits 5 mm kleine echoarme Areale als maligne Tumoren erkannt werden (Abb. 20.5, 20.6, 20.7).

Bei Kapselunschärfe bzw Kapselpenetration oder Samenblaseninfiltration liegt ein T3-Stadium vor.

**Dopplerbefund**

Manche Karzinome sind hypervaskulär. Da aber auch benigne (entzündliche) Läsionen hypervaskulär sein können, ist dies kein zuverlässiges Kriterium.

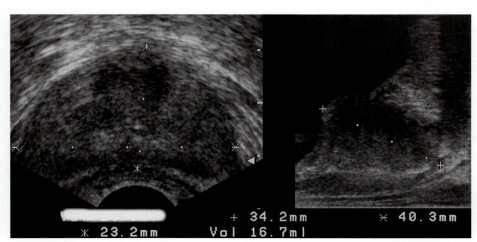

**Abb. 20.1.** Normalbefund, Darstellung transrectal quer und längs (vgl. Abb. 19.2a)

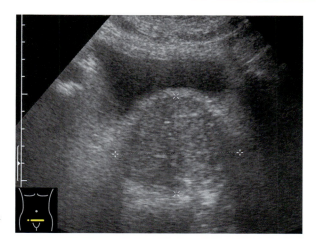

**Abb. 20.2.** Ausgeprägte benigne Prostatahypertrophie (etwa 120 g), suprapubisch dargestellt

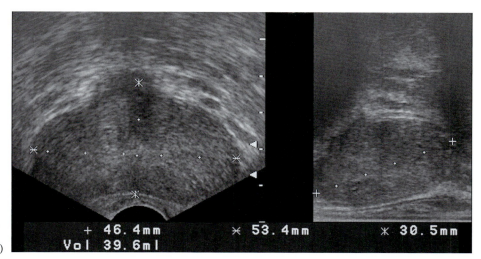

**Abb. 20.3.** Benigne Prostatahypertrophie (40 g), links querschnitt, rechts Längsschnitt (transrectal)

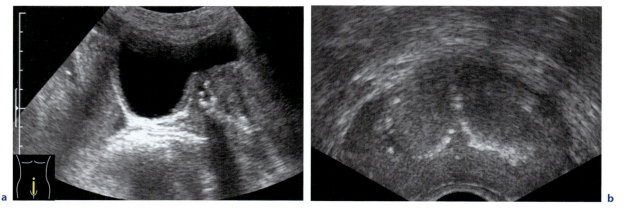

**Abb. 20.4 a,b.** Verkalkte Corpora amygdalea bei benigner Prostatahyperplasie. **a** Suprapubischer Aspekt im Längsschnitt. **b** Transrektal (anderer Fall)

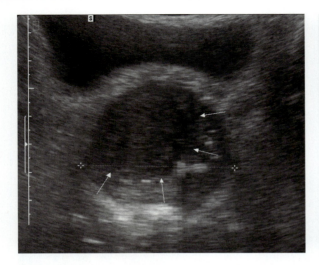

**Abb. 20.5.** Prostatakarzinom, bei dieser Größe schon suprapubisch zu erkennen

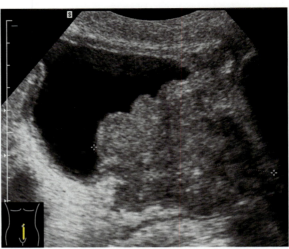

**Abb. 20.6.** Fortgeschrittenes, metastasierendes Prostatakarzinom mit Infiltration der Blasenwand

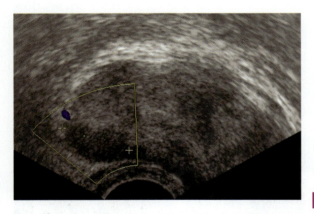

**Abb. 20.7.** Kleines Prostatakarzinom (T1), nur mittels transrektaler Untersuchung erkennbar

### 20.3.3
### Zysten

Meist handelt es sich um Retentionszysten, die die gleichen Kriterien erfüllen müssen wie alle Zysten, nämlich Echofreiheit und glatte Berandung.

### 20.3.4
### Prostatitis

Eine akute Prostatitis und *Abszesse* sind sehr selten. Die chronische Prostatitis zeigt neben Unregelmäßigkeiten und multiplen Verkalkungen kein typisches Bild.

### 20.3.5
### Samenblasen

**Ultraschallbefund**

Die normalen Samenblasen sind echoarm mit zahlreichen Septierungen. Erkrankungen wie Entzündungen, Zysten oder Tumoren sind sehr selten. Wichtig ist die Darstellung der Samenblasen bei Prostatakarzinom, um eine Infiltration auszuschließen.

## 20.4
## Differenzialdiagnostik

Ein echoarmer Herd in der peripheren Zone, der bis zum Ausschluss eines Karzinoms weiter abgeklärt werden muss, kann auch einem fibromuskulären Knoten oder einer Vernarbung nach Punktion entsprechen. Allerdings wird auch das Auftreten einzelner Karzinome in der Transitionalzone beschrieben.
Weitere Möglichkeiten einer Fehlinterpretation bestehen nicht.

## 20.5
## Stellenwert

Der Ultraschall stellt eine einfache und sichere Methode zur Bestimmung der Prostatagröße (auch suprapubisch), also zum Nachweis der benignen Prostatahyperplasie, dar. Die transabdominelle Methode ist jedoch nicht geeignet zur Erkennung von Prostatakarzinomen.

Nur bei transrektaler Applikation darf eine Dignitätsbestimmung durchgeführt werden, nicht bei abdominaler Untersuchung (Abb. 20.8). Suprapubisch kann die Größe bestimmt und die Topographie des Blasenhalses bei Mittellappenadenomen gezeigt werden. Bei erhöhtem PSA-Wert oder bei atypischem, suspektem Tastbefund kann das Karzinom häufig transrektal dargestellt werden. Das weiter lateral oder ventral liegende Karzinom, das sich der digitalen Untersuchung entzieht, kann nur sonographisch abgegrenzt werden.

## 20.6
## Alternative und ergänzende Methoden

Die transrektale Applikation ist bis jetzt das beste bildgebende Verfahren für die Untersuchung der Prostata.

Alternativ kann eine MRT-Untersuchung mit endorektaler Spule in manchen Fällen weiterhelfen. Bei palpatorischem Verdacht auf ein Karzinom und bei erhöhten PSA-Werten werden die Punktionen mit der Schneidbiopsiepistole unter transrektaler Ultraschallkontrolle durchgeführt. Das ventral wachsende Karzinom kann nur ultraschallgezielt biopsiert werden.

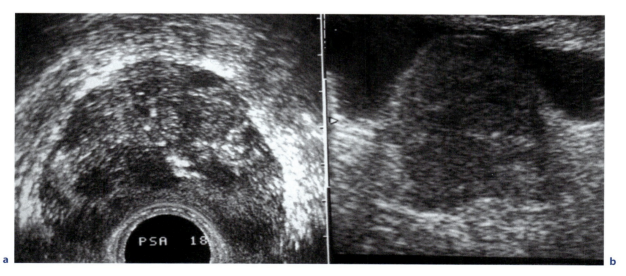

a                                                                                                         b

**Abb. 20.8a,b.** Multilokuläres Prostatakarzinom: Vergleich der Leistungsfähigkeit der transrektalen Untersuchung (**a**) zur suprapubischen (**b**) Untersuchung

## Indikationen

● Jeder skrotale Palpationsbefund und jeder Hodenschmerz

## 21.1
## Untersuchungstechnik

### Vorbereitung

Eine Vorbereitung ist nicht nötig.

### Lagerung

Die Untersuchung wird in Rückenlage durchgeführt. Der Penis wird vom Patienten nach kranial gezogen, sodass das Skrotum angehoben wird und der Schallkopf appliziert werden kann. Bisweilen hilft eine unterstützende Hochlagerung des Hodens, z. B. durch ein zusammengelegtes Handtuch.

### Untersuchungsgang

Der Hoden wird systematisch in Längs- und Querschnitten untersucht.

Ein Linearschallkopf mit mindestens 5, besser 7,5 MHz sollte verwendet werden.

### Messpunkte

Der größte Durchmesser einer Raumforderung oder die größte Ausdehnung einer geweiteten Vene werden gemessen.

### Dokumentation

Bei einem Normalbefund werden beide Hoden im Längsschnitt dokumentiert.

### Untersuchungshindernisse

Nicht vorhanden.

## 21.2
## Normalbefund

## Ultraschallbefund

Ein normaler Hoden ist etwa 4-5,5 cm lang und 2,5-3 cm breit und 2-2,5 cm dick. Er zeigt eine homogene feingranuläre Struktur von mittlerer Echodichte. Der Nebenhodenkopf sitzt am oberen Hodenpol sattelförmig auf mit einem Durchmesser von 5-10 mm. Nebenhodenkörper und -schwanz sind im Normalfall nicht abgrenzbar (Abb. 21.1).

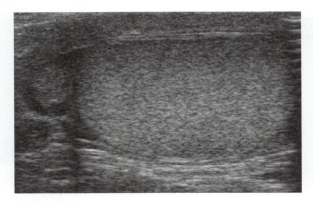

**Abb. 21.1.** Gesunder Hoden

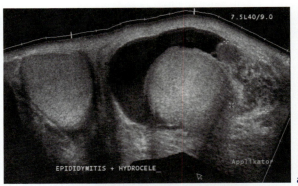

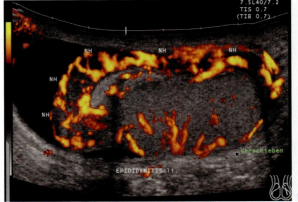

## 21.3
## Pathologische Befunde

### Entzündungen

**Ultraschallbefund**

Die Epididymitis zeigt eine echoarme Vergrößerung des gesamten Nebenhodens mit vergröber-
tem, echoärmerem Reflexmuster. Im Farbdoppler
Nachweis der entzündlich gesteigerten Durchblutung. Häufig ist eine begleitende entzündliche Hydrozele zu beobachten (Abb. 21.2 a,b).

Eine isolierte Orchitis ist sehr selten. Sonographisch imponiert eine homogene echoarme
Organvergrößerung.

**Abb. 21.2 a,b.** Epididymitis. **a** B-Bild mit Vergrößerung des
Nebenhodens und Hydrozele. **b** Powerdoppler mit Darstellung
der entzündlichen Hyperämie und des vergrößerten Nebenhodens

### Hodentorsion

Neben der Klinik ist die Dopplersonographie die
Methode der Wahl, die die fehlende Perfusion des
Hodens zeigt. Eine Duplexsonde mit oder ohne Farbe
erleichtert die Untersuchung, möglich ist aber auch
eine Untersuchung mit einfachem CW-Doppler.

**Ultraschallbefund**

Im B-Bild wird der Hoden mit der Zeit deutlich
echoärmer und kleiner (Abb. 21.3).

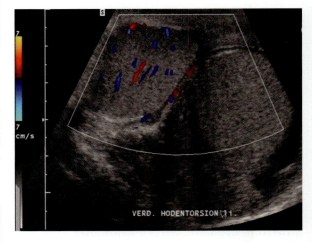

**Abb. 21.3.** Hodentorsion: keine Farbdopplersignale im betroffenen, linken Hoden

## Varikozele

Die Varikozele ist die Erweiterung der Venen im Plexus pampiniformis >2 mm.

### Ultraschallbefund

Sonographisch imponieren echofreie geschlängelte tubuläre Strukturen, die im Valsalva-Pressversuch an Größe zunehmen (Abb. 21.4 a,b).

## Hydrozele

### Ultraschallbefund

Die Hydrozele zeigt einen mehr oder weniger großen echofreien Saum im Cavum testis. Bei entzündlichen Begleithydrozelen sind häufig bizarr geformte Fibrinstränge zu beobachten (Abb. 21.2, 21.5).

## Spermatozele

### Ultraschallbefund

Spermatozelen sind Retentionszysten des Nebenhodenkopfes und zeigen eine echofreie, scharf begrenzte Struktur unterschiedlicher Größe im Bereich des Rete testis (Abb. 21.6).

## Tunikafibrome

Tunikafibrome imponieren klinisch als linsengroße Resistenzen und entsprechen kleinen Verkalkungen der Tunica albuginea nach klinisch meist stummen Entzündungen.

### Ultraschallbefund

Sonographisch fallen kleine Echoverdichtungen mit oder ohne Schallschatten auf (Abb. 21.7).

## Nebenhodentumor

Nebenhodentumoren insbesondere des Nebenhodenschwanzbereiches sind selten und fast immer gutartig (am häufigsten treten Adenomatoidtumoren auf).

### Ultraschallbefund

Sonographisch imponiert eine echoärmere Vergrößerung des Nebenhodenschwanzes (Abb. 21.8).

## Hodenzysten

### Ultraschallbefund

Hodenzysten sind scharf begrenzte echofreie Strukturen im Parenchym oder der Tunica albuginea anliegend (Abb. 21.9).

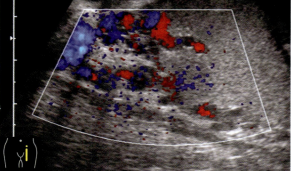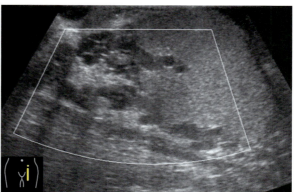

**Abb. 21.4 a,b.** Varikozele. **a** B-Bild. Erweiterte Venen. **b** Farbdoppler

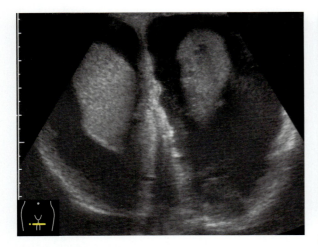

**Abb. 21.5.** Beidseitige Hydrozele

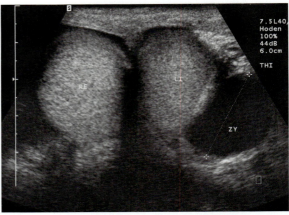

**Abb. 21.6.** Nebenhodenzyste (Zy) links

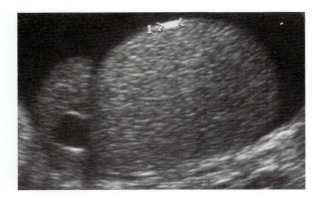

**Abb. 21.7.** Tunikafibrom (> <) und Nebenhodenkopfzyste

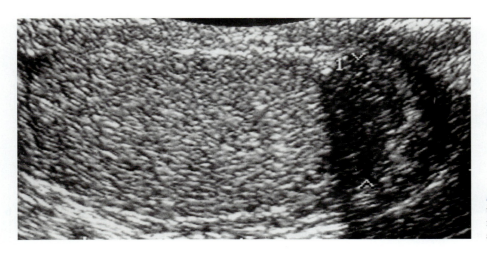

**Abb. 21.8.** Nebenhodentumor: echoarme Vergrößerung des Nebenhodenschwanzes

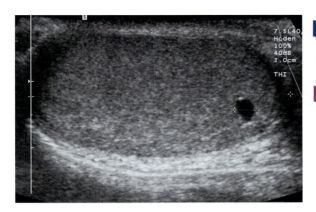

**Abb. 21.9.** Kleine Hodenzyste (3 mm)

**Verkalkungen**

**Ultraschallbefund**

Verkalkungen stellen sich dar als scharf begrenzte echodichte Spots mit Schallschatten.

**Hodentumoren**

**Ultraschallbefund**

Seminome und Leydig-Zell-Tumoren stellen sich in der Regel homogen echoarm und scharf begrenzt dar ohne zystische Degeneration oder Verkalkungen (Abb. 21.10).

**Dopplerbefund**

Im Farbdoppler gering vermehrte Perfusion.

**Ultraschallbefund**

Die Nichtseminome (Teratome, Embryonalzell-karzinome, Korionkarzinome u. a.) sind in der Regel inhomogen mit echoarmen, echodichten und echofreien Anteilen, unscharfer Berandung und häufigen Verkalkungen (Abb. 21.11).

Der ausgebrannte Hodentumor ist schwer zu diagnostizieren, da er sich häufig nur durch eine wenige Millimeter große, mehr oder weniger scharf begrenzte echoreichere Struktur mit Verkalkung darstellt. Bei gleichzeitigem Nachweis von retroperitonealen Lymphknotenmetastasen und/oder Leber- und Lungenmetastasen ist dieser Befund höchst suspekt auf einen ausgebrannten Hodentumor.

## 21.4 Differenzialdiagnostik

Die Epididymitis muss von einer Hodentorsion differenziert werden.

Hierzu sollte ein Farbdoppler bzw. ein einfacher Doppler verwendet werden, der bei fehlender Perfusion die Torsion beweist.

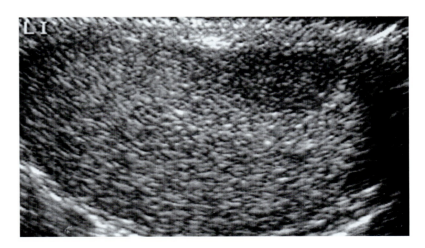

**Abb. 21.10.** Seminom: relativ scharf begrenzt, echoarm

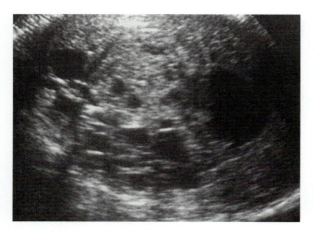

**Abb. 21.11.** Embryonalzellkarzinom

Die Spermatozele kann manchmal differenzial-diagnostische Probleme gegenüber einer gekammerten Hydrozele oder zystischen Deformationen des Nebenhodenkopfes bereiten, da diese ähnliche echofreie Strukturen zeigt.

Eine Hodenzyste darf nur mit viel Erfahrung des Untersuchers diagnostiziert werden, da Seminome sich häufig sehr echoarm bis fast echofrei abgrenzen können und ebenfalls scharf berandet sind. Die Tumoren (Nichtseminome) müssen von anderen intratestikuären Prozessen differenziert werden, wie z. B. Mumpsorchitis oder altes Hodenhämatom.

Fehlermöglichkeiten bestehen nicht.

## 21.5
## Stellenwert

Aufgrund ihrer exzellenten morphologischen Detailauflösung, der zusätzlichen Gefäßdarstellung im Farbdoppler, der fehlenden Strahlenbelastung für die Keimdrüsen und der unproblematischen Anwendung gilt die Sonographie in der Hand des erfahrenen Untersuchers als die bildgebende Methode der Wahl bei der Hodendiagnostik. Im Anschluss daran erfolgt entweder die konservative Behandlung oder die operative Freilegung. Eine Punktion ist obsolet.

# Anhang

## Ultraschalluntersuchung bei akutem Abdomen

Das akute Abdomen ist definiert als plötzlich einsetzender heftiger Bauchschmerz mit Funktionsstörung des Darmtrakts und, evtl. verzögert einsetzend, Kreislaufstörungen. Ursachen des akut bedrohlichen Krankheitsbildes sind akute Entzündungen, Perforationen eines Hohlorgans und akute Darmverschlüsse oder Gefäßverschlüsse. Extraabdominale Ursachen können die Symptome eines akuten Abdomens imitieren.

Eine Untersuchung muss ohne vorbereitende Maßnahmen und ohne zusätzliche Belastung des Patienten schnell durchzuführen sein – Bedingungen, die die Ultraschalldiagnostik erfüllt.

Empfehlenswert ist eine systematische Untersuchung des Bauchraums – unabhängig von der Häufigkeit bestimmter Erkrankungen oder einem bestimmten klinischen Verdacht – aus untersuchungstechnischen Gründen. Auch hier (s. S. 36) ist es sinnvoll, mit der Leber zu beginnen, obwohl sie nur selten Ursache des akuten Abdomens ist. So lässt sich zunächst die Einstellung des Gerätes optimieren, und man gewinnt einen klaren anatomischen Bezug als Ausgangspunkt. Es ist sinnvoll, anschließend der Reihe nach alle Organe zu untersuchen, auch wenn frühzeitig ein pathologischer Prozess erkannt wird. Im Einzelnen ist die Untersuchung nach folgenden Veränderungen sinnvoll:

| | |
|---|---|
| Leber | Abszess? Tumor mit Einblutung? |
| Gallenblase | Cholezystitis? Perforation? (Cave: Steine beweisen keine akute Galle!) |
| Pankreas | Flüssigkeit am Pankreas? Ödem? Nekrosestraßen? |
| Magen | Ausgangsstenose? Ulkus? Perforation? |
| Milz | Abszess? Infarkt? Ruptur? (Bagatelltraumen werden vom Patienten nicht immer berichtet) |
| Darm | Ileus? Divertikulitis? Ischämie? Perforation? |
| Appendix | verdickte Appendix? Exsudat? Perforation? |
| Abdomen | Aszites? Freie Luft? |
| Retroperitoneum | Aortenaneurysma? Nierenstau/stein? Flüssigkeit/Luft retroperitoneal? |
| Extraperitonealraum | Stildrehung Ovar? Adnexitis? Pleuraerguss? Abszess/Hämatom Bauchdecken? |

## Ultraschalluntersuchung bei Aids

Bei immuninkompetenten Patienten können in den verschiedenen Phasen der HIV-Infektion eine Vielzahl von Erkrankungen auftreten, die hinsichtlich ihrer Ausbreitung und ihres Verlaufs oft ungewöhnlich sind. Organe des Abdomens sind häufig betroffen. Abdominelle Beschwerden bis hin zu dem Bild des akuten Abdomens sind nicht selten. Untersuchungen des Abdomens mit bildgebenden Verfahren sind häufig indiziert, sodass ein nichtbelastendes und relativ kostengünstiges Verfahren, wie die Ultraschalldiagnostik, eingesetzt werden muss.

Die Ultraschallbefunde sind außerordentlich vielfältig und reichen von einer (echoreichen) Organvergrößerung über kleinherdige echoarme und echoreiche Veränderungen, große echofreie, echoarme oder komplexe Läsionen bis zu ungewöhnlich großen (Pseudo-)Tumoren. Der oft untypische Verlauf der Erkrankungen und das Auftreten sonst seltener oder ungewöhnlicher Infektionen (z. B. extrapulmonale Tb, MAC, oder Pilzinfektionen) verursachen schwierige differenzialdiagnostische Probleme, die sich auch unter Beachtung des Krankheitsstadiums – Progression oder therapieinduzierte Remission, noch relativ hohe Zellzahl (CD4 > 500) oder zunehmend niedrige Zahl –, nur wenig eingrenzen lassen. Häufig ist daher eine feingewebigen Klärung gefundener Veränderungen notwendig, für die wiederum die ultraschallgezielte Feinnadelpunktion (Zytologie und Bakteriologie!) besonders geeignet ist.

In der folgenden Tabelle sind einige häufigere bei Aids auftretende Erkrankungen stichwortartig zusammengestellt (zu den Einzelheiten der Diagnostik s. die einzelnen Kapitel).

| Leber | Unspezifische Vergrößerung, evtl. echodichte Struktur typisches sonographisches Bild bei großen Abszessen nicht selten multiple kleine echoarme Abszesse (DD-Lymphom!) Atypische Befunde in Form kleiner disseminierter echodichter Knötchen („Schneesturm") bei bakt. Infektionen (z. B. P. carinii) Echoarme Läsionen bei malignen Lymphomen mehrere meist kleine echodichte Herde bei Kaposi Sarkom |
|---|---|
| Gallenblase/-wege | Akute akalkulöse (Peri-)Cholezystitis dilatierte Gänge mit verdickter Wand bei skler. Cholangitis und/oder Papillenstenose |
| Pankreas | Pankreatitis infolge opportunistischer Infektionen z. B. durch CMV oder MAC |
| Milz | Ähnliches Bild wie in der Leber! Infektionen: große Abszesse z. B. bei Tuberkulose multiple kleine Abszesse bei Pilzinfektion (Candida) echodichte Knötchen bei Pneumocystis carinii Tumoren: echoarme Lymphome unterschiedlicher Größe echodichte Läsionen bei Kaposi-Sarkom |
| Magen | weites Antrum bei AIDS ass. Dyspepsie echoarme Wandverdickung bei Lymphom |

| Darm | Segmentäre Wandverdickung bei opportunistischen Infektionen, Zeichen der Diarrhö und Aszites oder auch Einengung des Lumens und spärliche Peristaltik wie bei Morbus Crohn<br>Scharf begrenzte echoarme Wandverdickung bei malignem Lymphom<br>Große komplex strukturierte Tumore + Lk bei Malignomen, Tb und MAC<br>Verdickte Appendix bei bakt. oder viraler Infektion, z. B. CMV |
|---|---|
| Lymphknoten | Typisch entzündlich vergrößerte Lymphknoten (Lymphadenopathie), Lymphknoten, rundlich, ohne Hiluszeichen bei malignen Lymphomen |
| Nieren | Unspezifische Vergrößerung mit echodichter Rinde<br>Echoarme Läsionen bei Tb und Malignomen<br>Typische Abszesse bei bakt.- und Pilzinfektion<br>Verkalkung bei Tb, MAC oder Histoplasmose<br>Stauung bei Kompression des Ureter durch Tumore<br>Zeichen der (Pyelo-)nephritis bei rez. Infekten |

## Die Entwicklung der Ultraschalldiagnostik

Die Entwicklung der Ultraschalldiagnostik begann im Wesentlichen nach dem Zweiten Weltkrieg. Damals war die Ultraschallwärmetherapie eine wichtige Anwendung. Auf einem Kongress in Erlangen 1949 wurden gerade zwei Arbeiten präsentiert, die sich mit ersten diagnostischen Versuchen befassten. Dennoch wurde in der Schlussbetrachtung schon über eine zunehmende Entwicklung dieses Zweiges des Ultraschalls in der Medizin optimistisch spekuliert. Die Idee, den Ultraschall zur Erzeugung von Bildern aus dem Körperinneren zu entwickeln, kam aber aus einem anderen technischen Bereich, nämlich der zerstörungsfreien Werkstoffprüfung. Einen kurzen Rückblick auf die Entwicklung bietet die folgende Zusammenstellung:

### Wegbereitung

1673 Kircher führt den Begriff „Echometria" ein (Entfernungsmessung mit Hilfe von Echos)

1774 Spallanzani spekulierte über den sechsten Sinn der Fledermaus, heute als Ultraschallsinn erkannt. (Diese Entdeckung geschah übrigens erst nach dem technischen Einsatz des Ultraschalls)

1842 Entdeckung des Dopplereffektes (Doppler)

1880 Entdeckung des piezoelektrischen Effektes (Gebr. Curie)

1916 Echolot

1929 Zerstörungsfreie Werkstoffprüfung

1939 Ultraschalltherapie (Wärmeerzeugung)

### Pionierzeit

1940 Erste theoretische Überlegungen zur Ultraschalldiagnostik (Gohr, Wedekind)

1942 Transmissionsverfahren zur Gehirndiagnostik (Dussik)

1949 Echoenzephalographie (Uchida, Japan)

1950 Zweidimensionales Ultraschallbild (Wild, Reid, USA)

1951 Gallensteinnachweis mit Ultraschall (Wagai, Japan)

1954 Herzdiagnostik (Edler, Hertz, Schweden)

1955 Compound-scan des Bauchraums (Holmes)

1956 Ultraschalluntersuchung der Augen (Mundt, Hughes)

1958 B-Bild-Ultraschall in der Schwangerschaft (Donald, Schottland)

1959 Dopplerdiagnostik des Herzens (Satomura, Japan)

### Phase der klinischen Entwicklung:

1965 Erstes Real-time-Gerät für Geburtshilfe und Innere Medizin (Vidoson)

1966 Erstes CW-Dopplergerät zur Gefäßdiagnostik

1967 Erste Ultraschallendoskopie (zur Beurteilung der Prostata)

1969 Erster weltweiter Ultraschallkongress in Wien

1972 Erster Biopsieschallkopf (zur Gewinnung von Gewebeproben)

1974 Erstes kommerzielles elektronisches Array-Gerät (Basis moderner Geräte)

1986 Farbkodierte Duplexdonographie (Farbig kodierte Darstellung des Blutflusses im Ultraschallbild)

1991 Erste kommerzielle Kontrastmittel (Echokardiographie)

1995 Erstes kapillargängiges Kontrastmittel

# Glossar

Definition häufiger Begriffe der Ultraschalldiagnostik, einschließlich der in der englischen Literatur verwendeten Begriffe:

**Absorption**
Direkte Umformung der mechanischen Ultraschallenergie in Wärme

**Acoustic enhancement**
⇒ Schallverstärkung

**Acoustic streaming**
Bewegung in Flüssigkeit, bewirkt durch Ultraschall

**Anechoic, anechogenic**
⇒ echofrei

**Aliasing**
Falsche Darstellung schneller Flüsse (oberhalb der ⇒ Nyquist-Grenze), diese werden falsch abgebildet als langsame Flüsse in der Gegenrichtung

**Artefakte**
Bildelemente, die im Objekt keine reale Entsprechung hinsichtlich Lage, Form oder Stärke haben

**A-scan (A-mode)**
Eindimensionale Technik: Die Echos werden als Auslenkung des Elektronenstrahls einer Kathodenstrahlröhre abgebildet (Amplituden-scan)

**Auflösungsvermögen**
⇒ axiales Auflösungsvermögen und ⇒ laterales Auflösungsvermögen

**Attenuation**
⇒ Schwächung

**Axiales Auflösungsvermögen**
Auflösungsvermögen in Schallstrahlrichtung, meist besser als das ⇒ laterale Auflösungsvermögen

**B-flow**
B-Bild-Verfahren, bei dem die sich bewegenden Erythrozyten durch 2 hintereinander ausgesandte Pulse aufgrund ihrer Ortsänderung identifiziert und dann im Vergleich zu den Gewebeechos verstärkt abgebildet werden (kein Dopplerverfahren!)

**B-scan**
Die Echos werden als helligkeitsmodulierte Bildpunkte abgebildet

**Cavitation**
Hohlraumbildung im Molekulargefüge, entsteht in der negativen Druckphase der Ultraschallwelle

**Color-Doppler**
Farbkodierte Darstellung sich bewegender Reflektoren (z. B. strömendes Blut) im B-Bild (⇒ Duplexverfahren)

**Compound-scan**
Langsames (historisches) B-Bild-Verfahren mit Abbildung der Echos auf einer Speicherröhre. Die Abtastung erfolgte mit einer Kombination aus Verschieben und Kippen des Ultraschallkopfes

**Contrast agents**
⇒ Kontrastmittel

**Contrast harmonic imaging (CHI)**
Beruht auf der Technik, nur Echos mit verdoppelter Frequenz (2nd harmonic) im Vergleich zur ausgesandten fundamentalen Frequenz zu registrieren. Hier angewandt bei Einsatz von ⇒ Kontrastmitteln, die ein stärkeres 2nd-harmonic-Signal verursachen als Gewebe

**CW–Doppler (continuous wave)**
Dopplerverfahren mit Dauerschall (geteilter ⇒ Wandler)

**Curved array**
Schallkopf mit Anordnung mehrerer Kristalle auf einer konvexen Oberfläche

**Dämpfung**
Gesamter Energieverlust des Ultraschall in einem Medium (im Gewebe) durch ⇒ Absorption, ⇒ Reflexion und ⇒ Streuung

**Dezibel (db)**
Maßeinheit für Schallenergie
**DGC (depht gain compensation)**
⇒ Tiefenausgleich
**Display**
Visuelle Ergebnisdarstellung
**Dopplereffekt**
Die ursprüngliche (ausgesandte) Schallfrequenz wird verändert, wenn sie von einer sich relativ zur Schallquelle bewegenden Grenzfläche reflektiert wird
**Dopplerverfahren**
Ultraschallverfahren unter Ausnutzung des Dopplereffekts
**Duplextechnik**
Kombination einer Dopplertechnik, z. B. Farbdoppler, mit dem B-Bild

**Echo**
Reflektierte oder rückgestreute Ultraschallsignale, auf deren Auswertung die Ultraschalldiagnostik beruht
**Echoarm**
Beschreibt eine aus wenigen und schwachen Echos bestehende ⇒ Echostruktur
**Echodicht**
Synonym für ⇒ echoreich
**Echofrei**
Bezeichnet das Fehlen von Strukturechos, z. B. in reiner Flüssigkeit
**Echogenic**
Englischer Ausdruck für Gewebe, in dem Echos entstehen, evtl. mit zusätzlicher Beschreibung wie z. B. „highly echogenic" für echoreich
**Echokardiographie**
Ultraschalldiagnostik in der Kardiologie, ursprünglich vorwiegend mittels ⇒ TM-scan-Technik
**Echoreich  (synonym echodicht)**
Beschreibt eine aus vielen und starken Echos bestehende ⇒ Echostruktur
**Echostruktur**
Beschreibt die Gesamtheit der Echos einer Region (eines Organs)
**Echoverstärkung**
Durch den durchschnittlich eingestellten ⇒ Tiefenausgleich werden die Echos hinter Strukturen mit relativ geringerer Schallschwächung (Zysten, aber auch manche Tumoren!) zu sehr verstärkt, was im Ultraschallbild zu einer hellen Zone hinter diesen Strukturen führt
**Echtzeitverfahren**
Deutscher Ausdruck für ⇒ Real-time-Verfahren, weniger gebräuchlich
**Elastographie**
Verfahren, bei dem mittels Vergleich von Ultraschallbildern vor und nach einer mechanischen Erschütterung eine Information über die Elastizität von Geweben gewonnen werden kann

**Fernfeld**
Teil des Ultraschallfeldes distal des ⇒ Fokus
**Fokus**
Engste Stelle des Schallfeldes zwischen ⇒ Nah- und ⇒ Fernfeld
**Fokussierung**
Möglichkeit, den Fokus, also den Bereich der besten ⇒ Auflösung, in den interessierenden Bereich zu legen
**Frequenz**
Zahl der ganzen Schwingungen pro Sekunde
**Fresnel-Zone**
Synonym für das Nahfeld, also den Bereich zwischen ⇒ Schallquelle und ⇒ Fokus

**Gain**
Verhältnis zwischen Energieausgang und -eingang in einem Verstärkersystem, ausgedrückt in ⇒ Dezibel
**Grauabstufung**
Darstellung der Echos im Ultraschallbild in verschieden hellen Bildpunkte, abhängig von ihrer Stärke

**Hertz**
Einheit für die Frequenz: 1 Hertz = 1 Schwingung pro Sekunde
**Hyperechogenic**
Englische Bezeichnung für ⇒ echoreich
**Hypoechogenic**
Englische Bezeichnung für ⇒ echoarm

**Impedanz**
Akustischer Wellenwiderstand
**Impedanzsprung**
Plötzliche Änderung des Wellenwiderstands an der Grenze von 2 Medien mit unterschiedlichen akustischen Eigenschaften

**Impulsschallverfahren**
Ultraschallverfahren, bei denen der Ultraschall in Form sehr kurzer Pulse ausgesandt wird
**Intensität**
(Ultra-) Schallenergie pro Fläche
**Interface**
Technisches Zwischenglied zur Anpassung von 2 Bausteinen, die ursprünglich nicht zusammenpassen

**Kontrastmittel**
⇒ Ultraschallkontrastmittel

**Längsschnitt**
Ebene entsprechend der Längsachse des Körpers
**Laterale Auflösung**
Auflösung quer zur Schallausbreitung (schlechter als die ⇒ axiale Auflösung)
**Linear array**
Schallkopf mit Anordnung von mehreren Kristallen in einer Linie

**Mechanischer Index (MI)**
Zahl, die das relative Risiko einer mechanischen Gewebeschädigung, z. B. durch ⇒ Cavitation angibt
**M-mode (synonym: TM-scan)**
Zeitlich fortlaufende Registrierung der Echos längs einer Linie zur Beurteilung sich bewegender Grenzflächen (z. B. Herzklappen)

**Nahfeld**
Bereich zwischen ⇒ Wandler und ⇒ Fokus
**Nyquist-Grenze**
Frequenz, oberhalb der die Dopplerverschiebung bei gepulstem Doppler nicht mehr eindeutig dargestellt werden kann. Abhängig von der Pulsrepetitionsfrequenz

**Parallel-Scan**
B-scan-Verfahren; bei dem die einzelnen Bildzeilen parallel angeordnet sind
**Piezoelektrischer Effekt**
Eigenschaft polar aufgebauter Kristalle, mechanische Energie (Druck und Zug) in elektrische Energie zu wandeln
**Phantom (Ultraschallphantom)**
Testkörper für die Prüfung von Eigenschaften eines Ultraschallgerätes

**Phased array**
Schallkopf mit mehreren Elementen. Durch geeignete Ansteuerung wird ein Sektorbild erzeugt. Vorwiegend für die Echokardiographie eingesetzt
**Pulse-inversion-Technik**
Technik zur Trennung der harmonischen Signale von den fundamentalen Signalen

**Real time**
Englischer Ausdruck für das schnelle B-Bild-Verfahren (Echtzeitverfahren)

**Scan-converter**
Normenwandler
**Scattering**
Streuung (des Ultraschalls an kleinen Objekten)
**Schallfeld**
Geometrische Beschreibung der Schallausbreitung vor einer Schallquelle
**Schallschatten**
Bezeichnung für den echofreien Bereich hinter einem absoluten Hindernis für den Ultraschall (Luft, Knochen)
**Schallwellenwiderstand**
Synonym für ⇒ Impedanz
**Schnittebene**
Die Ebene, in der die zweidimensional nebeneinander angeordneten Schallstrahlen in den Körper geschallt werden
**Schwächung**
Synonym für ⇒ Dämpfung
**Sektorscanner**
Schallkopf, der mechanisch oder elektronisch ein sektorförmiges Bild aufbaut
**Sonolucent**
In der englischsprachigen Literatur für ⇒ echofrei
**Stimulierte akustische Emission (SAE)**
Die Zerstörung der Mikrobläschen durch Ultraschall hoher Intensität führt zu einem kurzen starken Signal

**Thermischer Index (TI)**
Zahl, die die maximal mögliche Erwärmung des Gewebes durch den aktuell applizierten Ultraschall angibt
**Tiefenausgleich (TGC)**
Laufzeitabhängige Verstärkung der Echos nach dem Empfang am Gerät

**Tissue harmonic imaging (THI)**
B-Bild-Technik aufgrund der Analyse nur der harmonischen Signale (Signale der doppelten fundamentalen Frequenz)

**TM-scan**
Synonym für $\Rightarrow$ M-mode

**Transducer**
(Ultraschall-) Wandler, wandelt mechanische in elektrische Energie und umgekehrt

**Transverse scan**
Schnittebene quer zur Körperlängsachse

**Triplexverfahren**
Darstellung von B-Bild, Farbdoppler und Spektraldoppler in einem Bild

**Ultraschall**
Mechanische Wellen oberhalb des menschlichen Hörvermögens (>20.000 Hertz)

**Ultraschallkontrastmittel**
Im engeren Sinne intravasal applizierbare Mikrobläschen zum Erhalt stärkerer Signale aus den Gefäßen

**Umgekehrter piezoelektrischer Effekt**
Wandlung von elektrischer Energie in mechanische Energie (Funktion des Wandlers als Ultraschallsender)

**Wandler**
Wandelt eine Energieform in eine andere (z. B. mechanische in elektrische)

**Wasservorlaufstrecke**
Vorschalten einer Wasserstrecke oder eines Kunststoffblocks zur besseren Ankopplung des Schallkopfes an die Haut (heute nur noch selten erforderlich)

**Wellenlänge**
Die Länge eines einzelnen Zyklus z. B. des (Ultra-)Schalls. Die Wellenlänge ist der Frequenz umgekehrt proportional

# Literaturempfehlungen

## Allgemeine Literatur

Albrecht T, Blomely M, Bolondi L, Claudon M, Correas JM, Cosgrove, D (EFSUMB study group) (2004) Guidelines for the use of contrast agents in ultrasound. Ultraschall Med 25:249–256

Arning C (1997) Fehlermöglichkeiten durch Artefakte im Farb-Doppler-Bild. Ultraschall in Med 18:105–109

Bianchi S, Martinoli C (2007) Ultrasound of the Musculoskeletal System. Springer Berlin Heidelberg

Barnett SB, ter Haar GR, Ziskin MC, Rott HD, Duck FA, Maeda K (2000) International recommendations and guidelines for the safe use of diagnostic ultrasound in medicine. Ultrasound Med Biol 26:355–366

Becher H, Burns PN (2000) Handbook of Contrast Echocardiography. Springer Berlin Heidelberg

Burns PN, Hope Simson D, Averkiou M (2000) Non-linear Imaging. Ultrasound Med Biol 26:19–22

Buscarini E, Di Stasi M (1996) Complications of abdominal interventional ultrasound. Poletto Milano

Deng CX, Lizzi FL (2002) A review of physical phenomena associated with ultrasonic contrast agents and illustrative clinical applications. Ultrasound Med Biol 28, 277–286

Evans DH, Mc Dicken WN (2000) Doppler Ultrasound: Physics Instrumentation and Signal Processing. Wiley London, 2nd Ed

Gao L, Alam S, Lerner R, Parker K (1995) Sonoelasticity imaging: Theory and experimental verification. J Acoust Soc Am 97:84–90

Gargouri M, Ben Amor N, Ben Chehida F, Hammou A, Gharbi HA, Ben Cheikh M, Kchouk H, Aaychi K, Golvan JY (1990) Percutaneous treatment of hydatid cysts (Echinococcus granulosus). Cardiovasc Interv Radiol 13:169–173

Gharbi HA Le kyste hydatique et l`échographie (2005) Centre de Publication Universitaire Tunis

Giorgio A, Tarantino L, de Stefano G, Francica G, Esposito F, Perrotta A, Aloisio V, Farella N, Mariniello N, Coppola C, Caturelli E (2003) Complications after interventional sonography of focal liver lesions: a 22-year single-center experience. J Ultrasound Med 22(2):193–205

Hennerici M, Neuerburg-Heusler D (2005) Vascular Diagnosis with Ultrasound. Thieme Stuttgart

Hetzel G (2003) Neue technische Entwicklungen auf dem Gebiet des Ultraschalls. Radiologe 43: 777–792

Keogan MT, Freed KS, Paulson EK (1999) Imaging guided percutaneous biopsy of focal splenic lesions: update on safety and effectiveness. Am J Roentgenol 172: 933 – 937

Kobayashi N, Yasu T, Yamada S, Kudo N, Kuroki M (2002) Endothelial cell injury in venule and capillary induced by contrast ultrasonography. Ultrasound Med Biol 28:949–956

Koch C (2001) Thermische Wirkungen von Ultraschall. Ultraschall Med 22:146–152

Kubale R, Stiegler H (2002) Farbkodierte Duplexsonographie. Thieme Stuttgart

Lutz HT, Gharbi HA (2006) Manual of Diagnostic Ultrasound in Infectious Tropical Diseases. Springer Berlin Heidelberg

Meire H, Cosgrove D, Dewbury K, Farrant P (2001) Abdominal and General Ultrasound. London. Churchill Livingstone

Ophir J, Garra B, Kallel F, Konofagou E, Krouskop T, Righetti R, Varghese T (2000) Elastography imaging. Ultrasound Med Biol 26 (Suppl. I):23–29

Palmer P, Reeder MM (2001) The imaging of tropical diseases. Springer Berlin Heidelberg

Parker K, Gracewski S, Yeung F, Levinson S (1998) Vibration sono-elastography and the Detectability of lesions. Ultrasound Med Biol 24:1437–1447

Reeders J, Philip C, Goodman (2002) Radiology of A.I.D.S. a practical approach. Springer Berlin Heidelberg

Rosenfeld E (2003) Nicht-thermische, nicht-kavitative Wirkungen von Ultraschall. Ultraschall in Med 24:40–44

Schäberle W (2000) Interventionelle Sonographie. Springer Berlin Heidelberg

Schrader G (2003) Desinfektionsmittel für Schallköpfe. Hyg Med 28:374–375

## Organbezogene Literatur

### Hals

Braun B, Blank W (2006) Sonographie der Schilddrüse und Nebenschilddrüse. Internist 47:729–748

Blank W, Braun B (1998) Ethanol instillation of adenoma of the thyroid gland – a five years expirience. Min Invas Ther Alliied Technol 7:581–588

Emmerich P, Gauer G, Mättig H, Rosenkranz M (2001) Vergleichende Untersuchung zytologischer und histologischer Befunde der Schilddrüse. Zentralbl Chir 126:267–272

Delorme S, Weisser G, Zuna I, Fein M, Lorenz A, van Kaick G (1995) Quantitative charakterization of color Doppler images : reproducibility, accuracy and limitations. J Clin Ultrasound 23:537–550

Giard RWM, Hermans J (2000) Use and Accuracy of Fine-Needle Aspiration Cytology in Histologically Proven Thyroid Carcinoma. Cancer 90:330–334

Gritzmann N (2005) Sonography of the Neck: Current Potentials and Limitations Ultraschall in Med 26:185–196

Hotze LA, Schumm-Dräger PM (2003) Schilddrüsenkrankheiten, Grosse Berlin 5. Aufl.

Ogawa Y, Kato Y, Ikeda K, Aya M, Ogisawa K, Kitani K, Onoda N, Ishikawa T, Haba T, Wakasa K, Hirakawa K (2001) The Value of Ultrasound-Guided Fine-Needle Aspiration Cytology for Thyroid Nodules: An Assessment of its Diagnostic Potential and Pitfalls Surg Today 31:97–101

Rickes S, Sitzy J, Neye H, Ocran KW, Wermke W (2003) High-resolution Ultrasound in Combination with Colour Doppler Sonography for Preoperative Localization of Parathyroid Adenomas in Patients with Primary Hyperparathyreoidism. Ultraschall in Med 24:85–89

Schmidt G (2001) Sonographische Differenzialdiagnose. Thieme Stuttgart

Steinkamp HJ, Beck A, Werk M, Rademaker J, Felix R (2003) Kapseldurchbrüche zervikaler Lymphknotenmetastasen: Diagnostischer Stellenwert der Sonographie. Ultraschall in Med 24:323–330

## Thorax

Beckh S, Bölscskei P, Lessnau KD (2002) Real-time Chest ultrasonography. A comprehensive review for the pulmologist. Chest 122:1759–1773

Blank W, Schuler A, Wild K, Braun B (1996) Transthoracic sonography of the mediastinum. Eur J Ultrasound 3:179–190

Görg C, Weide R, Walters E, Schwerk WB (1996) Sonographische Befunde bei ausgedehnten Lungenatelektasen. Ultraschall Klin Prax 11:14–19

Görg C, Bert T, Kring R, Dempfle A (2006) Transcutaneous contrast enhanced sonography of the chest for evaluation of pleural based pulmonary lesions: experience in 137 patients. Ultraschall in Med 27:437–444

Kohzaki S, Tsurusaki K, Uretani M (2003) The aurora sign: an ultrasonographic sign suggesting parenchymal lung disease. Br J Radiol 76:437–443

Mathis G, Bitschnau R, Gehmacher O, Dirschmid K (1999) Ultraschallgeführte transthorakale Punktion. Ultraschall in Med 20: 226–235

Mathis G, Blank W, Reißig A, Lechleitner P, Reuß J, Schuler A, Beckh S (2005) Thoracic ultrasound for diagnosing pulmonary embolism. A prospective multicenter study of 352 patients. Chest 128:1531–1538

Mathis G (2007.) Bildatlas der Lungen- und Pleurasonographie. Springer Medizin Heidelberg, 4. Aufl.

Reuss J (1996) Sonographic imaging of the pleura: nearly 30 years experience. Eur J Ultrasound 3:125–139

## Abdomen

Bachmann C, Görg C (2004) Der Stellenwert von B-Mode-Sonographie und Farbdoppler-Sonographie in der Diagnose fokaler Milzläsionen. Ultraschall in Med 25:444–447

Bhaduri S, Wiselka MJ, Rogers PM (1999) A review of ultrasound–guided percutaneous biopsy of the gastrointestinal tract in HIV-infected patients. HIV Med 1:43–46

Brunetti E, Brigada R, Poletti F, Maiocchi L, Garlaschelli AL, Gulizia R, Filice C (2006): The Current Role of Abdominal Ultrasound in the Clinical Management of Patients with AIDS. Ultraschall in Med 27:20–33

Buscarini L, Campani R (2001) Abdominal ultrasound. Idelson-Gnocchi Napoli

Catalano O, Lobiano R, Sandomenico F (2003) Splenic trauma: evaluation with contrast specific sonography and a second-generation contrast medium. J Ultrasound Med 22:467–477

Dietrich CH, Becker D (2002) Signalverstärkte Farbdopplersonographie des Abdomens. Schnetztor Konstanz

Domkundwar SV, Shinagare AB (2007) Role of Transcutaneous Perianal Ultrasonography in Evaluation of Fistulas In Ano. J Ultrasound Med 26:29–36

Görg C, Bert T (2005) Contrast Enhanced Sonography of Focal Splenic Lesions with a Second-Generation Contrast Agent. Ultraschall in Med 26:470–477

Görg C, Weide R, Schwerk WB (1997) Malignant splenic lymphoma: sonographic patterns, diagnosis and follow up. Clin Radiol 52:535–539

Hollerweger A, Macheiner P, Hubner E, Rettenbacher T, Gritzmann N (2002) Epiploic appendagitis: sonographic findings in 28 cases. Ultraschall Med 23:239–244

McKenney KL, Nunez DB, McKenney MG (1998) Sonography as the primary screening technique for blunt abdominal trauma: experience with 899 patients. Am J Roentgenol 170:979–988

Meuwly J-Y, Felley C, Vuilleumier H, Schnyder P, Hedwig U (2002) Ultraschalldiagnostik des nichttraumatischen akuten Abdomens: die Ursachen außerhalb des Gastro-Intestinaltraktes. Ultraschall in Med 23:301–310

Monill-Serra JM, Martinez-Noguera A, Montserrat E (1997) Abdominal findings of disseminated tuberculosis in AIDS. J Clin Ultrasound 25:1–6

Poletti PA, Platon A, Becker CD (2004) Blunt abdominal trauma: does the use of second – generation contrast agent help to detect solid organ injuries. Am J Roentgenol 183:1293–1301

Rettenbacher T, Macheiner P, Hollerweger A, Gritzmann N, Weismann C, Todoroff B (2001) Suture Granulomas: Sonography enables a correct preoperative diagnosis. Ultrasound in Med 27:343–350

Richards JR, McGahan PJ, Jewell MG, Fukushiman LC, McGahan JP (2004) Sonographic Patterns of Intraperitoneal Hemorrhage Associated with blunt splenic Injury. J Ultrasound Med 23:387–394

Sato M, Yoshi H (2004) Reevaluation of ultrasonography for solid-organ injury in blunt abdominal trauma. J Ultrasound Med 23:1583–1596

Smith FJ, Mathieson JR, Cooperberg PL (1994) Abdominal abnormalities in AIDS: Detection at US in a large population. Radiology 192:691–695

Tarantino L, Giorgio A, de Stefano G (2003) Disseminated mycobacteria infection in AIDS patients: abdominal features and value of fineneedle aspiration biopsy of lymphnodes and spleen. Abdom Imaging 28:602–608

Wedemeyer J, Kirchhoff T, Manns MP, Gebel MJ, Bleck JS (2004) Aktuelle Sonographie: Transkutaner, perianaler Ultraschall (PAUS) zur Diagnostik von Fisteln und Abszessen bei M. Crohn. Z Gastroenterol 42:1315–1320

### Leber, Gallenblase/wege

Albrecht T, Blomley M, Burns PN, Wilson SR, Harvey CJ, Leen E, Claudon M, Calliada F, Correas JM, LaFortune M, Campani R, Hoffmann C, Cosgrove DO, LeFevre F (2003) Improved detection of hepatic metastases with pulse inversion ultrasonography during the liver specific phase of SHU 508A: A multi-center study. Radiology 227:361–370

Becker D, Strobel D, Hahn EG (2000) Tissue Harmonic Imaging und Contrast Harmonic Imaging. Verbesserung der Diagnose von Lebermetastasen? Internist 41:17–23

Bodner G, Peer S, Kamer M, Perkmann R, Neuhauser B, Vogel W (2002) Nontumorous vascular malformations in the liver: color Doppler ultrasonic findings. J Ultrasound Med 21:187–197

Caremani M, Maestrin R, Benci A (1995): AIDS-related cholangiopathy: sonographic evaluation of a sample of HIV patients. Mediterranean Journal of Infectious and Parasitic Disease, 2:73

Caselitz M, Bahr MJ, Bleck JS, Chavan A, Manns MP (2003) Sonographic criteria for the diagnosis of hepatic involvement in hereditary hemorrhagic telangiectasia. Hepatology 37:1139–1146

Caturelli E, Solmi L, Anti M, Fusilli S, Roselli P, Andriulli A (2004) Ultrasound guided fine needle biopsy of early hepatocellular carcinoma complicating liver cirrhosis: a multicenter study. Gut 53:1356–1362

Choi BI, Park JH, Kim YI (1988): Peripheral cholangiocarcinoma and clonorchiasis: CT findings. Radiology 169:149–153

Cho KS, Baek SY, Kang BC, Choi HY, Han HS (2004) Evaluation of preoperative sonography in acute cholecystitis to predict technical difficulties during laparoscopic cholecystektomy. J Clin Ultrasound 32:115–122

Leen E, Morgan P (2003) Ultrasound contrast agents for hepatic imaging with non linear modes. Curr Probl Diagn Radiol 9:376–379

Livraghi T, Makuuchi M, Buscarini L (1997) Diagnosis and Treatment of Hepatocellular Carcinoma. Greenwich Medical Media London

Livraghi T, Solbiati L, Meloni MF (2003) Treatment of focal liver tumors with percutaneous radiofrequency ablation: complications encountered in a multicenter study. Radiology 226:441–451

Ocran K, Rickes S, Heukamp I, Wermke W (2004) Sonographic Findings in Hepatic Involvement of Hereditary Haemorrhagic Telangiectasia. Ultraschall in Med 25:191–194

Piscaglia F, Donati G, Serra C, Muratori R, Solmi L, Gaiani S, Gramantieri L, Bolondi L (2001) Value of splanchnic Doppler ultrasound in the diagnosis of portal hypertension. Ultrasound Med Biol 27:893–899

Sandrin L, Fourquet B, Hasquenoph JM, Yon S, Fournier C, Mai F (2003) Transient elastography: a new noninvasiv method for assessment of hepatic fibrosis. Ultrasound Med Biol 30:1705–1713

Strobel D, Kleinecke C, Häusler J, Frieser M, Händl T, Hahn EG, Bernatik T (2005) Contrast-Enhanced Sonography for the Characterisation of Hepatocellular Carcinomas – Correlation with Histological Differentiation. Ultraschall in Med 26:270–276

Tanaka S, Ioka T, Oshikawa O (2001) Dynamic sonography of hepatic tumours. Am J Roentgenol 177:799–805

Wermke W (2006) Sonographische Differenzialdiagnose Leberkrankheiten. Dtsch. Ärzteverlag Köln

### Pankreas

Becker D, Strobel D, Bernatik T (2001) Echo-enhanced color- and power-Doppler EUS for the discrimination between focal pancreatitis and pancreatic carcinoma. Gastrointest Endosc 53:784–789

Bunk A, Pistorius S, Konopke R, Ockert D, Kuhlisch E, Saeger HD (2001) Farbduplexsonographie zur Beurteilung der Resektabilität von Pankreastumoren. Ultraschall in Med 22:265–273

Hara T, Yamaguchi T, Ishihara T, Tsuyuguchi T, Kondo F, Kato K (2002) Diagnosis and patient management of intraductal papillary-mucinous tumor of the pancreas by using peroral pancreatoscopy and intraductal ultrasonography. Gastroenterology 122:34–43

Jenssen C, Dietrich CF (2005) Endosonographie bei chronischer Pankreatitis. Z Gastroenterol 43:737–749

Kann PH (2006) Endosonographische Bildgebung bei neuroendokrinen Pankreastumoren. Eine kritische Bestandsaufnahme. Med Klein 101:546–551

Kitano M, Kudo M, Maekawa K, Suetomi Y, Sakamoto H, Fukuta N (2004) Dynamic Imaging of pancreatic diseases by contrast enhanced coded phase inversion harmonic ultrasonography. Gut 53:199–206

Nagase M, Furuse J, Ishii H, Yoshino M (2003) Evaluation of contrast enhancement patterns in pancreatic tumors by coded harmonic sonographic imaging with a microbubble contrast agent. J Ultrasound Med 22:789–795

Rickes S, Unkrodt K, Ocran K, Neye H, Wermke W (2003) Differentiation of neuroendocrine tumors from other pancreatic lesions by echo-enhanced power Doppler sonography and somatostatin receptor scintigraphy. Pancreas 26:76–81

Tanaka S, Nakaizumi A, Ioka T, Oshikawa O (2002) Main pancreatic duct dilatation: a sign of high risk for pancreatic cancer. Jpn J Clin Oncol 32:407–411

### Magen/Darmtrakt

Barnett J, Dumitrascu DI,Wienbeck M (2000) Dyspepsia in AIDS is correlated to ultrasonograpic changes of antral distension. Eur J Ultrasound 11:189–197

Dancygier H (1997) Endoskopische Sonographie in der Gastroenterologie – Grundlagen, Untersuchungstechnik und Befunde. Thieme Stuttgart

Dietrich CF, Brunner V, Seifert H, Schreiber-Dietrich D, Caspary WF, Lembcke B (1999) Intestinale B – Bild Sonographie bei Patienten mit einheimischer Sprue. Ultraschall in Med 20:242–247

Heyne R, Rickes S, Bock P, Schreiber S, Wermke W, Lochs H (2002) Non-invasive evaluation of activity in inflammatory bowel disease by power Doppler sonography. Z Gastroenterol 40:171–175

Ludwig D (2004) Doppler Sonography in Inflammatory Bowel Disease. Z Gastroenterol 42:1059–1065

Marshall J (1993) Tuberculosis of the gastrointestinal tract and peritoneum. Am J Gastroenterol 88:989–999

Meckler U, Hollerweger A, Dietrich CF (2004) Sonographische Differenzialdiagnose Krankheiten des Gastrointestinaltraktes. Dtsch Ärzteverlag Köln

Meuwly J-Y, Felley C, Vuileumier H, Schnyder P, Hewig U (2002) Nichttraumatisches akutes Abdomen: Ultraschalldiagnostik der Erkrankungen des Gastro-Intestinaltraktes. Ultraschall in Med 23:13–21

Ødegaard S, Gilja OH, Gregersen H (2005) Gastrointestinal Ultrasonography. World Scientific Singapore 2005

Plöckinger U, Wiedemann (2004) Neuroendokrine Tumoren des Gastrointestinaltraktes. Z Gastroenterol 42:517–526

Schwerk WB, Wichtrup B, Rothmund M (1989) Ultrasonography in the diagnosis of acute appendicitis. Gastroenterology 97:630–639

Schwerk WB, Schwarz S, Rothmund M (1993) Kolondivertikulitis: Bildgebende Diagnostik mit Ultraschall. Z. Gastroenterol 31:294–300

Soliman MF, Wüstner M, Sturm J, Werner A, Diehl SJ, Düber C, Post S (2004) Primärdiagnostik der akuten Sigmadivertikulitis. Ultraschall in Med 25:342–347

Vilmann P, Bille-Brahe NE, Hancke S (1994) Ultraschallendoskopie einschließlich Color-Doppler-Technik zur Untersuchung von Ulzera in Magen und Duodenum. Ultraschall Klin Prax 9:31–36

Yabunaka K, Katsuda T, Sanada S, Fukutomi T (2007) Sonographic Appearance of the Normal Appendix in Adults. J Ultrasound Med 26:37–43

## Nieren, Nebennieren, Ableitende Harnwege

Bluth EI, Arger PH, Benson CB, Ralls PW (2001) Ultrasonography in Urology. Thieme Stuttgart

Bostwick DG, Eble JN (1999) Diagnosis and classification of renal cell carcinoma. Urol Clin North Am 26: 627–635

Cochlin D.LL, Dubbins PA Goldberg BB, Halpren EJ (2006) Urogenital Ultrasound. Taylor and Francis, 2nd Ed

Cosgrove CJ, Abu-Alfa AK, Perazella MA ( 2002) Observations on HIV-associated renal disease in the era of highly active antiretroviral therapy. Am J Med Sci 323:102–106

Hadas-Halpern I, Farkas A, Patlas M, Zaghal I, Sabag-Gottschalk S, Fisher D (1999) Sonographic diagnosis of ureteral tumors. J Ultrasound Med 18:639–645

House MK, Dowling RJ, King P, Gibson RN (1999) Using Doppler sonography to reveal renal artery stenosis: an evaluation of optimal imaging parameters. Am J Roentgenol 173:761–765

Kardorff R, Döhring E (2001) Ultraschalldiagnostik der Bilharziose. Ultraschall in Med 22:107–115

Kim J (2004) Ultrasonographic Features of Focal Xanthogranulomatous Pyelonephritis. J Ultrasound Med 23:409–416

Kim HJ, Lim JW, Lee DH, Ko YT, Oh JH, Kim YW (2005) Transitional Cell Carcinoma Involving the Distal Ureter. J Ultrasound 24:1625–1633

Leung VYF, Metreweli C, Yeung CK (2002) The Ureteric Jet Doppler Waveform as an Indicator of vesicoureteric Sphincter Function in Adults and Children. Ultrasound Med Biol 28:865–872

Nürnberg D (2005) Sonographie von Nebennierentumoren – wann ist die Punktion indiziert? Ultraschall in Med 26:458–469

Pollack HM (2000) Clinical Urography. Saunders Philadelphia, 2nd Ed

Rifkin MD, Cochlin DLL (2002) Imaging of the Scrotum and Penis. Bubl Martin Dunnitz London

Robbin ML, Lockhardt ME, Barr RG (2003) Renal imaging with ultrasound contrast: current status. Radiol Clin North Am 41:963–978

Schwerk WB, Restropo I, Stellwag M, Schade-Brittinger C, Klose K (1994) Renal artery stenoses: noninvasive diagnosis and grading with image directed Doppler US evaluation of the renal resistive index. Radiology 190:785–790

Sedelaar JPM, de la Rosette JJ, Beerlage HP, Wijkstra H, Debruyne FMJ, Aarnink RG (1999) Transrectal ultrasound imaging of the prostate: Review and perspectives of recent developments. Prostate Cancer Prostatic Dis 2:241–252

Strunk HM (2002) Renale Angiomyolipome. Ultraschall in Med 23:367–372

Tublin ME, Bude RO, Olatt JF (2003) The resistive index in renal Doppler sonography: Where do we stand? Am J Roentgenol 180:885–892

Wagner B, Nesslauer T, Bartsch G, Hautmann RE, Gottfried HW (2005) Staging Bladder Carcinoma by Three-dimensional Ultrasound Rendering. Ultrasound Med Biol 31:301–305

Wagner B, Nesslauer T, Bartsch G, Hautmann RE, Gottfried HW (2005) Staging Bladder Carcinoma by Three-dimensional Ultrasound Rendering. Ultrasound Med Biol 31:301–305

# Sachverzeichnis